2026 护士执业

资格考试核心考点快速记与历年考题同步练

主编 王 冉 邢丽君

中国健康传媒集团·北京

中国医药科技出版社

内 容 提 要

　　为了帮助参加护士执业资格考试的考生加深对护士执业资格考试中重要知识点的理解和应用，特编写了本书。"考情分析"帮考生了解往年的考试内容，洞察考试命题规律；"锦囊妙记"为考生列出了法宝级的内容，极大地减轻了复习负担；典型考题考生可以用来自测，检验复习效果，并且有加强记忆的功效。本书适合所有参加护士执业资格考试的考生使用。

图书在版编目（CIP）数据

2026 护士执业资格考试核心考点快速记与历年考题同步练 / 王冉，邢丽君主编 . -- 北京：中国医药科技出版社，2025.7. -- （全国护士（师）资格考试核心考点快速记与历年考题同步练系列）. -- ISBN 978-7-5214-5341-6

Ⅰ . R192.6

中国国家版本馆 CIP 数据核字第 20256X9X67 号

美术编辑　陈君杞
版式设计　南博文化

出版　**中国健康传媒集团** | 中国医药科技出版社
地址　北京市海淀区文慧园北路甲 22 号
邮编　100082
电话　发行：010-62227427　邮购：010-62236938
网址　www.cmstp.com
规格　880 × 1230mm $^1/_{16}$
印张　22
字数　1081 千字
版次　2025 年 7 月第 1 版
印次　2025 年 7 月第 1 次印刷
印刷　大厂回族自治县彩虹印刷有限公司
经销　全国各地新华书店
书号　ISBN 978-7-5214-5341-6
定价　**55.00 元**

获取新书信息、投稿、为图书纠错，请扫码联系我们。

编委会

主　编　王　冉　邢丽君

副主编　焦平丽　杨　赛　罗黎明

编　者（以姓氏笔画为序）

王　冉　王　勇　王冬华　艾　琳　成晓霞

邢丽君　孙细梅　李红珍　吴　虹　陈　弘

杨　赛　罗先武　罗黎明　郭梦安　程明文

焦平丽　雷良蓉　路　兰　魏秀丽

前　言

"打开课本，两眼发呆，最后知道要背的我眼泪掉下来；老师告诉我，一定要考过"。

"考试不是你想过，想过就能过"。

……

一首改编的流行歌曲唱出了广大考生的心声。对于大多数考生而言，考试复习是挺苦闷的，有太多的内容要去复习，但又不知道如何复习。有没有一本富有亲和力的考试复习书，能为我们指明复习方向？有没有一本考试复习书，能在考前为我们缩小包围圈，让复习变得有的放矢？

这就是我们编写此书的初衷。我们多年从事护士执业资格考试培训工作，非常熟悉护士执业资格考试命题规律。编者根据历年考试情况，为大家指明了可能的命题范围，让大家快乐复习，轻松应试，顺利过关。

"考情分析"帮大家了解往年的考试内容，洞察考试命题规律；"锦囊妙记"为大家列出了法宝级的内容，极大地减轻了复习负担；典型考题大家可以用来自测，检验复习效果，并且有加强记忆的功效。

大家翻开书本的同时别忘了登录武哥博客，那是我们共同的精神家园—wuhanluoxw.blog.163.com，在那里武哥为大家释疑解惑；同时护考不是孤军奋战，护考群（156347029，390359496，加其中之一即可哦）是大家快乐的考试乐园！

免费赠送数字资源（10月份左右上线），获取方式见封底。

编　者

目 录

第一章　基础护理知识和技能

第一节　护理程序

考情分析

　　本节内容较为重要，历年考试多有涉及，每年约考查1~2题，重点考查了主观资料和客观资料如何区分、资料收集的主要来源、交谈法的注意事项、健康的护理诊断、首优问题的判断、独立性护理措施等。

考点预测

一、护理程序的概念

　　1.护理程序的本质　是一种科学的确认问题、解决问题的工作方法。
　　2.护理程序的理论基础为　**系统论**。

> 锦囊妙记：系统论是组成护理程序的理论框架。系统包括输入、输出和反馈三个部分，护理评估即为系统的输入，护理评价即为输出，评价的结果反过来又可影响护理评估即为反馈。

二、护理程序的步骤

　　护理程序包括护理评估、护理诊断、护理计划、护理实施、护理评价五个步骤。

考题1 在护理程序中，下列**不属于**信息输出的是
　　A.确定护理诊断　　　　　　　　　B.制定护理计划　　　　　　　　　C.实施护理措施
　　D.评价患者健康状况的变化　　　　E.根据需要确定是否需要调整护理计划和措施

（一）护理评估

　　1.**护理评估是护理程序的开始**，是护士通过与病人交谈、观察、护理体检等方法，有目的、有计划、系统地收集护理对象的资料，为护理活动提供可靠依据的过程。在护理程序实施的过程中，应对病人进行随时评估。**评估贯穿于整个护理过程之中**。

> 锦囊妙记：尽管护理评估是护理程序的第一步，但是随着病人病情发生变化，护士要随时评估病人病情的变化，因此，评估应贯穿于整个护理过程中。

　　2.资料的类型
　　（1）**主观资料**：即病人的主诉，包括病人所感觉的、所经历的以及看到的、听到的、想到的内容的描述。
　　（2）**客观资料**：是护士经观察、体检、借助其他仪器检查或实验室检查等所获得的病人健康资料。

> 锦囊妙记：如何区分主观资料和客观资料，考生无须记忆，理解即可。主观资料即为患者所讲的，客观资料是护士观察到的或体检、化验所获得的，即资料分为主客观，主观即为你（病人）所讲，客观即为我（护士）所见。

考题2 患者女，39岁。入院诊断为2型糖尿病。患者的以下主诉中，属于客观资料的是（　　）
　　A.夜间多尿　　　　　B.疲乏无力　　　　　C.体重40kg　　　　　D.口渴多饮　　　　　E.胸闷气促

考题3 下列属于患者主观资料的是
　　A.患者面色苍白　　　　　　　　B.患者体温38.1℃　　　　　　　　C.患者血压120/83mmHg
　　D.患者呼吸22次/分　　　　　　E.患者诉头痛减轻

　　3.健康资料的**直接来源**是：**病人本人**。（亲：生活中我们讲冷暖自知，就是说只有病人本人才最了解自身的痛苦哦）。

考题4 有患者、亲属以及医护人员在场，护士收集患者资料的主要来源是（　　）
　　A.病人亲属　　　　　　　　　　B.病人本人　　　　　　　　　　C.门诊病历
　　D.文献资料　　　　　　　　　　E.其他医护人员

　　4.收集资料的方法
　　（1）观察：护士利用感官或借助简单诊疗器具收集病人的资料。**观察是一个连续的过程，病人一入院就意味着观察的开始**。
　　（2）护理体检：是护士通过视诊、触诊、叩诊、听诊和嗅诊等方法，按照身体各系统顺序对病人进行全面的体格检查。

考题5 下列哪项资料可应用触觉观察法收集（　　）
　　A.醉酒步态　　　　　　　　　　B.口唇发绀　　　　　　　　　　C.肠鸣音亢进

D.腹肌压痛、反跳痛　　　　　　　　　E.呕吐物呈血性

（3）交谈：护士通过与病人交谈，收集有关病人健康状况的信息，取得确立护理诊断所需的各种资料，同时取得病人的信任（亲：交谈是护士观察病人病情的最佳方法）。

1）安排合适的环境：交谈环境应安静、舒适，光线、温度适宜。

2）说明交谈目的和所需时间：在交谈开始前向病人说明交谈目的和所需时间。

3）引导病人抓住交谈的主题：①针对交谈主题要有准备、有计划地进行，护士应事先了解病人的资料，准备交谈提纲，按顺序引导病人交谈。②病人叙述时，要注意倾听，不要随意打断或提出新的话题，要有意识地引导病人抓住主题，对病人的陈述或提出的问题，应给予合理的解释和适当的反应，如点头、微笑等。③交谈完毕，应对所交谈内容作一小结。

考题6 通过交谈法收集病人资料时，错误的是（　）

A.让病人畅所欲言，切忌打断话题　　　　B.告知交谈的目的和交谈所需的时间　　　　C.耐心地倾听，及时给病人反馈

D.选择适宜的交谈环境　　　　　　　　　E.依交谈提纲收集资料

考题7 护理工作中，护士观察患者病情的最佳方法是（　）

A.多倾听交班护士的汇报　　　　　　　　B.经常与患者交谈，增加日常接触　　　　C.经常与家属交谈，了解患者需要

D.多加强医护间的沟通　　　　　　　　　E.经常查看护理记录

（4）查阅：包括病人的医疗与护理病历及各种辅助检查结果等。

5.资料的记录原则　①主观资料的记录应尽量用病人自己的语言；②客观资料的记录应使用医学术语，用词应准确，应正确反映病人的问题，避免护士的主观判断和结论。

（二）护理诊断

1.护理诊断的组成

表1-1-1　护理诊断的组成

类型	内涵	举例
现存的	护理对象目前已经存在的健康问题	皮肤完整性受损（P）：压力性损伤（S）与局部组织长期受压有关（E）
危险的	是对现在未发生，但健康状况和生命过程中可能出现的反应的描述，若不采取护理措施将会发生问题	有感染的危险：与营养不良有关
健康的	是个人、家庭、社区从特定的健康水平向更高健康水平发展的护理诊断	母乳喂养有效（P）

考题8 以下属于健康性护理诊断的是（　）

A.语言沟通障碍　　　　　　　　　　　　B.母乳喂养有效　　　　　　　　　　　　C.有窒息的危险

D.清理呼吸道无效　　　　　　　　　　　E.活动无耐力

2.护理诊断的必要依据　做出某一护理诊断所必须具备的依据。

3.护理诊断的陈述方式　PES公式：问题（P），即护理诊断的名称；相关因素（E），多用"与……有关"来陈述；症状和体征（S）。

（1）PES公式陈述法多用于陈述现存的护理诊断。

（2）PE公式陈述法多用于"有危险的"的护理诊断。

4.医护合作性问题　合作性问题是由护士与医生共同合作才能解决的问题，多指因脏器的病理生理改变所致的潜在并发症。对于合作性问题，护士应将监测病情作为护理的重点。合作性问题的陈述以固定的方式进行，即"潜在的并发症：……"。

（三）护理计划

1.护理问题的排序原则

（1）优先解决直接危及生命，需立即解决的问题。

（2）按马斯洛人类基本需要层次论，优先解决低层次需要，再解决高层次需要。

（3）在不违反治疗、护理原则的基础上，可优先解决病人认为重要的问题。

（4）优先解决现存的问题，但不要忽视潜在的问题。

2.首优问题　直接威胁护理对象的生命，需要立即采取行动的问题。

锦囊妙记：考生在遇到"护士应优先处理下列哪个护理问题"这一类题目时，只需要比较选项中的五个护理问题哪个对病人生命威胁最大，对病人生命威胁最大的问题即为首优问题，应优先处理。

考题9 患者男，53岁。腹痛、腹泻，近两日排水样便，每天8~9次，食欲差，伴有呕吐，查体：体温38.2℃，皮肤弹性差、无光泽，护士提出护理诊断时，首优的护理诊断是

A.活动无耐力　　　B.焦虑　　　C.疼痛　　　D.体液不足　　　E.体温过高

考题10 患者男，25岁，4小时前因颅脑外伤入院。入院后患者持续昏迷，意识障碍。目前该患者主要的护理问题是（　）

A.营养失调：低于机体需要量　　　　　　B.皮肤完整性受损　　　　　　C.潜在并发症：颅内压增高

D.清理呼吸道无效　　　　　　　　　　　E.有废用综合征的危险

好礼相送　　　　　　　　　　　常见首优问题

1.清理呼吸道无效：支气管扩张合并大量脓痰、颅脑损伤合并昏迷。
2.疼痛：心肌梗死、骨质疏松症
3.体液不足或有体液不足的危险：上消化道大出血、异位妊娠、产后大出血。
4.体液过多：急性肾小球肾炎、右心衰竭出现水肿。
5.体温过高：肺炎链球菌肺炎
6.有窒息的危险：支气管扩张合并咯血、肺结核咯血、破伤风、子痫、癫痫、维生素D缺乏性手足搐搦症。

3.**短期目标**　指需较短时间就能实现的目标，一般少于7天。
4.**护理措施的类型**
（1）**依赖性的护理措施**：即护士遵医嘱执行的具体措施。
（2）**独立性的护理措施**：即护士在职责范围内，根据所收集的资料，经过独立思考、判断所决定的措施。
（3）**协作性的护理措施**：即护士与其他医务人员之间合作完成的护理活动。

锦囊妙记：依赖性的护理措施即依赖医生的医嘱，独立性的护理措施即护士自主决定，如健康教育、病情观察等；协作性的护理措施即护士与其他医务人员合作，如饮食护理、康复护理等。

考题11 对患者进行健康教育属于（　　）
A.独立性护理措施　　　　　　　B.非独立性护理措施　　　　　　C.协作性护理措施
D.依赖性护理措施　　　　　　　E.辅助性护理措施

（四）实施

1.**执行计划**　在执行计划时，护理活动应与医疗密切配合，与医疗工作保持协调一致。
2.**记录**　在实施中，护士要把各项护理活动的内容、时间、结果及病人的反应及时进行完整、准确地记录。

（五）评价

评价是将病人的健康状况与预期目标进行有计划地、系统地比较并作出判断的过程。通过评价，可以了解病人是否达到了预期目标。**评价虽然是护理活动的最后一步，但评价始终贯穿于护理活动的全过程之中。**

锦囊妙记：关于护理程序各个步骤的主要内容，考生可简单地记忆如下：护理评估→系统收集资料；护理诊断→明确病人的护理问题；护理计划→确定护理目标并制订护理措施；护理实施→执行护理计划；护理评价→评价预期目标是否实现。

三、护理病案的书写

护理记录单可**采用PIO格式书写**：**P**：表示病人的**健康问题**；**I**：表示**护理措施**；**O表示护理后的效果**。

好礼相送　　　　　　　　　　　英文缩写含义知多少

1.护理诊断的陈述方式（PSE公式）：P（problem）即护理问题，S（signs and symptoms）即症状和体征，E（etiology）即相关因素。
2.护理记录单（PIO格式）：P（problem）即护理问题，I（intervention）即护理措施，O（outcome）即效果。
3.心肺复苏的CAB：C（circulation）即胸外心脏按压，A（airway）即开放气道，B（breath）即人工呼吸。
4.护理管理中的PDCA循环：P（plan）即计划，D（do）即实施，C（check）即检查，A（action）即处理。
5.新生儿Apgar评分：A（appearance）即皮肤颜色，P（pulse）脉搏，G（grimace）反射，A（activity）即肌张力及运动，R（respiration）呼吸。

考题答案

序号	1	2	3	4	5	6	7	8	9	10	11		
答案	E	C	E	B	D	A	B	B	D	D	A		

第二节 护士职业防护

考情分析

本节为2016年全国护士执业资格考试大纲新增内容，主要考察了机械性损伤、针刺伤、手套破损时的处理、针刺伤的处理等内容。

考点预测

标准防护是指对可能造成机体损害的职业性有害因素，采取有效措施，避免职业性损害的发生。

一、职业损伤的危险因素

职业损伤的危险因素主要包括生物性因素，物理性因素，化学性因素和心理、社会因素。

（一）生物性因素

主要是指<u>细菌、病毒、支原体等微生物对机体的伤害</u>，其中以细菌和病毒多见。细菌以葡萄球菌、链球菌、肺炎球菌和大肠埃希菌等常见，主要通过呼吸道、消化道、血液、皮肤等途径感染；病毒以肝炎病毒、艾滋病病毒、冠状病毒等常见，主要通过呼吸道和血液感染，其中**最常见、最危险的是艾滋病病毒、乙型肝炎病毒和丙型肝炎病毒**。

考题1 下列生物性因素中，护士职业暴露最常见、最危险的是（　）

A.结核杆菌　　　　　　　　　B.大肠埃希菌　　　　　　　　　C.甲型肝炎病毒

D.肺炎球菌　　　　　　　　　E.乙型肝炎病毒

（二）物理性因素

1.<u>机械性损伤</u>　常见的机械性损伤包括跌倒、扭伤、撞伤等，负重伤对护士造成的危害不容忽视。负重伤比较常见的是腰椎间盘突出症。

考题2 某护士在急诊科工作13年，由于工作长期处于紧张状态，在患者行动不便时还要协助搬运患者，劳动强度较大，经常感到身心疲惫，近期腰部不适加重，检查发现腰椎间盘突出，导致其损伤的职业因素属于（　）

A.心理因素　　　　　　　　　B.机械性因素　　　　　　　　　C.放射性因素

D.生物性因素　　　　　　　　E.化学性因素

2.锐器伤　**锐器伤是最常见的职业损伤因素之一，也是导致血源性传播疾病的最主要因素**。常见原因包括：①准备物品时被误伤；②掰安瓿、抽吸药物时被划伤；③双手回套针帽时被刺伤；④注射、拔针时病人不配合被误伤；⑤注射器、输液器毁形时被刺伤；⑥分离、浸泡、清洗用过的锐器被误伤；⑦整理治疗盘、治疗室台面时被裸露的针头或碎玻璃刺伤；⑧处理医疗污物时导致误伤；⑨手术中传递锐器时被误伤。

考题3 护士在工作中患血源性传染病的最常见的原因是（　）

A.针刺伤　　　　　　　　　　B.侵袭性操作　　　　　　　　　C.接触被污染体液

D.为污染伤口换药　　　　　　E.接触被污染的衣物

3.放射性损伤　在为病人进行放射性诊断和治疗的过程中，护士如果防护不当会导致放射性损伤，引发皮肤、眼部，甚至血液系统的功能障碍。如皮肤的炎症、溃疡、癌症，眼部晶状体浑浊等。

4.温度性损伤　包括热水瓶、热水袋所致烫伤，氧气、乙醇等易燃易爆物品所致烧伤，烤灯、高频电刀所致灼伤等。

5.噪声　长期处于**声音强度超过35dB**的环境中，可引起听力和神经系统损害。

（三）化学性因素

1.化学消毒剂　在日常护理工作中护士接触的化学消毒剂，通过皮肤、眼及呼吸道等途径对护士造成损伤。轻者可引起皮肤过敏、流泪、恶心、呕吐、气喘等症状，重者可引起眼结膜灼伤、上呼吸道炎症、喉头水肿、肺炎等，甚至造成肝脏和中枢神经系统的损害。

2.化疗药物　化疗药物不仅会使病人出现毒性反应，对接触化疗药物的护士，在防护不当的情况下也会造成潜在危害。如护士在进行药物的准备、注射及废弃物丢弃过程中，化疗药物均有可能通过皮肤、呼吸道、消化道等途径进入护士体内。**常见的危害有白细胞数量减少、流产率增加、肿瘤及脏器损伤**等。

（四）心理、社会因素

心理、社会因素对护士的损伤不仅影响护士身心健康，而且会影响社会群体对护士职业的选择。

二、护士职业损伤的防护措施

（一）洗手

1.无论是否戴手套，在**接触血液、体液、分泌物、排泄物及污染物品后必须洗手**；摘下手套及接触另一名病人前，必须洗手。

2.常规洗手常使用肥皂或洗手液（肥皂应保持干燥）。**在感染或传染病流行期间，应使用消毒液洗手**。

（二）防护用物的使用

使用防护用物如帽子、口罩、防护镜或面罩、隔离衣、鞋套、手套等，可防止血液或其他传染性物质接触医务人员的身体和衣物。

1.护理可能产生血液、体液、分泌物及排泄物飞溅或飞沫的病人时，应戴上口罩、防护镜或面罩。

2.隔离衣污染后，应尽快脱下，立即洗手。

3.戴手套　①**有伤口时应戴手套操作**，加强防护。虽然戴手套不能防止针刺伤，但可以减少病毒进入人体的量，从而减少感染的机会。②操作中，**手套破损后应立即更换**，脱手套后须洗手。③接触黏膜或未污染的皮肤时，应戴手套。④**接触血液、体液、分泌物、排泄物及污染物品时，须戴上清洁手套**（不需消毒）。⑤诊疗、护理不同病人之间应更换手套。

考题4 患者男，47岁。肺癌术后化疗。护士在给其行PICC置管过程中发现手套破损，此时应（　　）

A.用无菌纱布覆盖破损处　　　　B.用消毒液消毒破损处　　　　C.用胶布粘贴破损处

D.加戴一副手套　　　　E.立即更换手套

考题5 患者男，40岁。因丙型肝炎入院。护士在给患者抽血时使用的防护用品最重要的是（　　）

A.手套　　　　B.护目镜　　　　C.防护面罩　　　　D.锐器盒　　　　E.隔离衣

（三）锐器伤的防护

1.防护措施

（1）进行有创操作过程中光线应充足，防止被各种针具、刀片、破裂安瓿等医用锐器刺伤或划伤。

（2）使用安瓿制剂时，先用砂轮划痕再垫棉球或纱布掰安瓿。

（3）抽吸药液后单手操作或使用辅助工具套上针帽；经三通装置静脉加药须去除针头。

（4）制订完善的手术器械摆放及传递规定。

（5）手持针头或锐器时勿将针尖或锐器面对他人。

（6）禁止用手接触使用后的针头、刀片等锐器；禁止直接用手传递锐器。

（7）禁止将使用后的针头重新套上针帽（除外某项操作，如抽动脉血进行血气分析）；禁止用双手分离污染的针头和注射器，禁止用手折弯或弄直针头。

（8）**使用后的锐器须放入耐刺、防渗漏的锐器盒内**。锐器盒标志明显。

（9）为不合作的病人做治疗、护理时，须有他人协助。

（10）选用安全器材，如真空采血用品、自动毁形注射器、带保护性针头护套的注射器及安全型静脉留置针等。

（11）**发生锐器伤后做好局部处理；建档，定期体检，接种疫苗**。建立损伤后登记上报制度、处理流程、监控系统，追踪伤者健康状况。

2.紧急处理方法

（1）发生针刺伤时立即停止操作，脱手套，从伤口的近心端向远心端挤压，禁止伤口局部按压。

（2）肥皂液、流动水冲洗皮肤，用生理盐水冲洗黏膜。

（3）用0.5%碘伏或75%乙醇消毒伤口，并包扎。

（4）报告并填写锐器伤登记表。

（5）根据病人血液中毒菌的多少和伤口情况的评估，做相应处理。

考题6 某护士在抽吸药液的过程中，不慎被掰开的安瓿划伤了手指，**不妥**的处理方法是

A.用肥皂水彻底清洗伤口　　　　B.及时填写锐器伤登记表　　　　C.从伤口的远心端向近心端挤压

D.用75%乙醇消毒伤口并包扎　　　　E.用0.5%碘伏消毒伤口并包扎

（四）化疗药物损害的防护

1.配制化疗药物的环境要求　设化疗药物配药间，操作台面覆以一次性防渗透性防护垫。

2.配制化疗药物的准备要求　①配置前洗手、戴帽子、口罩、护目镜，穿防渗透隔离衣，戴手套。②轻弹安瓿颈部。垫纱布掰安瓿。

3.执行化疗药物操作的要求　①溶媒沿瓶壁注入瓶底，药粉浸透后晃动。②药液稀释后抽出气体。③抽取药液后不要将药液排于空气中。④抽取的药液不超过注射器的3/4。⑤操作后擦洗操作台，洗手、沐浴。⑥静脉给药时戴手套；注射器及输液管接头连接紧密；加药速度不宜过快。

4.化疗药物外漏和人员暴露时的处理要求　①标明化疗药暴露范围，避免他人接触。药液溢洒在桌面或地面上，应用吸水毛巾或纱布吸附，若是药粉，则用湿纱布轻轻抹擦，以防药粉扩散，再用肥皂水擦拭暴露表面。②药液溅到工作服或口罩上，立即更换；药液溅到皮肤上用肥皂液和清水清洗；用清水或生理盐水冲洗被污染眼睛。

5.污染废弃物的处置要求　①凡与化疗药物接触过注射器、输液器等，放置在有特别标记的防刺防漏容器中。②一次性防护衣、帽等焚烧处理；非一次性物品如隔离衣等，与其他物品分开放置，高温处理。③处理化疗病人的分泌物、血液等时，须穿隔离衣、戴手套；被污染的床单单独洗涤。④清洁剂清洗洗手池、马桶。⑤医院污水处理系统处理化疗药物的污水后再排入城市污水系统。

（五）负重伤的防护

1.保持正确的工作姿势　①变换体位减轻脊柱负荷，抬高或锻炼下肢。②站立时双下肢轮流支撑身体重量。③站立或坐位时腰椎伸直。④弯腰搬重物时伸直腰部，双脚分开，屈髋下蹲，挺身搬起重物。

2.使用劳动保护用品　①佩戴腰围；②采用辅助器材协助翻身；③穿弹力袜或绑弹力绷带，穿软底鞋。

3.养成良好生活习惯　①床板、床垫适宜。②避免长时间弯腰，减少弯腰次数。③减少持重物的时间和重量。④合理膳食，均衡营养。

4.避免过重工作负荷　合理排班，避免高强度、长时间工作。

5.加强身体锻炼　做操以提高肌肉柔韧性，关节灵活性；加强腰部锻炼，预防椎间盘退变。

考题答案

序号	1	2	3	4	5	6						
答案	E	B	A	E	A	C						

第三节　医院和住院环境

考情分析

本节内容较为重要，历年考试均有涉及，每年约考查2～4题，重点考查了门诊的护理工作，急救物品的准备、如何配合抢救，病区的温度和湿度，通风的时间和目的，铺备用床如何遵循节力原则，铺麻醉床的目的和操作步骤等。

考点预测

一、概述

1.医院的任务是　以医疗工作为中心。

2.医院的分类（按分级管理划分）

（1）一级医院：如农村乡、镇卫生院，城市街道卫生院等。

（2）二级医院：如一般市、县医院，省、直辖市的区级医院。

（3）三级医院：如国家、省、市直属的市级大医院、医学院的附属医院。

> 锦囊妙记：城市三级医院的划分方法与行政区域的划分方法是一致的。市（三级医院）→区（二级医院）→街道或社区（一级医院）。

考题1 属于一级医院的是（　　）

A.医学院校的附属医院　　　　B.农村乡镇卫生院　　　　C.市级医院

D.省级医院　　　　E.县医院

二、门诊部

（一）门诊的护理工作

1.预检分诊　预检分诊的护士接诊时应先简要询问病史，观察病情作出初步判断，再给予合理的分诊，做到先预检分诊，再指导病人挂号就诊。

> 锦囊妙记：在许多考生眼中，病人到达医院后直接挂号就诊。武哥问你们：一名女性病人因腹痛就诊，该挂什么科呢？妇科、内科、外科都挂一个，肯定不对啊。事实上，病人到达门诊后应由有经验的分诊护士对其进行初步的询问与检查，对病人病情做出判断后指导病人挂号。口诀：病人就诊，先去分诊；分诊护士，询问病人；初步判断，指导就诊（指导挂号）。

2.观察病情　随时观察候诊病人的病情，如遇高热、剧痛、呼吸困难、出血、休克等病人，应立即采取措施，安排提前就诊或送急诊室处理。

考题2 患者男，55岁。因"食欲不佳、胃部不适"来门诊就诊。候诊时患者突然感到腹痛难忍，头冒冷汗，四肢冰凉，呼吸急促。门诊护士应（　　）

A.协助患者平卧就诊　　　　B.安抚患者，劝其耐心等待　　　　C.安排患者提前就诊

D.给予患者镇痛剂缓解疼痛　　　　E.请医生加快诊治前面患者

考题3 某患者在门诊候诊时，出现剧烈腹痛，四肢冰凉，呼吸急促。门诊护士应（　　）

A.安慰患者　　　　B.测量体温　　　　C.催促医生

D.观察病情进展　　　　E.安排提前就诊

3.严格消毒隔离　对传染病或疑似传染病病人，应分诊到隔离门诊并做好疫情报告。（亲：传染病人应与普通分开哦，以免造成传染源扩散。"非典"期间，医院单独设立一个发烧门诊，也就是将"非典"病人与普通病人隔离开来，以免传播）。

考题4 患者男，65岁。护士在巡视候诊大厅时发现该患者独自就诊，持续咳嗽，呼吸急促，面色潮红。经询问患者主诉发烧2天。护士（　　）

A.立即扶患者坐下　　　　B.将患者带至发烧门诊　　　　C.详细询问患者病史

D.向医务科汇报　　　　E.通知患者家属来院

（二）急诊的护理工作

1.预检分诊　通过一问、二看、三检查、四分诊的顺序，初步判断疾病的轻重缓急，及时分诊到各专科诊室。遇有危重病人应立即通知值班医生和抢救室护士；遇有法律纠纷、交通事故、刑事案件等应立即通知医院的保卫部门或公安部门，并请家属或者陪送者留下；遇到灾难性事件应立即通知护士长和有关科室。

考题5 急诊室负责预检分诊的护士突然接诊10余位患者，这些患者均有恶心呕吐、腹痛、腹泻的症状，该护士立即（　　）

A.通知科主任　　　　B.报告保卫部门　　　　C.通知值班室医师及抢救室护士

D.通知护士长和医务部门　　　　E.实施抢救

2.急救物品准备　急救物品应做到"五定"，即定数量品种、定点安置、定人保管、定期消毒灭菌及定期检查维修，使急救物品完好率达到100%。

3.配合抢救

（1）实施抢救措施：**医生到达前，护士应根据病情快速作出分析、判断，进行紧急处理**，如测血压、止血、给氧、吸痰、建立静脉通道、进行胸外心脏按压和人工呼吸等。医生到达后，立即汇报抢救情况，积极配合抢救。

> **好礼相送**　　　　**不同情况下的急救措施**
>
> 1.病人骨折合并大出血，护士应紧急止血
>
> 2.病人腹内脏器损伤出血出现休克，护士应迅速建立静脉通道
>
> 3.病人因呼吸系统疾病出现极度呼吸困难，护士应立即给氧
>
> 4.病人出现窒息，护士应立即清理呼吸道
>
> 5.病人溺水，护士应立即清理呼吸道
>
> 6.病人出现心跳呼吸骤停，护士应立即进行胸外心脏按压
>
> 7.青霉素过敏性休克，护士应立即皮下注射盐酸肾上腺素

考题6 患者男，68岁。被人搀扶步入医院，分诊护士见其面色发绀，口唇呈黑紫色，呼吸困难，家属称其"肺心病发作"。需立即对其进行的处理是（　　）

A.为患者挂号　　　　B.不作处理，等待医生到来　　　　C.吸氧，监测血压

D.叩背　　　　E.让患者去枕平卧于平车上

考题7 患者男，34岁。因车祸而致右下肢开放性骨折，大量出血，被送来急诊。在医生未到之前，接诊护士应立即（　　）

A.详细询问车祸发生的原因　　　　B.向医院及有关部门报告　　　　C.给患者注射镇静剂

D.给患者使用止血药　　E.给患者止血、测量血压，建立静脉通道

（2）做好抢救记录：记录内容包括时间（病人和医生到达的时间，抢救措施落实的时间）、执行医嘱的内容和病情的动态变化。

考题8 抢救时间的记录**不包括**（　　）

A.病人到达的时间　　　　B.医生到达的时间　　　　C.抢救措施落实的时间

D.病情变化的时间　　　　E.家属到达的时间

（3）严格执行查对制度：在抢救过程中，**如为口头医嘱，护士必须向医生复述一遍，当双方确认无误后方可执行**；抢救完毕，请医生及时补写医嘱与处方。**各种急救药品的空安瓿要经两人查对，记录后再弃去。输液瓶、输血袋等用后要统一放置，以便查对**。（亲，急救时的空安瓿不能直接丢弃，要等抢救结束后两人核对无误后方可丢弃，如发现用药错误，还可以及时补救。用过的血袋要统一存放24小时后方可处理。）

考题9 患者男性，18岁，因股骨干骨折大出血后昏迷。在抢救过程中医生口头告诉护士静脉推注肾上腺素。护士正确的做法是（　　）

A.重复一次，确认无误后执行　　　　B.听到医嘱后直接执行　　　　C.迅速执行自己听到的医嘱

D.听到医嘱应简单复述一次　　　　E.听清医嘱后立即执行

4.留观室的留观时间　一般为3~7天。

三、病区

（一）病区的设置和布局

每个病区设病床30~40张，每间病室设1~6张床。**两床之间的距离不少于1m**。

（二）病区的物理环境

1.安静　根据世界卫生组织的规定，**白天病区较理想的声音强度应维持在35~40dB**。为了控制噪声，护理人员在工作中应

做到：①四轻：说话轻、走路轻、操作轻、开关门轻；②病室的门、窗、桌、椅脚应钉上橡皮垫；③推车的轮轴应注润滑油并定期检查；④向病人及家属宣传保持病室安静的重要性，共同创造良好的休养环境。

2.温度和湿度　一般病室适宜的温度为18℃~22℃；婴儿室、手术室、产房等，室温调高至22℃~24℃为宜。室温过高时，机体散热受到影响，不利于体力的恢复，病人感到烦躁，呼吸、消化均受干扰。室温过低时，冷的刺激可使病人肌肉紧张，易受凉。

病室相对湿度以50%~60%为宜。湿度过高时，机体蒸发作用减弱，出汗受到抑制，病人感觉闷热，尿液排出增多，加重了肾脏的负担。湿度过低时，空气干燥，水分大量蒸发，可致口干舌燥、咽痛、烦渴等，对气管切开、呼吸道感染、急性喉炎的病人尤为不利。

> 锦囊妙记：湿度、温度过高或过低有什么样的表现，考生如能联系生活实际不难理解。湿度过高好比炎热的夏天突然下了一场暴雨，然后天气放晴，这个时候，人走在街上就会感觉非常闷热；湿度过低好比寒冷的冬天，晚上开了一夜的空调，第二天早上起来人会感觉口干舌燥、咽痛；温度过高好比炎热的夏天，人感觉非常热，食欲下降，全身无力；温度过低好比寒冷的冬天，人穿着单衣走在大街上，这时候人会发抖、哆嗦、肌肉紧张。

3.通风　病室应定时开窗通风，每次30分钟左右。冬季通风时要注意保暖，避免对流风。通风换气可降低室内空气中微生物的密度，降低二氧化碳浓度，提高氧含量，保持空气清新，调节温、湿度，能使人心情愉快、精神振奋，增加舒适感。

考题10 某产妇，28岁，顺产一女婴。产后第2天房间紧闭，护士为其开窗通风，护士为其解释通风的原因，**不正确**的是（　　）

A.保持空气清新　　　　　　　　B.调节温、湿度　　　　　　　　C.提高氧含量

D.抑制细菌生长　　　　　　　　E.使病人心情愉快

考题11 手术室内温度应控制在（　　）

A.16℃~18℃　　　B.18℃~22℃　　　C.22℃~24℃　　　D.24℃~26℃　　　E.26℃~28℃

考题12 为达到置换室内空气的目的，每次通风的时间一般为（　　）

A.90分钟　　　B.10分钟　　　C.30分钟　　　D.20分钟　　　E.60分钟

考题13 患者女，57岁，乳腺癌保乳术后化疗，护士调节病室环境正确的是（　　）

A.噪音强度45~50dB　　　　　　B.室内光线宜暗　　　　　　C.相对湿度40%~50%

D.定时开窗通风，每次30分钟　　E.室温16℃~20℃

4.光线　室内的光线可影响病人的舒适度。（亲：破伤风、子痫、癫痫患者病室光线宜暗，以免引起抽搐）。

（三）铺床法

1.备用床

（1）目的：保持病室整洁、美观，准备接收新病人。

（2）注意事项

①病室内如有病人进行治疗、护理或进餐应暂停铺床。

②操作中，动作要轻、稳，以免尘土飞扬。

③遵循节力原则：A.操作前，要备齐物品，按顺序放置，计划周到，以减少无效动作，避免多次走动；b.铺床前，能升降的床应将床升至便于铺床的高度，以防腰部过度弯曲；c.铺床时身体尽量靠近床边，上身保持直立，两膝稍弯曲以降低重心，两脚左右或前后分开，以扩大支撑面；d.操作中使用肘部力量，动作要平稳连续。

考题14 在铺暂空床的操作中，符合节力原则的是（　　）

A.操作前备齐用物按顺序放置　　B.操作中使用腕部力量　　　　C.铺床角时两脚并列站齐

D.塞中单时身体保持站立位　　　E.铺大单时身体尽量远离床边

2.暂空床

（1）目的：保持病室整洁、迎接新病人；供暂时离床的病人使用。

（2）操作步骤

①在备用床的基础上，将床头盖被向内反折1/4，再扇形三折于床尾。

②根据病情加铺橡胶单、中单　将橡胶单和中单的中线与床中线对齐，如需铺在床中部，上端距床头45~50cm，床沿的下垂部分一同平塞入床垫下。

③转至对侧，逐层拉紧橡胶单、中单后，平塞于床垫下。

3.麻醉床

（1）目的：便于接受、护理麻醉手术后病人；保护床上用物不被血渍或呕吐物等污染。

（2）操作步骤

①撤除原有枕套、被套、大单，全部换为清洁被单。

②同备用床法铺好一侧大单。

③根据病情铺同侧橡胶单、中单，先铺床中部；如需铺在床头，应对齐床中线，上端与床头平齐，下端压在中部橡胶单和中单上，下垂部分平整地塞入床垫下。如铺在床尾，下端与床尾平齐。（亲，病人如为头部手术，床头加铺橡胶单、中单，如为下肢手术，下肢加铺橡胶单、中单。）

④转至对侧，同法铺好大单、橡胶单、中单，逐层拉紧平塞于床垫下。

⑤同备用床法，套好被套，系好带；盖被两侧边缘向内反折与床沿平齐，上端与床头平齐，尾端向内折与床尾平齐；<u>将盖被纵向呈扇形三折于床的一侧，开口向门。</u>（亲，如病人有一侧肢体受伤，盖被应放在健侧哦）。

⑥同备用床法套好枕套，<u>将枕头横立于床头，开口背门。</u>

⑦移回床旁桌，床旁椅放在盖被折叠的同侧。

⑧将全身麻醉护理盘放置于床旁桌上。

⑨输液架置于床尾，其他用物按需放置。

考题15 患者男，48岁。脑外伤，在全麻下行颅内探查术，术后的床单位是（　　）

A.麻醉床，床中部和床上部各铺一橡胶单、中单

B.暂空床，床中部和床上部各铺一橡胶单、中单

C.暂空床，床中部和床尾部各铺一橡胶单、中单

D.麻醉床，床中部和床尾部各铺一橡胶单、中单

E.备用床，床中部和床上部各铺一橡胶单、中单

考题16 患者男。因右下肢开放性骨折于9：00进手术室，病区护士为其准备麻醉床，以下操作**不符合**要求的是（　　）

A.更换清洁被单　　　　　　　B.床头和床中部各铺中单及橡胶单　　　　C.盖被纵向三折于门对侧床边

D.枕横立于床头，开口背对门　　　E.椅子放于折叠被的同侧

考题17 某患者半小时前在硬膜外麻醉下行胃大部切除术，麻醉床的正确铺法是（　　）

A.橡胶中单和中单铺于床中部和床头　　　　　　　B.橡胶中单和中单铺于床中部和床尾

C.橡胶中单和中单铺于床头和床尾　　　　　　　　D.橡胶中单和中单铺于床中部

E.橡胶中单和中单铺于床头

考题答案

序号	1	2	3	4	5	6	7	8	9	10	11	12	13	14	15	16	17
答案	B	C	E	B	D	C	E	E	A	D	C	C	D	A	A	B	D

第四节　入院和出院病人的护理

考情分析

本节内容较为重要，历年考试多有涉及，每年约考查2～3题，重点考查了住院处的护理，病人入病区后的初步护理，急诊病人的护理，特级护理、一级护理的适用对象和巡视时间，床单位的处理，四人搬运法的适用情况，运送病人的注意事项等。

考点预测

一、入院病人的护理

（一）住院处的护理

1.办理入院手续　病人持医生签发的**住院证**到入院处办理入院手续。住院处接收病人后，应立即电话通知病区做好接收新病人的准备。

考题1 患者女，49岁。诊断为慢性心力衰竭伴全身水肿。现需入院观察，住院处办理入院手续的根据是（　　）

A.医保卡　　　　　B.门诊病历　　　　　C.以往病历　　　　　D.住院证　　　　　E.单位介绍信

2.进行卫生处置　根据病人的病情和身体状况进行卫生处置。**对危、急、重症病人及即将分娩者可酌情免浴。**对有虱、虮者，先行灭虱处理，再进行卫生处置。**对传染病或疑似传染病病人，应送隔离室处置。**

3.护送病人入病区　护送过程中注意安全和保暖，**必要的治疗（如输液、吸氧等）不能中断。**

考题2 年轻男性患者因车祸昏迷送来急诊。初步诊断为颅骨骨折、骨盆骨折。医嘱开放静脉通路，急行X线检查。护士护送患者时，**不妥**的做法是

A.选用平车运送　　　　　　　B.护士站在患者头侧　　　　　　　C.护送时注意保暖

D.检查时护士暂时离开照像室　　　E.运送期间暂时停止输液

（二）病人入病区后的初步护理

1.一般病人的护理

（1）**准备床单位：**病区护士接到住院处通知后，应备齐所需用物，**将备用床改为暂空床。**

（2）**迎接新病人。**

（3）**通知医生诊察病人。**

（4）**测量体温、脉搏、呼吸、血压及体重**并记录。

（5）**介绍与指导**。

（6）填写有关表格

1）用蓝黑墨水或碳素墨水笔逐页填写住院病历眉栏及各种表格。

2）用红色水笔在**体温单40℃～42℃横线之间相应入院时间栏内，纵行填写入院时间**。

3）按顺序排列住院病历：**体温单**、医嘱单、入院记录、病史和体格检查单、病程记录、各种检验检查报告单、护理记录单、住院病历首页、门诊或急诊病历。（亲：你每天打开病历夹，首先看到不就是体温单哦）。

4）填写入院登记本、诊断小卡、床尾卡。

考题3 患者男，25岁，患肺炎入院治疗。患者进入病区后，护士的初步护理工作**不包括**（ ）

A.迎接新病人　　　　　　　　B.通知病区医生　　　　　　　C.测量生命体征

D.准备急救物品　　　　　　　E.建立病人住院病历

考题4 病人在住院期间，住院病历排在首页的是（ ）

A.入院记录　　　　　　　　　B.体温单　　　　　　　　　　C.医嘱单

D.病史和体格检查单　　　　　E.护理记录单

2.急诊病人的护理

（1）**准备床单位**：病区护士接到通知后，**如为急危重病人，应立即在危重病室或抢救室准备好床单位，按需加铺橡胶单、中单，如为急诊手术病人应备好麻醉床**。

（2）做好抢救准备：准备好急救药材和药品，通知医生做好抢救准备。

（3）认真进行交接。

（4）配合抢救。

> 锦囊妙记：一般病人入院时护理内容主要是日常性护理工作，不需要准备急救物品；急诊病人入院时主要的护理工作是准备抢救物品配合抢救，无时间做不紧急的事情，如入院指导、健康教育等。

考题5 患者女，22岁，发热待查收入院，体格检查T39.8℃，P122次/分，R28次/分，BP108/70mmHg，神志清，急性面容，患者诉头痛剧烈。入院护理的首要步骤是（ ）

A.做好入院评估　　　　　　　B.向患者介绍病室环境　　　　C.备好急救药品和物品

D.填写住院病历和有关护理表格　E.立即通知医生诊治患者，及时执行医嘱

◎6～7题共用题干

患者男，22岁。从高处坠落，以"脾破裂"诊断入院，需立即手术。

考题6 住院处护士首先应（ ）

A.急速给予住院处置　　　　　B.护送患者入病房　　　　　　C.协助办理住院手续

D.确定患者的护理问题　　　　E.通知负责医生

考题7 病房护士首先应（ ）

A.入院宣教　　　　　　　　　B.通知负责医生，做术前准备　C.铺麻醉床

D.急速给予卫生处置　　　　　E.填写住院病历和有关护理表格

（三）分级护理

表1-4-1　分级护理

护理级别	适用对象	护理内容
特别护理	病情危重，随时可能发生病情变化需要抢救的患者；重症监护的患者；各种复杂或者大手术后的患者；严重创伤或大面积烧伤的患者；使用呼吸机辅助呼吸，并需严密监护病情者；实施连续性肾脏替代治疗，并需严密监护生命体征的患者。	①安排专人24小时护理，严密观察病情及生命体征；②制订护理计划，严格执行各项诊疗及护理措施，及时、准确、逐项填写特别护理记录单；③备齐急救药品及用物，以便随时急用；④认真细致地做好基础护理，严防并发症，确保病人安全。
一级护理	病情趋向稳定的危重症患者；手术后或治疗期间需严格卧床的患者；生活不能完全自理且病情不稳定的患者；生活部分自理，病情随时可能发生变化的患者等。	①每小时巡视病人1次，观察病情及生命体征；②制订护理计划，严格执行各项诊疗及护理措施，及时、准确、逐项填写特别护理记录单；③按需准备急救药品及用物；④认真细致地做好基础护理，严防并发症，满足病人身心两方面的需要。

> 锦囊妙记：分级护理的适用对象和护理内容较难记忆，考生只要记住特级护理和一级护理的适用对象即可。至于不同护理级别的护理内容，主要体现在巡视时间的不同。

考题8 患者女，18岁。因失血性休克给予特级护理，**不符合**特级护理要求的是（ ）

A.严密观察病情变化　　　　　B.实施床旁交接班　　　　　　C.每2小时监测生命体征1次

D.基础护理由护理人员完成　　E.保持患者的舒适和功能体位

考题9 患者男，56岁。Ⅲ度烧伤面积大于60%。入院后的护理级别是（ ）
A.重症护理　　　　B.特级护理　　　　C.一级护理　　　　D.二级护理　　　　E.三级护理

考题10 患者男，68岁。因胃癌行根治性胃大部分切除术，术后安全返回病房。责任护士遵医嘱给予患者（ ）
A.特级护理　　　　B.一级护理　　　　C.二级护理　　　　D.三级护理　　　　E.四级护理

考题11 **不符合特别护理内容的是**（ ）
A.24小时专人护理　　　　　　　　B.严密观察病情及生命体征变化　　　　　　C.做好基础护理，严防并发症
D.给予卫生保健指导　　　　　　　E.填写危重病人护理记录单

二、出院病人的护理

（一）有关文件的处理

1.填写出院时间　用红色水笔在**体温单40℃～42℃横线**之间相应时间栏内，**纵行填写出院时间**。

2.注销卡片　注销各种卡片，如诊断卡、床头（尾）卡、服药卡、饮食卡、治疗卡。

3.整理出院病历　出院病历的排列顺序：**住院病历首页**、出院（或死亡）记录、入院记录、病史和体格检查单、病程记录、各种检查检验报告单、护理记录单、医嘱单、**体温单**。

考题12 处理出院病人医疗护理文件的方法，**错误的是**（ ）
A.整理病历交病案室保存　　　　　　B.出院病历的最后一页是体温单　　　　　　C.诊断卡、治疗卡夹入病历内
D.注销床头卡、饮食卡　　　　　　　E.填写病人出院登记本

考题13 患者男，45岁。上呼吸道感染未痊愈，自动要求出院，护士需做好的工作**不包括**（ ）
A.在出院医嘱上注明"自动出院"　　　　　　　　　B.根据出院医嘱，通知家人和家属
C.征求病人及家属对医院的工作意见　　　　　　　D.教会家属静脉输液技术，以便后续治疗
E.指导病人出院后在饮食、服药等方面的注意事项

（二）床单位的处理

1.撤下病床上污被服，放入污衣袋，送洗衣房处理。

2.床垫、床褥、棉胎、枕芯用紫外线灯照射消毒或在日光下暴晒6小时。

3.病床及床旁桌椅用消毒溶液擦拭；非一次性脸盆、痰杯用消毒溶液浸泡。

4.病室开窗通风。

5.铺备用床，准备迎接新病人。

6.传染病病人的病室及床单位，需按传染病终末消毒法处理（先消毒，再清洗，最后再次消毒）。

三、运送病人法

（一）轮椅运送法

1.操作方法

（1）协助病人坐轮椅：推轮椅及用物至床旁；**轮椅后背与床尾平齐**，翻起脚踏板，面向床头，固定车闸；协助病人坐于轮椅上。

（2）推轮椅：松开车闸，推轮椅送病人至目的地。

（3）协助病人下轮椅：将轮椅推至床尾，**椅背与床尾平齐**，固定车闸，翻起脚踏板，协助病人下轮椅。

2.注意事项

（1）使用前检查轮椅性能。

（2）推轮椅时，嘱病人手扶轮椅扶手，**身体尽量向后靠**，勿向前倾或自行下车；下坡时要减慢速度，以免病人感觉不适或发生意外。

（二）平车运送法

1.操作方法

（1）挪动法：适用于病情允许，并能在床上配合的病人。

1）移开床旁桌、椅，松开盖被。

2）协助病人移至床边。

3）将平车紧靠床边，大轮端靠床头，固定车闸。

4）移动顺序：**按上半身、臀部、下肢的顺序**向平车移动，头部卧于大轮端；**自平车移回床时，顺序相反，先移下肢，再移上半身**。

（2）单人搬运法：适用于体重较轻或儿科病人，且病情允许的病人。

1）移床旁椅至对侧床尾。

2）推平车至床尾，使**平车头端（大轮端）与床尾呈钝角**，固定好车闸。（亲，采用挪动法搬运病人时，平车与床平行；采用单人搬运法时，平车与床尾呈钝角）。

3）护士立于床边，屈膝，两脚前后分开，一臂自病人腋下伸至对侧肩部外侧，另一臂伸至病人大腿下。病人双臂交叉于护士颈部。护士将病人抱起，移步转身，轻放于平车中央。

4）整理床单位，运送病人至指定地点。

（3）两人或三人搬运法：适用于病情较轻，但自己不能活动且体重又较重的病人。

1）两人搬运时：甲一手臂托住病人头、颈、肩部，另一手臂托住腰部；乙一手臂托住臀部，另一手臂托住腘窝处。

2）三人搬运时：甲托住病人头、颈、肩和背部，乙托住病人腰和臀部，丙托住病人腘窝和小腿部。

（4）四人搬运法：适用于颈、腰椎骨折，或病情较重的病人。

考题14 患者男性，36岁，因车祸致下肢瘫痪来诊，初步诊断为腰椎骨折。运送患者时最佳的方式是（　　）

A.轮椅运送法　　　　　　　　B.平车挪动法　　　　　　　　C.平车单人搬运法

D.平车两人搬运法　　　　　　E.平车四人搬运法

考题15 患者男，50岁。肾移植术后，护士要将其从平车上移回病床，正确的实施方法是（　　）

A.单人搬运法　　　B.挪运法　　　C.四人搬运法　　　D.二人搬运法　　　E.三人搬运法

2.注意事项

（1）搬运前要仔细检查平车，以确保病人安全。

（2）搬运时要注意节力，身体尽量靠近病人，同时两腿分开，以扩大支撑面。

（3）运送过程中，注意：

①病人头部应卧于大轮端，以减轻由于转动过多或颠簸所引起的不适；

②护士站在病人头侧，以利于观察病情；

③平车上、下坡时，病人的头部应在高处，以防引起病人不适；

④有引流管及输液管时，要固定妥当并保持通畅；

⑤运送骨折病人，平车上要垫木板，并将骨折部位固定好；

⑥运送过程中要保持车速平稳；

⑦进出门时，应先将门打开，不可用车撞门，以免震动病人、损坏建筑物；

⑧冬季要注意保暖，以免受凉。

考题答案

序号	1	2	3	4	5	6	7	8	9	10	11	12	13	14	15
答案	D	E	D	B	C	E	C	C	B	B	D	C	D	E	C

第五节　卧位和安全的护理

考情分析

本节内容非常重要，历年考试均有涉及，每年约考查3~7题。主要考查了去枕平卧位、中凹卧位、半坐卧位、端坐位、头低脚高位、头高脚低位、膝胸位，帮助病人移向床头的方法，更换卧位的注意事项，保护具使用的方法和注意事项等。

考点预测

一、卧位

（一）常用的卧位

1.去枕仰卧位的适用范围　①昏迷或全身麻醉未清醒的病人，防止呕吐物流入气管引起窒息；②椎管麻醉或腰椎穿刺术后6~8小时的病人，用于防止颅内压降低引起头痛；③呕吐或呕血的病人（去枕平卧，头偏向一侧），防止呕吐物误吸。

考题1 患者男性，45岁，因大量饮酒后出现呕血，护士应协助病人取（　　）

A.俯卧位　　　　　　　　B.半卧位　　　　　　　　C.平卧位，头偏向一侧

D.中凹卧位　　　　　　　E.头低足高位

2.中凹卧位

（1）要求：病人头胸抬高10°~20°，下肢抬高20°~30°。

（2）适用范围：休克病人（亲，休克的判断标准要知道哦，题干中提到面色苍白、四肢湿冷、脉搏增快、血压下降，小于90/60mmHg即可判断为休克）。

考题2 患者男性，38岁，患胃溃疡5年。现出现腹部不适、恶心，继而呕吐大量鲜血。查体：呼吸急促，脉搏细速，血压70/50mmHg。护士应安置患者取（　　）

A.平卧位　　　　　B.侧卧位　　　　　C.屈膝仰卧位　　　　　D.中凹卧位　　　　　E.头低足高位

3.屈膝仰卧位的适用范围　①腹部检查的病人，腹肌放松，利于检查；②导尿的病人。③疝气术后的病人（取屈膝仰卧位，膝下垫软枕，有利于腹股沟肌肉放松，促进切口愈合）。

考题3 患者男性，68岁，8年来站立或腹压增高时反复出现右腹股沟肿物，平卧安静时肿块明显缩小或消失。最近2个月因便秘肿块又出现，平卧后肿块不易消失，准备入院行手术治疗。术毕患者回病房，护士安置患者取平卧位，膝下垫软枕，

其目的是

    A.促进病人舒适　　　　　　　　B.缓解切口张力，以利愈合　　　　　　C.预防感染

    D.减少阴囊血肿的发生　　　　　E.减轻疼痛

4.侧卧位

（1）要求：病人侧卧，两臂屈肘，一手放于枕旁，另一手放于胸前，**下腿伸直，上腿弯曲**。

（2）适用范围

1）灌肠、肛门检查，配合胃镜、肠镜检查。

2）**臀部肌内注射（下腿弯曲，上腿伸直）。**

> 锦囊妙记：一般情况下取侧卧位时，下腿伸直，上腿弯曲，以扩大支撑面，保持身体稳定；而肌内注射时下腿弯曲，上腿伸直，有利于臀部肌肉放松，方便进针。

考题4　患者男性，20岁。因结核性脑膜炎入院治疗。护士进行臀大肌注射链霉素时，最适宜的体位是（　　）

    A.半坐位　　　　　　　　　　　　　　　B.侧卧位，上腿伸直，下腿稍弯曲

    C.侧卧位，上腿稍弯曲，下腿伸直　　　　D.俯卧位

    E.平卧位

5.半坐卧位的适用范围

（1）**心肺疾患引起呼吸困难的病人**，取半坐位可改善呼吸困难。（亲，实习的时候慢阻肺患者急性感染出现呼吸困难时，你把床头给他摇高，病人感觉好多了吧）。

（2）**胸、腹、盆腔手术后或有炎症的病人（膈下脓肿、盆腔脓肿、急性盆腔炎）**，取半坐位可使腹腔渗出液流入盆腔，**使感染局限**。

（3）**腹部手术后病人**，取半坐位可**减轻腹部切口缝合处的张力**，缓解疼痛。（某些人很自恋，躺在床上看肚子，偷笑，身材好好啊。站起来一看，肚子膨出来了，这是为什么呢？武哥告诉你：平躺肚子紧，半坐或站立肚子松）。

（4）某些面部及颈部手术后病人，取半坐位可减少局部出血。

考题5　为了减轻伤口疼痛，子宫内膜异位症患者术后卧位应为（　　）

    A.半卧位　　　　　B.去枕平卧位　　　　C.头低脚高位　　　　D.侧卧位　　　　E.头高脚低位

考题6　患者男性，30岁，因反复间歇性上腹疼痛就诊。入院后诊断为十二指肠溃疡给予手术治疗。术后病情平稳，护士应协助病人取（　　）

    A.平卧位　　　　　B.头高脚低位　　　　C.半卧位　　　　D.左侧卧位　　　　E.中凹卧位

考题7　患者男，20岁。车祸导致面部开放性伤口，经清创缝合后，暂时入院观察，应采取的体位是（　　）

    A.侧卧位　　　　　B.俯卧位　　　　C.半坐位　　　　D.膝胸位　　　　E.仰卧位

6.端坐卧位的适用范围　　**急性肺水肿、心包积液、支气管哮喘急性发作**时的病人。

考题8　患者女性，20岁。因外出旅游后出现呼吸困难、喘息入院。入院后诊断为支气管哮喘，护士应协助病人取（　　）

    A.平卧位　　　　　B.端坐位　　　　C.半坐位　　　　D.左侧卧位　　　　E.头低脚高位

7.头低足高位的适用范围

（1）肺部分泌物引流，使痰液易于咳出。

（2）十二指肠引流，以利于胆汁引流。

（3）跟骨及胫骨结节牵引时，以利用人体重力作为反牵引力。

（4）其他：空气栓塞（左侧卧位加头低脚高位）、咯血患者引起窒息时。

考题9　患者女，31岁，妊娠38周，因阴道持续性流液2小时入院。医生诊断为胎膜早破，护士协助其采用的卧位应为（　　）

    A.平卧位　　　　　B.头低足高左侧位　　　　C.头高足低位　　　　D.截石位　　　　E.膝胸卧位

8.头高足低位的适用范围

（1）颈椎骨折病人进行颅骨牵引时，以利用人体重力作为反牵引力。

（2）**减轻颅内压，以预防脑水肿。**

（3）开颅手术后病人。

> 锦囊妙记：关于骨折病人取头高脚低位还是头低脚高位，考生可简单地记为哪里骨折哪里高，即上半身骨折头高，下半身骨折脚高。

9.膝胸位的适用范围

（1）肛门、直肠、乙状结肠的检查、治疗。

（2）**矫正子宫后倾和胎位不正**。（亲，矫正子宫胎位不正最理想的时间是在妊娠30～32周）。

（3）**法洛四联症缺氧发作。**

考题10　患儿男，3岁，诊断为法洛四联症。患儿缺氧发作时宜采取的体位时（　　）

    A.去枕平卧位　　　　　　　　　B.取半坐位　　　　　　　　　C.膝胸卧位

    D.患儿头肩抬高15°～30°　　　E.侧卧位

好礼相送　　　　　　　　　其他常考卧位

1.左侧卧位：细菌性痢疾灌肠、结肠造口术后病人。

2.右侧卧位：阿米巴痢疾灌肠、新生儿哺乳以后。

3.健侧卧位：全肺切除的病人术后取1/4患侧卧位，防止纵隔移位；产妇会阴侧切术后取健侧卧位，有利于切口的愈合。

4.患侧卧位：气胸、胸痛病人，结石碎石术后病人，咯血、胸痛病人、颅底骨折等。

5.转运病人时，病人头朝后，防止脑部缺血。

6.急性胰腺炎：取屈膝侧卧位，可缓解疼痛。

7.尸体护理：平卧位，头下垫枕头，防止面部淤血变色。

◎ 11~14题共用题干

患者男，35岁。因"头部外伤"急诊入院。浅昏迷。CT提示颅内血肿，脑挫裂伤。在全麻下行颅内血肿清除术。

考题11 患者术后返回病房，正确的体位是（　）

A.侧卧位　　　　　　　　B.去枕仰卧位，头偏向一侧　　　　　　C.头高足低位

D.头低足高位　　　　　　E.中凹卧位

考题12 术后第2天，患者应采取的体位是（　）

A.头高足低位　　　　B.半卧位　　　　C.头低足高位　　　　D.中凹卧位　　　　E.俯卧位

考题13 术后第2天采取此卧位的目的是（　）

A.促进排痰　　　　B.利于呼吸　　　　C.便于观察瞳孔　　　　D.促进引流　　　　E.预防脑水肿

考题14 [假设信息]患者出现躁动，使用约束带时护士需重点观察（　）

A.呼吸情况　　　　B.血压情况　　　　C.约束时间　　　　D.末梢血液循环　　　　E.伤口渗血情况

（二）更换卧位的方法

1.帮助病人移向床头

（1）核对病人，向病人解释。

（2）放平床头支架，枕头横立于床头。

（3）病人仰卧屈膝，双手握住床头栏杆。

（4）护士一手托住病人肩部，一手托住病人臀部，同时嘱病人两脚蹬床面，挺身上移至床头。

（5）将枕头移回，安置舒适卧位。

考题15 患者男，68岁，体重60kg，胃癌术后第二天，护士要帮助患者移向床头，护士的做法**不妥的**是（　）

A.向病人解释以取得合作　　　　B.移动之前应固定床轮　　　　　　C.将枕头横立于床头

D.搬运时患者双手放在胸腹前　　E.协助病人取仰卧屈膝位

2.更换卧位的注意事项

（1）根据病情及皮肤受压情况确定翻身间隔时间。

（2）协助病人翻身时，**不可拖拉，防止皮肤擦伤**。两人为病人翻身时，动作要协调一致，用力要平稳。

（3）**病人身上带有多种导管时，协助翻身前应先安置妥当**，翻身后应检查有无脱落、扭曲、移位、受压等，以保持导管通畅。

（4）特殊病人：①协助手术后病人翻身前，应检查伤口敷料，**先换药再翻身**；②颅脑手术后病人头部转动过剧可引起脑疝，导致突然死亡，**因此一般只卧于健侧或平卧**；③进行**骨牵引的病人，翻身时不可放松牵引**；④石膏固定、伤口较大的病人，翻身后应注意将患处置于合适位置，以防受压。

（5）注意节力原则：翻身时，护士应让病人尽量靠近自己，以达到节力、安全的目的。

二、保护具的应用

（一）方法

1.**床档**　保护病人，预防坠床。

2.**支被架**　主要用于**肢体瘫痪、极度虚弱的病人**，可避免盖被压迫肢体；也可用于**烧伤病人暴露疗法**时保暖。

考题16 患者女，62岁。下肢瘫痪，长期卧床并用盖被保暖。为保护双足功能，可选用的保护用具是（　）

A.床档　　　　B.宽绷带　　　　C.肩部约束带　　　　D.支被架　　　　E.膝部约束带

（二）注意事项

1.严格掌握保护具的应用指征，向病人及家属解释，以取得其理解。

2.**制动性保护具只能短期使用**，必须定时松解约束带（一般每2小时松解一次）；同时注意**病人肢体应处于功能位**。

3.使用约束带时，**局部必须垫衬垫**，松紧适宜，并**经常观察局部皮肤颜色**（一般每15~30分钟观察一次）。

4.记录保护具使用的原因、使用时间、观察结果、所采取的护理措施、停止使用的时间。

◎ 17~20题共用题干

患者女，23岁。因"头部外伤"急症入院，浅昏迷。CT提示颅内血肿、脑挫裂伤。在全麻下行颅内血肿清除术。

考题17 患者术后返回病房，正确的体位是（　　）

A.中凹卧位　　　　B.去枕平卧位　　　　C.头高足低位　　　　D.头低足高位　　　　E.仰卧位

考题18 术后第2天，患者应采取的体位是（　　）

A.头高足低位　　　B.半卧位　　　　　　C.头低足高位　　　　D.中凹卧位　　　　E.仰卧位

考题19 术后第2天采取此卧位的目的是（　　）

A.预防脑水肿　　　B.利于呼吸　　　　　C.便于观察瞳孔　　　D.促进引流　　　　E.促进排痰

考题20 （假设信息）患者出现躁动，使用约束带时护士需重点观察的是（　　）

A.伤口渗血情况　　B.血压情况　　　　　C.约束时间　　　　　D.末梢血液循环　　E.呼吸情况

考题答案

序号	1	2	3	4	5	6	7	8	9	10	11	12	13	14	15	16	17	18	19	20
答案	C	D	B	B	B	A	C	C	B	B	C	B	A	E	D	D	D	B	A	A	D

第六节　医院内感染的预防和控制

考情分析

本节内容非常重要，历年考试均有涉及，每年约考查3~7题。主要考查了燃烧法消毒、煮沸消毒法、压力蒸汽灭菌法的参数和注意事项、化学消毒剂的原则、无菌技术原则、无菌持物钳的使用法及注意事项、戴无菌手套的注意事项、各种无菌物品的保存时间、隔离区域的划分、隔离消毒原则、穿脱隔离衣的注意事项。

考点预测

一、医院内感染

（一）概念

狭义是指住院病人在入院时不存在，也不处于潜伏期，而在住院期间遭受病原体侵袭而引起的任何诊断明确的感染或疾病，包括在住院期间的感染和在医院内获得而在院外发生的感染。

> 锦囊妙记：病原体来自医院，不管患者在哪里发病都属于医院内感染，病原体不来自于医院，不管是否在医院内发病都不属于医院内感染。

（二）分类

1.**外源性感染**（又称交叉感染）　指病原体来自于病人体外，通过直接或间接的途径，传播给病人所引起的感染。

2.**内源性感染**（又称自身感染）　指病原体来自于病人自身所引起的感染。

> 锦囊妙记：病原体来自自身即为内源性感染，病原体来自外界环境即为外源性感染。

二、清洁、消毒和灭菌

（一）概念

1.**清洁**　指用物理方法清除物体表面的污垢、尘埃和有机物。

2.**消毒**　指用物理或化学方法清除或杀灭除芽孢外的所有病原微生物，使其数量减少达到无害化。

3.**灭菌**　指用物理或化学方法杀灭所有微生物，包括致病的和非致病的，以及细菌的芽孢。

考题1 用物理或化学方法消除或杀灭除芽孢以外所有病原微生物，使之达到无害化的过程是指（　　）

A.清洁　　　　　B.除菌　　　　　　C.消毒　　　　　D.杀菌　　　　　E.灭菌

（二）消毒、灭菌的方法

1.燃烧法的适用范围

（1）被肺结核痰液污染的纸张，以及破伤风、气性坏疽、铜绿假单胞菌等感染的敷料等。

（2）金属器械及搪瓷类物品急用时，锐利刀剪除外，以免锋刃变钝。

考题2 肺结核患者在家休养治疗期间，最简便而有效地处理痰液的方法是（　　）

A.煮沸　　　　　　　　　　B.深埋　　　　　　　　　　C.焚烧

D.70%乙醇消毒　　　　　　E.5%苯酚消毒

2.干烤法

（1）用途：用于**油剂、粉剂、玻璃器皿、金属制品、陶瓷制品**等物品。

（2）方法：A.消毒：箱温120℃～140℃，时间10～20分钟。

b.灭菌：箱温160℃，时间2小时；箱温170℃，时间1小时；箱温180℃，时间30分钟。

3.煮沸消毒法

（1）方法：先将物品刷洗干净，再将其全部浸没水中，然后加热煮沸，**水沸开始计时**，5～10分钟可杀灭细菌繁殖体，15分钟可将多数细菌芽孢杀灭，在水中加入**碳酸氢钠**，配成浓度为1%～2%的溶液时，**沸点可达105℃**，既可增强杀菌作用，又可**去污防锈**。

好礼相送　　　　　　　　　　　　碳酸氢钠的作用

1%～2%的碳酸氢钠可提高沸点，去污防锈；

1%～4%的碳酸氢钠可用于口腔真菌感染；

2%～4%的碳酸氢钠可用于外阴阴道假丝酵母菌病的阴道灌洗；

2%的碳酸氢钠可用于鹅口疮患儿口腔的清洗；

美曲膦酯（敌百虫）农药中毒者禁忌使用1%～4%的碳酸氢钠洗胃；

急性溶血使用碳酸氢钠碱化尿液。

（2）注意事项：①物品需全部浸没水中，物品盖子打开，轴结打开，空腔导管预先灌水，各种大小及形状相同的容器不能重叠；②**玻璃类物品需用纱布包裹，并在冷水或温水中放入**；③**橡胶类物品需用纱布包好，水沸后放入**；④如中途加入其他物品，**需等再次水沸后开始计时**；⑤高原地区气压低，沸点低，需适当延长煮沸时间，**一般海拔每增高300m，煮沸时间延长2分钟**。

4.压力蒸汽灭菌法　是一种临床应用最广、效果最为可靠的首选灭菌方法。

（1）手提式压力蒸汽灭菌器的使用方法：a.隔层内加适量水，在消毒桶内放入需灭菌的物品，加盖旋紧，直接通电；b.打开放气阀排尽锅内冷空气后关闭放气阀；c.**压力达103～137kPa，温度达121℃～126℃，保持20～30分钟，可达到灭菌效果**；d.关闭热源，打开排气阀，待压力降至"0"时，可慢慢打开盖子，取出物品。**切忌突然打开盖子，以防冷空气大量进入**，使蒸汽凝成水滴，导致物品受潮、玻璃类物品因骤然降温而发生爆裂。

（2）卧式压力蒸汽灭菌器：灭菌参数同上。

考题3 某护士用下排气式高压蒸汽灭菌锅进行灭菌，8：35am锅内压力达到所需要数值，其后一直维持在103～137KPa之间，结束灭菌的正确时间是（　　）

A.8：45am　　　　B.8：50am　　　　C.9：05am　　　　D.9：35am　　　　E.10：00am

（3）预真空压力蒸汽灭菌器：利用机械抽真空，使灭菌柜内形成负压，饱和蒸汽可迅速穿透物品进行灭菌。工作参数：**压力184.4～210.7kPa，温度达132℃，时间4～5分钟**即可达到灭菌效果。

（4）注意事项：A.物品灭菌前需洗净擦干或晾干；b.**灭菌包不宜过大、过紧**：卧式压力蒸汽灭菌器物品包不大于30cm×30cm×25cm；预真空压力蒸汽灭菌器物品包不大于30cm×30cm×50cm；c.灭菌物品放置合理：灭菌包之间要留有空隙，以利于蒸汽进入，**布类物品放在金属、搪瓷物品上面**，以免蒸汽遇冷凝成水滴而使布包潮湿；d.装物品的容器应有孔，灭菌前将孔打开，灭菌后关上；e.随时观察压力、温度情况；f.灭菌物品干燥后方可取出；g.定期监测灭菌效果。

5.光照消毒法（又称辐射消毒）

（1）日光暴晒法：将物品放在阳光下直射，**暴晒6小时**可达到消毒效果。

（2）臭氧灭菌灯消毒法：利用臭氧强大的氧化作用进行杀菌。使用时应关闭门窗，人员离开房间，**消毒结束后30分钟方可进入**。

6.过滤除菌　采用生物洁净技术，通过三级空气过滤器，用合理的气流方式除掉空气中**0.5～5μm**的尘埃，以达到洁净空气的目的。**用于手术室、烧伤病房、器官移植病房等**。

考题4 患者男，39岁。大面积Ⅲ度烧伤入院。对其所住的病室进行空气消毒的最佳方法是（　　）

A.臭氧灭菌灯消毒　　B.消毒液喷洒　　C.开窗通风　　D.食醋熏蒸　　E.过滤除菌

7.化学消毒灭菌的使用原则

（1）待消毒的物品须先洗净、擦干。

（2）根据不同物品的性能及各种微生物的特性，选择恰当的消毒剂。

（3）严格掌握消毒剂的有效浓度、使用方法及消毒时间。

（4）**消毒液中一般不放置纱布、棉花等物**，以免因吸附消毒剂而降低消毒效力。

（5）消毒物品应全部浸没在消毒液内，器械的轴结应打开、套盖应掀开，管腔灌满消毒液。

（6）浸泡消毒后的物品使用前应**先用无菌生理盐水冲洗**，以免残留消毒剂刺激组织。

（7）消毒剂应定期检测，调整浓度。

8.化学消毒剂的使用方法

（1）浸泡法：常用于耐湿、不耐热的物品，如锐利器械、精密器材等的消毒。

（2）**擦拭法**：常用于桌椅、墙壁、地面等的消毒。

（3）喷雾法：常用于空气及墙壁、地面等物品表面的消毒。

（4）熏蒸法：常用于室内空气和不耐湿、不耐高温物品的消毒。

空气消毒：将消毒剂加热或加入氧化剂进行熏蒸，按规定时间关闭门窗，消毒完毕，打开门窗通风换气。常用的消毒剂有：①纯乳酸：每立方米0.12ml，加等量水，时间30~120分钟；②食醋：每立方米5~10ml，加热水1~2倍，时间30~120分钟。

考题5 护士为乙型肝炎患者消毒家具、地面和墙面通常选择（　）

A.紫外线照射　　B.消毒液熏蒸　　C.消毒液擦拭　　D.日光暴晒　　E.消毒液喷洒

考题6 在乡卫生院工作的护士准备用纯乳酸对换药室进行空气消毒，换药室长、宽、高分别为4米、5米、3米。需要乳酸的量为（　）

A.3.6ml　　B.5.8ml　　C.7.2ml　　D.12.8ml　　E.17.4ml

9.戊二醛适用范围：2%戊二醛常用于浸泡不耐热的医疗器械、精密仪器，如内镜等，时间范围10~45分钟，灭菌时间≥10小时。

考题7 在行纤维胃镜消毒时，宜选择的化学消毒方法是（　）

A.75%乙醇擦拭　　B.2%的戊二醛浸泡　　C.3%过氧化氢浸泡

D.0.2%过氧乙酸熏蒸　　E.含有效氯0.2%的消毒液浸泡

考题8 护士为乙型肝炎患者采集血标本时，不慎将血液滴在患者的床头柜上，此时护士对该床头柜的处理方法，正确的是（　）

A.日光暴晒　　B.流水刷洗　　C.卫生纸擦拭　　D.消毒液擦拭　　E.毛巾湿水擦拭

三、无菌技术

（一）操作中的无菌原则

1.操作者面向无菌区，身体与无菌区保持一定距离，手臂保持在腰部水平以上或操作台面以上，不跨越无菌区，不触及无菌物品。

2.取用无菌物品须使用无菌持物钳；无菌物品一经取出，即使未用，也不得放回无菌容器内；无菌物品疑有污染或已被污染时不可再用；一套无菌物品仅供一位病人使用。

（二）物品管理

无菌物品与非无菌物品分开放置；无菌物品须放在无菌容器中；无菌包、无菌容器外需标明物品名称、灭菌日期；定期检查无菌物品保存情况，在未被污染情况下，有效期为7天。

好礼相送	有效期
1.铺好的无菌盘和一次性口罩有效期为4小时。	
2.开启后的无菌包、无菌溶液有效期为24小时。	
3.无菌物品有效期为7天。	

（三）无菌技术基本操作法

1.无菌持物钳的存放　将无菌持物钳（镊）浸泡在盛有消毒液的无菌广口有盖容器中，消毒液液面需浸末轴节以上2~3cm或镊子的1/2处。

考题9 长度为16cm的无菌持物钳，消毒液应该浸泡的长度至少为（　）

A.4cm　　B.6cm　　C.8cm　　D.12cm　　E.16cm

2.无菌持物钳使用的注意事项

（1）无菌持物钳只能夹取无菌物品，不能夹取未经消毒、灭菌的物品，也不能夹取油纱布。

（2）取放无菌持物钳时，手指不可触及其浸泡消毒部分。

（3）取远处无菌物品时，应将无菌持物钳放入容器一同搬移使用。

（4）使用完无菌持物钳后立即放回容器内。

（5）无菌持物钳及其容器应定期消毒。浸泡存放时，一般病房每周更换一次，手术室、门诊换药室、注射室等应每日更换一次。

3.取用无菌溶液的注意事项

（1）倒溶液时，溶液瓶应与无菌容器保持一定距离，不可触及无菌容器；也不可将无菌敷料或非无菌物品堵塞瓶口倒液，或伸入无菌瓶内蘸取溶液。

（2）盖瓶盖时，手不可触及瓶盖内面及瓶口。

（3）无菌溶液一经倒出，即使没有使用，也不能倒回瓶内。

（4）开启后的溶液可保存24小时。

4.戴无菌手套的注意事项

（1）手套外面为无菌区，应保持其无菌。未戴手套的手不可触及手套外面，戴好手套的手不可触及未戴手套的手和手套内面。

（2）发现手套破损或不慎被污染，应立即更换。

◎考题10~13共用题干

某护生在临床带教老师的指导下，正在进行无菌技术操作，其任务为铺无菌盘及戴消毒手套。

考题10 无菌包打开后，未用完的无菌物品，按原折痕包扎好，注明开包日期及时间，其有效期为（　）

A.4h　　　　　　B.8h　　　　　　C.12h　　　　　　D.24h　　　　　　E.48h

考题11 铺好的无菌盘有效期**不得超过**（　）

A.4h　　　　　　B.8h　　　　　　C.12h　　　　　　D.24h　　　　　　E.48h

考题12 戴无菌手套时，**错误**的一项是（　）

A.洗手、剪指甲、戴口罩　　　　　　　　　　　　　　B.核对手套号码、灭菌日期及包装

C.未戴手套的手持手套的反折部分取出手套　　　　　　D.戴上手套的手持手套的内面取出手套

E.戴好手套后，双手置于胸前

考题13 在戴无菌手套过程中，发现手套破损，此时应该采取的措施是（　）

A.加戴一副手套　　　　　　　B.用消毒液消毒破损处　　　　　　C.用胶带粘贴破损处

D.用无菌纱布覆盖破损处　　　　E.立即更换手套

四、隔离技术

（一）隔离区域的划分

1.清洁区　未被病原微生物污染的区域，包括医务人员的**更衣室、值班室**、配餐室及库房等。

2.潜在污染区　有可能被病原微生物污染的区域，包括医护办公室、病区内走廊、检验室、治疗室、护士站等。

3.污染区　被病原微生物污染的地区，包括**病房、处置室、污物间**等。

锦囊妙记：关于传染病区的划分，考生可简单地理解为：清洁区主要是医护人员活动的地方；潜在污染区是医护人员和病人共同活动的地方；污染区主要是病人活动的地方。

考题14 在传染病区中属于污染区的是（　）

A.走廊　　　　　　B.病室　　　　　　C.护士站　　　　　　D.治疗室　　　　　　E.值班室

◎考题15~16共用题干

患者女，37岁。因3个月以来出现咳嗽、咳痰、乏力、午后低热、盗汗入院，诊断为肺结核，在传染病区隔离治疗。

考题15 该患者可自由活动的区域是（　）

A.医护更衣室　　　　B.病区内走廊　　　　C.医护值班室　　　　D.配餐室　　　　E.库房

考题16 对该患者咳痰的处理，**错误**的方法是（　）

A.接触痰液后首选用流水清洗双手　　　　　　　　　B.及时更换被痰液污染的衣服

C.痰液吐在纸上，焚烧处理　　　　　　　　　　　　D.痰液吐入痰盂，直接倾倒于废弃池

E.痰液用5%苯酚浸泡2小时再弃去

（二）隔离消毒原则

1.根据隔离种类，病室门口和病床应悬挂隔离标志。门口备有浸消毒液的脚垫、泡手的消毒液、隔离衣悬挂架等。

2.工作人员进入隔离区必须戴口罩、帽子，穿隔离衣。**在穿隔离衣前，须计划周密，备齐用物，有计划地集中执行各种护理操作，以减少穿脱隔离衣和消毒手的次数**；穿隔离衣后只能在规定范围内活动。

3.污染物品不得放于清洁区内。病人接触过的用物，须经严格消毒后方可递交；**病人的衣物、信件、票证、书籍，须经消毒处理后（熏蒸）交家属带回**；病人的排泄物、分泌物、呕吐物须按规定消毒处理（**先消毒，再倾倒，不能直接倾倒**）；需送出病区的物品，应放入专用污物袋，并有明显标志。

4.病人的**传染性分泌物三次培养结果均为阴性**或确已度过隔离期，经医生开出医嘱方可解除隔离。

考题17 患者男，42岁，因剧烈腹泻来诊。根据临床症状和查体结果，高度怀疑为霍乱。正在等待实验室检查结果以确认诊断。该患者经检查确诊为霍乱，予以隔离治疗，护士应告知家属，患者的隔离期限是（　）

A.以临床症状消失为准　　　　B.根据医学检查结果确定　　　　C.由当地人民政府决定

D.由隔离场所的负责人确定　　　E.由公安机关决定

考题18 乙型肝炎患者入院时换下的衣服应（　）

A.统一焚烧　　　　　　　B.包好后存放　　　　　　　C.消毒后存放

D.消毒后交给家属带回　　　E.消毒后交给患者

（三）隔离技术操作法

1.穿脱隔离衣的注意事项

（1）隔离衣应无潮湿、无破损，且长短合适，能完全覆盖工作服。

（2）**保持隔离衣内面及领部清洁，系领口时衣袖勿触及面部、衣领和帽子。**

（3）穿隔离衣后，不得进入清洁区，只能在规定区域内活动。

（4）解袖口时，不可将隔离衣的外侧面塞入工作服袖内。

（5）若隔离衣挂在半污染区，则清洁面向外，若挂在污染区，则污染面朝外。

（6）隔离衣应每日更换，如有潮湿或被污染时，立即更换。

2.避污纸的使用　使用避污纸时，应从上面抓取，不可掀页撕取。

考题19 在隔离病区工作护士的下列行为，正确的是（　）

A.掀页撕取避污纸　　　　　　B.把口罩挂在胸前　　　　　　C.身着隔离衣进入治疗室

D.为患者翻身后用手整理口罩　　E.护理结核患者后立即更换口罩

考题20 传染病区护士的隔离衣应（　）

A.挂在治疗室，污染面向外　　　B.挂在值班室，污染面向外　　　C.挂在走廊，污染面向外

D.挂在走廊，清洁面朝外　　　　E.挂在病房，清洁面向外

◎考题21～25共用题干

患者男，40岁。因"近日高热、咳嗽伴有头痛、全身酸疼不适、乏力等"就诊，经检查确诊为非典型肺炎并收住院治疗。

考题21 应将患者安置于（　）

A.ICU病房　　　　　B.手术室　　　　　C.普通病房　　　　　D.隔离病房　　　　　E.抢救室

考题22 应对患者实施（　）

A.严密隔离　　　　　B.保护性隔离　　　　C.呼吸道隔离　　　　D.消化道隔离　　　　E.接触隔离

考题23 在隔离过程中，**错误**的护理措施是（　）

A.拒绝家属探视　　　　　　　B.护士进入病房穿隔离衣　　　　　C.患者衣物需严格消毒处理

D.病室空气消毒每天一次　　　E.住双人房间

考题24 随后患者病情进一步加重，需对其进行气管切开术，污染敷料应（　）

A.浸泡　　　　　B.高压灭菌　　　　　C.焚烧　　　　　D.煮沸　　　　　E.紫外线照射

考题25 患者病情进一步恶化，最后死亡，护士应为其进行（　）

A.终末消毒处理　　B.保护性处理　　C.院外消毒处理　　D.一般消毒处理　　E.太平间美容处理

考题答案

序号	1	2	3	4	5	6	7	8	9	10	11	12	13	14	15	16	17	18	19	20	21	22	23
答案	C	C	C	E	C	C	B	D	C	D	A	D	E	B	B	D	B	D	E	D	D	A	E

序号	24	25
答案	C	A

第七节　病人的清洁护理

考情分析

本节内容非常重要，历年考试均有涉及，每年约考查4～6题。主要考查了口腔护理的使用对象、目的、漱口液的选择、口腔护理的擦洗顺序、口腔护理的注意事项，头发缠结时的处理，压力性损伤发生的原因、压力性损伤的好发部位，压力性损伤的分期及护理等。

考点预测

一、口腔护理

（一）口腔护理的适用对象主要包括

高热、昏迷、禁食、鼻饲、口腔有疾患、大手术后等病人。

考题1 特殊口腔护理的适应证**不包括**（　）

A.禁食　　　　　B.高热　　　　　C.鼻饲　　　　　D.昏迷　　　　　E.腹泻

（二）口腔护理的目的

1.保持口腔清洁、湿润，使病人舒适，预防口腔感染等并发症。

2.防止口臭、口垢，增进食欲。

3.观察口腔黏膜、舌苔的变化，以及有无特殊口腔气味。

考题2 患者男，29岁。因外伤致昏迷，需鼻饲。护士在晨晚间为其进行口腔护理的目的**不包括**（　）

A.保持口腔清洁　　　　　　　B.清除口腔内一切细菌　　　　　C.清除口臭、口垢

D.观察口腔黏膜　　　　　　　E.预防并发症

（三）常用漱口溶液

1. 朵贝尔溶液（复方硼酸溶液） 轻微抑菌，消除口臭。
2. 0.02%呋喃西林溶液 清洁口腔，有广谱抗菌作用。
3. 1%～3%过氧化氢溶液 遇有机物时放出新生氧，有抗菌、防臭作用。
4. 1%～4%碳酸氢钠溶液 属碱性药剂，用于真菌感染。

> **锦囊妙记：** 如题干提到病人使用抗生素后出现口腔黏膜有乳白色分泌物，应考虑为真菌感染，口腔护理时选择1%～4%碳酸氢钠溶液为漱口液。

5. 0.1%醋酸溶液：用于铜绿假单胞菌感染时。

考题3 患儿男，6个月。因间歇发热、咳嗽半个月，拟诊"支气管炎"，给予口服"头孢拉定"治疗。近2天发现口腔有白色点片乳凝块样物，不易拭去。护士在为患儿进行口腔护理时，宜选择的溶液是（　　）

A.来苏水　　　　B.生理盐水　　　　C.0.1%利凡诺　　　　D.2%碳酸氢钠　　　　E.3%过氧化氢

考题4 患者男，38岁，以重型再生障碍性贫血入院。查体：四肢皮肤散在瘀斑，口腔多处溃疡，最大约1.0cm×1.5cm，触痛，牙龈渗血；咽部轻度充血。针对目前情况，预防口腔感染的护理措施是（　　）

A.住单人病房　　　　　　　　　　　　　　　B.嘱咐患者戴口罩
C.根据pH值选择消毒漱口液，每日3次　　　　D.每日刷牙3次以上
E.暂时不要外出活动

（四）口腔护理的操作方法（关键步骤）

1. 备齐用物携至床旁，向病人解释。
2. 协助病人侧卧或仰卧头偏向右侧，颌下铺治疗巾，弯盘置于口角旁。
3. 湿润口唇与口角，嘱病人张口，观察口腔情况，取下义齿。协助病人用漱口水漱口（亲：昏迷病人无法吞咽，不能漱口哦，以免漱口水误入气管）。
4. 用压舌板撑开一侧颊部，弧形擦洗一侧颊部，由白齿至门齿，擦洗左侧外面。同法擦洗右侧外面。
5. 嘱病人张口，依次擦洗左侧上内侧、下内侧、咬合面。同法擦右侧，再擦洗上腭及舌面、舌下，勿触及咽部。每擦洗一个部位，更换一个湿棉球。
6. 擦洗完毕，协助病人漱口，擦净口周。
7. 再次观察口腔是否擦洗干净，口腔黏膜如有溃疡，可酌情涂药，口唇干裂可涂液状石蜡或唇膏。

考题5 口腔护理对开口器的应用，正确的是（　　）

A.侧切牙处放入　　　　B.舌下放入　　　　C.尖牙处放入　　　　D.白齿处放入　　　　E.门齿处放入

◎ 考题6～8共用题干

患者，女性，32岁，患白血病，长期用抗生素，护士在评估口腔的过程中，发现患者口腔黏膜有乳白色分泌物。

考题6 患者口腔病变的原因是（　　）

A.真菌感染　　　　B.免疫力低下　　　　C.口腔不洁　　　　D.抵抗力低下　　　　E.长期使用抗生素

考题7 该患者最适宜的漱口液是（　　）

A.生理盐水　　　　　　　　B.复方硼酸溶液　　　　　　　　C.1%～4%碳酸氢钠溶液
D.0.1%醋酸溶液　　　　　　E.1%～3%过氧化氢溶液

考题8 为该患者做口腔护理时，护士的操作手法错误的是（　　）

A.观察口腔情况，取下义齿　　　　　　　　B.擦洗颊部时由外向内
C.擦洗舌头时勿触及咽部　　　　　　　　　D.口唇干裂可涂液状石蜡
E.每擦洗一个部位，更换一个棉球

（五）口腔护理的操作方法

1. 擦洗时动作要轻，以免损伤口腔黏膜，特别是对凝血功能较差的病人。
2. 昏迷病人禁忌漱口。擦洗时棉球不宜过湿，以防溶液误吸入呼吸道。棉球要用止血钳夹紧，每次1个，防止遗留在口腔。

考题9 为昏迷患者进行口腔护理时，不需要准备的用物是（　　）

A.手电筒　　　　B.血管钳　　　　C.开口器　　　　D.棉签　　　　E.吸水管

3. 传染病人用物须按消毒隔离原则处理。
4. 长期应用抗生素者，应观察口腔黏膜有无真菌感染。
5. 对活动义齿应先取下，待病人漱口后再戴上。暂时不用的义齿，可浸于冷水杯中备用，每日更换一次清水。不可将义齿泡在热水或乙醇内，以免义齿变色、变形和老化。

◎ 考题10～12共用题干

患者女，35岁。因脑外伤昏迷入院，给予降颅压及抗生素治疗。患者2周后出现口腔颊部黏膜破溃，创面有白色糊状物，用棉签拭去附着物后创面有轻微出血。

考题10 该患者口腔病变的原因可能是（ ）

A.铜绿假单胞菌感染   B.真菌感染   C.病毒感染

D.凝血功能障碍   E.维生素缺乏

考题11 为该患者做口腔护理时，应选择的漱口液是（ ）

A.1%～3%碳酸氢钠溶液   B.0.9%氯化钠溶液   C.0.02%呋喃西林溶液

D.1%～4%碳酸氢钠溶液   E.复方硼酸溶液

考题12 该患者有活动义齿，正确的处理方法是先清洗后（ ）

A.放入冷水中   B.放入热水中   C.放入过氧化氢   D.放入碘伏中   E.放入乙醇中

二、头发护理

（一）床上梳发的操作方法

（1）备齐用物携至床旁，向病人解释，协助病人抬头，将治疗巾铺于枕头上，将头偏向一侧。

（2）将头发从中间分为两股，左手握住一股头发，**由发根梳至发梢**。如遇有头发打结时，沿发梢向发根方向梳理，可用30%乙醇湿润后再小心梳顺。

（3）同法再梳对侧。

考题13 患者女，65岁。因脑出血致右侧肢体瘫痪。护士为其梳发，**错误**的操作是（ ）

A.协助患者抬头，将治疗巾铺于枕头上   B.将头发从中间分为两股，分股梳理

C.梳发时由发根梳至发梢   D.脱落的头发置于纸袋中

E.打结的头发用甘油湿润后慢慢梳理

考题14 患者女，32岁，因剖宫产后卧床多日造成长发打结粘结成团，护士欲帮其湿润疏通头发宜选用（ ）

A.清水   B.油剂   C.百部酊   D.生理盐水   E.30%乙醇

（二）床上洗发的水温和注意事项

1.床上洗发的水温略高于体温，以不超过40℃为宜。

2.洗发过程中如发现病人面色、脉搏、呼吸异常时应立即停止操作。

（三）常用灭头虱药液

常用灭头虱药液为30%含酸百部酊：**百部30 g加50%乙醇100 ml，再加纯乙酸1 ml**，盖严，48小时后方可使用。

三、皮肤护理

（一）淋浴和盆浴的操作方法和注意事项

1.调节室温在24℃左右，**水温以皮肤温度为准，浴室不宜闩门**，可在门外挂牌示意，以便发生意外时能及时进入。

2.注意事项

（1）**饭后须过1小时才能进行沐浴**，以免影响消化。

（2）**盆浴浸泡时间不宜超过10分钟**，衰弱、创伤、患心脏病需卧床的病人，不宜淋浴和盆浴。

（3）传染病人进行沐浴，应按隔离原则进行。

（二）床上擦浴的操作方法

1.按季节和个人习惯调节水温。

2.床上擦浴的擦洗顺序

（1）为病人洗脸及颈部：依次擦洗眼、额、面颊部、鼻翼、人中、耳后、下颌直至颈部。

（2）清洗上肢和胸腹部：为病人脱下衣服（**先脱近侧，后脱远侧；如有外伤则先脱健肢，后脱患肢**）。

（3）擦洗颈、背、臀部：协助病人侧卧，背向护士，依次擦洗后颈部、背部及臀部，并用**50%乙醇按摩背部及受压部位**。协助病人穿上清洁衣服（**先穿远侧，后穿近侧；先穿患肢，后穿健肢**）。

好礼相送   "先开后停"

1.搬运时：按上半身、臀部、下肢的顺序向平车移动；自平车移回床时，先移动下肢，再移上半身。

2.半卧位摇床时，先摇床头支架呈30°～50°，再摇膝下支架；放平时，先放平膝下支架，再放平床头支架。

3.温水擦浴时，协助病人脱下衣服（先脱近侧，后脱远侧；如有外伤则先脱健肢，后脱患肢）；擦浴完毕协助病人穿上清洁衣服（先穿远侧，再穿近侧；先穿患肢，再穿健肢）。

4.雾化治疗时先开电源开关，再开雾量调节开关。治疗毕先关雾化开关，再关电源开关。

5.使用氧时，应先调节氧流量，再插管应用；停用氧时，应先拔管，再关氧气开关。

6.冬眠疗法时先按医嘱静脉滴注冬眠药物，待病人进入冬眠状态，方可开始物理降温。停止治疗时先停物理降温，再逐渐停用冬眠药物。

（4）擦洗双下肢、踝部，清洗双足。

（5）擦洗会阴部。

考题15 患者女，72岁，因脑梗死入院治疗，现神志清，生命平稳。查体：右上肢肌力1级，左上肢肌力正常。护士为其进行床上擦浴，穿脱的正确顺序是（ ）

A.先脱右侧，后脱左侧；先穿左侧，后穿右侧　　　　B.先脱左侧，后脱右侧；先穿左侧，后穿右侧

C.先脱左侧，后脱右侧；先穿右侧，后穿左侧　　　　D.先脱右侧，后脱左侧；先穿右侧，后穿左侧

E.根据患者的意愿选择穿脱肢体的顺序

四、压力性损伤的预防及护理

（一）压力性损伤发生的原因

1.压力性损伤发生的主要原因为**垂直压力**。

2.压力性损伤发生的原因包括

（1）**力学因素**：包括压力、摩擦力和剪切力。

（2）**理化因素刺激**：皮肤经常受潮湿、摩擦、排泄物等理化因素的刺激。

（3）**全身营养不良或水肿**：营养不良是导致压力性损伤的内因。

（4）**受限制的病人**：使用石膏绷带、夹板及牵引时，松紧不适，衬垫不当等，导致局部血液循环障碍。

考题16 压力性损伤发生的原因**不包括**（ ）

A.局部组织长期受压　　　　　B.使用石膏绷带衬垫不当　　　　　C.全身营养缺乏

D.局部皮肤经常受排泄物刺激　　　　　E.肌肉软弱萎缩

（二）压力性损伤的好发部位

（1）**仰卧位**：**枕骨粗隆**、**肩胛部**、脊椎体隆突处、**肘部**、**足跟**，最常发生于骶尾部。

（2）**侧卧位**：**耳廓**、**肩峰**、**肋骨**、**髋部**、膝关节的内外侧、内外踝等处。

（3）**俯卧位**：面颊、耳廓、肩峰、**髂前上棘**、肋缘突出部、膝前部、足尖等处。

（4）**坐位**：发生于**坐骨结节**处。

> **锦囊妙记**：亲，压力性损伤的好发部位不用记哦，晚上躺在床上，少穿点衣服，取不同卧位，看看身体哪个部位与床单接触最紧密，哪个地方就容易发生压力性损伤，如仰卧时，后脑勺（枕骨粗隆）、肩胛骨、肘部、骶尾部、脚后跟与床接触最紧密，因此最容易发生压力性损伤。

考题17 患者女，72岁。患扩张型心肌病伴慢性右心衰5年，长期卧床，皮肤护理时，应着重预防压力性损伤发生的部位是（ ）

A.肩胛部　　　　　B.枕部　　　　　C.腰骶部　　　　　D.胫前部　　　　　E.足踝部

（三）压力性损伤的分期及临床表现

1.**淤血红润期**　受压的局部皮肤出现红、肿、热、麻木或有触痛但皮肤表面无破损。

2.**炎性浸润期**　红肿部位继续受压，静脉回流受阻，受压皮肤表面转为紫红，皮下产生硬结，表皮有水疱形成。水疱极易破溃，显露出潮湿红润的创面，病人感觉疼痛。

考题18 患者男，65岁。车祸致颅脑损伤伴下肢粉碎性骨折。深昏迷，营养状况差，轻度水肿。评估见骶尾部皮肤紫红色，有皮下结节，并有小水疱。患者目前的皮肤状况处于

A.正常　　　　　B.压力性损伤淤血红润期　　　　　C.压力性损伤炎性浸润期

D.压力性损伤浅度溃疡期　　　　　E.压力性损伤坏死溃疡期

3.压力性损伤溃疡期　轻者浅层组织感染，脓液流出，溃疡形成；重者坏死组织发黑，脓性分泌物增多，有臭味。

考题19 压力性损伤淤血红润期的主要表现是（ ）

A.受压皮肤颜色紫红　　　　　B.皮下产生硬结　　　　　C.局部皮肤红肿

D.表皮出现水泡　　　　　E.溃疡形成

考题20 患者女，60岁。因脑出血入院2周。目前患者意识不清，骶尾部皮肤发红，大小为3cm×3cm，未破损。患者的压力性损伤处于（ ）

A.淤血红润期　　　　B.炎性浸润期　　　　C.浅度溃疡期　　　　D.深度溃疡期　　　　E.坏死溃疡期

（四）压力性损伤的预防

1.预防压力性损伤的关键　是去除病因，因此，要做到"七勤"，**即勤观察、勤翻身、勤擦洗、勤按摩、勤整理、勤更换、勤交班**。

2.避免局部组织长期受压　**一般每2小时翻身一次，可在身体空隙处垫软枕或海绵垫。**

3.避免局部理化因素的刺激　保持皮肤干燥，床单、被褥要保持清洁、平整、干燥、无碎屑。

4.促进局部血液循环　对易发生压力性损伤的病人，应经常检查受压部位，进行温水拭浴，定时用50％乙醇（或按摩油\乳\膏）进行局部或者全身按摩，达到促进血液循环，改善局部营养，增强皮肤抵抗力的目的。

考题21 患者女，81岁。生活无法自理，护士对病人进行按摩时使用了50%的乙醇，其目的是（ ）

A.消毒皮肤　　　　　B.促进血液循环　　　　　C.润滑皮肤　　　　　D.祛除污垢　　　　　E.降低局部温度

（五）压力性损伤的护理

1.淤血红润期　防止局部继续受压，增加翻身次数。

2.炎性浸润期　保护皮肤，避免感染。**对未破的小水疱可用无菌纱布包扎，并减少摩擦，预防感染，促使其自行吸收；大水疱应先消毒局部皮肤，再用无菌注射器抽出疱内液体（不可剪去表皮），表面涂以消毒液，并用无菌敷料包扎。如水疱已破溃，应消毒创面及其周围皮肤，再用无菌敷料包扎。**

◎ 考题22~23共用题干

患者女，55岁。脑出血右侧偏瘫，卧床6个月，因发热3天入院。护士查体时发现该患者肘部皮肤发红，皮下有硬结，表面有水疱。

考题22 正确的处理措施是（ ）

A.剪去表面消毒后贴新鲜蛋膜　　　　B.涂厚层滑石粉包扎　　　　C.用生理盐水冲洗创面

D.剪去表皮消毒后无菌纱布包扎　　　　E.消毒皮肤抽出水疱内液体再消毒包扎

考题23 该患者所采用的最佳治疗饮食是（ ）

A.低胆固醇饮食　　　B.低盐饮食　　　C.低蛋白饮食　　　D.高纤维饮食　　　E.低脂饮食

考题答案

序号	1	2	3	4	5	6	7	8	9	10	11	12	13	14	15	16	17	18	19	20	21	22	23
答案	E	B	D	D	C	D	E	C	B	E	B	D	A	E	E	C	E	C	C	C	A	B	E	E

第八节　生命体征的评估

考情分析

本节内容非常重要，历年考试均有涉及，每年约考查3~5题。主要考查了体温的正常值，发热的过程、热型，测量体温的注意事项，高热病人的护理，异常脉搏，测量脉搏的部位、脉搏短绌的测量方法，呼吸的测量方法以及测量血压的注意事项等。

考点预测

一、体温的评估及护理

（一）体温的评估

1.散热方式

1）辐射：是指热由一个物体表面通过电磁波的形式传到另一个与之不接触的物体表面的散热方式。在安静状态下及低温环境中，辐射是主要的散热方式。

2）对流：是指通过气体或液体的流动来交换热量的一种散热方式。

3）蒸发：是指由液态变为气态，同时带走大量热量的一种散热方式。在环境温度等于或高于皮肤温度时，蒸发是主要的散热方式。如高热时用酒精擦浴，就是利用乙醇的蒸发带走热量，以起到降低体温的作用。

考题1 影响人体蒸发散热的最主要的因素是（ ）

A.环境温度高　　　　　B.空气对流差　　　　　C.环境湿度过大

D.体温调节中枢功能紊乱　　　　　E.汗腺发育障碍

4）传导：是指机体的热量直接传到另一个同他直接接触且温度较低的物体的一种散热方式。如高热时用冰袋、冰帽等降温，就是利用传导散热。

> 锦囊妙记：冬天天气寒冷，利用取暖器取暖即为辐射散热；高热病人利用冰袋降温即为传导散热；夏天天气炎热吹电风扇即为对流散热；高热病人酒精擦浴即为蒸发散热。

2.正常体温

口腔舌下温度为37.0℃（范围在36.0℃~37.2℃），直肠温度37.5℃（范围在36.5℃~37.7℃），腋下温度36.5℃（范围在36.0℃~37.0℃）。

考题2 成人腋温的正常范围是（ ）

A.35.0℃~36.0℃　　　　　B.36.0℃~37.0℃　　　　　C.36.3℃~37.2℃

D.36.5℃~37.5℃　　　　　E.36.0℃~37.7℃

3.体温的生理性变化

（1）年龄：新生儿体温调节中枢尚未完善，体温易受环境温度的影响而随之波动；儿童体温可略高于成人；老年人体温偏低。

（2）性别：女性一般较男性体温稍高。女性在月经前期和妊娠早期，体温可轻度升高，而排卵期较低，这主要与孕激素分泌的周期性变化有关。

（3）昼夜时间：一般清晨2～6时体温最低，下午2～8时体温最高，变化范围约在0.5℃～1℃之间。

（4）其他：情绪激动、精神紧张、进食可使体温升高。而安静、睡眠等可使体温下降。

4.发热的临床过程

（1）体温上升期：特点为产热大于散热。病人表现为畏寒、皮肤苍白、无汗、寒战。

（2）高热持续期：特点为产热和散热在较高水平趋于平衡。病人表现为颜面潮红、皮肤灼热、口唇干燥、呼吸深快、脉搏加快、尿量减少。

（3）退热期：特点为散热增加而产热趋于正常，散热大于产热，体温恢复至正常的调节水平。此期病人表现为大量出汗和皮肤温度降低。体温下降时，易出现虚脱或休克现象，表现为血压下降、脉搏细速、四肢厥冷等。

> 锦囊妙记：考生如能联系发热的经历就不难理解和记忆发热的过程和表现。生活中发热的过程是：畏寒、寒战（全身发抖，需增加盖被）—全身发烫、皮肤潮红—出一身虚汗，热退。其机制是：体温上升期产热大于散热，导致散热减少，外周血管收缩，血流量减少，病人畏寒、寒战；高热持续期，产热和散热维持在较高水平，导致外周血管扩张，血流量增多，热量增加，病人出现面色潮红，皮肤灼热；退热期，散热大于产热，导致外周血管扩张，大量出汗，带走热量，体温随之下降。

（二）热型

1.稽留热　体温持续升高达39.0℃～40.0℃左右，持续数日或数周，24小时波动范围不超过1.0℃。常见于伤寒、大叶性肺炎等。

2.弛张热　体温在39.0℃以上，但波动幅度大，24小时体温差在2℃以上，最低体温仍高于正常水平。常见于败血症等。

3.间歇热　高热与正常体温交替有规律地反复出现。常见于疟疾等。

考题3 患者男，55岁。1周来体温持续在39℃～40℃，护理查体：面色潮红，呼吸急促，口唇轻度发绀，意识清楚。该患者发热的热型是（　　）

A.弛张热　　　　B.回归热　　　　C.稽留热　　　　D.间歇热　　　　E.不规则热

（三）体温过高病人的护理

1.密切观察　测量体温，对高热病人应每隔4小时测量一次，待体温恢复正常3天后，改为每日2次。

2.卧床休息　高热时，病人应卧床休息，减少能量消耗。

3.降温　体温超过39.0℃，可用冰袋冷敷头部；体温超过39.5℃，可用乙醇拭浴、温水擦浴或大动脉冷敷。行药物降温半小时后测量体温。

4.保暖　病人如伴寒战，应及时调节室温，注意保暖。

5.补充营养和水分　给予病人高热量、高蛋白、高维生素、易消化的流质或半流质饮食。鼓励病人多饮水，以补充大量消耗的水分。

6.口腔护理　在晨起、餐后、睡前协助病人漱口，保持口腔清洁。

7.皮肤清洁：病人在退热期常常大量出汗，应及时擦干汗液，更换衣服及床单、被套。

◎4～5题共用题干

患者女，32岁。因肺炎入院。住院9天来体温如图所示，伴有脉搏、呼吸增快，食欲减退等症状。

考题4 该患者的热型是（　　）

A.稽留热　　　　B.弛张热　　　　C.波浪热

D.不规则热　　　E.间歇热

考题5 为该患者测量体温的要求是（　　）

A.每2小时1次　　　B.每4小时1次　　　C.每日2次

D.每小时1次　　　　E.每日4次

◎考题6～7题共用题干

患者男，58岁。近日淋雨后突然发高热，持续2天。24小时体温波动在39.0℃～39.8℃之间，伴有咳嗽、咳痰、呼吸增快。初步诊断为肺炎球菌肺炎。

考题6 该患者的热型是（　　）

A.间歇热　　　　B.不规则热　　　　C.稽留热　　　　D.回归热　　　　E.弛张热

考题7 11：50行物理降温后，护士再次为患者测量体温的时间是（　　）

A.12：10　　　　B.12：30　　　　C.12：00　　　　D.12：40　　　　E.12：20

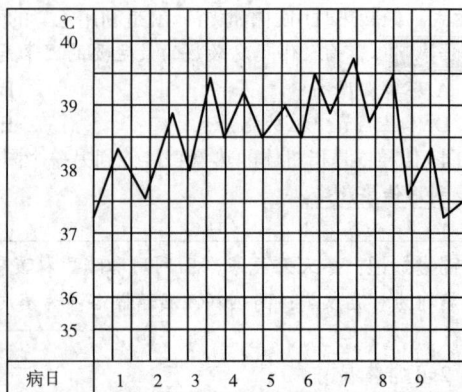

◎考题8~11题共用题干

患者男，34岁。以"发热待查"入院，主诉寒战、咳嗽、胸痛，持续数日体温不退。体温单如图所示

考题8 该患者的热型属于（ ）

A.回归热   B.弛张热   C.间歇热

D.稽留热   E.不规则热

考题9 该热型常见于（ ）

A.疟疾   B.败血症   C.风湿热

D.流行性感冒   E.肺炎链球菌性肺炎

考题10 对该高热患者进行体温观察，正确的是（ ）

A.每日测量体温四次   B.每日测温2次

C.每隔4h测温1次   D.每隔2h测温1次

E.每隔1h测温1次

考题11 患者男，50岁。因高热急诊入院，体温39.9℃。正确的物理降温措施是（ ）

A.嘱患者多饮水   B.前额、头顶部置冰袋

C.全身温水擦浴   D.心前区酒精擦浴

E.冰敷60分钟后测体温

◎考题12~13题共用题干

患者男，35岁。因中暑高热急诊入院，体温39.9℃，P120次/分，R26次/分。需立即进行物理降温。

考题12 最适宜的方法是（ ）

A.冰湿敷   B.冷湿敷   C.酒精拭浴   D.头部置冰袋   E.冰帽

考题13 该物理降温法禁忌的部位是（ ）

A.手背   B.手心   C.足低   D.足背   E.足跟

◎考题14~15题共用题干

患儿男，8岁。因白血病并发肺部感染入院。上午10时体温39.8℃，给予降温。

考题14 给予该患儿的降温方式是（ ）

A.冰袋   B.冰帽   C.冰槽   D.乙醇拭浴   E.温水拭浴

考题15 该患儿适宜进食的食物是（ ）

A.馒头   B.油条   C.饺子   D.包子   E.稀粥

（四）测量体温的注意事项

1.根据病人病情选择合适的测量体温的方法 ①凡婴幼儿、精神异常、昏迷、口鼻腔手术或呼吸困难、不能合作的病人，不宜口腔测温。②凡消瘦不能夹紧体温计、腋下出汗较多者，以及腋下有炎症、创伤或手术的病人不宜使用腋下测温。③凡直肠或肛门手术、腹泻以及心肌梗死的病人不宜使用直肠测温法。

2.病人进食、饮水或进行蒸汽吸入、面颊冷热敷等，须隔30分钟后测量口腔温度。

3.测口温时，当病人不慎咬碎体温计时，应立即清除玻璃碎屑，以免损伤唇、舌、口腔、食管和胃肠道的黏膜；口服蛋清或牛奶以延缓汞的吸收。

4.凡给婴幼儿、昏迷、危重病人及精神异常者测体温时，应有专人看护，以免发生意外。

5.如发现体温与病情不相符合，应守在病人旁边重新测量。

考题16 不需记录患者出入量的情况是（ ）

A.心衰伴下肢水肿   B.大面积烧伤   C.大叶性肺炎   D.肝硬化伴腹水   E.肾功能不全

考题17 可以使用肛温测量患者体温的情况（ ）

A.阿米巴痢疾   B.痔疮术后   C.肝昏迷   D.心肌梗死   E.直肠术后

二、脉搏的评估及护理

（一）异常脉搏

1.频率异常

（1）速脉：在安静状态下，成人脉率超过100次/分，称为速脉。常见于发热、甲状腺功能亢进症、休克、大出血前期的病人。

（2）缓脉：在安静状态下，成人脉率低于60次/分，称为缓脉。常见于颅内压增高、房室传导阻滞、甲状腺功能减退症等病人。

2.节律异常

（1）间歇脉：在一系列正常均匀的脉搏中，出现一次提前而较弱的脉搏，其后有一较正常延长的间歇（即代偿性间歇）。多见于各种心脏病或洋地黄中毒等病人。

（2）脉搏短绌（细脉）：是指在同一单位时间内，脉率少于心率。常见于心房纤颤病人。

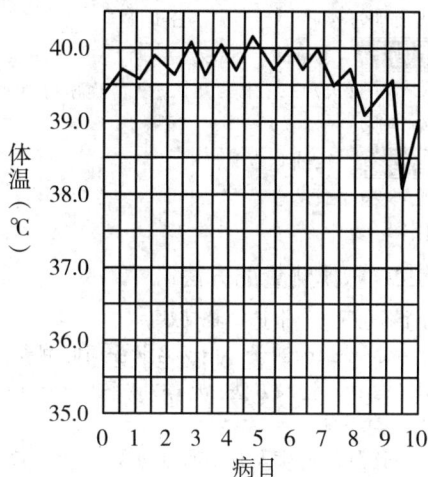

考题18 患者男，58岁，因心慌、乏力入院。入院后查体：心率109次/分，脉搏79次/分，体温37.0℃，呼吸18次/分。该患者的脉搏为（　）

　A.绌脉　　　　　　　　B.速脉　　　　　　　C.洪脉　　　　　　　D.丝脉　　　　　　　E.缓脉

考题19 患者男，58岁。诊断"风湿性心脏病"入院，突然出现胸闷、胸痛、心律极不规则，心率快慢不一，心音强弱不等，心率102次/分，脉率78次/分。此脉搏属于（　）

　A.洪脉　　　　　　　　B.奇脉　　　　　　　C.间歇脉　　　　　　D.交替脉　　　　　　E.脉搏短绌

考题20 短绌脉常见于（　）

　A.心房纤颤患者　　　　　　　　　　B.动脉导管未闭患者　　　　　　　　　　C.房室传导阻滞患者
　D.心包积液患者　　　　　　　　　　E.肺动脉高血压患者

（二）脉搏测量的方法

1.测量部位　常选择**桡动脉**。

2.**脉搏短绌的测量**　由两名护士同时测量，一人听心率，另一人测脉率，由听心率者发出"起"、"停"口令，两人同时开始，测1分钟。记录方法：心率/脉率。

3.注意事项

（1）诊脉前，病人有剧烈活动或情绪激动时，应休息20～30分钟后再测。

（2）正常脉搏测量半分钟，将所得数值乘以2，即为脉率。**如脉搏异常或危重病人应测量1分钟**。

（3）**不可用拇指诊脉**，以防拇指小动脉搏动与病人脉搏相混淆。

（4）**为偏瘫病人测脉搏，应选择健侧肢体**。（亲，偏瘫肢体不可测脉搏、血压、抽血、输液；取侧卧位时，偏瘫肢体不能受压在下。）

考题21 患者，男，60岁，因风湿性心脏病入院，住院期间患者曾出现心房纤颤。护士为其测量脉搏时，**错误的**方法是（　）

　A.应由两名护士同时测量心率和脉率　　　　　　　　B.测量前使患者安静
　C.患者手臂放于舒适位置　　　　　　　　　　　　　D.将手指指端按压在桡动脉搏动处
　E.计数30秒，将所测的数值乘以2

考题22 患者，男，62岁。因房颤住院治疗，心率114次/分，心率、脉率不一致。此时护士测量脉搏与心率的方法是（　）

　A.同一人先测心率，后测脉率　　　　　　　　　　　B.同一人先测脉率，后测心率
　C.两人分别测脉率和心率，同时起止　　　　　　　　D.两人分别测脉率和心率后求平均值
　E.一人测心率，然后另一人测脉率

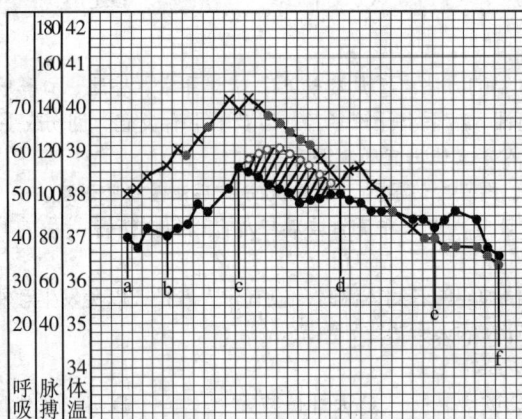

考题23 患者，女，45岁，住院期间的体温单如图所示，发生脉搏短绌的区域是（　）

　A.a到b　　　　　　　B.c到d　　　　　　　C.e到f　　　　　　　D.b到c　　　　　　　E.d到e

三、呼吸的评估及护理

（一）异常呼吸

1.节律异常

（1）**潮式呼吸**　又称陈-施呼吸，**特点表现为开始呼吸浅慢，以后逐渐加深加快，达高潮后又逐渐变浅变慢，然后呼吸暂停5～30秒**之后，再重复出现以上的呼吸，如此周而复始。常见于脑炎、颅内压增高、酸中毒、巴比妥类药物中毒等病人。

（2）**间断呼吸**：又称毕奥呼吸。表现为**呼吸与呼吸暂停现象交替出现**。特点为有规律地呼吸几次后，突然暂停呼吸，间隔一定时间长短不同，随后又开始呼吸，如此反复交替出现。常见于颅内病变、呼吸中枢衰竭的病人。

考题24 患者，男，29岁。以脑膜炎收入院，入院后查体：口唇发绀，呼吸呈周期性，由浅慢变为深快，再由深快变为浅慢，经过一段呼吸暂停后，重复上述过程。该患者的呼吸属于（　）

　A.潮式呼吸　　　　　　B.间断呼吸　　　　　　C.鼾声呼吸　　　　　　D.蝉鸣样呼吸　　　　　　E.呼吸困难

2.深浅度异常

（1）深度呼吸：又称库斯莫呼吸，是一种深而规则的大呼吸。见于<u>尿毒症、糖尿病</u>等引起的<u>代谢性酸中毒</u>的病人。（亲，酸中毒出现深度呼吸的机理是：代谢性酸中毒时→$PaCO_2$升高→呼吸中枢兴奋→呼吸加深、加快）。

（2）浮浅性呼吸：是一种浅表而不规则的呼吸，有时呈叹息样。见于濒死病人。

3.声音异常

（1）蝉鸣样呼吸：吸气时有一种高音调的音响，声音似蝉鸣。见于<u>喉头水肿、痉挛或喉头有异物</u>等病人。

（2）鼾声呼吸：呼气时发生粗糙鼾声的呼吸。发生机制：由于气管或支气管有较多的分泌物蓄积。多见于深昏迷病人。

4.呼吸困难

（1）吸气性呼吸困难：病人吸气费力，吸气时间显著长于呼气时间，辅助呼吸肌收缩增强，出现明显"三凹征"（<u>胸骨上窝、锁骨上窝、肋间隙或腹上角凹陷</u>）。原因：由于上呼吸道部分梗阻，气流进入肺部不畅，呼吸肌收缩，肺内负压极度增高所致。见于<u>喉头水肿、喉头有异物</u>的病人。

（2）呼气性呼吸困难：病人呼气费力，呼气时间显著长于吸气时间。原因：由于下呼吸道部分梗阻，气体从肺部呼出不畅所致。多见于<u>支气管哮喘、肺气肿</u>等病人。

考题25 三凹征是指（　　）

A.胸骨上窝、锁骨上窝、肋间隙　　　　　　　　　　B.胸骨上窝、锁骨下窝、肋间隙

C.胸骨下窝、锁骨上窝、肋间隙　　　　　　　　　　D.胸骨上窝、锁骨上窝、剑突下

E.胸骨下窝、锁骨上窝、剑突下

考题26 患儿，女，6岁。诊断"喉头异物"入院。查体：面色青紫，呼吸费力，伴明显的三凹征。其呼吸类型属于（　　）

A.深度呼吸　　　　　　　　　　B.潮式呼吸　　　　　　　　　　C.吸气性呼吸困难

D.呼气性呼吸困难　　　　　　　E.混合性呼吸困难

考题27 患者，男，48岁。因严重肝病导致昏迷，呼吸微弱，浅而慢。护士为其测量呼吸的正确方法是（　　）

A.以1/4脉率计算　　　　　　　　　　　　　　　　B.测脉率后观察胸腹起伏次数

C.计算所听到的呼吸音的次数　　　　　　　　　　　D.用手感觉呼吸气流通过的次数

E.用少许棉花置患者鼻孔前观察棉花被吹动次数

（二）呼吸测量的方法

1.护士在测量脉搏后，手仍按在手腕处保持诊脉手势，以避免因病人紧张而影响检查结果。

2.观察病人胸部或腹部的起伏次数，<u>一起一伏为一次</u>，一般情况测30秒，将测得数值乘以2即为呼吸频率，呼吸异常病人观察1分钟。

3.危重病人或呼吸微弱病人，如不易观察，可用少许棉花置于病人鼻孔前，观察棉花被吹动的次数，计数1分钟。

四、血压的评估及护理

（一）生理性变化

1.年龄　新生儿血压最低，儿童血压比成人低。

2.性别　同龄女性血压比男性偏低，但更年期后，女性血压逐渐增高，与男性差别较小。

3.昼夜和睡眠　一天中，清晨血压一般最低，傍晚血压最高，夜间睡眠血压降低。

4.环境　在寒冷刺激下，血压可略有升高；在高温环境中，血压可略下降。

5.部位　一般右上肢血压高于左上肢，下肢血压比上肢高。

> 锦囊妙记：寒冷刺激下→外周血管收缩→阻力增大→血压升高；高温环境下→外周血管扩张→阻力增大→血压下降。右上肢的肱动脉从主动脉分出，左上肢的肱动脉从锁骨下动脉分出，因此右上肢血压高于左上肢；股动脉比肱动脉粗，因此下肢血压比上肢高。

6.其他　紧张、恐惧、害怕、兴奋及疼痛等精神状态的改变，均可致血压升高。

（二）异常血压的观察

1.脉压增大　见于<u>主动脉瓣关闭不全、主动脉硬化</u>等病人；

2.脉压减少　见于<u>心包积液、缩窄性心包炎、主动脉瓣狭窄</u>等病人。

> 锦囊妙记：脉压＝收缩压—舒张压，在主动脉瓣关闭不全时，心脏在舒张时有部分血液通过瓣膜反流回左心室，导致舒张压降低，而收缩压基本不变，因此脉压增大。主动脉瓣狭窄时，收缩压下降，导致脉压减少。

（三）血压测量的注意事项

1.测量前应检查血压计，如水银不足，可使测量血压偏低。

2.需要密切观察血压的病人，应做到"四定"，即定时间、定部位、定体位、定血压计。

3.测血压时，血压计零点应与心脏、肱动脉在同一水平上。坐位时肱动脉平第四肋软骨，仰卧位时肱动脉平腋中线水平。

4.排除袖带因素干扰 ①根据所测部位选择合适的袖带，**袖带过宽时测得的血压值偏低，袖带过窄时测得值偏高**；②所缠袖带应松紧合适，**过紧测得的血压值偏低；过松测得的血压值偏高**。

5.**为偏瘫病人测血压，应选择健侧**。

考题28 测量血压的方法，错误的是（ ）

A.测量前安静休息20～30分钟　　　　　　　　　　　　B.测量时将动脉、心脏处于同一水平

C.袖带松紧以一指为宜　　　　　　　　　　　　　　　　D.打气至240mmHg

E.放气速度以4mmHg/秒为宜

考题29 患者女性，58岁，患高血压5年。因突发头昏、头痛2小时入院。护士在为病人测血压时的做法，不妥的是（ ）

A.定时间测量　　　　　B.定体位测量　　　　　C.固定专人测量　　　　　D.定血压计测量　　　　　E.定部位测量

考题30 某患者因脑出血入院治疗，现意识模糊，左侧肢体偏瘫。护士为其测量体温、血压的正常方法是（ ）

A.测量口腔温度，右上肢血压　　　　　　　　　　　　　B.测量腋下温度，右上肢血压

C.测量腋下温度，左上肢血压　　　　　　　　　　　　　D.测量直肠温度，左上肢血压

E.测量口腔温度，左上肢血压

考题31 患者男，65岁。因"原发性高血压"入院。患者右侧肢体偏瘫。测量血压操作正确的是（ ）

A.固定专人测量　　　　　　　　B.测量左上肢血压　　　　　　　　C.袖带下缘平肘窝

D.听诊器胸件置于袖带内　　　　E.充气至水银的高度达150mmHg

考题答案

序号	1	2	3	4	5	6	7	8	9	10	11	12	13	14	15	16	17	18	19	20	21	22	23
答案	A	B	C	A	B	C	E	D	E	C	C	C	C	A	E	C	C	A	E	A	E	C	B

序号	24	25	26	27	28	29	30	31															
答案	A	A	C	E	D	C	B	B															

第九节　病人饮食的护理

考情分析

本节内容非常重要，历年考试均有涉及，每年约考查3～5题。主要考查了基本饮食的分类、治疗饮食的种类及适用范围、潜血试验饮食禁忌的食物、吸碘试验饮食禁忌的食物、插入胃管的方法、鼻饲法的注意事项等。

考点预测

一、医院饮食

医院饮食可分为三类，即基本饮食、治疗饮食、试验饮食。

（一）基本饮食

基本饮食包括普通饮食、软质饮食、半流质饮食、流质饮食。

考题1 不属于医院基本饮食的是（ ）

A.普通饮食　　　　　　　　　　B.软质饮食　　　　　　　　　　C.半流质饮食

D.流质饮食　　　　　　　　　　E.治疗饮食

（二）治疗饮食

1.**高热量饮食** 适用于热能消耗较高的病人，如**甲状腺功能亢进、高热、大面积烧伤、产妇**以及需要增加体重的病人。

2.**高蛋白饮食** 适用于高代谢性疾病如结核、大面积烧伤、严重贫血、营养不良、大手术后及**癌症晚期**等病人。

考题2 患者男，53岁，因贲门癌收治入院。患者近期梗阻感加重，体重明显下降。护士对其饮食的指导要点中，错误的是（ ）

A.少食多餐　　　　　　　　　　B.半流质饮食　　　　　　　　　　C.低蛋白饮食

D.高热量饮食　　　　　　　　　E.高维生素饮食

3.**低蛋白饮食** 适用于限制蛋白质摄入的病人，如**急性肾炎、尿毒症、肝性脑病**等。成人每日蛋白质摄入量不超过0.8g/kg。

4.**低脂肪饮食** 适用于肝、胆、胰疾病的病人以及高脂血症、动脉粥样硬化、冠心病、肥胖、腹泻病人。**成人脂肪摄入量低于50g/d，肝、胆、胰病人低于40g/d**。

5.**低盐饮食** 适用于**急慢性肾炎、心脏病、肝硬化伴腹水、重度高血压但水肿较轻**的病人。饮食中应限制食盐的摄入，**成人摄入食盐量不超过2g/d**。禁食一切腌制食物，如咸菜、咸肉、香肠、火腿、皮蛋等。

6.**低胆固醇饮食** 用于高胆固醇血症、动脉粥样硬化、冠心病等病人。**成人胆固醇摄入量低于300mg/d**，禁用或少用含胆固醇高的食物，如动物内脏、动物脑、蛋黄、鱼子、饱和脂肪等。

7.要素饮食的饮食原则　**温度保持在38℃～40℃**。

好礼相送	不同疾病的饮食要求	
系统	疾病	饮食
消化系统： 低脂、少渣、少产气	胃炎、胃溃疡	禁食辛辣、油炸、刺激性食物，红烧肉、猪蹄少吃
	肝性脑病	昏迷者禁食蛋白质，清醒后植物性蛋白
	上消化道出血	少：温凉流食；大：禁食
	肝硬化伴腹水	低盐：1.2~2.0g，限水：1000ml
泌尿系统： 低盐、低蛋白	急性肾衰竭	限钾：白菜、萝卜、榨菜、橘子、香蕉、梨、桃、葡萄、西瓜等
	肾病综合征	优质动物性蛋白
肿瘤：高热量、高蛋白、高维生素	食管癌	流质或半流质
	胃癌、大肠癌	易消化、少渣
甲亢		高热量、高蛋白、高脂肪、高维生素、少渣
肺结核		高蛋白、高热量、高维生素
痛风		禁忌：动物内脏、鱼虾、蛤蜊、蟹、肉类、菠菜、蘑菇、豆类、浓茶、饮酒。

（三）试验饮食

1.**胆囊造影饮食** 造影前一日午餐进高脂肪饮食，使胆囊收缩、胆汁排空，有助于造影剂进入胆囊。造影前一日晚餐进无脂肪、低蛋白、高糖类、清淡饮食，以减少胆汁分泌。晚餐后口服造影剂，禁食、禁烟至次日上午。造影检查当日，禁食早餐，第一次B超检查，如果胆囊显影良好，再让病人进食高脂肪餐，待30分钟后第二次B超检查，观察胆囊的收缩情况。

2.**隐血试验饮食** 试验前3天禁食肉类、动物血、肝脏、含铁剂药物及绿色蔬菜，以免产生假阳性。可食用牛奶、豆制品、冬瓜、白菜、土豆、粉丝等。（亲：隐血试验饮食需禁食的食物为暗红色或绿色，可进食的食物为白色）。

3.**吸碘试验饮食** 检查或治疗前7~60天，禁食含碘量高的食物。需禁食60天的食物包括：海带、海蜇、紫菜、淡菜、苔菜等；需禁食14天的食物包括：海蜒、毛蚶、干贝等；需禁食7天的食物包括：带鱼、鲳鱼、黄鱼、目鱼、虾等。（亲：吸碘试验饮食需禁食的食物不需记忆，均为含碘高的海产品哦）。

4.肌酐试验饮食

（1）目的：用于测定尿肌酐值及肾小球滤过功能。

（2）方法：试验前3天禁食肉类、禽类和鱼类，忌饮茶和咖啡。全日主食在300g以内。蛋白质供给量小于40g/d，以排除外源性肌酐的影响。蔬菜、水果、植物油不限，热量不足可辅以藕粉和含糖点心等。第3天测尿肌酐清除率及血浆肌酐含量。

考题3 做下列哪种检查时禁止病人食用肉类、肝类、含铁药物、绿色蔬菜等（ ）

A.胆囊造影试验　　　　　　　　B.吸碘试验　　　　　　　　　C.肌酐清除试验

D.葡萄胎耐量试验　　　　　　　E.隐血试验

考题4 患者男，56岁。需做大便隐血试验。护士指导其在标本采集的前3天内，可食用的食物为（ ）

A.肉类　　　　B.动物肝　　　　C.绿叶蔬菜　　　　D.豆制品　　　　E.动物血

考题5 患者女性，32岁，因患甲状腺功能亢进症需做碘过敏试验，试验前7~60天禁忌食用下列哪种食物（ ）

A.肉类　　　　B.动物血　　　　C.绿色蔬菜　　　　D.动物肝脏　　　　E.紫菜

二、鼻饲法

（一）操作步骤

1.测量插管长度并做标记。测量方法有两种：①从发际至剑突的距离；②从鼻尖至耳垂再至剑突的距离。成人插入胃内的长度一般为45~55cm。

考题6 正确测量胃管插入长度的方法是（ ）

A.从鼻尖至剑突　　　　　　　　B.从眉心至剑突　　　　　　　C.从眉心至胸骨柄

D.从前发际至剑突　　　　　　　E.从前发际至胸骨柄

2.当导管插至咽喉部（10~15cm），嘱病人做吞咽动作，以利于插管。

3.插管过程中，如病人出现恶心，应暂停插管，嘱病人做深呼吸或吞咽动作；如插入不畅，应检查口腔，观察胃管是否盘在口中；如出现呛咳、呼吸困难、发绀等情况，表示误入气管，应立即拔出，休息片刻后重新插入。

4.为昏迷病人插管时应注意 ①协助病人去枕，将头后仰；②当胃管插至14~16cm时，用左手将病人头部托起，使下颌靠近胸骨柄，可增大咽喉部通道的弧度，便于胃管通过。

5.证实胃管在胃内的三种方法 ①抽吸胃液；②用无菌注射器朝胃内迅速注入10ml空气，听到有气过水声；③将导管末端放入水中，无气泡溢出。

6.灌注食物及药物 先注入少量温开水，再缓慢注入流质食物或药物，注入后再注入适量温开水冲洗胃管。

（二）注意事项

1.插管后，必须先证实胃管在胃内方可灌注食物。

2.通过鼻饲管给药时，应将药片先研碎、溶解后再灌入。

3.每次鼻饲量不超过200ml，间隔时间不少于2小时。

4.长期鼻饲者应每日进行2次口腔护理，胃管每周更换。方法是：当晚最后一次灌注食物后拔除胃管，翌日晨从另一侧鼻孔插入。

好礼相送　　　　　　　　　　　**管道更换的时间**

　　一般来讲，插到体腔内管道每周更换一次，如胃管、导尿管等；留在体腔外面的管道每天更换一次，如一次性输液器、集尿袋、负压吸引器、胸腔闭式引流瓶等。

5.上消化道出血、**食管静脉曲张**或梗阻以及鼻腔、食管手术后的病人**禁用鼻饲法**。

◎考题7~9题共用题干

患者女，40岁。脑外伤昏迷2周，为其插鼻饲管协助进食，以满足营养需要。

考题7 在为患者行鼻饲插管时，为提高插管成功率，应重点采取的措施是（ ）

A.边插边用注射器抽吸有无胃液，检验胃管是否在胃内

B.先稍向上而后平行再向下缓慢轻轻地插入

C.插管时动作要准确，让胃管快速通过咽部

D.插入15cm时，托起患者头部使下颌靠近胸骨柄

E.患者取平卧位，利于胃管插入

考题8 每次为患者注入鼻饲液的量和间隔时间要求分别是（ ）

A.≤200ml；≥2h　　　　　　　B.>200ml；≥2h　　　　　　　C.>200ml；<4h

D.>200ml；≥4h　　　　　　　E.≤200ml；≥4h

考题9 通过鼻饲注入流质饮食后，再注少量温开水的目的是（ ）

A.保证足够的水分摄入　　　　　B.准确记录出入量　　　　　　C.防止患者呕吐

D.冲净胃管，避免鼻饲液积存　　E.使患者温度舒适

◎考题10~11题共用题干

患者男，50岁。急性胰腺炎住院，医嘱：立即插胃管进行胃肠减压。

考题10 护士携物品到床边后，该患者拒绝插胃管，护士首先应（ ）

A.接受该患者的拒绝　　　　　　　　　　B.把患者的拒绝转告给医生

C.告诉护士长并请护士长做患者的思想工作　　D.告诉其家属并让家属做患者的思想工作

E.给该患者耐心解释插胃管的目的，并教他如何配合

考题11 如果在插胃管过程中，该患者出现恶心、呕吐，护士首先应（ ）

A.立即拔出胃管以减轻反应　　　　B.嘱患者头向后仰

C.加快插胃管速度以减轻反应　　　D.暂停插管并嘱患者深呼吸

E.继续插管并嘱患者做吞咽动作

考题12 患者男，50岁。急性胰腺炎住院，医嘱：立即插胃管进行胃肠减压。护士在插胃管前需测量插管长度，测量终点应是图中所标注的数字（ ）

A.1　　　　　　　　　　B.2　　　　　　　　　　C.3

D.4　　　　　　　　　　E.5

◎考题13~14题共用题干

患者女，48岁。1小时前口服安眠药2瓶，由家人急送入院，呼之无应答。神志昏迷，护士迅速给予洗胃。操作如图所示。

考题13 护士做图示动作的目的是（ ）

A.防止患者呕吐　　　　　　　B.使患者更舒适

C.使患者更安全　　　　　　　D.增大鼻咽通道弧度

E.增大咽喉通道的弧度

考题14 护士做该图示动作的时机是（ ）

A.插胃管前　　　　　　　　　B.测胃管长度时

C.插胃管至咽喉部时　　　　　D.插胃管至鼻咽部时

E.插胃管至贲门部时

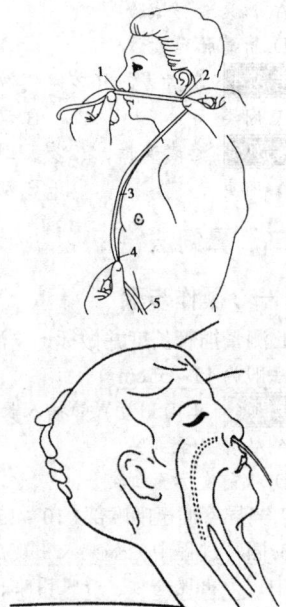

答案与解析

序号	1	2	3	4	5	6	7	8	9	10	11	12	13	14	
答案	E	C	E	E	D	D	D	D	A	E	E	D	D	C	

第十节 冷热疗法

考情分析

本节内容非常重要，历年考试均有涉及，每年约考查3～5题。主要考查了冷疗的作用、冷疗的禁忌证，冰袋放置的部位及注意事项，乙醇擦浴的操作方法和注意事项，热疗的禁忌证，热水袋使用的注意事项，红外线灯照射的注意事项，热水坐浴的水温和注意事项等。

考点预测

一、冷疗法

（一）冷疗的作用

1.**控制炎症扩散** 冷疗可使局部血流减少、减慢，**降低细胞新陈代谢和微生物的活力**，限制炎症扩散，适用于炎症早期的病人。

2.减轻疼痛 冷疗可抑制细胞活动，**降低神经末梢的敏感性而减轻疼痛**。

3.**减轻局部充血或出血** 常用于扁桃体摘除术后、鼻出血、**局部软组织损伤早期的病人**。

考题1 患者男，35岁，右外踝软组织损伤半天，局部青紫、肿胀，目前应采取的措施是（　　）

A.热湿敷　　　　　　B.冰袋冷敷　　　　　　C.红外线灯照射　　　　　　D.局部按摩　　　　　　E.早期功能锻炼

考题2 患者女，70岁。今日下楼时不慎致踝关节扭伤1小时来院就诊，目前应进行的处理措施是（　　）

A.热敷　　　　　　B.冷敷　　　　　　C.冷、热敷交替　　　　　　D.热水足浴　　　　　　E.按摩推拿

（二）冷疗的影响因素

1.冷疗的方式 **一般湿法比干法效果好**，所以**干冷法的温度应比湿冷法低**。

2.冷疗的部位 皮肤较薄的部位对冷更为敏感。如在**颈部、腋下、腹股沟**等体表较大的血管流经处置冷，效果更好。

3.冷疗面积 冷疗的效果与用冷面积大小成正比。

4.冷疗时间 一般用冷时间为15～30分钟，时间过长会引起继发效应。（亲：用冷时间过长会导致继发效应，因此不能说冷疗的效果与用冷时间成正比）。

5.温度差 冷疗的温度与体表皮肤的温度相差越大，机体对冷刺激的反应越强，反之则越弱。

6.个体差异 年老病人对冷疗刺激反应比较迟钝，婴幼儿对冷疗反应较为强烈等。

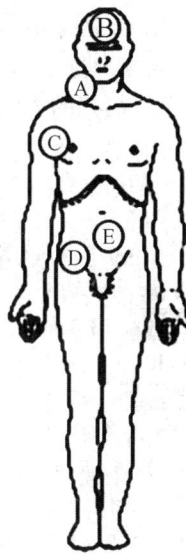

（三）冷疗的禁忌部位

1.枕后、耳郭、阴囊处 用冷可引起冻伤。

2.心前区 用冷可反射性引起心率减慢、心律不齐。

3.腹部 用冷易引起腹泻。

4.足底 用冷可反射性引起末梢血管收缩，影响散热，还可引起一过性冠状动脉收缩。

考题3 患者男，40岁。发热38.3℃，行物理降温。图示的哪个部位**不适合**放置冰袋（　　）

A.A　　　　　　B.B　　　　　　C.C

D.D　　　　　　E.E

考题4 使用冰槽时，为防止冻伤需保护的部位是（　　）

A.前额　　　　　　B.颞部　　　　　　C.头顶

D.耳部　　　　　　E.面颊

（四）冷疗的方法

1.冰袋放置的部位 **高热病人降温**，可放在**前额、头顶、颈部、腋下、腹股沟**等部位；扁桃体摘除术后，冰囊可放在**颈前颌下**；鼻部冷敷时，应将冰囊吊起，仅使其底部接触鼻根，以减轻压力。

考题5 患者女，30岁，高热39℃，医嘱给予冰袋物理降温。冰袋正确放置的位置是（　　）

A.枕部　　　　　　B.足底　　　　　　C.颈前颌下　　　　　　D.前额　　　　　　E.颞部

2.使用冰袋的注意事项 ①冰袋外应裹毛巾，避免与皮肤直接接触。②用冷时间须准确，最长不超过30分钟，如需再用应间隔60分钟。③用于降温时，应在冰袋使用后30分钟测体温，并记录。

3.使用冰帽的注意事项 ①观察头部皮肤的变化，尤其是耳郭部位应注意防止发生青紫、麻木及冻伤。②观察体温，为病人测肛温，每30分钟测一次，使之维持在33℃左右，不宜低于30℃。

4.冷敷部位如为开放性伤口，应按无菌原则处理。

5.酒精拭浴的操作方法 ①将冰袋置于头部，以助降温，并可防止引起头部充血；②将热水袋置于足底，使病人感觉舒适，并有利于散热；③以离心方向进行擦拭，顺序为双侧上肢、腰背部、双侧下肢。

锦囊妙记：考生应理解温水擦浴时脚底放热水袋、头部放冰袋的原因。脚底放热水袋有利于脚部血管扩张，提高了散热的效果。头部置冰袋是为了防止头部充血。

6.酒精拭浴的注意事项

（1）拭浴中如有面色苍白、寒战或脉搏、呼吸异常时，应立即停止拭浴。

（2）禁忌擦拭后颈部、心前区、腹部和足底。

（3）新生儿、血液病病人禁忌使用。（亲：小儿传染病出现皮疹时均不能用酒精拭浴降温，以免影响透疹哦）。

（4）拭浴后30分钟测量并记录体温，如体温降至39℃以下，应取下冰袋。

二、热疗法

（一）热疗的作用

1.促进炎症的消散和局限　热疗可使局部血管扩张、血流速度加快，利于组织中毒素的排出。

2.缓解疼痛　热疗能降低痛觉神经的兴奋性，改善血液循环，减轻炎性水肿，加速致痛物质的排出及渗出物的吸收。

3.减轻深部组织充血　热疗可使局部血管扩张，体表血流增加，因而相对减轻深部组织的充血。

4.保暖　热疗可使局部血管扩张，促进血液循环，使病人感到温暖舒适。

> 锦囊妙记：冷疗法和热疗法作用的对比。冷疗是减轻局部充血或出血，而热疗是减轻深部组织的充血；冷疗是控制炎症的扩散，而热疗是促进炎症的消散。

考题6　热疗的目的**不包括**（　）

A.促进炎症的消散或局限　　　　B.减轻深部组织充血　　　　C.缓解疼痛

D.减慢炎症扩散或化脓　　　　E.保暖

（二）热疗的禁忌证

1.未明确诊断的急腹症　热疗减轻疼痛，可掩盖病情真相而贻误诊断和治疗。

2.面部危险三角区感染化脓时　此处血管丰富又无静脉瓣，且与颅内海绵窦相通，热疗能使炎症扩散，**造成颅内感染和败血症**。

3.各种脏器内出血时。

4.软组织损伤早期（48小时内）热疗可加重皮下出血、肿胀及疼痛。

（三）热疗的方法

1.热水袋

（1）使用方法：①将**水温调至60℃~70℃**；②灌水至1/3~1/2满，排尽空气，旋紧塞子，擦干后倒提热水袋，检查无漏水后，装入布套内，置于所需部位。（亲：热水袋不能直接与病人皮肤接触，要用布套或毛巾包裹）。

（2）注意事项：对婴幼儿、老年人、昏迷、末梢循环不良、麻醉未清醒、感觉障碍等病人，热水袋的水温应调至50℃以下，以免烫伤。

考题7　患者女性，50岁，因胆囊切除术后回病房，病人未完全清醒，护士给予热水袋时水温应不超过（　）

A.40℃　　　　　B.50℃　　　　　C.60℃　　　　　D.70℃　　　　　E.80℃

考题8　患者男，65岁。脑梗死入院，意识模糊2天，身体虚弱，生命体征尚平稳，四肢发凉。护士用热水袋为其进行保暖，正确的方法是（　）

A.袋内水温为60℃　　　　　　　　　　　　B.热水袋外裹毛巾

C.热水袋置于腹部　　　　　　　　　　　　D.热水袋水温与室温相同后撤走热水袋

E.叮嘱家属随时更换袋内热水

考题9　患者女，28岁。手术后麻醉尚未清醒，手足厥冷，全身发抖，欲用热水袋取暖，下列操作方法**不恰当**的是（　）

A.热水袋水温应控制60℃以内　　　　　　　B.热水袋套外再包裹大毛巾

C.密切观察局部皮肤颜色　　　　　　　　　D.及时更换热水

E.交接班时应着重交代

2.红外线灯　一般灯距为30~50cm，每次照射时间为20~30分钟。照射过程中，应随时观察病人局部皮肤反应，**如皮肤出现桃红色的均匀红斑，为合适剂量；如皮肤出现紫红色，应立即停止照射，并涂凡士林以保护皮肤**。

考题10　患者男性，55岁，因关节疼痛需每日红外线照射一次，在照射过程中观察皮肤出现紫红色，此时护士应该（　）

A.停止照射，改用热敷　　　　　　　　　　B.立即停止照射，涂抹凡士林保护皮肤

C.适当降低温度继续照射　　　　　　　　　D.改用小功率灯，继续照射

E.改用大功率灯，继续照射

3.热水坐浴　常用于会阴、肛门疾病及手术前后等病人。

（1）方法：**水温40℃~45℃**；坐浴时间一般为15~20分钟。

（2）注意事项：①坐浴过程中，如病人主诉头晕、乏力等，应立即停止坐浴。②女病人在月经期、妊娠末期、产后2周内及阴道出血、盆腔器官有急性炎症时不宜坐浴，以免引起感染。

考题11　患者男，55岁。肛门常有瘙痒不适，少量便血。护士指导其温水坐浴的水温是（　）

A.32℃~35℃　　　　B.37℃~39℃　　　　C.40℃~45℃　　　　D.45℃~49℃　　　　E.50℃~56℃

考题12　患者女，19岁，肛管直肠手术后医嘱高锰酸钾坐浴。**不正确的坐浴方法是**（　　）

A.坐浴盆用前应消毒　　　　　　B.高锰酸钾溶液浓度为1：5000　　C.坐浴时间20分钟

D.水温30℃～32℃　　　　　　E.感觉头晕不适时立即停止坐浴

考题13　患者男性，28岁，因患肛瘘需温水坐浴。护士指导患者温水坐浴的时间是（　　）

A.5～10分钟　　　　　B.10～15分钟　　　　C.15～20分钟　　　D.20～30分钟　　　E.30～60分钟

考题答案

序号	1	2	3	4	5	6	7	8	9	10	11	12	13	
答案	B	B	E	D	D	D	B	B	A	B	C	D	C	

第十一节　排泄护理

考情分析

　　本节内容非常重要，历年考试均有涉及，每年约考查4～6题。主要考查了异常尿液的观察，导尿术的操作和注意事项，留置导尿如何预防逆行感染，大量不保留灌肠的溶液、量和温度，操作方法和注意事项，保留灌肠的体位、保留时间，肛管排气的适用情况等。

考点预测

一、排尿的护理

（一）异常尿液的观察

1.尿量异常

（1）**多尿**：指24小时尿量超过2500ml。常见于糖尿病、尿崩症等病人。

（2）**少尿**：指24小时尿量少于400ml或每小时尿量少于17ml。见于心脏、肾脏疾病和发热、休克等病人。（亲：学龄前儿童少于300ml，婴幼儿少于200ml，即为少尿）。

（3）**无尿或闭尿**：指24小时尿量少于100ml或12小时内无尿。见于严重的心脏、肾脏疾病和发热、休克等病人。（亲：小儿每日尿量少于50ml为无尿）。

考题1　患者男，70岁，因肾功能衰竭住院，护士观察其24小时尿量为360ml，该患者的排尿状况是（　　）

A.正常　　　　　B.尿量偏少　　　　C.无尿　　　　　　D.少尿　　　　　E.尿潴留

考题2　患者女，19岁。因车祸外伤收入院行手术治疗。7日晚6点至8日晚6点护士记录患者尿袋中尿量如下：

7日	18：00	170ml
	21：00	210ml
8日	8：00	380ml
	12：00	70ml
	18：00	150ml

护士清空尿袋经询问确认家属未自行清空尿袋，护士应判断患者为（　　）

A.尿量正常　　　　B.少尿　　　　　C.无尿　　　　　　D.多尿　　　　　E.尿崩

2.颜色异常　**红色或洗肉水色为肉眼血尿；黄褐色为胆红素尿；乳白色为乳糜尿；酱油色或浓茶色为血红蛋白尿**。

3.气味异常　**新鲜尿液即有氨臭味，提示泌尿道感染；糖尿病酮症酸中毒时，因尿中含有丙酮，尿液呈烂苹果气味。**

4.**膀胱刺激征**　主要表现为**尿频、尿急、尿痛**，常见于**膀胱及尿道感染**的病人。

（二）尿失禁的健康教育

1.摄入适当液体　在病情允许的情况下，指导病人**每日摄入2000～3000ml液体**，以促进排尿反射，预防泌尿系感染；入睡前可适当限制饮水量，以减少夜间尿量，以免影响病人休息。

2.训练膀胱功能　定时使用便器，开始白天每隔1～2小时送一次便器，以训练有意识的排尿，促进排尿功能的恢复。

3.训练肌肉力量　指导病人收缩和放松盆底肌肉的锻炼，以增强控制排尿的能力。

（三）导尿术

1.操作方法

（1）女病人导尿术

1）进行初步消毒，其原则是**由上至下，由外向内**。

2）再次消毒：原则是**由上到下、由内向外**。顺序是尿道口、两侧小阴唇、尿道口。

3）嘱病人张口呼吸，左手固定小阴唇不放，右手另换一止血钳持导尿管轻轻插入尿道，见尿液流出后再插5～7cm，固定尿管。

4）如需**留尿培养标本**，用无菌标本瓶或试管接取**中段尿5ml**。

（2）男病人导尿术

1）初步消毒顺序为：阴阜、阴茎背侧、阴茎腹侧、阴囊。左手持无菌纱布包住阴茎，后推包皮，自尿道口螺旋向外，严格消毒尿道口、阴茎头、冠状沟，每个棉球限用一次。

2）左手持无菌纱布包住并**提起阴茎与腹壁成60°角（使耻骨前弯消失）**，嘱病人张口呼吸，用另一止血钳持导尿管轻轻插入尿道**至导尿管"Y"形处**，见尿液流出再插入2cm。

好礼相送　　　　　　　　　　　　　　　　**男性尿道口诀**

　　男性尿道有特点，耻骨前下两个弯，耻骨前弯可消失，耻骨下弯不改变。

2.注意事项

（1）选择粗细适宜的导尿管，插入时，动作轻柔，以免损伤尿道黏膜。

（2）女病人导尿时，**如导尿管误入阴道，应立即拔出，重新更换无菌导尿管后再插入**。

（3）对膀胱高度膨胀且极度虚弱的病人，**第一次放尿不宜超过1000ml**。

好礼相送　　　　　　　　　　　　　　　　**一次放液知多少**

　　1.心包穿刺放液时，一次放液不超过200ml。

　　2.尿潴留病人一次放尿不超过1000ml，胸腔积液、积气一次放液、放气不超过1000ml。

　　3.羊水过多时一次放羊水不超过1500ml。

　　4.肝硬化伴腹水病人一次放腹水不超过1000ml。

（四）留置导尿的目的

（1）用于**抢救危重、休克病人时**能准确记录尿量、测量尿比重，以观察病情变化。（亲：判断休克病人补液是否充足，尿量至少>30ml/h哦）。

（2）**盆腔内器官手术前留置导尿管，引流出尿液，以保持膀胱空虚，可避免术中误伤**。（前面膀胱，后面直肠，子宫位于盆腔中央，手术之前，留置导尿，放空膀胱，避免误伤）。

（3）某些患泌尿系统疾病的病人，手术后留置导尿管，可便于引流及冲洗，还可减轻手术切口的张力，促进伤口的愈合。

（4）对于截瘫、昏迷、会阴部有伤口的病人，留置导尿管可引流尿液，以保持会阴部清洁、干燥，预防压力性损伤。

（五）留置导尿的护理措施

1.保持引流管通畅　引流管应妥善放置，避免受压、扭曲、阻塞等。

2.防止逆行感染

（1）**保持尿道口清洁**：女病人用消毒液棉球擦拭外阴及尿道口，男病人用消毒液棉球擦拭尿道口、阴茎头及包皮，每日1～2次。

（2）每日定时更换集尿袋，及时排空，并记录尿量。

（3）**一般尿管每周更换一次**。

（4）病人离床活动时，**引流袋和集尿袋位置不可高于耻骨联合**，以防尿液逆流。

（5）如病情允许，应鼓励病人多饮水，勤更换卧位。

（6）经常观察尿液，每周查一次尿常规。**若发现尿液浑浊，沉淀或出现结晶，应及时进行膀胱冲洗**。

（7）训练膀胱功能：采用**间歇性夹管方式**来阻断引流，**使膀胱定时充盈、排空，以促进膀胱功能的恢复**。一般每3～4小时开放一次。

考题3　患者男，56岁，因外伤瘫痪导致尿失禁，给予留置导尿，护士巡视时发现患者尿液浑浊、色黄，护士应给予的措施是（　　）

A.经常清洗尿道口　　　　　　　　B.进行膀胱冲洗　　　　　　　　C.及时更换导尿管

D.观察尿量并记录　　　　　　　　E.促进膀胱功能恢复

◎考题4～6题共用题干

患者女，56岁。卵巢癌术后，拔出尿管后7小时未能自行排尿。查体：耻骨上部膨隆，叩诊呈实音，有压痛，考虑尿潴留。

考题4　为患者提供的护理措施中，维护其自尊的是（　　）

A.教育其养成良好的排尿习惯　　　　　　　　　　　B.耐心解释并提供隐蔽的排尿环境

C.调整体位以协助排尿　　　　　　　　　　　　　　D.按摩其下腹部，使尿液排出

E.温水冲洗会阴以诱导排尿

考题5　为患者实施导尿时，第二次消毒的顺序是（　　）

A.自上而下，由外向内　　　　　B.自下而上，由外向内　　　　　C.自下而上，由内向外

D.自上而下，由内向外　　　　　E.自上而下，由内向外再向内

考题6　首次导出尿液**不应**超过（　　）

A.1000ml　　　　　B.1200ml　　　　　C.1500ml　　　　　D.1700ml　　　　　E.2000ml

考题7　如果首次导尿过多，将会发生（　　）

A.膀胱痉挛　　　　　　　　B.加重不舒适感　　　　　　　　C.血尿和虚脱

D.诱发膀胱感染　　　　　　E.膀胱反射功能恢复减慢

考题8　患者女，28岁。剖宫产术后第2天。导尿管拔除后5小时，患者诉下腹部胀痛，有尿意但排不出，护士检查发现耻骨上膨隆，应首先进行的措施是（　　）

A.让患者尝试去厕所蹲着排尿　　　　　　B.用力按压膀胱，帮助患者排尿

C.重新插导尿管，将尿液排出　　　　　　D.让患者听流水声诱导其排尿

E.肌内注射卡巴可

考题9　患者男，68岁。前列腺增生、尿潴留来院就诊，遵医嘱行留置导尿术。正确操作方法是（　　）

A.导尿管插入尿道的长度为4~6cm

B.插尿管时见尿后再插入

C.插导尿管遇到阻力时应尽力快速插入

D.第一次放尿不可超过800ml

E.集尿袋放置应高于耻骨联合

考题10　患者女，50岁。行宫颈癌根治术后第12天。护士在拔尿管前开始夹闭尿管，定期开放，以训练膀胱功能，开放尿管的时间为（　　）

A.每1小时1次　　　B.每2小时1次　　　C.每6小时1次

D.每4小时1次　　　E.每5小时1次

考题11　患者男，70岁，进行性排尿困难4年，尿闭2小时，门诊以急性尿潴留、前列腺增生收入院。护士为其留置导尿，如图所示，导尿管终点应保留的部位是下图位置中的（　　）

A.1　　　　　B.2　　　　　C.3

D.4　　　　　E.5

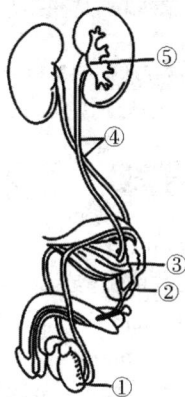

二、排便的护理

（一）异常粪便的评估

1.颜色　当消化道出血时，粪便呈柏油样便；下消化道出血时呈暗红色便；胆道完全阻塞时呈陶土色便；阿米巴痢疾或肠套叠时可呈果酱样便；粪便表面有鲜血或排便后有鲜血滴出，多见于肛裂或痔疮出血的病人。

2.气味　消化不良的病人粪便呈酸臭味；上消化道出血的柏油样便呈腥臭味；直肠溃疡或肠癌者，粪便呈腐臭味。

（二）灌肠法

1.大量不保留灌肠

（1）灌肠溶液的量及温度：成人每次用量500~1000ml，小儿用量为200~500ml，溶液温度为39℃~41℃，降温时温度为28℃~32℃，中暑病人可用4℃的0.9%氯化钠溶液。

考题12　患者男，68岁，便秘5天。给予腹部按摩、开塞露均无效，医嘱要求灌肠，灌肠液的温度是（　　）

A.28℃~32℃　　B.32℃~36℃　　C.36℃~38℃　　D.39℃~41℃　　E.40℃~45℃

（2）操作方法

1）协助病人取左侧卧位。

2）挂灌肠筒于输液架上，液面距肛门40~60cm。

3）右手持肛管轻轻插入直肠7~10cm（小儿插入4~7cm），固定肛管，松开止血钳，使液体缓缓流入。

4）观察液面下降情况和病人反应：如溶液流入受阻，可稍转动或挤压肛管；如病人感觉腹胀或有便意，应适当放低灌肠筒，以减慢流速，并嘱病人张口呼吸；如病人出现面色苍白、出冷汗、剧烈腹痛、脉速、心慌气急，应立即停止灌肠。

5）记录的方法是：灌肠后排便1次记为1/E，灌肠后未排便记为0/E。

◎ 考题13~14题共用题干

患者男，56岁。患胃癌入院，术前遵医嘱行清洁灌肠。

考题13　灌肠时，患者应采取的体位是（　　）

A.仰卧位　　　B.俯卧位　　　C.头高脚低位　　　D.左侧卧位　　　E.右侧卧位

考题14　灌肠结束后，护士应嘱患者尽量保留灌肠溶液多久后再排便（　　）

A.20~30分钟　　B.15~20分钟　　C.10~15分钟　　D.5~10分钟　　E.灌肠后立即排便

考题15　患者男，50岁，术前医嘱：清洁灌肠，在灌肠过程中出现面色苍白，出冷汗，心慌气促，此时护士应该采取的措施是（　　）

A.边灌肠边通知医生　　　　　　　　　　B.转移患者注意力

C.立即停止灌肠并通知医生　　　　　　　D.边灌肠边指导患者深呼吸

E.减低灌肠筒高度减轻压力

考题16　某患者自行排便1次，灌肠后又排便2次，在体温单上正确的记录是（　　）

A.3 2/E　　　　B.1/2E　　　　C.2/E　　　　D.1/E　　　　E.1 2/E

（3）注意事项

1）准确掌握灌肠溶液的温度、浓度、流速、压力和液量。**为伤寒病人灌肠时，溶液量不得超过500ml；压力要低，即液面距肛门不得超过30cm；肝性脑病病人禁用肥皂液灌肠，以减少氨的产生和吸收；充血性心力衰竭和水钠潴留的病人，禁用0.9%氯化钠溶液灌肠，以减少钠的吸收。**

2）灌肠过程中注意观察病情，**若病人出现面色苍白、出冷汗、剧烈腹痛、脉速、心慌气急，应立即停止灌肠。**

3）降温灌肠时，应保留30分钟后排便，排便后隔30分钟再测量体温并记录。

4）禁忌证：**急腹症、妊娠、消化道出血、严重心血管疾病等。**

◎ 考题17~20题共用题干

患儿，女，5岁。因肺炎入院。体温39.6℃，医嘱为该患儿灌肠降温。

考题17 灌肠液的温度是（ ）

A.4℃   B.29℃   C.38℃   D.40℃   E.42℃

考题18 灌肠时应为患儿安置的体位为（ ）

A.平卧位   B.俯卧位   C.中凹卧位

D.左侧卧位   E.右侧卧位

考题19 灌肠时插入肛管的深度为（ ）

A.2.5~3cm   B.4~7cm   C.7~10cm

D.10~15cm   E.15~18cm

考题20 拔出灌肠管后，护士嘱患儿及家属，保留灌肠液的时间为（ ）

A.5min   B.10min   C.20min

D.30min   E.60min

◎ 考题21~22题共用题干

患者，男，65岁。因伤寒入院，需做大量不保留灌肠，操作方法如图所示（ ）

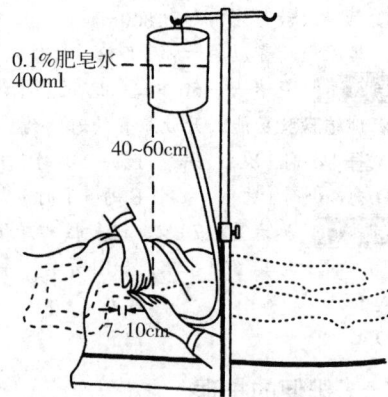

考题21 该操作中，**错误**的是（ ）

A.肛管插入直肠的深度   B.灌肠溶液的用量

C.患者体位   D.灌肠溶液的名称

E.桶内液面距离肛门的距离

考题22 上述**错误**可能导致（ ）

A.肝性脑病   B.灌肠液在肠内作用时间短   C.肠穿孔

D.增加心脏负荷   E.灌肠液不易流入大肠

2.小量不保留灌肠

（1）常用溶液："1、2、3"溶液：即50%硫酸镁30ml、甘油60ml、温开水90ml。

（2）操作方法

1）液面距肛门<30cm，肛管轻轻插入直肠7~10cm。

2）嘱病人尽可能保留10~20分钟后排便。

3.保留灌肠操作方法

（1）根据病情安置不同卧位：如慢性细菌性痢疾，病变多在乙状结肠和直肠，采取**左侧卧位**为宜；阿米巴痢疾病变多在回盲部，采取**右侧卧位**，以提高治疗效果。

考题23 患者，女，45岁，主诉每日腹泻10次左右，量中等，呈果酱样，具有腐败腥臭味。入院粪便检查可见溶组织阿米巴滋养体与大量红细胞。护士遵医嘱给该患者进行灌肠时，应采取的体位是（ ）

A.左侧卧位   B.右侧卧位   C.膝胸卧位

D.头低足高仰卧位   E.头高足低仰卧位

（2）液面距肛门<30cm，肛管轻轻插入直肠15~20cm。

（3）嘱病人尽可能保留药液1小时以上，以使药物充分吸收。

4.肛管排气

（1）目的：排除肠腔内积气，以减轻腹胀。

（2）操作方法：

1）润滑肛管前段后轻轻插入直肠15~18cm。

2）保留肛管一般**不超过20分钟**。

考题24 患者，男性，35岁。在剖腹探查术后3日出现腹部胀痛，体检：腹部膨隆，叩诊呈鼓音。最佳的处理方法是（ ）

A.清洁灌肠   B.保留灌肠   C.大量不保留灌肠

D.肛管排气   E.服药导泻

附：不同类型灌肠的比较，见表1-10-1。

表1-10-1　不同类型灌肠的对比

类型	肛管插入深度	保留时间
大量不保留灌肠	7～10cm	5～10分钟
小量不保留灌肠	7～10cm	10～20分钟
保留灌肠	15～20cm	1小时以上
肛管排气	15～18cm	不超过20分钟

考题答案

序号	1	2	3	4	5	6	7	8	9	10	11	12	13	14	15	16	17	18	19	20	21	22	23	24
答案	D	B	B	B	E	A	C	D	B	D	C	D	D	D	C	E	B	D	B	D	E	C	B	D

第十二节　药物疗法和过敏试验法

考情分析

本节内容非常重要，历年考试均有涉及，每年约考查4～6题。主要考查了药物的保管、医院常用外文缩写及中文译意、口服给药的注意事项、雾化吸入法的操作和注意事项、皮内注射、皮下注射、肌内注射，青霉素过敏试验法，破伤风抗毒素过敏试验法等。

考点预测

一、给药的基本知识

（一）药物的保管

1.容易**挥发、潮解、风化的药物**　应装密封瓶并盖紧，如乙醇、糖衣片和酵母片等。

2.**容易氧化和遇光变质的药物**　应装在**深色密盖瓶中**或放在有黑纸遮盖的纸盒中并放阴凉处，如盐酸肾上腺素、维生素C、氨茶碱等。

3.**易燃、易爆的药物**　应放在远离明火处，如乙醚、乙醇、环氧乙烷等。

4.**易被热破坏的药物**　应按要求冷藏在2℃～10℃的冰箱内，如各种疫苗、抗毒血清、白蛋白、青霉素皮试液等。

（二）给药的次数和时间

表1-12-1　医院常用外文缩写及中文译意

外文缩写	中文译意	外文缩写	中文译意
Qm	每晨1次	Q2h	每2小时1次
Qn	每晚1次	Q3h	每3小时1次
Qd	每日1次	Q4h	每4小时1次
Bid	每日2次	Q6h	每6小时1次
Tid	每日3次	Am	上午
Qid	每日4次	Pm	下午
Qod	隔日1次	12n	中午12点
Biw	每周2次	12mn	午夜12点
Qh	每1小时1次	Hs	临睡前
Ac	饭前	PO	口服
Pc	饭后	ID	皮内注射
St	立即	IH	皮下注射
Prn	需要时（长期）	IM/im	肌内注射
Sos	必要时（限用一次，12小时内有效）	IV/iv	静脉注射
DC	停止	Iv drip	静脉滴注

> 锦囊妙记：考生在记忆外文缩写的中文含义时，可结合英文单词的首字母进行记忆。如qm中的m是morning（早晨）的首字母，Hs中的s是sleep（睡眠）的首字母，IM中的m是muscle（肌肉）的首字母，iv中的V是vein（静脉）的首字母。

考题1 下列外文缩写的中文译意，正确的是（　　）

A.qid，每周1次　　　　　　　　B.qd，每晚1次　　　　　　　　C.qm，每晨1次

D.qod，每日4次　　　　　　　　E.biw，每周1次

考题2 患者男，49岁。因患冠心病入院治疗。患者将其每日服用的氨氯地平、阿司匹林、辛伐他汀、硝酸甘油和普萘洛尔放置于透明的塑料分药盒中，责任护士发现后立即告知患者有一种药物不宜放入此药盒中，这种药物是（　　）

A.氨氯地平　　　B.阿司匹林　　　C.辛伐他汀　　　D.硝酸甘油　　　E.普萘洛尔

考题3 患者男，19岁。咽炎，医嘱：复方磺胺甲噁唑1.0g，po，bid，护士指导患者服药时间，正确的是（　　）

A.8am　　　　　　　　　　B.8pm　　　　　　　　　　C.8am～4pm

D.8am～12n～4pm　　　　　E.8am～12n～4pm～8pm

考题4 患者男，30岁，因阿米巴痢疾入院。医嘱：硫酸巴龙霉素40万～60万U po qid，患者正确的服药时间是（　　）

A.每日4次　　　B.每日3次　　　C.每日2次　　　D.每日1次　　　E.每4小时1次

二、口服给药法

（一）方法

1.认真检查药物质量，根据药物不同剂型采取相应取药方法。**一般先取固体药，再配液体药。**

1）固体药：**用药匙取**，药粉或含化药应用纸包好。

2）液体药：**用量杯量取**。将药液摇匀，左手持量杯，拇指置于所需刻度，举量杯使所需刻度与视线平行；右手持药瓶，将标签朝手心，缓慢倒入所需药量，倒毕以湿纱布擦净瓶口。同时服用几种药液时，应分别倒入不同药杯。如更换药液品种，应洗净量杯。

3）药液不足1ml、油剂、按滴计算的药液：应用滴管吸取药液。药杯内应先倒入少量温开水，以免药液附着杯壁，影响剂量准确。

2.发药

（1）协助病人服药，确认病人服下后方可离开。

（2）对危重病人，护士应喂服；**鼻饲病人应将药物研碎、溶解，再由胃管注入。**

3.发药后处理　服药后，收回药杯，**先浸泡消毒，再冲洗清洁，消毒备用；盛油剂的药杯，应先用纸擦净再消毒。**

考题5 护士为患者分发口服药后将一次性药杯收回，正确的处理方法是（　　）

A.直接丢弃　　　B.消毒后销毁　　　C.清洗后消毒　　　D.消毒后备用　　　E.清洗后备用

考题6 患儿，6个月。患佝偻病。医嘱：鱼肝油6滴，每日1次。取药时，护士杯中放少量温开水的目的是（　　）

A.有利于吞服　　　B.减少药量损失　　　C.减少药物毒性　　　D.避免药物挥发　　　E.稀释药物

（二）注意事项

1.如病人因特殊检查或手术而禁食，或病人不在，**不能当时服药，应将药物带回保管**，适时再发或进行交班。（亲，护士发药时应做到：送药到手，看服到口，不在带走哦）。

考题7 患者男性，65岁，因高血压入院治疗。某白班护士发药时发现患者不在，同室病友告知护士患者外出接受检查，护士应（　　）

A.将药放在病人床头柜上　　　　B.将药交给同室病友　　　　C.将药交给护工转发

D.将药放在病人床上并电话告知　　　E.暂缓发药并交班

2.发药时，**如病人提出疑问，应重新核对**，确认无误，再耐心解释，协助服药。

3.根据药物性能，指导病人合理用药。

1）某些对牙齿有腐蚀作用或使牙齿染色的药物：如酸剂、铁剂，服用时应避免与牙齿接触，用饮水管吸入，服后再漱口。

2）健胃药：宜在饭前服。

助消化及对胃黏膜有刺激的药物：宜在饭后服用。

3）止咳糖浆：对呼吸道黏膜起安抚作用，**服后不宜立即饮水**。如同时服用多种药物，应**最后服用止咳糖浆**。

4）磺胺类药物：服药后指导病人多饮水，以防因尿少而析出结晶，堵塞肾小管。

5）发汗类药：服药后指导病人多饮水。

6）强心苷类药物：服用前，应先测脉率、心率，并注意节律变化。如脉率低于60次/分或节律不齐，则应停止服用。（亲：在使用强心苷类药物时应注意观察心率，成人低于60次/分，婴幼儿低于80次/分应停服）。

考题8 患者女，64岁。患有多种慢性病，同时服用下列几种药物，宜饭前服用的药物是（　　）

A.红霉素　　　B.布洛芬　　　C.健胃消食片　　　D.氨茶碱　　　E.阿司匹林

考题9 患者男，29岁。因高热、畏寒、咳嗽、流涕而住院治疗。医生开出以下口服药，护士在指导用药时嘱咐患者宜最后服用的是（　　）

A.止咳糖浆　　　B.利巴韦林　　　C.维C银翘片　　　D.对乙酰氨基酚　　　E.阿莫西林胶囊

考题10 服用磺胺类药物治疗尿路感染时，加服碳酸氢钠的作用是（　　）

A.抗炎　　　　　　　　　B.增加尿量　　　　　　　　　C.碱化尿液

D.保护尿路黏膜　　　　　E.增加肾脏血流量

三、雾化吸入法

（一）超声雾化吸入法

1.常用药物

（1）预防和控制呼吸道感染，如庆大霉素等。

（2）解除支气管痉挛，如氨茶碱、沙丁胺醇等。

（3）稀化痰液，帮助祛痰，如α-糜蛋白酶等。（亲：临床上用的氨溴索也是稀释痰液的哦）。

（4）减轻呼吸道黏膜水肿，如地塞米松等。

考题11 患者女，35岁。车祸后并发血气胸，进行手术治疗后医嘱常规进行沐舒坦（盐酸氨溴素）雾化吸入。用该药的目的是（　　）

A.解痉　　　　　　　　　B.平喘　　　　　　　　　C.镇痛

D.抑制腺体分泌　　　　　E.稀释痰液，促进排出

2.操作步骤

（1）护士洗手，戴口罩，核对医嘱。

（2）检查并连接雾化器各部件。

（3）水槽内加冷蒸馏水至浸没雾化罐底部的透声膜；将稀释至30~50ml的药液放入雾化罐内。

（4）备齐用物，携至床旁，核对病人，做好解释。

（5）协助病人取舒适体位，颌下铺治疗巾。

（6）接通电源，先开电源开关，调整定时器，再开雾量调节开关，根据需要调节雾量。

（7）将口含嘴放入病人口中，或将面罩置于病人口鼻部，指导病人闭口深呼吸，以使药液达呼吸道深部，更好发挥药效。

（8）每次使用时间为15~20分钟。

（9）治疗毕，将口含嘴或面罩取下；先关雾化开关，再关电源开关，以免损坏雾化器。

（10）安置病人，整理床单位，清理用物，倒掉水槽内的水并擦干，雾化罐、口含嘴和螺纹管浸泡消毒1小时，再清洗擦干备用。

3.注意事项

（1）严格执行查对制度及消毒隔离制度。

（2）使用前，先检查雾化器各部件有无松动、脱落等异常情况。

（3）水槽和雾化罐中切忌加温水或热水；如发现水槽内水温超过50℃或水量不足，应先关机，再更换冷蒸馏水，如发现雾化罐内药液过少，可不必关机，从盖上的小孔内注入即可。

（4）水槽底部的晶体换能器和雾化罐底部的透声膜薄而质脆，易破碎，操作和清洗过程中动作应轻，以免损坏。

（5）特殊情况需连续使用雾化器，中间应间歇30分钟。

（二）氧气雾化吸入法的操作方法

1.护士洗手，戴口罩，核对医嘱。

2.氧气雾化吸入器连接完好，不漏气。抽吸并稀释药液，注入药杯，药量在规定刻度内。

3.备齐用物，携至床旁，核对病人，做好解释。

4.连接氧气装置与雾化器，氧气湿化瓶内不放水，调节氧流量达6~8L/min。（亲，氧气雾化时湿化瓶内如放水，药液被稀释导致药效降低哦）。

5.协助病人取舒适体位，指导病人手持雾化器，口含嘴放入口中，嘱病人紧闭口唇深吸气，呼气用鼻，以使药液充分到达支气管及肺部，更好地发挥药效。

四、注射给药法

（一）注射原则

1.严格遵守无菌操作原则　无菌注射器的空筒内面、活塞、乳头及针头的针梗、针尖，均应保持无菌。消毒注射部位皮肤，并保持无菌。常规消毒法：用棉签蘸碘伏，以注射点为中心，由内向外呈螺旋形涂擦，直径在5cm以上，待干后，方可注射。

考题12 无菌注射器和针头可以用手直接接触的部位是（　　）

A.①　　　　　　　B.②　　　　　　　C.③

D.④　　　　　　　E.⑤

2.严格执行"三查八对"制度

3.严格执行消毒隔离制度　注射用物应做到一人一套，包括注射器、针头、棉垫、止血带。

4.选择合适的注射部位　选择注射部位应防止损伤神经和血管。局部皮肤应无损伤、炎症、硬结、瘢痕、皮肤病。长期注射的病人，应经常更换注射部位。

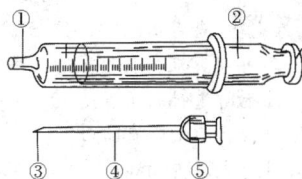

5.注射药液应现用现配　注射药液应在规定注射时间前临时抽取，以防药液效价降低或被污染。

6.注药前检查回血　进针后注入药物前，应抽动活塞，检查有无回血。**皮下注射、肌内注射如有回血，应拔出针头，更换部位后重新进针，不可将药液直接注入血管内；静脉注射必须见回血后，方可注入药液。**

7.减轻病人疼痛的注射技术

（1）注射时做到"两快一慢"，即进针快、拔针快、推药慢，且注药速度应均匀。

（2）注射刺激性强的药液，应选择细长针头，且进针要深。**同时注射多种药物时，应先注射刺激性较弱的药物，再注射刺激性强的药物，以减轻疼痛感。**

（二）各种注射法

1.皮内注射法（ID）　是将少量无菌药液注入表皮和真皮之间的方法。

（1）目的：用于各种药物过敏试验以及预防接种。（亲：卡介苗预防接种就是皮内注射哦，注射部位为上臂三角肌下缘）。

（2）部位：药物过敏试验取**前臂掌侧下段**。

（3）操作方法（以药物过敏试验为例）

1）选择注射部位，用**75%乙醇棉签消毒**皮肤待干，再次查对，检查排尽空气。

2）左手绷紧皮肤，右手持注射器，并用示指固定针栓，使针头斜面向上，**与皮肤呈5°角刺入皮内（若为卡介苗预防接种，与皮肤呈10°~15°刺入皮内）**。

3）待针头斜面完全进入皮内后，将注射器放平，注入0.1ml药液。

4）注射完毕，迅速拔出针头，**勿用棉签按压**。

5）再次查对，交代注意事项，**嘱病人切勿揉擦局部**，20分钟后观察结果。

（4）注意事项

1）严格执行查对制度、无菌操作原则。

2）做药物过敏试验前，应详细询问用药史、过敏史，备0.1%盐酸肾上腺素；**如对所注射的药物有过敏史，则不能做皮试。**

3）**消毒皮肤忌用碘酊**，以免影响结果判断。

4）**拔针后切勿按揉局部**，以免影响结果的观察。

考题13　接种卡介苗的正确方法是（　　）

A.前臂掌侧下段ID　　　　　　B.三角肌下缘ID　　　　　　C.三角肌下缘H

D.上臂三角肌H　　　　　　　E.臀大肌IM

考题14　患者女，25岁。体温39.3℃，咽痛，诊断为化脓性扁桃体炎。医嘱头孢曲松钠皮试，护士进行皮试时，正确的操作是（　　）

A.选择前臂掌侧下段为注射部位　　B.注射完毕，迅速拔出针头　　C.注射时，针尖斜面向下

D.针尖与皮肤呈15℃刺入皮内　　E.用爱尔碘消毒皮肤

2.皮下注射法（IH）　皮下注射法是将少量无菌药液注入皮下组织的方法。

（1）操作方法

1）左手绷紧皮肤，右手持注射器，示指固定针栓，针头斜面向上，并与皮肤呈**30°~40°角**，迅速刺入针梗的1/2~2/3。

2）放开绷皮的左手，**抽吸无回血**，即可缓慢推注药液。

（2）注意事项

1）严格执行查对制度、无菌操作原则。

2）**注射少于1ml的药液，应用1ml注射器**，以保证注入剂量准确。

3）**进针角度不宜超过45°**，以免刺入肌层。

4）如病人需长期进行皮下注射，应建立注射部位的使用计划。（亲，需要长期皮下注射胰岛素的病人应经常更换注射部位哦）。

◎考题15~18题共用题干

患者男，63岁。糖尿病10年。医嘱普通胰岛素8U，餐前30分，IH，tid。

考题15　每日给药次数是（　　）

A.每日一次　　B.每日二次　　C.每日三次　　D.每日四次　　E.每晚一次

考题16　"IH"的含义是（　　）

A.皮内注射　　B.皮下注射　　C.肌内注射　　D.静脉注射　　E.静脉滴入

考题17　最佳的注射部位是（　　）

A.腹部　　B.股外侧肌　　C.臀大肌　　D.前臂外侧　　E.臀中、臀小肌

考题18　患者出院时，护士对其进行胰岛素使用方法的健康指导，**错误**的内容是（　　）

A.不可在炎症、有瘢痕、硬结处注射　　　　　B.注射部位要经常更换

C.注射时进针的角度是30°~40°　　　　　　　D.注射区皮肤要消毒

E.进针后抽吸要有回血

3.肌内注射法（IM/im）　是将无菌药液注入肌肉组织的方法。

（1）臀大肌注射定位法：包括十字法和连线法。①**十字法**：先从臀裂顶点向左侧或右侧画一水平线，再从髂嵴最高点作一垂直平分线，将一侧臀部分为4个象限，其外上象限并避开内角，即为注射部位。②**连线法**：取髂前上棘和尾骨连线的外上1/3

处,即为注射部位。

考题19 关于臀大肌注射的定位,正确的是( )

A.髂嵴和尾骨联线的外上1/3处　　　　　　　　B.髂嵴和尾骨联线的中1/3处

C.髂前上棘和尾骨联线的外上1/3处　　　　　　D.髂前上棘和尾骨联线的中1/3处

E.髂前上棘和尾骨联线的后1/3处

（2）操作方法

1）协助病人取合适体位　**上腿伸直并放松,下腿稍弯曲**。选择注射部位,准确定位,常规消毒皮肤,待干。

2）用左手拇指和示指绷紧皮肤,右手持针,以中指固定针栓,如握毛笔姿势,**针头与注射部位成90°角,迅速刺入肌肉内,深度约为针梗的2/3**。

（3）注意事项

1）严格执行查对制度、无菌操作原则及消毒隔离制度。

2）**2岁以下婴幼儿不宜进行臀部肌内注射**,因其臀部肌肉较薄,可导致肌肉萎缩,或损伤坐骨神经。（亲,2岁以下婴幼儿肌内注射首选臀中肌、臀小肌）。

考题20 患儿,女,1岁。因淋巴结核住院,医嘱肌内注射数种药物。护士为该患儿肌内注射时,不恰当的操作是( )

A.宜选用肌肉肥厚的臀大肌　　　　　　B.注射时应固定好肢体,防止折针

C.注意药物的配伍禁忌　　　　　　　　D.注意经常更换注射部位

E.切勿将针梗全部刺入

考题21 图示肌内注射定位法最适合的人群是( )

A.孕妇　　　　　　　　　　B.老年人　　　　　　　　　　C.成年男性

D.成年女性　　　　　　　　E.2岁以内婴幼儿

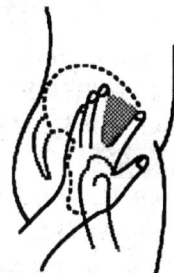

考题22 患者男,25岁。因结核性脑膜炎需肌内注射链霉素。患者取侧卧位时,正确的体位是( )

A.下腿伸直,上腿稍弯曲　　　　　　B.上腿伸直,下腿稍弯曲

C.双膝向腹部弯曲　　　　　　　　　D.两腿弯曲

E.两腿伸直

考题23 患者女,28岁。有习惯性流产史。现妊娠8周,遵医嘱给予黄体酮肌内注射。正确的操作是( )

A.酒精消毒皮肤　　　　　　　　B.消毒范围3cm　　　　　　　　C.选择粗长针头注射

D.进针角度为45°　　　　　　　E.见回血后方可推药

◎考题24～25题共用题干

考题24 患者女,20岁。身高155cm,体重60kg。高热不退就诊。查体:体温39.8℃。医嘱:氨基比林2ml im st。

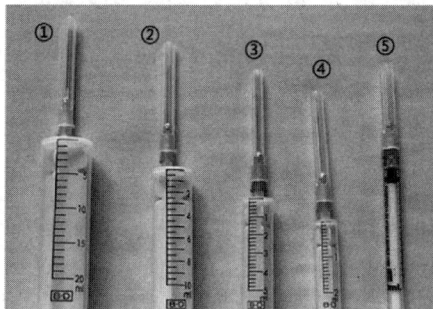

A.①　　　　　B.④　　　　　C.③　　　　　D.⑤　　　　　E.②

考题25 护士为患者注射时,进针后见回血明显。正确的处理方法是( )

A.继续注入药液　　　　　　B.让患者变换体位　　　　　　C.针梗拔出少许

D.另外选择注射部位　　　　E.继续进针少许再注射

3）需长期进行肌内注射的病人,注射部位应交替使用,以避免硬结的发生。

锦囊妙记:为了方便记忆,考生可将不同类型注射法进行总结、比较（表1-12-2）。

表1-12-2　不同类型注射法

注射法	注射部位	进针角度	注意事项
皮内注射（ID）	前臂掌侧下段	5°（卡介苗10°～15°）	①做过敏试验须备0.1%盐酸肾上腺素；②忌用碘酊消毒③拔针后勿用棉签按压
皮下注射（IH）	上臂三角肌下缘等	30°～40°	①少于1ml的药液,用1ml注射器抽吸；②进针角度不宜超过45°
肌内注射（IM）	臀大肌,臀中、小肌等	90°	2岁以下婴幼儿不宜进行臀部肌内注射
静脉注射（IV）	贵要静脉等	15°～30°	注射强烈刺激的药物,注射前先注入少量0.9%氯化钠溶液,证实针头在血管内

5.股静脉注射法

（1）定位方法：在股三角区，髂前上棘和耻骨结节连线的中点与股动脉相交，**股动脉内侧0.5cm处，即为股静脉**。

（2）注意事项　注射完毕，**快速拔针后局部用无菌纱布加压止血至不出血为止**，以防止出血或形成血肿。股静脉穿刺时，如**抽出鲜红色血液，则提示针头刺入股动脉，应立即拔出针头**，用无菌纱布紧压穿刺处5～10分钟，直至无出血。

考题26　对于需要静脉输液的成年人，使用头皮针进行静脉穿刺时优先选择的血管是（　　）

A.贵要静脉　　　　　B.头静脉　　　　　C.桡静脉　　　　　D.手臂静脉网　　　　　E.肘正中静脉

考题27　为婴儿进行静脉注射时，最常用的静脉是（　　）

A.肘正中静脉　　　　　B.颞浅静脉　　　　　C.大隐静脉　　　　　D.贵要静脉　　　　　E.手背浅静脉

考题28　护士遵医嘱为患者行10%葡萄糖酸钙10ml缓慢静脉推注，推注约5ml后护士发现推注稍有阻力，局部略肿胀，抽出无回血。发生上述情况的原因可能是（　　）

A.静脉痉挛　　　　　　　　B.针刺入过深，穿破对侧血管壁　　　　　　　　C.针头斜面一半在血管外

D.针头斜面紧贴血管内壁　　　　　E.针头刺入皮下

五、药物过敏试验法

（一）青霉素过敏试验法

1.过敏反应的预防

（1）使用青霉素前必须做过敏试验：试验前应详细询问病人的用药史、过敏史、家族史；**病人如有青霉素过敏史，应禁止做过敏试验；病人已进行青霉素治疗，如停药3天后再用，或用药中更换药物批号，均应重新做过敏试验**，结果阴性方可使用。

考题29　医生为某患者开具医嘱青霉素肌注。护士在核对医嘱时，注意到该患者无青霉素用药史记录，医生也未开具青霉素皮试医嘱，此时，护士应首先（　　）

A.拒绝转抄医嘱　　　　　　　　B.向护士长报告　　　　　　　　C.执行医嘱

D.为患者行青霉素皮试　　　　　E.向医师提出加开皮试医嘱

（2）青霉素过敏试验和注射前应备好**盐酸肾上腺素**。

（3）**皮试结果阳性者禁用青霉素**，及时报告医生，在体温单、医嘱单、病历、床头卡等上醒目地注明，并告知病人及其家属。

2.青霉素皮试液的标准：**每毫升含青霉素500U**。

◎ 考题30～31共用题干

患者男，65岁，因"直肠癌"拟行手术治疗，医嘱"青霉素皮内试验"，护士配制好青霉素皮试液后给患者注射。

考题30　注射的剂量应是（　　）

A.1500U　　　　　B.200U　　　　　C.150U　　　　　D.50U　　　　　E.15U

考题31　注射前应询问患者的情况**不包括**（　　）

A.既往是否使用过青霉素　　　　　B.最后一次使用青霉素的时间　　　　　C.有无其他药物或食物过敏

D.是否对海鲜、花粉等过敏　　　　　E.家属有无青霉素过敏

3.青霉素皮试阳性的判断　局部皮丘隆起，并出现红晕硬块，**直径大于1cm**，或周围有伪足、痒感。严重时可发生过敏性休克。

4.过敏反应的临床表现

（1）过敏性休克：①呼吸道阻塞症状：由于喉头水肿和肺水肿，病人感觉胸闷、气急、发绀。②循环衰竭症状：表现为**面色苍白、出冷汗、发绀、脉细弱、血压下降**等。③皮肤过敏症状：有瘙痒、荨麻疹等。

（2）血清病型反应：一般于**用药后7～12天发生**。病人有发热、**皮肤瘙痒、荨麻疹、关节肿痛**、全身淋巴结肿大等。

5.过敏性休克的处理

（1）**立即停药，就地抢救，使病人平卧**，并注意保暖。

（2）首选盐酸肾上腺素注射。按医嘱**立即皮下注射0.1%盐酸肾上腺素**，成人剂量为0.5～1ml，小儿酌减。

考题32　患者男，38岁。因肺部感染来院，医嘱行青霉素皮试，皮试3分钟后患者突然出现呼吸困难，脉搏细弱，面色苍白，意识丧失。护士应立即采取的措施是（　　）

A.通知家属　　　　　　　　B.给氧

C.行心肺复苏术　　　　　　　　D.将患者送入抢救室

E.报告医生，皮下注射盐酸肾上腺素

（二）其他药物过敏试验法

1.链霉素皮试液的标准　**每毫升含链霉素2500U**。

2.链霉素过敏反应的处理　发生过敏反应时，可遵医嘱静脉缓慢推注10%葡萄糖酸钙10ml。

3.破伤风抗毒素（TAT）过敏试验法及脱敏注射法

（1）皮试液的标准：**1ml含150U的破伤风抗毒素药液**。

考题33　破伤风抗毒素皮试液的标准是每毫升皮试液含破伤风抗毒素（　　）

A.50U　　　　　B.100U　　　　　C.150U　　　　　D.1500U　　　　　E.15000U

考题34 患者男，40岁。因足部外伤30分钟就诊。清创缝合后遵医嘱TAT肌内注射，注射前需做TAT过敏试验。皮试液的浓度为（　）

    A.15U/ml   B.150U/ml   C.1500U/ml   D.15万U/ml   E.150万U/ml

（2）试验结果的判断及处理：①阴性：局部无红肿，全身无反应；②阳性：局部皮丘红肿、硬结，**直径大于1.5cm，红晕直径超过4cm，有时出现伪足、有痒感。**

如试验结果证实为阳性，通常采用**脱敏注射法。**

（3）阳性病人脱敏注射法：破伤风抗毒素过敏试验阳性者可用脱敏注射，即分四次剂量递增注射。

考题35 患者女，17岁。行破伤风抗毒素过敏试验。20分钟后结果显示局部皮丘红肿，硬结大于1.5cm，红晕大于4cm，自述有痒感，应采取的处理措施是（　）

    A.将抗毒素分成四等份，分次注射   B.在对侧前臂作对照试验后再注射

    C.将抗毒素稀释，分2次注射   D.待患者痒感消失后再全量注射

    E.将抗毒素分4次逐渐增加剂量注射

考题36 患儿，男，8岁。跌倒后右手掌撑地，少量出血。当时除手掌擦伤外右腕剧痛，逐渐肿胀，活动障碍，诊断为桡骨下端骨折。骨折部位行石膏固定。给予患儿破伤风抗毒素注射治疗，皮试（+），对于其破伤风抗毒素注射的最佳方法是（　）

    A.停止注射，改换其他药物

    B.将药液分2次肌内注射，每次间隔20分钟

    C.将药液分4次肌内注射，每次间隔20分钟

    D.将药液稀释，分2次肌内注射，小剂量并逐渐增加，每次间隔20分钟

    E.将药液稀释，分4次肌内注射，小剂量并逐渐增加，每次间隔20分钟

4.碘过敏试验法　在造影前1～2天应先做过敏试验，结果阴性者，方可做碘造影检查。

考题37 做碘过敏试验的时间应在碘化物造影检查前（　）

    A.2周   B.1周   C.3～5天   D.2～3天   E.1～2天

考题答案

序号	1	2	3	4	5	6	7	8	9	10	11	12	13	14	15	16	17	18	19	20	21	22	23
答案	C	D	C	A	B	B	E	C	A	C	E	E	B	A	C	B	A	E	C	A	E	B	C

序号	24	25	26	27	28	29	30	31	32	33	34	35	36	37
答案	B	D	D	B	E	E	D	D	C	B	E	E	E	

第十三节　静脉输液和输血法

考情分析

本节内容较为重要，历年考试均有涉及，每年约考查4～6题。重点考查了常用溶液和作用，周围静脉输液的作用，输液速度的计算，常见输液故障及处理，急性肺水肿、静脉炎、空气栓塞的临床表现和护理措施，输血前准备、输血的注意事项，过敏反应、溶血反应、枸橼酸钠中毒的临床表现和护理措施等。

考点预测

一、静脉输液法

（一）常用溶液和作用

1.高渗溶液　用于利尿脱水，常用20%甘露醇。

2.右旋糖酐　①中分子右旋糖酐：可提高血浆胶体渗透压，扩充血容量；②低分子右旋糖酐：可降低血液黏稠度，改善微循环。

考题1 患者女性，56岁，既往有高血压病史10余年，因情绪激动后出现剧烈头痛、呕吐。入院查体：血压220/140mmHg，昏迷，瞳孔散大。医嘱给予输注甘露醇，其目的是（　）

    A.降血压   B.降低血液黏度   C.溶栓

    D.降低颅内压   E.止血

（二）常用静脉输液法

1.静脉输液的注意事项

（1）严格执行无菌操作和查对制度。

（2）对需要长期输液的病人应注意保护静脉，一般先从四肢远端小静脉开始。

（3）有计划地安排药物输液的顺序。

（4）输液前必须排尽输液管及针头内的空气以预防空气栓塞。

（5）进针后应确保针头在静脉内再输入药液，以免造成组织损害。

（6）保持输液器及药液的无菌状态，连续输液超过24小时应每日更换输液器。

（7）防止交叉感染，应做到"一人一巾一带"，即每人一块治疗巾（或小垫）和一条止血带。

（8）留置针一般可保留3~5天，最多不超过7天。

（9）严禁在输液侧肢体采血。

考题2 对于需要静脉输液的成年人，使用头皮针进行静脉穿刺时优先选择的血管是（　）
A.贵要静脉　　　　　B.头静脉　　　　　C.桡静脉　　　　　D.手背静脉网　　　　　E.肘正中静脉

考题3 患者男，80岁。原发性高血压10年。长期服用排钾利尿剂控制血压，现因低血钾收入院。护士在患者右手背进行静脉穿刺滴入含钾溶液，4小时后遵医嘱抽血复查血钾。不宜选择的采血部位是（　）
A.右肘正中静脉　　　　　B.右股静脉　　　　　C.左手背静脉
D.左肘正中静脉　　　　　E.左股静脉

考题4 某使用静脉留置针的患者，输液完毕已使用肝素液封管，但第2日仍然发生血液反流堵塞导管。不是导致堵管的可能的原因是（　）
A.封管的肝素液量不够　　　　　B.推注封管液速度过快　　　　　C.患者穿刺侧肢体活动过度
D.患者静脉压过高　　　　　E.封管的肝素液浓度过大

2.颈外静脉插管输液法

（1）穿刺部位：在下颌角与锁骨上缘中点连线的上1/3处。

（2）注意事项

1）置管后，如发现硅胶管内有回血，应立即用肝素液冲洗，以免堵塞管腔。

2）每天更换敷料，并用碘伏消毒穿刺点及周围皮肤。

3）拔管时，应注意动作轻柔，以免硅胶管折断。

考题5 如图所示，锁骨下静脉穿刺置管术中，中心静脉导管远端的位置正确的是（　）
A.①　　　　　B.②　　　　　C.③
D.④　　　　　E.⑤

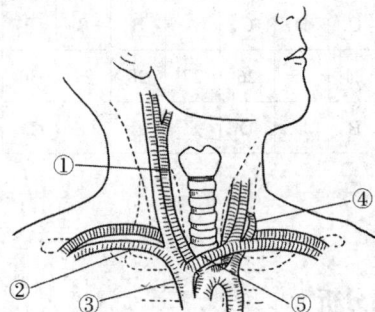

（三）输液速度的计算

（1）已知输入液体的总量和预计输完所用的时间，求每分钟滴数。

每分钟滴数＝液体的总量（ml）×点滴系数（滴/毫升）/输液所用时间（min）

（2）已知输入液体的总量和每分钟滴数，求输完液体所用的时间。

输液所用时间（h）＝液体的总量（ml）×点滴系数（滴/毫升）/每分钟滴数（滴/分）×60（min）

考题6 患者男性，35岁，因腹痛、腹泻入院后诊断为急性肠炎。医嘱要求补液1000ml，4小时滴完。液体点滴系数为20，护士应调节的滴数约为（　）
A.42滴　　　　　B.63滴　　　　　C.70滴
D.83滴　　　　　E.100滴

考题7 医嘱0.9%氯化钠溶液500ml ivgtt。患者从上午8点20分开始输液，输液器点滴系数为20。护士根据情况把输液速度调整至40滴/分，预计输液完成的时间为（　）
A.上午9时56分　　　　　B.上午11点40分　　　　　C.中午12点30分　　　　　D.下午1时20分　　　　　E.下午2点15分

（四）常见输液故障和处理

1.溶液不滴

（1）针头滑出静脉外：液体注入皮下组织，表现为局部肿胀、疼痛；应拔针并更换针头，另选静脉重新穿刺。

（2）确定针头阻塞：表现为药液不滴，轻轻挤压输液管有阻力，且无回血，可确定针头阻塞；应更换针头，重新穿刺。

2.茂菲滴管内液面自行下降：检查滴管上端输液管与茂菲滴管有无漏气或裂隙，必要时更换输液器。

考题8 护士在巡视过程中发现，某患者茂菲滴管内液体自行下降，可能的原因是（　）
A.输液瓶位置过高　　　　　B.输液管有漏气　　　　　C.输液瓶内压力过大
D.针头漏出血管外　　　　　E.血管痉挛

考题9 护士在巡回过程中发现某患者静脉输液突然发生溶液不滴，该护士首先应采取的措施为（　）
A.调整针头斜面　　　　　B.抬高输液瓶　　　　　C.穿刺部位热敷
D.挤压输液管　　　　　E.观察穿刺部位有无红肿及疼痛

考题10 患者女，20岁。因腹泻到门诊输液，输注的溶液含有氯化钾。患者诉穿刺局部疼痛，护士检查发现输液管内回血良好，局部无肿胀。此时正确的处理方法是（　）
A.拔针后另选静脉穿刺　　　　　B.将针头再插入少许　　　　　C.给予局部止痛
D.提高输液袋　　　　　E.减慢输液速度

（五）常见输液反应及护理

1.发热反应

（1）原因：<u>发热反应是常见的输液反应，常因输入致热物质所致。</u>

（2）临床表现：多发生于输液后数分钟至1小时，主要表现为<u>发冷、寒战及发热</u>，轻症病人体温在38℃左右，可于停止输液数小时内恢复正常体温；严重病人寒战后，体温可高达41℃，伴有恶心、呕吐、头痛、脉速等全身不适症状。

2.循环负荷过重（急性肺水肿）

（1）原因：由于输液速度过快，在短时间内输入液体量过多，导致循环血量急剧增加，心脏负荷过重。

（2）临床表现：在输液过程中，<u>病人突然出现呼吸困难</u>，感到胸闷、气促、咳嗽、<u>咯粉红色泡沫样痰</u>，严重时痰液可由口鼻涌出，<u>肺部可闻及湿啰音</u>，心率快、心律不齐。

3.护理措施

（1）立即停止输液，通知医生紧急处理。

考题11 某护士为一患儿进行输液治疗，输液30分钟后患儿出现严重的不良反应并休克，经抢救病情好转并转入ICU继续治疗。对此，患儿家属反应强烈，质疑护士输液有误，护士应首先进行的重要工作是（　）

A.向护士长汇报抢救经过　　　　　　　　　　　B.与医生一起分析患儿病情

C.继续与患儿家属沟通，做好解释　　　　　　　D.帮助患儿家长完成抢救用药的缴费

E.按照规定封存未输完液体

（2）协助病人取<u>端坐位，两腿下垂</u>，以减少下肢静脉血回流，减轻心脏负担。

（3）给予<u>高流量吸氧（6～8L/min）</u>，同时可将<u>湿化瓶内放入20%～30%乙醇</u>，再进行氧气吸入，因为<u>乙醇可以减低肺泡内泡沫的表面张力</u>，使泡沫破裂消散，改善气体交换，减轻缺氧症状。

（4）遵医嘱给予扩血管药、平喘药、强心剂、利尿剂等。

考题12 患者男性，55岁。因输液速度过快导致急性肺水肿，护士在给氧时湿化瓶内应加入（　）

A.乙醇溶液　　　B.碳酸氢钠溶液　　　C.硼酸溶液　　　D.醋酸溶液　　　E.硝酸钠溶液

◎ 考题13～15题共用题干

患者男，67岁。因冠心病入院。在静脉输液的过程中出现了胸闷、呼吸困难、咳嗽、咯粉红色泡沫样痰。

考题13 该患者发生了（　）

A.发热反应　　　B.急性肺水肿　　　C.静脉炎　　　D.空气栓塞　　　E.过敏反应

考题14 此时，护士应为患者采取的卧位是（　）

A.去枕仰卧位　　　　　　　B.左侧卧位　　　　　　　C.端坐位，两腿下垂

D.休克卧位　　　　　　　　E.头低足高位

考题15 给氧时，护士应选择的吸氧流量为（　）

A.1～2L/min　　　B.3～4L/min　　　C.5～6L/min　　　D.6～8L/min　　　E.9～10L/min

◎ 考题16～17共用题干

患者，女，63岁，高血压10年。夜间睡眠中突然憋醒，大汗淋漓，被迫坐起。喘息，咳粉红色泡沫样痰。双肺闻及广泛哮鸣音。给予乙醇湿化吸氧。

考题16 采用乙醇湿化吸氧的目的是（　）

A.降低肺泡表面张力　　　　　　B.净化气道　　　　　　C.降低通气阻力

D.湿化气道　　　　　　　　　　E.降低肺泡内泡沫的表面张力

考题17 乙醇的浓度是（　）

A.20%～30%　　　B.40%～50%　　　C.30%～40%　　　D.50%～60%　　　E.60%～80%

3.静脉炎

（1）临床表现：<u>沿静脉走向出现条索状红线</u>，局部组织出现发红、肿胀、灼热、疼痛，可伴有畏寒、发热等全身症状。

（2）护理措施

1）立即停止局部输液，<u>抬高患肢并制动，可在局部用95%乙醇或50%硫酸镁进行热湿敷</u>。

2）用<u>中药如意金黄散外敷</u>。

3）<u>超短波理疗</u>。

4）<u>如同时合并感染，可遵医嘱给予抗生素治疗</u>。

4.空气栓塞

（1）空气栓塞发生的原因是空气阻塞了：<u>肺动脉入口</u>。

（2）临床表现：输液过程中，病人感觉胸部异常不适或胸骨后疼痛，随即出现呼吸困难、严重发绀，伴濒死感，<u>心前区听诊可闻及响亮的、持续的"水泡声"</u>。

（3）发生空气栓塞，应协助病人取<u>左侧卧位和头低足高位</u>。因为头低足高位在吸气时可增加胸腔内压力，而减少空气进入静脉；左侧卧位可使肺动脉的位置低于右心室，使气泡向上漂移至右心室尖部，以<u>避开肺动脉入口</u>。

考题18 患者，女，66岁。胃癌，在应用化疗药辅助治疗时，注射部位刺痛、水肿并出现条索状红线。正确的处理措施是（　）

A.局部热敷　　　　　　　B.立即给予抗生素　　　　　　　C.加快注射速度

D.减慢注射速度　　　　　E.局部按摩

◎考题19~20共用题干

患者，男，75岁。因突发脑出血急诊入院，医嘱：20%甘露醇125ml静脉滴注。滴注过程中患者局部疼痛，如图所示。

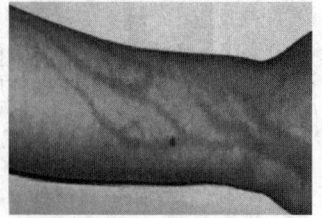

考题19 该患者最可能发生了（ ）

A.肺水肿 　　　　　B.空气栓塞 　　　　　C.静脉血栓

D.静脉炎 　　　　　E.药物过敏

考题20 护士应采取的首要措施是（ ）

A.继续在此部位输液，局部不需要任何处理

B.停止在此部位输液，局部用50%硫酸镁湿敷

C.继续在此部位输液，局部用50%硫酸镁湿热敷

D.继续在此部位输液，局部用50%乙醇湿热敷

E.停止在此部位输液，局部用50%乙醇湿热敷

◎考题21~23共用题干

患者，男，69岁。慢性阻塞性肺疾病。遵医嘱静脉滴注脂肪乳、氨基酸等药物。今早发现该患者手臂出现如图所示症状。患者主诉局部灼热、疼痛。

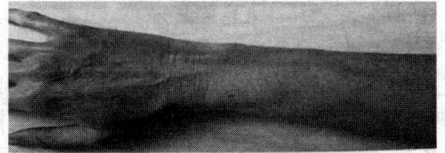

考题21 为该患者输液的主要目的是（ ）

A.改善循环，维持血压 　　　　　B.维持水、电解质平衡

C.补充血浆蛋白 　　　　　D.补充营养，供给热量

E.治疗疾病

考题22 根据上述表现，考虑该患者最可能发生了（ ）

A.发热 　　　　　B.静脉栓塞 　　　　　C.静脉曲张

D.空气栓塞 　　　　　E.静脉炎

考题23 为缓解上述症状，护士可采取的护理措施**不恰当**的是（ ）

A.增加患肢活动 　　　　　B.局部理疗 　　　　　C.合并感染时应行抗生素治疗

D.50%硫酸镁湿热敷 　　　　　E.抬高患肢

二、静脉输血法

（一）血液制品的种类

1.全血

（1）**新鲜血**：主要适用于血液病病人。

（2）**库存血**：指保存在4℃冰箱内，有效期2~3周的血液。大量输注库存血，可导致酸中毒和高钾血症。

2.成分血

（1）**白细胞浓缩悬液**：保存于4℃环境，48小时内有效。适用于粒细胞缺乏合并严重感染的病人。

（2）**血小板浓缩悬液**：保存于22℃~24℃环境，24小时内有效。适用于血小板减少或功能障碍所致的出血病人。

（3）血浆：血浆是指全血经分离后的液体部分。

1）新鲜血浆：适用于凝血因子缺乏的病人。

考题24 凝血因子缺乏患者最适合输入的血液制品是（ ）

A.新鲜血浆 　　　　B.冰冻血浆 　　　　C.干燥血浆 　　　　D.红细胞悬液 　　　　E.血小板浓缩悬液

2）保存血浆：适用于低血容量、低血浆蛋白的病人。

3）**冰冻血浆**：保存在-30℃低温下，有效期为1年；应用时先放在37℃温水中融化。

4）干燥血浆：使用时可加适量0.9%氯化钠溶液或0.1%枸橼酸钠溶液进行溶解。

（二）静脉输血法

1.输血前准备

（1）备血：抽取血标本2ml，与输血申请单一并送交血库，做血型鉴定和交叉配血试验。

（2）取血：根据医嘱凭取血单取血，与血库人员共同进行查对血液制品的有效期、血液制品的质量、输血装置是否完好，病人床号、姓名、住院号、血袋（瓶）号、血型、交叉配血试验结果，血制品的种类及剂量。查对准确无误，护士在交叉配血单上签全名，方可取回使用。

（3）取血后：血制品从血库取出后勿剧烈震荡，以免红细胞大量破坏而引起溶血；血制品不能加温，以免血浆蛋白凝固变性而导致输血反应；取回的血制品在室温下放置15~20分钟后再输入，一般应在4小时内输完。（亲，血液要执行四禁哦，禁振荡、禁加热、禁加药、禁直接输）。

（4）输血前：血制品取回后应与另一护士再次核对，无误后方可输入。

考题25 关于输血的叙述，**错误**的是（ ）

A.输血前需两人进行查对 　　　　　B.输血前输入少量生理盐水

C.输血后输入少量生理盐水 　　　　　D.在输血卡上记录输血时间、滴速、患者状况等

E.输血完毕后及时将输血器、血袋等物品进行消毒、分类放置

2.直接输血法

（1）抗凝剂：每50ml血液中加3.8%枸橼酸钠溶液5ml。

（2）操作方法：操作时需要三人合作，一人抽血，一人传递，另一人输血，如此连续进行。在连续抽血时，不必拔出针头，只需更换注射器，并在更换时放松血压计袖带，用手指压住静脉前端，以减少出血。

3.间接输血法的注意事项

（1）采集血标本须根据医嘱及输血申请单，且每次只能为一位病人采集，严禁同时采集两位以上病人的血标本。

（2）输血时必须经两人查对方可输入。

（3）库存血输入前必须认真检查其质量。如血细胞呈暗紫色，血浆变红，血浆与血细胞的界限不清，有明显血凝块，提示血液可能溶血，不可使用。

（4）输血前、后及输两袋血液之间，应输入少量0.9%氯化钠溶液。

（5）血制品中不能随意加入其他药物。

（6）冷藏血制品不能加温。

考题26 患者男，35岁。因重型再生障碍性贫血收入院，拟对其进行输血前的准备时，**不正确**的操作是（　　）

A.输血前应先征得患者同意并签署知情同意书　　　B.取血时，和血库人员做好"三查八对"

C.库存血取出后，如紧急需要，可低温加热　　　D.输血前需与另一名护士再次核对

E.进行血型鉴定和交叉配血实验

考题27 患者女，20岁。诊断为再生障碍性贫血，医嘱：输注浓缩红细胞。护士巡房时发现输血速度变慢，穿刺点局部无肿胀，无压痛，挤捏输血器无阻力，局部皮肤温度正常。护士首先应（　　）

A.用生理盐水冲管　　　　　B.热敷患者穿刺局部　　　　　C.更换输血器后继续输血

D.使用恒温器加热血液　　　　E.拔针后另行穿刺

（三）常见输血反应及护理

1.过敏反应

（1）临床表现：轻者表现为皮肤瘙痒、荨麻疹，也可出现血管神经性水肿，表现为眼睑、口唇水肿；严重者可因喉头水肿、支气管痉挛而导致呼吸困难，两肺可闻及哮鸣音，甚至发生过敏性休克。

（2）护理措施

1）预防：①不选用有过敏史的供血者；供血者在献血前4小时内，不宜进食富含蛋白质和脂肪的食物，可饮糖水或少量清淡饮食；且不宜服用易致敏的药物。②对有过敏史的病人，可在输血前给予口服抗过敏药物，以预防过敏反应的发生。

2）发生过敏反应，轻者可减慢滴速，重者应立即停止输血，及时通知医生。

3）对症处理：如有呼吸困难，应给予氧气吸入；如有喉头水肿并伴严重呼吸困难，应配合气管插管或进行气管切开；如出现循环衰竭，应立即进行抗休克治疗。

4）遵医嘱给药，可皮下注射0.1%盐酸肾上腺素0.5~1ml，或给予异丙嗪、苯海拉明、地塞米松等抗过敏药物。

◎ 考题28~29题共用题干

患者女，36岁。急性淋巴细胞白血病。医嘱浓缩红细胞1U和血小板1U输注。在首先输注浓缩红细胞过程中患者出现全身皮肤瘙痒伴颈部、前胸出现荨麻疹。

考题28 首先考虑该患者发生了（　　）

A.发热反应　　　　B.溶血反应　　　　C.过敏反应　　　　D.超敏反应　　　　E.急性肺水肿

考题29 针对上述患者发生的情况，护士应首先采取的处理是（　　）

A.密切观察体温，局部涂抹止痒药膏

B.减慢输血速度并按医嘱给予抗过敏药物

C.停止输注浓缩红细胞并保留血袋、余血及输血器送检

D.停止输注浓缩红细胞并重新采集血标本进行交叉配血

E.停止输注浓缩红细胞并待患者情况好转后重新输血

考题30 护士在执行输注血小板的过程中，**错误**的是（　　）

A.采用双人核对法　　　　　B.输注前轻摇血袋　　　　　C.直接缓慢输注血小板

D.血液内不能加入其他药物　　　　E.记录输注时间及血型、血量

考题31 患者男，48岁。因消化性溃疡入院，今突然呕血约700ml。医嘱：全血200ml ivgtt。输血过程中护士注意到其眼睑、口唇出现水肿，患者自诉面部皮肤发痒。该患者最可能发生了（　　）

A.过敏反应　　　　B.空气栓塞　　　　C.血管内溶血　　　　D.血管外溶血　　　　E.枸橼酸钠中毒

2.溶血反应 是输血中最严重的一种反应，由于输入异型血、输入变质血和Rh血型不合所致。

（1）临床表现：通常输入10~15ml血后，病人即可出现症状。

1）开始阶段：由于病人血浆中的凝集素和所输血中红细胞的凝集原发生凝集反应，导致红细胞凝集成团，阻塞部分小血管，从而造成组织缺血缺氧；病人表现为头胀痛、四肢麻木、胸闷、腰背部剧烈疼痛等。

2）中间阶段：由于凝集的红细胞发生溶解，大量血红蛋白散布到血浆中，病人出现黄疸和血红蛋白尿（酱油色），并伴有寒战、高热、呼吸急促、血压下降等。

3）最后阶段：由于大量的血红蛋白从血浆进入肾小管，遇酸性物质而变结晶体，从而阻塞肾小管，病人出现急性肾衰竭

症状，表现为少尿、无尿，严重者可死亡。

（2）护理措施

1）发现症状，**立即停止输血**，并通知医生紧急处理；保留余血，并采集病人血标本，重新做血型鉴定及交叉配血试验。

2）维持静脉通道，以备急救时静脉给药。

3）保护肾脏：可行双侧腰部封闭，**或用热水袋在双侧肾区进行热敷**，以解除肾血管痉挛，保护肾脏。

4）碱化尿液：遵医嘱口服或**静脉注射碳酸氢钠溶液，使尿液碱化**，增加血红蛋白的溶解度，以减少结晶，防止阻塞肾小管。

5）密切观察并记录病人生命体征及尿量的变化，一旦出现尿少、尿闭，应按急性肾衰竭处理。

3.枸橼酸钠中毒反应

（1）临床表现：病人出现**手足抽搐**、出血倾向、心率缓慢、血压下降，甚至心脏骤停等。

（2）预防：**每输入库存血超过1000ml时，可遵医嘱给予10%葡萄糖酸钙或氯化钙10ml静脉注射**，以补充钙离子，减少低血钙的发生。

考题32 患者女，45岁，因门脉高压大出血入院，医嘱输血1000ml，静脉注射10%葡萄糖酸钙10ml。补钙的目的是（　　）

A.降低血钾　　　　　　　　　　　B.使钾离子从细胞外向细胞内转移

C.纠正酸中毒　　　　　　　　　　D.降低神经肌肉的应激性

E.对抗钾离子对心肌的应激性

考题33 患者男，25岁。因多发性外伤症入院。入院时患者神志不清、出血较多，行急症手术并输液输血，当输血进行到20分钟时，护士观察到患者突然出现寒战、发热、腰背酸痛、呼吸困难、酱油色尿。该患者最可能发生的输血不良反应是（　　）

A.枸橼酸钠中毒反应　　　　　B.溶血反应　　　　　　　　　C.空气栓塞

D.过敏反应　　　　　　　　　E.肺水肿

好礼相送　　　　　　　　　　　　**葡萄糖酸钙的应用**

1.每输入库血1000ml，遵医嘱给予10%葡萄糖酸钙10ml。

2.发生链霉素过敏时，遵医嘱静脉缓慢推注10%葡萄糖酸钙10ml。

3.高钾血症时可静脉推注10%葡萄糖酸钙以拮抗高钾对心肌的抑制。

4.甲状旁腺误切引起抽搐时可遵医嘱静脉推注10%葡萄糖酸钙。

5.维生素D缺乏性手足搐搦症可在镇静的同时给予钙剂。

6.硫酸镁中毒出现膝反射消失时可静脉缓慢推注10%葡萄糖酸钙。

7.小儿腹泻引起低钙抽搐可缓慢推注10%葡萄糖酸钙。

考题答案

序号	1	2	3	4	5	6	7	8	9	10	11	12	13	14	15	16	17	18	19	20	21	22	23
答案	D	D	A	E	C	D	C	B	E	E	E	A	B	C	D	E	A	A	D	B	D	E	A

序号	24	25	26	27	28	29	30	31	32	33
答案	A	E	A	A	C	A	C	B	C	A	D	B

第十四节　标本采集

考情分析

本节内容较为重要，历年考试均有涉及，每年约考查1～3题。重点考查了标本采集的原则，静脉血标本采集的取血量、注意事项，尿标本采集的方法，粪便标本采集的方法等。

考点预测

一、标本采集的原则

（一）确保标本质量

1.掌握正确的采集方法，采集的量要准确。如**做妊娠试验要留晨尿**（亲，晨尿中HCG浓度最高，最容易获得阳性哦）。

2.标本采集后及时送检。

考题1 患者女性，27岁。近日晨起恶心、呕吐，月经停止，疑为早孕，为确诊需采集尿标本，护士指导患者需何时留取尿标本（　　）

A.饭前半小时　　　　　　　　　B.晨起第一次尿　　　　　　　　　C.12h尿

D.24h尿　　　　　　　　　　　E.随时收集尿液

（二）培养标本的采集

采集细菌培养标本应在病人使用抗生素之前（亲，使用抗生素后血液中细菌浓度下降，收集标本培养容易获得假阴性），如已经用药，应在血药浓度最低时采集，并在检验单上注明。

二、各种标本采集方法

（一）静脉血标本采集法

1.静脉血标本的种类

（1）<u>全血标本（抗凝血标本）</u>：用于测定<u>血细胞计数和分类，形态学检查</u>。

（2）<u>血清标本</u>：用于测定<u>血清酶、脂类、电解质、肝功能</u>等。

（3）血培养标本：用于培养检测血液中的病原菌。

2.普通注射器采集静脉血标本

（1）备齐用物。

（2）操作方法

1）双人核对医嘱、检验申请单、标签（或条形码）、标本容器，无误后贴好标签（或条形码）于标本容器外壁上。

2）携用物至床旁，核对病人姓名、性别、年龄、住院号、诊疗卡、身份证等信息及腕带。向病人说明标本采集目的及配合方法，以取得病人合作。

3）协助病人取舒适体位，选择合适静脉，垫一次性垫巾（或消毒垫巾）于穿刺部位下，嘱病人握拳，**常规消毒皮肤，直径≥5cm，待干，在穿刺部位上方（近心端）6~8cm处扎紧止血带**。

4）再次查对。按静脉注射法穿刺，见回血后抽取所需血量。

5）抽血毕，松止血带，嘱病人松拳，迅速拔针，用无菌干棉签按压至不出血。

6）**同时抽取不同种类的血标本，应先将血液注入血培养瓶，再注入抗凝管，最后注入干燥试管**。①血培养标本：采集所需血液量后直接注入血培养瓶，如有**多种血培养瓶，先注入厌氧瓶，再注入需氧瓶**中，轻轻颠倒混匀以防血液凝固。②全血标本：取下针头，将血液沿管壁缓慢注入盛有抗凝剂的试管内，勿将泡沫注入，**轻轻摇动，使血液和抗凝剂充分混匀**。③血清标本：取下针头，将血液沿管壁缓慢注入干燥试管内，勿将泡沫注入，**避免震荡，以防红细胞破裂溶血**。

7）再次查对，安置病人，整理床单位，分类处置用物，洗手，记录。

8）及时送检标本。

考题2 亚急性心内膜炎血培养标本采血量应为（　　）

A.1~3ml　　　　　B.4~6ml　　　　　C.7~9ml　　　　　D.10~20ml　　　　　E.16~18ml

3.真空采血器采集静脉血标本

（1）构造：真空采血器包括采血针（直针、蝶翼针）、持针器和真空采血管三个部分。真空采血管在生产过程中预置了一定量的负压，当采血针穿刺进入血管后，由于采血管内的负压作用，血液自动流入采血管内。

（2）操作方法

1）双人核对医嘱、检验申请单、条形码、真空采血管等，无误后贴条形码于真空采血管外壁上。

2）备齐用物，携至床旁，核对病人信息及腕带、检验申请单、真空采血管、条形码是否一致。向病人说明标本采集目的及配合方法，以取得病人合作。

3）协助病人取舒适体位，选择合适静脉，垫一次性垫巾（或消毒垫巾）于穿刺部位下，嘱病人握拳，**常规消毒皮肤2次，直径≥5cm**，待干，**在穿刺部位上方5~7.5cm处扎紧止血带**。

4）再次核对病人身份和标本条形码，**采血前戴手套**。

5）取下真空采血针护针帽，手持采血针，保持针头斜面向上，使采血针与手臂呈30°左右的角度，按静脉注射法行静脉穿刺，穿刺成功后，可在静脉内沿其走向推进一些，保持采血针在静脉内的稳定。见回血，固定针柄，将采血针另一端刺入真空管。

6）**宜在开始采集第一管血时松开止血带，止血带使用时间不宜超过1分钟**。

7）如需**多管采血，不同采血管的采集顺序为**：①血培养瓶；②柠檬酸钠抗凝采血管；③血清采血管（包括含有促凝剂和/或分离胶）；④肝素抗凝采血管（含有或不含分离胶）；⑤EDTA抗凝采血管（含有或不含分离胶）；⑥葡萄糖酵解抑制采血管。

8）采血结束，先拔真空采血管，再迅速拔出采血针，用无菌干棉签按压至不出血。

9）再次核对检验申请单、病人身份和标本条形码，安置病人，整理床单位，分类处置用物，洗手，记录。

10）及时送检标本。

4.注意事项

（1）病人在采血前不宜改变饮食习惯，24小时内不宜饮酒。

（2）如需要**空腹采血，至少禁食8小时，以12~14小时为宜，宜在上午7：00~9：00采血**。

（3）**成人首选手臂肘前区静脉**，优先顺序依次为肘正中静脉、头静脉及贵要静脉；婴儿常用颈部静脉或股静脉。

（4）不宜选择穿刺部位有炎症、瘢痕、结痂、皮损等的血管；**严禁在输液、输血的针头处或同侧肢体采集血标本**。

（5）如使用注射器采血，在采血前确保注射器内空气已排尽；针头应牢固地安装在注射器上以防出现泡沫；避免过度用力抽拉针栓以免血细胞破裂。

（6）采血不顺利时，切忌在同一处反复穿刺，易导致标本溶血或有小凝块，影响检测结果。

◎ 考题3~4共用题干

患者男，55岁。1周来体温持续在39℃~40℃，护理查体：面色潮红，呼吸急促，口唇轻度发绀，意识清楚。

考题3 为明确诊断，需查心肌酶、血沉及血培养。应选用的血标本容器是（ ）

A.血培养瓶　　　B.无菌试管　　　C.干燥试管　　　D.抗凝试管　　　E.石蜡油试管

考题4 采集上述血标本后，注入容器的先后顺序是（ ）

A.抗凝试管、干燥试管、血培养瓶　　　　　　　　B.干燥试管、血培养瓶、抗凝试管

C.干燥试管、抗凝试管、血培养瓶　　　　　　　　D.血培养瓶、干燥试管、抗凝试管

E.血培养瓶、抗凝试管、干燥试管

考题5 检测红细胞沉降率应使用的容器是（ ）

A.干燥试管　　　B.抗凝试管　　　C.血培养管　　　D.乳酸钠试管　　　E.液状石蜡试管

考题6 采集血气分析标本时，**错误**的操作是（ ）

A.使用2ml无菌干燥注射器　　　　　　　　　　　B.抽取经过稀释的肝素溶液，充盈注射器后弃去

C.无菌操作下抽取动脉血1ml　　　　　　　　　　D.将血迅速注入无菌试管内并用软木塞塞住

E.立即送检

考题7 患者男，28岁，因下肢急性蜂窝织炎伴全身感染症状入院。现需采血做抗生素敏感试验，最佳的采血时间应该是在患者（ ）

A.寒战时　　　　　　　B.高热时　　　　　　　C.发热间歇期

D.静脉滴注抗生素　　　E.抗生素使用后

考题8 患者女，35岁。因高热、牙龈出血及多处皮肤瘀斑点5天入院。医嘱开具下列检验单。护士采血时，应优先采取的标本是（ ）

A.ABO血型　　　B.血生化组合　　　C.凝血四项　　　D.血常规　　　E.血培养

考题9 患者女，71岁，原发性高血压10年。长期服用排钾利尿药控制血压，现因低血钾收入院。护士在患者右手进行静脉穿刺滴入含钾溶液。4小时后遵医嘱抽血复查血钾。不宜选择的穿刺部位是（ ）

A.右肘正中静脉　　　B.右股静脉　　　C.左手背静脉

D.左肘正中静脉　　　E.左肘静脉

（二）尿标本采集方法

1.**常规尿标本**　嘱病人将晨起第一次尿液留于标本容器内，一般情况下，留取2~10ml的中段尿即可，或根据具体医院要求留取。

2.**尿培养标本**　留取中段尿液5~10ml。

3.12小时或24小时尿标本　留12小时尿标本：嘱病人于**晚7时排空膀胱，弃去尿液后，开始留取尿液，至次晨7时留取最后一次尿**，将全部尿液盛于集尿瓶。留24小时尿标本：嘱病人于**清晨7时排空膀胱，弃去尿液后，开始留取尿液，至次晨7时留取最后一次尿**，将全部尿液盛于集尿瓶。

考题10 采集24小时尿标本时，其正确采集的时间是（ ）

A.早7：00到次晨7：00　　　　　　　　　　　B.早9：00到次晨9：00

C.早11：00到次日9：00　　　　　　　　　　　D.晚7：00到次日晚7：00

E.晚11：00到次日晚11：00

考题11 患者女，28岁，外伤后昏迷伴尿路感染。医嘱：尿培养。留取尿标本的正确的方法是（ ）

A.导尿术留取　　　B.留取前段尿　　　C.留取晨尿

D.采集24小时尿　　　E.留取12小时尿

4.常用防腐剂的作用及用法见表1-14-1。

表1-14-1　常用防腐剂的作用及用法

名称	作用	用法	临床应用
甲醛	固定尿液中有机成分，防腐	每30ml尿液中加40%甲醛1滴	艾迪计数
浓盐酸	使尿液保持在酸性环境中，防止尿液中激素被氧化，防腐	每升尿液中加10ml	17-羟类固醇、17-酮类固醇
甲苯	可形成一薄膜覆盖于尿液表面，防止细菌污染，以保持尿液的化学成分不变	应在第一次尿液倒入后再加，按每100ml尿液加0.5%~1%甲苯10ml	尿蛋白定量、尿糖定量及钾、钠、氯、肌酐、肌酸定量

锦囊妙记：考生可利用谐音记忆防腐剂的用法："数醛（数钱）""酸类""苯蛋（笨蛋）"。

考题12 患者女，25岁，以急性肾小球肾炎入院。护士在收集尿标本做艾迪计数时应加入的防腐剂是（ ）

A.10%甲醇　　　B.40%甲醛　　　C.1%甲苯　　　D.浓盐酸　　　E.95%乙醇

考题13 24小时尿标本检查需要加入甲醛作为防腐剂的检查项目是

A.艾迪计数　　　　B.17-酮类固醇　　　　C.尿糖定量　　　　D.尿蛋白定量　　　　E.肌酐定量

（三）粪便标本采集方法

1.粪便常规标本 在粪便中央部分取或取黏液、脓血等异常部分放入检便盒内。

2.粪便培养标本 在粪便中央部分取或取黏液、脓血等异常部分，放入无菌培养瓶内。

3.寄生虫及虫卵标本

（1）检查寄生虫：在粪便不同的部位采集带血或黏液部分，放入检便盒内。如病人服用驱虫药或做血吸虫孵化检查，应留取全部粪便。（亲，寄生虫喜欢到处爬，只取中央部分的话它可能不在中央部分，所以要取不同部分哦）。

（2）检查蛲虫：嘱病人在晚上睡觉前或早晨未起床前，将透明胶带贴在肛门周围；取下透明胶带，将粘有虫卵的一面贴在载玻片上，或相互对合。

（3）检查阿米巴原虫：采集标本前，应先将便盆加温，再嘱病人排便，并连同便盆立即送检，以保持阿米巴原虫的活动状态。

> **锦囊妙记：** 除了检查寄生虫标本须取不同部位粪便外，其他类型的粪便标本均须取中央部分或黏液、脓血部分。

4.隐血标本 嘱病人在检查前3天禁食肉类、动物血、肝脏、含铁剂药物及绿色蔬菜，以避免出现假阳性。

考题14 患儿，女，3岁，患溃疡性结肠炎。护士指导患儿家长留取粪便标本，正确的是（　　）

A.留取全部粪便　　　　B.选取黏液、脓血部分　　　　C.选取周围部分粪便送检

D.选取不同部位粪便送检　　　　E.便盆应加温

考题15 患者男，29岁，初步诊断为阿米巴痢疾收入院，医嘱：留取粪便做阿米巴原虫检查。护士应为患者准备的标本容器是（　　）

A.无菌容器　　　　B.清洁容器　　　　C.干燥容器

D.装有培养基的容器　　　　E.加温的清洁容器

（四）痰标本采集法

1.常规痰标本 嘱病人晨起未进食前，先用清水漱口，去除口腔杂质。深呼吸后用力咳出气管深处的第一口痰，留于痰盒中。

2.痰培养标本 嘱病人晨起未进食前，先用朵贝尔溶液漱口，去除口腔细菌，再用清水漱口，以清洁口腔。在深呼吸后，用力咳出气管深处的痰液，留于无菌集痰器中。

3.24小时痰标本 嘱病人晨起未进食前，漱口后，从7时开始，至次日晨7时止，将全部痰液留于容器中。如留痰标本查找癌细胞，应立即送检，或用10%甲醛溶液或95%乙醇溶液固定后送检。

（五）咽拭子标本采集法

1.采集部位 取出咽拭子中的无菌长棉签快速擦拭两侧腭弓和咽、扁桃体的分泌物。

2.采集真菌培养标本 在口腔溃疡面上采取分泌物。

考题16 患者男，12岁。因"发热、咳嗽2天"入院，医嘱行咽拭子标本采集，观察患者口腔如图所示，咽拭子采集首选位置是（　　）

A.A　　　　B.B　　　　C.C

D.D　　　　E.E

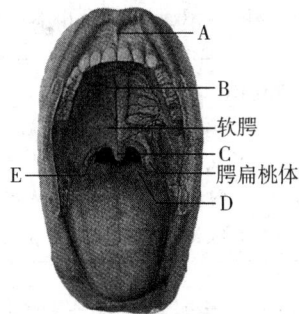

A　B　软腭　C　腭扁桃体　D　E

考题答案

序号	1	2	3	4	5	6	7	8	9	10	11	12	13	14	15	16
答案	B	D	C	E	B	D	A	E	A	A	A	B	A	B	E	E

第十五节　病情观察和危重病人的抢救

考情分析

本节内容较为重要，历年考试均有涉及，每年约考查2～4题。重点考查了意识、瞳孔的观察，危重病人的支持性护理，给氧方式、吸氧浓度的计算，吸痰的注意事项，洗胃溶液的选择，洗胃法的注意事项，人工呼吸器使用的注意事项。

考点预测

一、病情观察和危重病人的支持性护理

（一）病情观察

1.一般情况　面容与表情：疾病可使人的面容和表情发生变化，观察病人的面部表情有助于了解疾病的性质、病情的轻重

缓急和病人的精神状态。如急性病容，病人表现为面色潮红、呼吸急促、兴奋不安、口唇干裂、表情痛苦等，见于急性热病的病人；慢性病容，病人表现为面色白或灰暗、面容憔悴、精神萎靡、双目无神等，见于肺结核、恶性肿瘤等慢性消耗性疾病的病人。

考题1 患者男，39岁。近日来咳嗽，食欲减退，四肢乏力。入院时患者面色晦暗，消瘦，结核菌检查结果为阳性，诊断为肺结核。患者呈现的面容属于（　　）

A.急性病容　　　　B.慢性病容　　　　C.病危面容　　　　D.二尖瓣面容　　　　E.贫血面容

2.意识状态　意识障碍是指个体对外界环境的刺激缺乏正常反应的精神状态。根据其轻重程度可分为：嗜睡、意识模糊、昏睡、昏迷。

好礼相送　　　　　　　　　　　意识障碍的分类

1.嗜睡　最轻度的意识障碍。病人处于持续睡眠状态，但能被言语或轻度刺激唤醒，醒后能正确、简单而缓慢地回答问题，但反应迟钝，刺激去除后又很快入睡。

2.意识模糊　其程度较嗜睡深，表现为思维和语言不连贯，对时间、地点、人物的定向力完全或部分发生障碍，可有错觉、幻觉、躁动不安、谵语或精神错乱。

3.昏睡　病人处于熟睡状态，不易唤醒。压迫眶上神经、摇动身体等强刺激可被唤醒，醒后答话含糊或答非所问，停止刺激后即又进入熟睡状态。

4.昏迷　最严重的意识障碍，按其程度可分为：

（1）浅昏迷：意识大部分丧失，无自主运动，对声、光刺激无反应，对疼痛刺激（如压迫眶上缘）可有痛苦表情及躲避反应。

（2）深昏迷：意识完全丧失，对各种刺激均无反应。

考题2 女患者女性，53岁，因突起意识障碍伴右侧肢体瘫痪入院。查体：呼之不应，压眶有痛苦表情，角膜反射及瞳孔对光反射存在。护士判断该患者意识状态为（　　）

A.嗜睡　　　　　B.昏睡　　　　　C.意识模糊　　　　D.浅昏迷　　　　E.深昏迷

考题3 意识完全丧失，对各种刺激均无反应及生命体征不稳定属于意识状态的（　　）

A.嗜睡　　　　　B.意识模糊　　　　C.昏睡　　　　D.浅昏迷　　　　E.深昏迷

3.瞳孔

（1）正常瞳孔：在自然光线下，瞳孔直径为2.5～5mm，圆形，两侧等大、等圆。

（2）异常瞳孔：判断标准：瞳孔直径小于2mm称为瞳孔缩小；瞳孔直径大于5mm为瞳孔扩大。常见异常：①双侧瞳孔缩小：常见于有机磷农药、吗啡、氯丙嗪等药物中毒；②双侧瞳孔扩大：常见于颅内压增高、颅脑损伤、颠茄类药物中毒等；③瞳孔不等大：双侧瞳孔大小不一。

好礼相送　　　　　　　　　　　异常瞳孔

1.双侧瞳孔缩小：常见于有机磷农药、吗啡等药物中毒。

2.双侧瞳孔扩大：常见于颅内压增高、颅脑损伤等。

3.瞳孔先缩小继之进行性散大：小脑幕切迹疝。

4.双侧瞳孔时大时小，变化不定：脑干损伤。

（二）危重病人的支持性护理

1.确保安全　对谵妄、躁动不安、意识丧失的病人，应合理使用保护具，以防坠床或自行拔管，确保病人安全。对牙关紧闭或抽搐的病人，可用牙垫或压舌板（裹上数层纱布）放于上、下白齿之间，以防舌咬伤。

2.眼的护理　对眼睑不能自行闭合的病人，可涂金霉素眼膏或覆盖凡士林纱布。

考题4 患者男，58岁，因肝癌晚期入院，患者出现烦躁不安、躁动，为保证患者安全，最重要的护理措施是（　　）

A.用牙垫放于上下白齿之间　　　　　　　　　　B.加床档，用约束带保护患者

C.室内光线宜暗　　　　　　　　　　　　　　　D.护理动作要轻

E.减少外界刺激

3.心理护理　护士应根据病人的具体情况和心理特点，关心、同情、理解、尊重病人，通过耐心细致的工作，恰当地利用语音及非语言的功能，消除不良因素的影响，使病人以最佳的心理状态配合治疗和护理，尽快恢复健康。

考题5 患者男，28岁。因车祸致颅脑损伤急诊入院，经医护人员全力抢救无效死亡。其家属情绪激动，对医护人员说："这么年轻的小伙子，进医院还能呼吸，怎么就死了！你们怎么治的？我家就这么一个孩子！"此时影响家属心理状态的主要因素是（　　）

A.医院急救设备陈旧　　　　　　　　　　　　　B.护士和家属交流受限

C.家属对结果无法接受　　　　　　　　　　　　D.医护人员技术水平欠佳

E.家属缺乏对护士的信任

二、抢救室的管理与抢救设备

急诊室和病区均应设抢救室，<u>急诊室应设有单独抢救室</u>，病区抢救室应设在靠近护士办公室的单独房间内。要求有专人负责，环境宽敞、整洁、安静、光线充足。一切急救药品、器械等应保持齐全，<u>严格执行"五定"制度，完好率达到</u>100%。

三、吸氧法

（一）氧气筒和氧气表的装置

1.减压器　可将来自氧气筒内的压力降低至0.2~0.3MPa。

2.装表法

（1）吹尘：将总开关逆时针旋转打开，使小量氧气从气门冲出，随即迅速顺时针旋转关好总开关，<u>以达到清洁该处的目的</u>，防止飞尘吹入氧气表内。

（2）装表，将氧气表与氧气筒的气门衔接并旋紧，使氧气表直立。

（3）将湿化瓶接好。

（4）检查：先打开总开关，再打开流量开关，检查氧气流出是否通畅，各连接部位有无漏气。

（二）吸氧法

1.单侧鼻导管法的操作方法

（1）将鼻导管与流量表的橡胶管连接，调节适宜氧流量。

（2）测定好长度，<u>长度约为鼻尖至耳垂的2/3</u>。

（3）<u>停用氧气时，先拔出鼻导管，再关闭总开关</u>，放完余氧，最后关闭流量开关。

2.<u>鼻塞法</u>　适用于长期吸氧的病人。

3.<u>面罩法</u>　将氧气导管接于面罩上，<u>调节流量为6~8L/min</u>，将面罩紧贴病人口鼻部，用松紧带固定，<u>适用于张口呼吸及病情较重的病人。</u>

4.<u>漏斗法</u>　适用于<u>婴幼儿或气管切开术后的病人。</u>

5.<u>氧气枕法</u>　适用于家庭氧疗、抢救危重病人或转移病人途中。

考题6　患儿，男，3岁，因高热后惊厥急送医院急诊科。患儿从急诊科去病房的过程中，最佳的吸氧方式是（　）

A.鼻导管　　　　　B.面罩　　　　　C.头罩　　　　　D.鼻塞　　　　　E.氧气枕

考题7　患儿，男，1岁。因细菌性肺炎入院。目前患儿烦躁不安、呼吸困难。医嘱：吸氧。适宜该患儿的吸氧方式为（　）

A.单侧鼻导管　　　B.面罩法　　　　　C.鼻塞法　　　　　D.漏斗法　　　　　E.头罩法

考题8　新生儿，因呼吸窘迫行面罩吸氧。实习护士进行操作时，氧气面罩放置如图所示。责任护士对面罩使用情况的正确的评估是（　）

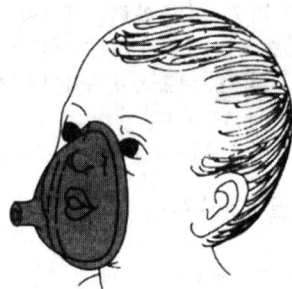

A.面罩放置完全正确

B.面罩太大，因为它盖住了新生儿的眼睛

C.面罩太小，因为它堵住了新生儿的鼻子

D.不正确，应该用鼻导管吸氧

E.不正确，应该用鼻塞法吸氧

（三）注意事项

1.严格遵守操作规程，做好"四防"，即防震、防火、防热、防油。①在搬运氧气筒时，避免倾倒，勿撞击，以防爆炸；②氧气筒应放在阴凉处，距明火至少5m，暖气1m。

2.使用氧气时，应先调节流量再插管应用；停用氧时，应先拔出导管，再关氧气开关；中途改变流量时，应先将氧气管与吸氧管分开，调节好氧流量后再接上。

3.氧气筒内氧气不可用尽，以防飞尘进入，再次充气时发生爆炸。

4.持续鼻导管给氧的病人，鼻导管应每日更换2次以上，双侧鼻孔交替插管；鼻塞给氧应每日更换。面罩给氧应4~8小时更换一次。

5.对已用空和未用的氧气筒，应分别悬挂"满"或"空"的标志，以方便及时调换氧气筒。

考题9　患者男，56岁，因肺心病需要吸氧，错误的操作是（　）

A.插管前用湿棉签清洁鼻腔　　　　　　　　　　　B.插管前检查导管是否通畅

C.先调节好流量再插管　　　　　　　　　　　　　D.给氧期间不可随意调节氧流量

E.停用氧气时先关流量开关

（四）氧气吸入的浓度及公式换算法

1.对缺氧和二氧化碳潴留同时并存者，应给予低流量、低浓度持续吸氧。

2.如氧浓度低于25%，则和空气中含氧量（占20.93%）相似，无治疗价值。

3.如氧气浓度高于60%，持续时间超过24小时，则会发生氧中毒，病人表现为恶心、不安、面色苍白、干咳、胸痛、进行性呼吸困难等。

考题10 患者男，50岁。以外伤入院治疗，在用氧过程中，家属私自将鼻导管氧流量调至10L/min，15分钟后患者继之出现烦躁不安、面色苍白、进行性呼吸困难等表现。该患者最可能出现了（　　）

A.肺水肿　　　　　B.肺不张　　　　　C.肺气肿　　　　　D.氧中毒　　　　　E.心力衰竭

4.对缺氧和二氧化碳潴留同时并存者，应给予低流量、低浓度持续吸氧。原因：慢性病人因长期二氧化碳分压高，其呼吸主要依靠缺氧刺激颈动脉和主动脉化学感受器，上传至呼吸中枢，反射性地引起呼吸兴奋；如给予高浓度吸氧，则缺氧反射性刺激呼吸的作用从而导致呼吸抑制，使二氧化碳潴留更严重，发生二氧化碳麻醉，甚至呼吸停止。

考题11 患者男，58岁。因肺心病并发Ⅱ型呼吸衰竭，遵医嘱给予吸氧。患者为快速缓解症状，自行调大氧流量，30分钟后大量出汗，烦躁不安，肌肉震颤，间歇抽搐。考虑该患者最可能并发了（　　）

A.氧中毒　　　　　B.肺性脑病　　　　　C.低钙血症　　　　　D.低镁血症　　　　　E.低钾血症

3.氧浓度和氧流量的换算法　吸氧浓度（　%）=21+4×氧流量（L/min）

考题12 吸氧时流量为3L/min，其氧浓度为（　　）

A.29%　　　　　B.33%　　　　　C.37%　　　　　D.41%　　　　　E.45%

四、吸痰法

（一）操作方法（重要步骤）

1.连接并检查吸引器各部件性能，接通电源，调节负压。一般成人吸痰负压为40.0~53.3kPa，小儿应小于40kPa。

2.用生理盐水试吸，以检查负压大小、吸痰管是否通畅。

3.护士一手反折吸痰管末端，另一手用止血钳夹住其前端，插入吸痰管，至口咽部吸痰，先吸净口腔咽喉的分泌物后，再吸气管内分泌物。（亲：如有气管切开或气管插管，应先吸气管再吸口腔哦）。

4.吸痰时动作应轻柔，左右旋转，向上提拉，吸净痰液；每次吸痰时间应小于15秒，以防缺氧。

5.吸痰导管退出后，应用生理盐水抽吸冲洗，以免被分泌物堵塞。

（二）注意事项

1.密切观察病情，如发现病人排痰不畅或喉头有痰鸣音，应及时吸痰。

2.为昏迷病人吸痰，先将口启开，再进行吸引；如为气管插管或气管切开病人，需经气管插管或套管内吸痰；如经口腔吸痰有困难，可由鼻腔吸引。

3.吸痰管的选择应粗细适宜，不可过粗，特别是为小儿吸痰。

4.吸痰前后，应增加氧气吸入，且每次吸痰时间应小于15秒，以免造成缺氧。

5.吸痰所用物品应每日更换1~2次，吸痰导管应每次更换。

6.严格执行无菌操作，吸痰所用物品应每天更换1~2次，吸痰导管应每次更换，并做好口腔护理。

7.如病人痰液黏稠，可协助病人变换体位，配合叩击、雾化吸入等方法，通过震动、稀释痰液，使之易于吸出。（亲，病人痰液黏稠时，千万不可增大负压哦，以免引起气道黏膜的损伤）。

考题13 护士为使用呼吸机的患者吸痰，发现痰液黏稠不易吸出，错误的处理措施是（　　）

A.扣拍胸背部　　　　　B.增加负压吸引力　　　　　C.滴入吸痰药物
D.滴入生理盐水　　　　　E.雾化吸入

五、洗胃法

（一）目的

1.解毒　清除胃内毒物或刺激物，以避免毒物吸收。6小时内洗胃效果最好。

2.减轻胃黏膜水肿。幽门梗阻的病人，通过洗胃，可将胃内滞留食物洗出，以减少对胃黏膜的刺激，从而减轻胃黏膜水肿及炎症。

好礼相送　　　　　　　考试复习多个"6"

1.日光照射消毒时需在太阳下暴晒6小时；

2.洗胃在6小时内进行最有效；

3.断肢再植应力争在6小时内进行；

4.腰麻后去枕平卧6~8小时；

5.清创缝合应争取在6~8小时内进行；

6.产褥期为6周，产后6周可恢复性生活。

7.抢救时未来得及书写的病历应在抢救结束6小时内据实补记，并注明。

（二）方法

1.口服催吐法　指病人口服洗胃溶液，再自动呕出的方法。适用于清醒、能主动配合的病人。

2.电动吸引器洗胃法　适用于抢救急性中毒。

（1）备齐用物携至病人床旁，核对病人。

（2）接通电源，调节负压，保持在13.3kPa左右，压力不宜过大。

（3）连接灌洗管。

（4）协助病人取合适体位，铺好橡胶单及治疗巾，取出活动义齿，放好弯盘、污水桶，测量插管长度，润滑胃管前段，插入胃管，由口腔插入55~60cm，证实胃管在胃内后，用胶布固定。

（5）先开动吸引器，将胃内容物吸出，必要时留标本送检。

（6）待吸尽胃内容物后，关闭吸引器，将储液瓶上的引流管夹闭，开放输液管，使溶液流入胃内，大约进液300～500ml时，夹住输液管，开放引流管，开动吸引器，吸出灌洗的液体。如此反复进行，直到吸出的液体澄清无味为止。

3.自动洗胃机洗胃法 先按"手吸"键，吸出胃内容物，必要时留取标本送检。再按"自动"键，开始对胃进行自动冲洗。待吸出的液体澄清无味后，按"停机"键，机器停止工作。

（三）注意事项

1.急性中毒的病人，应先迅速采用口服催吐法。

2.当中毒物质不明时，应先抽出胃内容物送检，以明确毒物性质；洗胃溶液可先选用温开水或0.9%氯化钠溶液。

3.若病人误服强酸或强碱等腐蚀性药物，则禁忌洗胃，以免导致胃穿孔。可遵医嘱给予药物解毒或物理性对抗剂，如豆浆、牛奶、米汤、蛋清水（用生鸡蛋清调水至200ml）等。

4.肝硬化伴食管胃底静脉曲张、近期曾有上消化道出血、胃穿孔的病人，禁忌洗胃；食管阻塞、消化性溃疡、胃癌等病人不宜洗胃；昏迷病人洗胃应谨慎，可采用去枕平卧位，头偏向一侧，以防窒息。

5.在洗胃过程中，应密切观察病人病情、洗出液的变化。

6.洗胃液每次灌入量以300～500ml为宜，不能超过500ml，并保持灌入量与抽出量的平衡。

7.为幽门梗阻病人洗胃，宜在饭后4~6小时或空腹时进行。

考题14 患儿，女，10岁。约半小时前误服农药，被急送入院，现意识清醒，能准确回答问题。护士首选的处理方法是（ ）

A.口服催吐　　　　　　　　B.助洗器洗胃　　　　　　　　C.漏斗胃管洗胃

D.电动吸引器洗胃　　　　　　E.自动洗胃机洗胃

8.各种药物中毒的灌洗溶液（解毒剂）和禁忌药物见表1-15-1。

表1-15-1 各种药物中毒的灌洗溶液（解毒剂）和禁忌药物

中毒药物	灌洗溶液	禁忌药物
酸性物	镁乳、蛋清水、牛奶	强酸药物
碱性物	5%醋酸、白醋、蛋清水、牛奶	强碱药物
氰化物	口服3%过氧化氢溶液后引吐，1：15000～1：20000高锰酸钾洗胃	
敌敌畏	2%～4%碳酸氢钠、1%盐水、1：15000～1：20000高锰酸钾洗胃	
1605、1059、4049（乐果）	2%～4%碳酸氢钠洗胃	高锰酸钾
敌百虫	1%盐水或清水洗胃、1：15000～1：20000高锰酸钾洗胃	碱性药物
DDT、666	温开水或0.9%氯化钠溶液洗胃，50%硫酸镁导泻	油性泻药
巴比妥类（安眠药）	1：15000～1：20000高锰酸钾洗胃，硫酸钠导泻	硫酸镁
异烟肼（雷米封）	1：15000～1：20000高锰酸钾洗胃，硫酸钠导泻	
灭鼠药（磷化锌）	1：15000～1：20000高锰酸钾洗胃、0.1%硫酸铜洗胃，口服0.5%～1%硫酸铜溶液，每次10ml，每5～10分钟一次，用压舌板等刺激舌根引吐	鸡蛋、牛奶、脂肪及其他油类食物

说明：

（1）蛋清水、牛奶：可黏附于黏膜或创面上起保护性作用。

（2）高锰酸钾：为氧化剂，能将化学性毒物氧化，改变其性能，从而减轻或去除其毒性；但1605、1059、4049（乐果）等禁用高锰酸钾洗胃，因其可氧化成毒性更强的物质。

（3）敌百虫中毒：禁用碱性药物洗胃，因敌百虫遇碱性药物可分解出毒性更强的敌敌畏。

（4）巴比妥类药物中毒：采用硫酸钠导泻，是因为硫酸钠可在肠道内形成高渗透压，从而阻止肠道水分和残留巴比妥类药物的继续吸收，促使其尽早排出体外；且硫酸钠对心血管和神经系统没有抑制作用，不会加重巴比妥类药物的中毒症状。

（5）磷化锌中毒：口服硫酸铜催吐，可使其转化为无毒的磷化铜沉淀，而阻止其吸收，并促进其排出体外。但是，磷化锌易溶于油类，应忌用鸡蛋、牛奶、油类等脂肪类食物，以免加速磷的溶解，促进其吸收，加重中毒症状。

考题15 为敌百虫中毒患者进行洗胃时，禁用的洗胃液是（ ）

A.温开水　　　　B.生理盐水　　　　C.蛋清水　　　　D.高锰酸钾液　　　　E.碳酸氢钠溶液

考题16 患者，女，29岁，口服地西泮100片，被家人发现时呼之不应，意识昏迷，急诊来院。错误的护理措施是（ ）

A.立即洗胃　　　　　　　　B.立即催吐　　　　　　　　C.硫酸镁导泻

D.0.9%生理盐水洗胃　　　　E.监测生命体征

◎考题17～18共用题干

患者，女，35岁。因口服乐果自杀被送入急诊室。

考题17 值班护士为该患者洗胃，禁忌选用的洗胃液是（ ）

A.高锰酸钾 　　B.牛奶 　　C.2%～4%碳酸氢钠 　　D.蛋清 　　E.醋酸

考题18 护士为该患者所用洗胃液的温度是（ ）

A.46℃～55℃ 　B.25℃～38℃ 　C.15℃～24℃ 　D.56℃～60℃ 　E.39℃～45℃

考题19 患者，男，60岁。因巴比妥中毒急诊入院，立即给予洗胃，应选择的灌肠溶液是（ ）

A.蛋清水 　　B.牛奶 　　C.高锰酸钾 　　D.硫酸铜 　　E.硫酸镁

六、人工呼吸器使用法

（一）简易呼吸器

一次速率为16～20次/分，每次挤压能进入约500ml气体。

（二）人工呼吸机主要参数的调节

表1-15-2　呼吸机主要参数的调节

项目	数值
呼吸频率（R）	10～16次/分
每分通气量（VE）	8～10L/min
潮气量（Vr）	10～15ml/kg
吸/呼时间比（I/E）	1/（1.5～3.0）
呼气压力（EPAP）	0.147～1.96kPa（一般<2.94kPa）
呼气末正压（PEEP）	0.49～0.98kPa
供氧浓度	30%～40%（一般<60%）

（三）通气量是否合适的表现

在使用呼吸机时，护士应了解通气量是否合适。①通气量合适：吸气时能看到**胸廓起伏**，肺部呼吸音清晰，生命体征较平稳；②**通气量不足**：因二氧化碳潴留，病人皮肤潮红、多汗、烦躁、血压升高、脉搏加快、表浅静脉充盈消失；③**通气过度**：病人出现昏迷、抽搐等碱中毒的症状。

考题20 患者男性，63岁。因呼吸衰竭入院，应用辅助呼吸和呼吸兴奋剂过程中，出现恶心、呕吐、烦躁、面颊潮红、肌肉颤动等现象。考虑为（ ）

A.肺性脑病先兆 　　B.呼吸兴奋剂过量 　　C.痰液堵塞

D.通气量不足 　　E.呼吸性碱中毒

考题21 患者女，68岁。因呼吸衰竭行呼吸机辅助呼吸。提示患者出现了过度通气的体征是（ ）

A.烦躁不安 　　B.抽搐、昏迷 　　C.皮肤潮红、多汗

D.表浅静脉充盈消失 　　E.血压升高、脉搏加快

考题22 ARDS病人在使用人工呼吸机时，若通气过度可出现（ ）

A.皮肤潮红、出汗 　B.表浅静脉充盈消失 　C.呼吸浅快 　D.呼吸性酸中毒 　E.呼吸性碱中毒

考题答案

序号	1	2	3	4	5	6	7	8	9	10	11	12	13	14	15	16	17	18	19	20	21	22
答案	B	D	E	B	C	E	E	B	E	D	A	A	B	A	E	B	A	B	C	B	B	E

第十六节　临终病人的护理

考情分析

本节内容较为重要，历年考试均有涉及，每年约考查2～4题。重点考查了脑死亡的判断标准、临终病人最后消失的感知觉、临终病人的心理反应（五期及各期表现）、尸体护理时的时间和体位等。

考点预测

一、概述

（一）死亡的概念

1.传统判断死亡的标准是　呼吸、心跳停止。

2.目前医学界判断死亡的标准是 **脑死亡**。

3.**脑死亡的判断标准** ①不可逆的深度昏迷；②自发呼吸停止；③脑干反射消失；④脑电波消失。

考题1 目前医学界主张判断死亡的诊断标准是（ ）

A.瞳孔散大固定　　B.各种反射消失　　C.呼吸停止　　D.心跳停止　　E.脑死亡

（二）死亡过程的分期

1.**濒死期** 又称临终状态，**是生命活动的最后阶段**。此期若得到及时、有效的治疗及抢救，生命仍可复苏。

2.**临床死亡期** 又称躯体死亡期。临床表现为**心跳、呼吸停止**，各种反射消失，瞳孔散大，但各种组织细胞仍有短暂而微弱的代谢活动。此期持续时间一般为5～6分钟。

3.**生物学死亡期** 是**死亡过程的最后阶段**。此期整个机体已不可能复活。

> 锦囊妙记：濒死期为要死还没死，病人的生命体征微弱，但仍存在；临床死亡期出现心跳、呼吸停止；生物学死亡期则出现脑细胞的死亡，生命无法复活。

考题2 患者女，68岁，因脑出血急诊入院。目前患者各种反射消失，瞳孔散大，心跳停止，呼吸停止，脑电波平坦。目前患者处于（ ）

A.生物学死亡期　　B.深昏迷期　　C.濒死期　　D.临床死亡期　　E.临终状态

二、临终病人的护理

（一）临终病人的躯体状况和心理反应

1.临终病人最后消失的感知觉是 **听觉**。

考题3 临终病人最后丧失的感觉是（ ）

A.视觉　　B.嗅觉　　C.味觉　　D.听觉　　E.触觉

2.**临终病人的心理反应** 临终病人的心理反应过程分为**否认期、愤怒期、协议期、忧郁期与接受期**五个阶段。

（1）**否认期**：当病人得知自己病重即将面临死亡时，常常没有思想准备，**其心理反应为"不，不可能，不会是我！一定是搞错了！这不是真的！"** 以此来极力否认，拒绝接受事实。

（2）**愤怒期**：当否认无法持续，病人又不理解时，通常会**生气、愤怒、怨恨、嫉妒**，产生"这不公平，为什么是我！"的心理反应。内心的不平衡，使病人**常常迁怒于周围的人，向医护人员、家属、朋友等发泄愤怒**。

（3）**协议期**：当病人愤怒的心理消失后，开始承认和接受临终的事实。病人希望尽可能延长生命，以完成未尽心愿，并期望奇迹出现，常常表示"如果能让我好起来，我一定……"。此期**病人变得非常和善、宽容，对病情抱有一线希望，能积极配合治疗**。

（4）**忧郁期**：病情进一步恶化，使病人认识到协商无法阻止死亡的来临，表现为**情绪低落、消沉、退缩、悲伤、沉默、哭泣**等，甚至有轻生的念头。

（5）**接受期**：是临终的最后阶段，此时，病人对死亡已有所准备，一切未完事宜均已处理好，因而变得平静、安详。

> **好礼相送**　　　　　　**书本知识生活化**
>
> 　　临终患者的心路历程与学生遭受挫折（如考试不及格）时的心理反应是一样的。考生在复习时可将书本知识生活化。下面是学生得知考试不及格后与老师的对话：学生："不可能，我不可能不及格，您改错了吧。"（否认期）
>
> 　　老师："你自己看试卷吧。"学生："没有改错，但是这太不公平了，我复习了一个星期还没考过，我们寝室的××复习一个晚上居然考过了。"（愤怒）
>
> 　　老师："你平时每次都来上课了吗？你应该从自己身上找原因。"
>
> 　　学生："老师，能不能帮我改了？不及格就拿不到奖学金。"（协议期）
>
> 　　老师："不可能，做老师要有原则。"
>
> 　　学生：（开始哭泣）"我不知道怎么去面对父母。"（忧郁期）
>
> 　　老师："不要太悲伤了，没考过，下次还可以再来，只要你好好学习，一定会考过的。"
>
> 　　学生："那好吧，我下学年会坚持上课，争取考过。"（接受期）

考题4 临终患者通常最早出现的心理反应期是（ ）

A.协议期　　B.愤怒期　　C.否认期　　D.接受期　　E.忧郁期

考题5 一位临终患者向护士叙述："我得病不怪别人，拜托你们尽力治疗，有什么新疗法，可以在我身上先试验。奇迹总是有的啊。"该患者处在心理反应的（ ）

A.否认期　　B.愤怒期　　C.协议期　　D.犹豫期　　E.接受期

考题6 患者男，65岁，因尿血来诊，诊断为肾癌。在得知自己的病情后，患者拒绝治疗，继而赴多家医院反复就诊、咨询。其心理状况处于（ ）

A.愤怒期　　B.抑郁期　　C.震惊否认期　　D.协议期　　E.接受期

◎考题7~8共用题干

考题7 患者男，45岁。当天上午被诊断为肝癌。在与患者沟通中，患者的哪项表述提示其处于震惊否认期（ ）

A."我身体那么好，得肝癌是因为酒喝得太多吗？"

B."你看我能吃能睡，癌症病人有这样的吗？再查查吧！"

C."我的孩子还没毕业，我这一病怎么办啊？"

D."能帮我打听一下哪里治肝癌的效果特别好吗？"

E."你们去忙吧，别管我了。"

考题8 患者病情日趋恶化，患者深感悲伤，要求见一些亲朋好友，并急于交代后事。目前该患者的心理反应属于（ ）

A.接受期   B.协议期   C.抑郁期   D.否认期   E.愤怒期

考题9 患者男，52岁。因胃部不适来院就诊，经检测确诊为胃癌。患者获悉病情后，神情呆滞，多次要求家人带到其他医院检查确认，此时患者所处的心理反应阶段是（ ）

A.否认期   B.愤怒期   C.协议期   D.抑郁期   E.接受期

考题10 患者男，58岁，吞咽困难1月余。经检查后确诊为食管癌并肝转移。患者哭泣、烦躁。目前该患者的心理反应是（ ）

A.否认   B.愤怒期   C.协议期   D.抑郁期   E.接收期

（二）临终病人的护理措施

1.躯体支持性护理

2.心理护理

（1）否认期的护理：护士应以真诚的态度，保持与病人的坦诚沟通。既要维护病人的知情权，也不要轻易揭穿其防卫机制，使病人逐步适应。同时坦诚、温和地回答病人的询问，倾听其诉说，维持病人适当的希望。

（2）愤怒期的护理：允许病人发怒、抱怨，给病人机会以宣泄心中的忧虑和恐惧；并认真倾听病人的心理感受。

（3）协议期的护理：护士应主动关心病人，尽量满足其要求，指导病人更好地配合治疗，以控制症状，减轻病人的痛苦。

（4）忧郁期的护理：护士应经常陪伴病人，更多地给予同情和照顾，允许病人表达其悲哀的情绪。精神上给予病人支持，尽量满足病人的合理要求，可以安排亲朋好友会面，让家属陪伴在身旁等。

（5）接受期的护理：护士应尊重病人，不强迫与其交谈，减少外界干扰，给病人提供一个安静、舒适的环境。

考题11 患者男，48岁，确认为支气管肺癌后，患者表现为沉默、食欲下降、夜间入睡困难、易怒。护理工作中最应重视的问题是（ ）

A.继续加强与患者的沟通交流   B.鼓励患者自我表达，宣泄情绪

C.可利用治疗效果好的病人现身说法，正面宣教   D.防自杀、防伤人、防出走

E.家属加强支持与安慰

考题12 患者男，66岁，小学文化，刚刚知晓自己被诊断为原发性支气管肺癌，询问护士："我是不是活不了多久了"针对该患者的心理护理，错误的是（ ）

A.安慰患者，保持积极情绪   B.讲解有关疾病知识及治疗措施

C.安排家庭成员和朋友定期看望患者   D.指导患者立遗嘱安排后事

E.耐心倾听患者的诉说

三、尸体护理

（一）尸体护理的时间

确认病人死亡后，由医生开具死亡诊断书，护士应尽快进行尸体护理。

（二）目的

1.保持尸体整洁，姿势良好，使易于辨认。

2.给家属以安慰，使减轻哀痛。

（三）操作步骤

1.护士洗手，戴口罩，填写3张尸体识别卡。

2.备齐用物，携至床旁。

3.劝慰家属暂时离开病房，家属不在应尽快通知。

4.撤去一切治疗用物，以便于进行尸体护理。

5.将床放平，尸体仰卧，头下垫一枕头，以防面部淤血变色。

6.洗脸，闭合口、眼。

7.用棉花将口、鼻、耳、阴道、肛门等孔道塞住，以防体液外溢，注意棉花不要外露。

8.脱去衣裤，擦洗上肢、胸腹部、背部、臀部及下肢；有伤口要更换敷料，有引流管应拔出；如有胶布痕迹用松节油擦净。

9.将衣裤穿上，梳理头发，撤去大单，将第一张尸体识别卡系于腕部。

10.将尸体移放于平车的尸单上，用尸单包裹尸体。**第二张尸体识别卡系于尸体腰间的尸单或尸袍上。**送至太平间。

11.到太平间，将尸体置于停尸屉内，并将**第三张尸体识别卡系在停尸屉外。**

12.填写死亡通知单，按出院病人护理进行床单位、用物的消毒及文件的处理，体温单上填写死亡时间，并按出院手续办理结账。

13.清点遗物交给家属。**如家属不在，应由两人共同清点，并列出清单，交护士长保存。**

考题13 尸体护理时头部垫枕头的主要目的是（ ）

A.安慰家属 　　　　　　　　 B.保持舒适 　　　　　　　　 C.防止面部淤血变色

D.保持姿势 　　　　　　　　 E.便于辨认

◎ 考题14～15题共用题干

患者男，27岁。车祸伤及内脏出现循环衰竭症状，经抢救无效死亡。

考题14 护士进行尸体护理措施的前提是（ ）

A.患者的心跳呼吸停止后 　　　 B.患者的意识丧失之后 　　　 C.抢救工作效果不显著时

D.在家属的请求之后 　　　　　 E.医生做出"死亡"诊断之后

考题15 尸体护理时，为了防止面部淤血变色，易于辨认。护士应采取的护理措施是（ ）

A.洗脸，闭合眼睑 　　　　　　　　　　　　 B.头下垫枕头

C.擦洗身体，堵塞身体孔道 　　　　　　　　 D.第一张尸体识别卡系于右手腕部

E.第二张尸体识别卡别在尸单外面的腹部

考题答案

序号	1	2	3	4	5	6	7	8	9	10	11	12	13	14	15
答案	E	D	D	C	C	C	B	A	A	D	B	D	C	E	B

第十七节　医疗和护理文件的书写

考情分析

本节内容一般重要，历年考试多有涉及，每年约考查1～2题。重点考查了观察后排便次数的书写、体温单底栏书写的内容，医嘱的分类，执行医嘱的注意事项，病室交班报告的书写顺序等。

考点预测

一、护理文件的书写

（一）体温单

1.体温曲线的绘制

（1）物理或药物降温后30分钟所测温度，绘制在降温前体温的相应纵格内，以红"○"表示，并用红色虚线与降温前的体温相连，下一次体温应与降温前体温以蓝线相连。

考题1 护士在体温单上绘制肛温的符号为

A.⊙（蓝色） 　　 B.○（蓝色） 　　 C.●（红色） 　　 D.×（蓝色） 　　 E.●（蓝色）

（2）当体温<35℃时，则用蓝笔在35℃线上画蓝"●"，并在蓝点处向下画"↓"，长度不超过两个小格。

2.脉搏曲线的绘制

（1）当体温与脉搏重叠时，先绘制体温符号，再用红笔在体温外面画红圈表示脉搏。

（2）若有脉搏短绌，需同时绘制心率和脉率，并于心率和脉率曲线之间以红笔画直线涂满。

3.底栏填写

（1）**大便次数**：每24小时填写前一日的大便次数。如未解大便记"0"；**灌肠后的大便次数用"E"以分数形式表示，如灌肠后大便3次，记为3/E；若两次灌肠后排便3次，记为3/2E；自行排便1次，灌肠后排便2次，记为1 2/E；灌肠后未排便记为0/E；大便失禁记为"*"。**

考题2 某患者自行排便1次，灌肠后又排便2次，在体温单上正确的记录是（ ）

A.$3\frac{2}{E}$ 　　 B.$\frac{1}{2E}$ 　　 C.$\frac{2}{E}$ 　　 D.$\frac{1}{E}$ 　　 E.$1\frac{2}{E}$

（2）**出入液量**：记录前一日24小时的出入液体量，单位为"ml"。

（3）**尿量**：单位为"ml"，记录前一日24小时的总尿量。

（4）**血压**：单位为"mmHg"记录方式：收缩压/舒张压。

（5）**体重**：单位为"kg"，新入院病人应测量体重并记录，住院期间每周至少记录一次。如因病情不能测量体重，可记为"卧床"。

考题3 体温单底栏的填写内容是（ ）

A.体温 　　 B.脉搏 　　 C.呼吸 　　 D.住院天数 　　 E.胃液引流量

（二）医嘱单

1.长期医嘱　医嘱自开写之日起，<u>有效时间在24小时以上</u>，当医生注明停止时间后失效。

考题4　属于长期医嘱的是（　　）

A.地塞米松 5mg iv qd　　　　　　B.奎尼丁 0.2g po q2h×5　　　　　C.B超

D.安定 5mg po sos　　　　　　　　E.呋塞米 5mg im st

2.临时医嘱　<u>有效时间在24小时以内，一般只执行一次</u>，并应在短时间内执行。

3.备用医嘱

（1）<u>长期备用医嘱（prn）</u>：有效时间在24小时以上，需要时使用，医生注明停止时间方为失效，并需注明间隔时间。

（2）<u>临时备用医嘱（sos）</u>：仅在医生开写时起12小时内有效，必要时使用，过期尚未执行则失效。

考题5　"地西泮5mg po sos"属于（　　）

A.长期医嘱　　　　　　　　　　　B.长期备用医嘱　　　　　　　　C.临时医嘱

D.临时备用医嘱　　　　　　　　　E.短期医嘱

考题6　患者女，34岁。今早主诉昨晚夜间多梦易醒，下午医生开出医嘱：地西泮5mg，po，sos。当晚患者睡眠良好，该项医嘱未执行。值班护士应在次日上午，在该项医嘱栏内（　　）

A.用红笔写上"失效"　　　　　　　B.用蓝笔写上"失效"　　　　　　C.用红笔写上"未用"

D.用蓝笔写上"未用"　　　　　　　E.用红笔写上"作废"

4.注意事项

（1）所有医嘱必须有医生签名方为有效，一般情况下不执行口头医嘱，<u>在手术过程中或抢救时，医生提出口头医嘱，护士必须复诵一遍，双方确认无误后方可执行</u>，抢救结束后，须由医生及时补写医嘱。（亲：抢救结束后6小时内要补记哦）。

考题7　护士可以执行医生口头医嘱的情况是医生在（　　）

A.抢救病人时　B.手术过程中　　C.电话告知时　　　D.外出会诊时　　　E.换药期间

考题8　护士在执行医嘱时不能（　　）

A.根据需要自行调整医嘱　　　　　　　　　　B.严格遵守医嘱执行制度

C.有疑问时重新核对医嘱　　　　　　　　　　D.患者有不良反应时复核医嘱

E.抢救时执行医生的口头医嘱

（2）护士严格执行医嘱，<u>如有疑问，应核对清楚，无误后方可执行</u>。

（3）严格执行查对制度。

（4）对需下一班执行的临时医嘱，应进行交接班，并在交班记录本上注明。

考题9　医生为某患者开具医嘱青霉素肌注，护士在核对遗嘱时，注意到患者无青霉素用药史记录，医生也未开具青霉素皮试医嘱。此时，护士应首先（　　）

A.向护士长报告　　　　　　　　　B.拒绝转抄医嘱　　　　　　　　C.执行医嘱

D.为患者行青霉素皮试　　　　　　E.向医师提出加开皮试医嘱

考题10　在护理实践中，护士有权拒绝执行医嘱的情形是（　　）

A.护理程序太繁琐　　　　　　　　　　　　　B.医嘱中需要监测的生理指标太多

C.需要额外的劳动和付出　　　　　　　　　　D.医嘱有错误

E.费用太昂贵

（四）病室报告

1.书写顺序

（1）填写眉栏各项用蓝墨水笔填写。

（2）书写交班报告的顺序<u>按出院、转出、死亡、新入院、转入、手术、分娩、病危、病重等顺序逐项书写</u>。

2.交班内容

（1）病人出院、转出、死亡、新入院、转入、手术、分娩等，应写明床号、姓名、诊断和时间。

（2）病危、病重等病人，应交代人数、床号、姓名。

考题11　书写病室交班报告应先书写（　　）

A.危重病人　　　B.转入病人　　　C.手术病人　　　D.出院病人　　　E.新入院病人

考题12　在下列患者中，护士在书写交班报告时首先应写（　　）

A.4床，患者甲，上午十时转呼吸科　　　　　　B.18床，患者乙，上午9时入院

C.21床，患者丙，上午8时手术　　　　　　　　D.25床，患者丁，下午行胸腔穿刺术

E.41床，患者戊，医嘱特级护理

考题答案

序号	1	2	3	4	5	6	7	8	9	10	11	12			
答案	B	E	E	A	D	C	A	A	E	D	D	A			

第十八节 水、电解质、酸碱平衡失调病人的护理

考情分析

本节为2016年全国护士执业资格考试大纲新增内容，主要考察了高钾血症的处理、低钾血症心电图的表现、碱中毒的病因等内容。

考点预测

一、概述

1.体液组成及分布

体液广泛分布于组织细胞内外，由水、电解质、低分子有机化合物和蛋白质等组成。人体体液总量因性别、年龄和胖瘦而异，**成年男性体液量约占体重的60%，**女性约占体重50%；小儿体液占体重比例较高，**婴幼儿可高达70%～80%**。

体液分为细胞内液和细胞外液。**细胞外液约占体重的20%**，分为血浆和组织间液，其中**血浆约占体重的5%**、**组织间液约占体重的15%**。细胞内液大部分分布于骨骼肌内，其中**男性占体重的40%，女性约占体重的35%**。

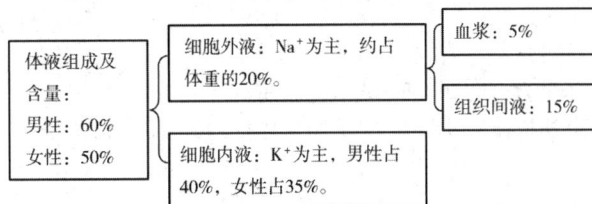

图1-18-1 体液组成及分布

2.体液平衡及调节

（1）水平衡

人体内环境的稳定依赖于体内水分的恒定，正常人每日水入量和出量处于动态平衡，见表1-18-1。

表1-18-1 正常人每日水分摄入量和排出量的平衡

摄入量（ml）		排出量（ml）	
饮水量	1600	尿	1500
食物含水	700	皮肤蒸发	500
代谢氧化生成水	200	呼吸蒸发	300
		粪便	200
合计	2500	合计	2500

（2）电解质平衡 维持体液电解质平衡的主要电解质为Na^+和K^+。

①钠的平衡：**钠是细胞外液最重要的阳离子**，其主要功能是维持细胞外液渗透压及神经肌肉的兴奋性。钠主要来自食盐，通过小肠吸收，经尿液或汗液排出。**正常血清钠浓度为135～145mmol/L**。

②钾的平衡：**钾是细胞内主要的阳离子**，其主要生理功能是维持细胞的正常代谢、维持细胞内液的渗透压和酸碱平衡、增加神经肌肉的应激性、抑制心肌收缩。**血清中钾的浓度为3.5～5.5mmol/L**。钾主要来自于含钾的食物，经消化道吸收，80%经肾脏排泄。

（3）酸碱平衡及调节

通常人体液的H^+浓度保持在一定范围内，使动脉血浆pH保持在7.40 ± 0.05。为使血中H^+浓度保持稳定，人体通过体液中的缓冲系统和具有调节作用的脏器（肺和肾）维持酸碱平衡。

1）缓冲系统 血浆中重要的缓冲对有HCO_3^-/H_2CO_3、$HPO_4^{2-}/H_2PO_4^-$和Pr^-/HPr。其中以$\underline{HCO_3^-/H_2CO_3}$最为重要，其比值决定血浆pH，当$HCO_3^-/H_2CO_3$保持为20：1时，血浆pH维持在7.40。

2）脏器调节

①肺：通过调节二氧化碳（CO_2）排出量调节酸碱平衡。在缺氧状态下，颈动脉体和主动脉体的周围化学感受器兴奋，促进肺排出CO_2，从而降低动脉血二氧化碳分压（$PaCO_2$），并调节血浆H_2CO_3的浓度。

②肾：通过改变排出固定酸及保留碱性物质的量来维持血浆的HCO_3^-浓度，使血浆pH不变。肾调节酸碱平衡的机制可概括为：a.通过Na^+-H^+交换而排H^+；b.通过HCO_3^-重吸收而增加碱储备；c.通过产生NH_3并与H^+结合成NH_4^+后排出而排H^+；d.通过尿的酸化过程而排H^+。

二、水和钠代谢紊乱

（一）病因分类及临床表现

1.等渗性缺水 是指水和钠成比例丧失，为最常见的缺水类型。常见病因包括：①消化液急性丧失，如大量呕吐和肠瘘、

肠梗阻等；②体液急性丧失，如急性腹膜炎、大面积烧伤早期等。

2.低渗性缺水 失钠多于失水，血清钠低于135mmol/L。常见原因包括：①胃肠道消化液持续性丢失；②等渗性体液丢失；③长期使用排钠利尿剂。

3.高渗性缺水 失水多于失钠，血清钠高于150mmol/L。常见原因包括：①水分摄入不足，如长期禁食，吞咽困难，昏迷；②水分丧失过多，如大面积烧伤、高热大量出汗、血糖未控制致高渗性利尿等。

4.水中毒 总入水量超过排出量，水中毒较少见。常见原因包括：①肾衰竭排尿能力下降；②机体摄水过多或静脉输液过多；③各种原因引起ADH分泌过多。

（二）临床表现

1.等渗性缺水 病人出现恶心、呕吐、厌食、口唇干燥、眼窝凹陷、皮肤弹性降低和少尿等症状。当短期内体液丧失达体重的5%时，可表现为心率加快、脉搏减弱、血压不稳定或降低、肢端湿冷等休克症状，常伴代谢性酸中毒。

2.低渗性缺水 病人口渴不明显，因缺钠出现疲乏、头晕、软弱无力、恶心呕吐、表情淡漠、腓肠肌痉挛性疼痛较明显。早期尿量正常或略增多。

3.高渗性缺水 取决于缺水程度。一般将高渗性缺水分为3度。①**轻度缺水：缺水量占体重2%~4%**。病人除口渴外，无其他临床症状。②**中度缺水：缺水量占体重4%~6%**。病人极度口渴、烦躁、乏力、口舌干燥、皮肤弹性差、眼窝凹陷、尿少、尿比重增高。③**重度缺水：**缺水量大于体重6%。病人除上述症状外，还可出现脑功能障碍的表现，如躁狂、幻觉、谵妄，甚至昏迷。

4.水中毒

（1）急性水中毒起病急，以脑水肿最为突出，严重者可发生脑疝。

（2）慢性水中毒多被原发病的症状所掩盖，可出现软弱无力、恶心、呕吐等症状。

（三）辅助检查

1.实验室检查 红细胞计数、血红蛋白和血细胞比容不同程度增高；水中毒时均降低。

2.血清电解质检查，**低渗性缺水血清钠<135mmol/L，高渗性缺水血清钠>150mmol/L**。水中毒血钠可降至120mmol/L以下。

3.动脉血气分析 可判别是否同时伴有酸（碱）中毒。

（四）处理原则

尽早去除病因，再作相应处理。

1.等渗性缺水 一般可用**等渗盐水或平衡盐溶液补充血容量**

2.低渗性缺水 轻、中度缺钠病人，一般补充5%葡萄糖盐溶液；**重度缺钠病人静脉滴注适量高渗盐水。**

3.高渗性缺水 应鼓励病人饮水及经静脉补充5%葡萄糖溶液，必要时适量补钠。

4.水中毒 轻者只需限制水摄入，严重者可静脉输注高渗盐水。

（五）护理问题

1.体液不足 与高热、呕吐、腹泻、胃肠减压等导致的大量体液丢失有关。

2.体液过多 与摄入量超过排出量相关。

3.有皮肤完整性受损的危险 与水肿和微循环灌注不足有关。

（六）护理措施

1.维持充足的体液量

（1）去除病因：①停止可导致体液量增加的各种治疗，如应用大量低渗液或清水洗胃、灌肠等；②对易引起ADH分泌过多的高危病人，如疼痛、失血、休克、创伤、大手术或急性肾功能不全者，严格按治疗计划补充液体，切忌过量和过速。

（2）实施液体疗法：补液时须严格遵循定量、定性和定时的原则。

1）定量：包括生理需要量、已丧失量和继续丧失量。

2）定性：根据体液平衡失调的类型，选择补充液体的种类。

3）定时：单位时间内的补液量，取决于体液丧失的量、速度及各器官功能状态，应按先快后慢的原则。

（3）准确记录液体出入量。

（4）疗效观察：护士必须严密观察治疗效果和注意不良反应。

2.纠正体液量过多 水中毒病人应严格控制水的摄入量，**对重症水中毒者遵医嘱给予高渗溶液和利尿剂**；同时注意观察病情的动态变化和尿量。

3.维持皮肤和黏膜的完整性 加强病情观察，做好预防压力性损伤的护理，养成良好的卫生习惯，清洁口腔；严重口腔黏膜炎症者，每2小时进行一次口腔护理，并遵医嘱给予药物治疗。

（七）健康教育

1.建立适当且安全的活动模式 护士应与病人及家属共同制定活动的时间、量及形式，以免长期卧床致失用性肌萎缩。

2.高温环境作业者和出汗较多时，应及时补充水分且宜饮用含盐饮料。

3.有进食困难、呕吐、腹泻和出血等易导致体液失衡者应及早就诊和治疗。

三、钾代谢异常

（一）病因

1.**低钾血症** 是指**血清钾<3.5mmol/L**。主要原因有：

（1）摄入不足，如长期禁食、少食或静脉补充钾盐不足。

（2）体液丧失增加，应用促使排钾的利尿剂等。

（3）**K+向细胞内转移**，如大量输入高渗葡萄糖和胰岛素、**代谢性碱中毒**等。

2.**高钾血症** **血清钾>5.5mmol/L**。常见原因包括：

（1）排钾障碍：多见于肾功能衰竭，是引起高血钾的常见原因。

（2）体内分布异常：缺氧、**酸中毒**。

（3）摄入过多：静脉补钾过量、过快、过浓等。

（二）临床表现

1.低钾血症

（1）**肌无力**：为最早的临床表现，一般先出现四肢肌软弱无力。

（2）消化道功能障碍：有恶心、呕吐、腹胀和肠麻痹等症。

（3）心脏功能异常：表现为心动过速、血压下降、心室颤动和心脏停搏。

（4）代谢性碱中毒和反常性酸性尿。

2.高钾血症 表现为神志淡漠、乏力、四肢软瘫、腹胀和腹泻等；严重者有微循环障碍的表现。

（三）辅助检查

1.**低钾血症**

（1）**实验室检查**：血清钾<3.5mmol/L。

（2）心电图：T波降低、Q-T延长和U波。

考题1 某患者因腹泻、呕吐入院，心电图，ST段水平压低，T波倒置，U波增高。最可能的病因是

A.高钾血症　　　　B.低钾血症　　　　C.高钙血症　　　　D.洋地黄效应　　　　E.洋地黄中毒

2.**高钾血症**

（1）**实验室检查**：**血清钾>5.5mmol/L**。

（2）心电图：T波高而尖和Q-T间期延长、QRS波增宽和P-R间期延长。

（四）治疗原则

1.低钾血症 寻找和去除原因，制定补钾计划。

2.高钾血症 积极治疗原发疾病和改善肾功能外，还应采取如下措施：

（1）立即**停止输注或口服含钾药物**，避免进食含钾量高的食物；

（2）发生**心律不齐**时，可用**10%葡萄糖酸钙加入在等量25%葡萄糖溶液内静脉推注**；

考题2 高钾血症引起心律失常时，静脉注射应首选的药物是（　　）

A.10%硫酸镁溶液

B.5%碳酸氢钠溶液

C.5%氯化钙溶液+等量5%葡萄糖溶液

D.利尿剂

E.5%葡萄糖溶液+胰岛素

（3）促使K+转移入细胞内：①输注高渗碱性溶液：给予5%碳酸氢钠溶液60～100ml静脉注射后再继续静脉滴注100～200ml。
②输注葡萄糖溶液及胰岛素：给予25%葡萄糖溶液100～200ml，以每5g糖加入胰岛素1U静脉滴注，促进K+转移入细胞内。

（4）促使K+排泄：①静脉推注呋塞米40mg；②口服阳离子交换树脂，15g/次，每日4次；③血液透析或腹膜透析。

（五）护理措施

1.加强对血清钾水平动态变化趋势的监测。

2.控制病因或诱因的护理。

3.**低钾血症者补钾应遵循的原则**

（1）尽量口服补钾：常选用10%氯化钾溶液或枸橼酸钾口服。

（2）**禁止静脉推注钾**；

（3）见尿补钾：**一般以尿量超过40ml/h方可补钾**；

（4）总量限制：**补钾量为氯化钾3～6g/d**；

（5）控制补钾浓度：**补液中钾浓度不宜超过0.3%**，即1000ml溶液中最多加入10%氯化钾30ml（相当于氯化钾3g）。

（6）滴速勿快：**补钾速度不宜超过60滴/min**。

锦囊妙记：补钾"五不宜"。不宜过早（见尿补钾）、不宜过浓（<0.3%）、不宜过快（不超过60滴/分）、不宜过量（不超过6g/d）、不宜静推。

考题3 在静脉补钾时，200ml生理盐水中最多可加入10％氯化钾的量是

A.12ml B.10ml C.8ml D.6ml E.3ml

4.对高钾血症病人，输注5％碳酸氢钠或葡萄糖液加胰岛素。

（六）健康教育

1.长时间禁食者、或近期有呕吐、腹泻者，应注意及时补钾，以防发生低钾血症。

2.肾功能减退者和长期使用抑制排钾利尿剂的病人，应限制含钾食物和药物的摄入。

四、酸碱平衡失调

（一）病因

1.代谢性酸中毒 临床上最为常见。主要病因有：

（1）代谢产生的酸性物质过多 任何原因引起的缺氧或组织灌注不足，可使细胞内无氧代谢增加、乳酸增加，产生乳酸性酸中毒，如休克、严重损伤、腹膜炎、高热等。糖尿病或长期不能进食者，体内脂肪分解过多引起酮症酸中毒。

（2）H^+排出减少 肾小管功能障碍或应用肾毒性药物使内生性H^+不能排出体外引起酸中毒。

（3）碱性物质丢失过多 腹泻、肠瘘等造成大量碱性消化液丢失，造成HCO_3^-排出过多。

（4）酸性物质摄入过多 酸性药物输入过多。

2.代谢性碱中毒 主要病因有：

（1）胃液丧失过多 **是外科病人发生代谢性碱中毒最常见的原因**，如长期胃肠减压、严重呕吐等，可丢失大量的H^+、Cl^-所致。

考题4 低钾性碱中毒最可能出现于

A.尿毒症 B.胃手术后 C.大量输血 D.术后少尿 E.严重创伤

（2）碱性物质摄入过多 如长期服用碱性药物。

（3）**低钾血症** 钾缺乏时，细胞内钾向细胞外转移，同时细胞外H^+及Na^+进入细胞内，导致代谢性碱中毒。

（4）利尿剂的使用 使用呋塞米、依他尼酸等利尿剂可抑制近曲肾小管对Na^+和Cl^-的重吸收，但并不影响远曲小管内Na^+和H^+的交换。因此，排出的Cl^-比Na^+多，重吸收的Na^+和HCO_3^-增多，发生低氯性碱中毒。

3.呼吸性酸中毒 凡能引起肺泡通气不足的疾病均可导致呼吸性酸中毒。

4.呼吸性碱中毒 凡引起过度通气的因素均可导致呼吸性碱中毒。

（二）临床表现

1.代谢性酸中毒 轻者可无症状。重症病人可出现疲乏、眩晕、嗜睡、感觉迟钝或烦躁不安，甚至神志不清或昏迷。最突出的表现是**呼吸深而快**，呼出气体有酮味。病人面色潮红、心率加快、血压偏低；可出现对称性肌张力减弱、腱反射减弱或消失。病人易发生心律不齐、急性肾功能不全和休克。

2.代谢性碱中毒 **轻者常无明显表现，有时可有呼吸变浅、变慢**或精神方面的异常，如谵妄、精神错乱或嗜睡等。可有低钾血症和缺水的表现。严重者可出现昏迷。

3.呼吸性酸中毒 病人出现胸闷、气促、发绀、呼吸困难、头痛、躁动不安等，重者可出现血压下降、谵妄、昏迷等，严重脑缺氧可致脑水肿、脑疝，甚至呼吸骤停。

4.呼吸性碱中毒 病人呼吸急促，可有眩晕、手足和口周麻木及针刺感、肌震颤、手足抽搐，常伴心率加快。

（三）辅助检查：动脉血气分析

1.代谢性酸中毒 ①代偿期：血浆pH可正常，但HCO_3^-、剩余碱（BE）和$PaCO_2$有一定程度降低。②失代偿期：血浆pH<7.35，血浆HCO_3^-降低，$PaCO_2$正常。

2.代谢性碱中毒 ①失代偿期：血浆pH和HCO_3^-明显增高，$PaCO_2$正常；②代偿期：血浆pH可在正常范围，但HCO_3^-和BE均有一定程度增高。

3.呼吸性酸中毒 动脉血气分析显示血浆pH降低、$PaCO_2$增高，血浆HCO_3^-正常。

4.呼吸性碱中毒 动脉血气分析显示血浆pH增高、$PaCO_2$和血浆HCO_3^-下降。

（四）治疗原则

1.代谢性酸中毒 积极处理原发病，逐步纠正代谢性酸中毒。轻度代谢性酸中毒病人经消除病因和补液纠正脱水后即可自行纠正，不必用碱剂治疗。血浆HCO_3^-<15mmol/L者在补液的同时需用碱剂治疗。常用碱剂为**5％碳酸氢钠溶液**，首次可补给100～250ml，以后根据测定结果再决定后续治疗方案。过快纠正酸中毒还可引起大量K^+向细胞内转移，引起低钾血症，故应注意观察并补钾。

2.代谢性碱中毒 关键在于解除病因，可应用稀释的盐液溶液或盐酸精氨酸溶液。

3.呼吸性酸中毒 积极治疗原发疾病和改善通气功能。

4.呼吸性碱中毒 在治疗原发疾病的同时对症治疗。

（五）护理措施

1.消除或控制导致酸碱代谢紊乱的危险因素，遵医嘱积极消除或控制原发疾病。

2.遵医嘱用药并加强病情观察。

3.体位：协助病人取适当的体位。

4.保持呼吸道通畅：训练病人深呼吸及有效咳嗽的方法及技巧。

5.改善和促进病人神志的恢复。

6.减少受伤的危险。

考题答案

序号	1	2	3	4											
答案	B	C	D	B											

第二章 循环系统疾病病人的护理

考情分析

本章内容非常重要，每年约考查25题。重点考查了心脏的解剖结构、心包腔内浆液的作用、供应心脏血液的动脉，心功能的分级、心功能不全的病因，左心衰竭和右心衰竭的临床表现，治疗心衰的药物及作用机制，洋地黄中毒的反应及处理，急性左心衰竭的临床表现及处理，心动过缓的定义，心律失常的护理措施，先心病的分类，法洛四联症患儿缺氧的表现和处理，先心病的护理措施，高血压的分级、抗高血压药物的不良反应、高血压急症的处理，高血压患者的运动、饮食、改变体位的注意事项，心绞痛的表现和首选药物，心肌梗死的临床表现、辅助检查和护理措施，瓣膜病的致病菌、二尖瓣面容、二尖瓣狭窄的诊断方法，瓣膜病的并发症，心内膜炎做血培养时的抽血量，急性心包炎的临床表现，下肢静脉曲张的术后护理，血栓闭塞性脉管炎的好发部位，勃格运动的目的，心脏骤停的判断、心肺复苏的步骤，胸外按压的部位、频率、深度，抢救心脏骤停的给药途径等。

考点预测

第一节 循环系统解剖生理

一、心脏

心脏分四个腔室，即左心房、左心室、右心房、右心室。左、右心房之间，左、右心室之间各有肌性的房间隔和室间隔相隔，彼此互不相通。**左心房、室之间有二尖瓣，右心房、室之间有三尖瓣；左心室与主动脉之间有主动脉瓣，右心室与肺动脉之间有肺动脉瓣。**

心脏壁分为3层，由外向内依此为心外膜、肌层、心内膜，心外膜即心包的脏层紧贴于心脏表面，与心包壁层形成**心包腔，腔内含少量浆液起润滑作用。**

考题1 二尖瓣的解剖位置是（ ）

A.左心房与左心室之间　　　　　　B.右心房与右心室之间　　　　　　C.右心室与肺动脉之间

D.左心房与主动脉之间　　　　　　E.左心房与肺静脉之间

考题2 三尖瓣的解剖位置在

A.主动脉和肺动脉之间　　　　　　B.右心房和右心室之间　　　　　　C.左心房和左心室之间

D.右心室与肺动脉之间　　　　　　E.左心室和主动脉之间

考题3 心包腔内含少量浆液，其作用是（ ）

A.增加负压　　　B.润滑心包腔　　　C.防止心包粘连　　　D.促进血液回流　　　E.有利于心脏舒张

冠状动脉是营养心脏的血管，起源于主动脉根部，有左、右两支，围绕在心脏的表面并穿透至心肌内。

考题4 营养心脏自身的血液来自于（ ）

A.肺动脉　　　B.主动脉　　　C.冠状动脉　　　D.颈动脉　　　E.锁骨下动脉

心脏在心脏内传导系统的作用下，进行着有节律的收缩和舒张活动。**心脏传导系统包括窦房结、结间束、房室结、希氏束、左右束支及其分支和普肯耶纤维。**

考题5 下列不属于心脏传导系统的是（ ）

A.窦房结　　　B.房室结　　　C.结间束　　　D.冠状窦　　　E.希氏束

二、血管

循环系统的血管分动脉、静脉、毛细血管。动脉的主要功能是输送血液到组织器官，动脉管壁能在各种血管活性物质的作用下收缩和舒张，改变外周血管的阻力，又称"阻力血管"；静脉的主要功能是汇集从毛细血管来的血液，将血液送回心脏的管道，机体约有60%~70%的血液存在于静脉中，又称"容量血管"；毛细血管位于小动脉与小静脉之间，呈网状分布，是血液与组织液进行物质交换的场所，又称"功能血管"。

考题6 在循环系统中，毛细血管又称为（ ）

A.阻力血管　　　B.功能血管　　　C.容量血管　　　D.直捷通路　　　E.动静脉短路

考题答案

序号	1	2	3	4	5	6							
答案	A	B	B	C	D	B							

第二节 心功能不全病人的护理

一、慢性心力衰竭病人的护理

心功能的分级：

心功能Ⅰ级 **体力活动不受限制**。

心功能Ⅱ级 体力活动**轻度受限制，日常活动可引起气急、心悸**。

心功能Ⅲ级 体力活动**明显受限制，稍事活动即引起气急、心悸，有轻度脏器淤血体征**。

心功能Ⅳ级 体力活动**重度受限制，休息状态下也气急、心悸，有重度脏器淤血体征**。

临床工作中，常用6分钟步行试验（6MWT）来评估心力衰竭患者的心脏功能、治疗效果和预后。主要测量个体用最快的速度步行6分钟所通过的距离长短，如6分钟步行距离在426～550米范围内为轻度心功能不全，150～425米为中度心功能不全，<150米为重度心功能不全。

> 锦囊妙记：考生应能根据病例中提供的信息判断病人心功能的级别。事实上，心功能Ⅰ级（不受限制）、心功能Ⅳ级（完全受限制）是两个极端，不需记忆，考生只需区别心功能Ⅱ级、Ⅲ级。Ⅱ级是日常活动会引起气急、心悸，Ⅲ级是稍微活动会引起气急、心悸。心功能分级可总结为：一不限、二小限、三大限、四全限。

考题1 患者女，50岁，因心力衰竭入院，诊断为心功能Ⅱ级。患者应表现为（ ）

A.不能从事任何体力活动   B.日常活动后出现呼吸困难，休息后缓解

C.轻微活动后出现呼吸困难，休息后不易缓解   D.一般活动不引起疲乏，呼吸困难

E.休息时即有呼吸困难

考题2 患者男，45岁。因"慢性心力衰竭急性发作"入院。患者经治疗病情平稳后，为评估患者的心功能状况，护士为其测定了6分钟步行的距离，结果为500米。据此可判断该患者目前的心功能状况为（ ）

A.极重度心衰   B.重度心衰   C.极轻度心衰   D.中度心衰   E.轻度心衰

（一）病因和诱因

1.病因

（1）心肌损害：如心肌梗死、心肌炎和心肌病。

（2）心脏负荷过重

1）容量负荷（前负荷）过重：见于**二尖瓣、主动脉瓣关闭不全；房间隔缺损、室间隔缺损**、动脉导管未闭。

2）压力负荷（后负荷）过重：见于**高血压、主动脉瓣狭窄、肺动脉高压、肺动脉瓣狭窄**等。

> **好礼相送**   **导致心脏前后负荷增加的疾病**
>
> 前负荷增加是指心脏在收缩之前的血容量比正常情况下多。瓣膜关闭不全导致血液反流，心室血容量增多；室间隔缺损、房间隔缺损致右心腔血容量增多→心脏在下次收缩之前血容量增多→心脏前负荷增加。
>
> 后负荷增加是指心脏在收缩时克服的阻力增大。高血压时血管阻力大，瓣膜狭窄时流出道狭小→心脏射血时阻力大→心脏后负荷增加。

考题3 下列哪种疾病可导致左心室压力负荷增加（ ）

A.房间隔缺损   B.肺动脉高压   C.主动脉瓣狭窄

D.主动脉瓣关闭不全   E.甲状腺功能减退

2.诱发因素 **感染是最常见和最主要的诱因，特别是呼吸道感染**。

（二）临床表现

1.左心衰竭 主要表现为**肺循环淤血**。

（1）呼吸困难：最早出现的是**劳力性呼吸困难**，经休息后缓解。

（2）咳嗽、咳痰、咯血：咳嗽、咳痰早期即可出现，多发生在夜间，痰液特点为白色泡沫样。如发生**急性肺水肿**，则咳大量**粉红色泡沫样痰**。

> 锦囊妙记：左心衰竭的发生机制：肺静脉的血液向左心回流。左心衰竭时→左心腔压力升高→肺静脉血液回流受阻→肺淤血→气体交换障碍，患者出现呼吸困难。

3体征 心率加快、第一心音减弱、心尖区舒张期奔马律，部分病人可出现**交替脉，是左心衰竭的特征性体征**。肺部可闻及湿啰音，急性肺水肿时可出现哮鸣音。

考题4 提示左心衰的临床表现是（ ）

A.奇脉   B.平脉   C.水冲脉   D.脉搏短绌   E.交替脉

考题5 慢性左心功能不全患者最早出现的症状是（　　）

A.劳力性呼吸困难　　　　　　B.心源性哮喘　　　　　　C.水肿

D.咳粉红色泡沫样痰　　　　　E.食欲降低

考题6 患者女，38岁，患风湿性心脏病伴二尖瓣狭窄10年。近1个月常于夜间憋醒，呼吸深快，伴有哮鸣音，端坐后可稍缓解。对夜间易发生喘憋的机制，正确的叙述是（　　）

A.平卧回心血量增加　　　　　B.膈肌抬高/下降　　　　　C.交感神经张力增加

D.小支气管舒张　　　　　　　E.全身小动脉痉挛

2.右心衰竭　主要表现为**体循环静脉淤血**，其症状以食欲缺乏、恶心、呕吐、水肿、腹胀、少尿、肝区胀痛等为特征。（亲：小儿重症肺炎、小儿急性肾小球肾炎、风湿性心瓣膜病、心肌梗死均可并发心力衰竭，其表现如下）。

（1）**水肿**：早期在**身体的下垂部位**和组织疏松部位，出现凹陷性水肿。

（2）**颈静脉怒张和肝颈静脉回流征阳性**：右心衰竭可见颈静脉怒张；压迫病人的腹部或肝脏，可见颈静脉怒张更明显，称为肝颈静脉回流征阳性。

> **锦囊妙记**：除右心衰竭、缩窄性心包炎可引起颈静脉怒张以外，肺癌时，如癌肿压迫上腔静脉也可引起颈静脉怒张。

（3）**肝大和肝压痛**：可出现肝大和压痛。

（4）**发绀**：由于体循环静脉淤血，血流缓慢，血液中还原血红蛋白增多所致。

> **锦囊妙记**：右心衰竭的表现可记为"一水两大及其他"。一水即水肿，两大即颈静脉增大和肝大，其他即发绀。

考题7 右心功能不全主要临床症状出现的病理生理基础是（　　）

A.肺循环淤血　　　　B.体循环淤血　　　　C.心肌损害　　　　D.心室重构　　　　E.血流动力学改变

考题8 右心衰竭的特征性体征是（　　）

A.水肿　　　　　　　　　　　B.肝大和压痛　　　　　　　C.肝静脉反流征阳性

D.肺动脉瓣区第二心音亢进　　E.双肺可闻及哮鸣音

考题9 患者男，66岁。诊断"右心衰竭"，发病以来常有食欲不振、恶心、呕吐、腹痛等症状。其主要原因是（　　）

A.肺循环淤血　　　　　　　　B.胃肠道淤血　　　　　　　C.迷走神经反射增强

D.交感神经反射增强　　　　　E.心理作用

3.全心心衰竭　病人同时有左心衰竭和右心衰竭的表现。但当右心衰竭后，肺淤血的临床表现可减轻。

考题10 左心衰竭患者合并右心衰竭后，可能减轻左心衰竭时的临床表现是（　　）

A.恶心　　　B.喘憋　　　C.肝大　　　D.颈静脉充盈　　　E.下肢水肿

（三）治疗原则

1.治疗病因、消除诱因。

2.减轻心脏负担

（1）**休息**：限制体力活动，避免精神紧张，减轻心脏负荷。

（2）**饮食**：应低钠饮食，同时要少食多餐。水肿明显时应限制水的摄入量。

（3）**吸氧**：给予持续氧气吸入，流量2~4L/min。

（4）**应用利尿剂**：可排出体内潴留的体液，减轻心脏前负荷，改善心功能。临床常用的利尿剂有：1）排钾利尿剂：如氢氯噻嗪、呋塞米、丁脲胺等，作用为阻碍钠、钾、氯化物的重吸收，达到利尿的目的。其主要不良反应是可引起低血钾，应补充氯化钾或与保钾利尿剂同用。噻嗪类利尿药如氢氯噻嗪可抑制尿酸排泄，引起高尿酸血症，大剂量长期应用可影响胆固醇及糖的代谢。2）保钾利尿剂：如螺内酯、氨苯西林等，其作用为排钠和氯化物，潴留钾。但利尿作用弱，常与排钾利尿剂合用，加强利尿减少排钾。

考题11 长期服用利尿药（呋塞米）的心衰患者，护士应当最关注的不良反应是（　　）

A.低血钠　　　B.低血钾　　　C.低血压　　　D.脱水　　　E.发热

3.扩血管药物　不推荐血管扩张药物的应用，仅在伴有心绞痛或高血压的病人可考虑联合治疗，对存在心脏流出道或瓣膜狭窄的病人禁用。

考题12 患者女，56岁。有稳定型心绞痛病史。今与邻居争吵时突然发生心前区压榨样疼痛，自行舌下含服硝酸甘油后症状有所缓解。硝酸甘油舌下含服的作用是（　　）

A.扩张外周血管　　　　　　　B.增强心肌收缩力　　　　　C.增加心脏做功

D.增加外周血管的阻力　　　　E.扩张静脉系统

4.正性肌力药物应用　是治疗心力衰竭的主要药物。

（1）**洋地黄类药物**：是临床最常用的强心药物，具有**正性肌力**和减慢心率作用。（亲：正性肌力即为加强心肌收缩哦）。

1）应用洋地黄类药物的适应证：充血性心力衰竭，尤其对伴有心房颤动和心室率增快的心力衰竭，对心房颤动、心房扑动和室上性心动过速均有效。

2）应用洋地黄类药物的禁忌证：严重房室传导阻滞、肥厚型梗阻性心肌病、**急性心肌梗死24小时内不宜使用**。

3）常用洋地黄制剂有：**地高辛**为口服制剂，维持量为0.125mg，1次/日。

毛花苷C为静脉注射制剂，注射后10分钟起效，1~2小时达高峰，每次0.2~0.4mg。适用于急性心衰或慢性心衰加重时，尤其适用于心衰伴快速心房颤动者。

考题13 地高辛用于治疗心力衰竭的主要药理作用是（　　）

A.扩张冠状动脉 　　　　　　B.增强心肌收缩力 　　　　　　C.减慢心脏前负荷

D.减少心律失常发生 　　　　E.降低心脏的传导性

考题14 护士准备按医嘱给患者注射西地兰0.1mg，西地兰针剂的剂型是0.4mg/2ml。护士应该注射的毫升数是（　　）

A.0.1ml 　　　　　B.0.2ml 　　　　　C.0.3ml 　　　　　D.0.4ml 　　　　　E.0.5ml

4）洋地黄类药物毒性反应：

胃肠道表现：食欲下降、恶心、呕吐等。

神经系统表现：视力模糊、黄视绿视、头晕、头痛等。

心血管系统表现：常出现各种**心律失常，室早二联律最为常见**，常有室上性心动过速伴房室传导阻滞、房室传导阻滞、窦性心动过缓等。长期心房颤动的病人使用洋地黄后心律变得规则，心电图ST段出现鱼钩样改变，应注意有发生洋地黄中毒的危险。

（亲：洋地黄和静脉钙剂不能同时使用，若有必要，至少间隔4~6小时哦）

考题15 患者男性，55岁，因慢性心力衰竭入院治疗。住院期间遵医嘱服用地高辛每日0.125mg，某天患者出现黄视绿视，提示病人出现了（　　）

A.血钾过高 　　　　B.心律失常 　　　　C.洋地黄中毒 　　　　D.血钾过低 　　　　E.血钠过高

考题16 患者男性，55岁，因心力衰竭使用洋地黄进行治疗。治疗期间的下列医嘱中，护士应对下列医嘱提出质疑和核对的是（　　）

A.氯化钾溶液静滴 　　　　　　B.生理盐水静滴 　　　　　　C.5%葡萄糖溶液静滴

D.葡萄糖酸钙溶液静滴 　　　　E.乳酸钠溶液静滴

考题17 患者女，50岁，有风湿性心脏病二尖瓣狭窄、心力衰竭，进行强心、利尿、扩血管治疗。用药期间要注意有无洋地黄中毒表现。以下属于洋地黄中毒引起的改变是（　　）

A.ST段压低 　　　　　　B.ST段抬高 　　　　　　C.ST段出现鱼钩样改变

D.T波倒置 　　　　　　E.心律变得不规则

（2）β受体兴奋剂：多巴酚丁胺、多巴胺静脉点滴，由小剂量开始，逐渐增加用量。

（四）护理措施

1.休息与活动 根据病人心功能分级决定活动量，以减轻心脏负荷。

一般心功能Ⅰ级：**不限制一般的体力活动**，但避免剧烈运动和重体力劳动。心功能Ⅱ级：**可适当轻体力工作和家务劳动**。心功能Ⅲ级：日常生活可以自理或在他人协助下自理，**严格限制一般的体力活动**。心功能Ⅳ级：**绝对卧床休息**。

> 锦囊妙记：心功能分等级，一正二轻三受限，四级卧床是关键。

2.输液的护理 严格控制输液量和速度，以防诱发急性肺水肿。

3.饮食护理 给予高蛋白、高维生素的易消化、清淡饮食。少量多餐，避免过饱；限制水、钠摄入，**限制含钠量高的食品如腌制品、海产品、发酵面食、罐头、味精、啤酒、碳酸饮料等。每日食盐摄入量2~3g。**

4.皮肤、口腔护理 加强病人皮肤护理，预防压力性损伤及皮肤感染的发生。重度水肿病人，帮助病人翻身或改变体位时，要避免拖、拉等动作，防止皮肤损伤。**对于阴囊水肿的男病人，可使用阴囊托**，防止阴囊皮肤破溃、感染。保持口腔清洁，预防感染等并发症。

5.用药护理

（1）严格遵医嘱给药，当**病人脉搏<60次/分**或节律不规则应**暂停服药**。（亲：如果是婴幼儿使用洋地黄时，当心率小于80次/分应停药）。

（2）洋地黄类药物毒性反应的处理：**立即停用洋地黄类药**。

（3）使用血管扩张剂的护理：应用**硝酸酯制剂**应注意观察和预防不良反应发生，如头痛、面红、心动过速、血压下降等。

考题18 在静脉补钾时，200ml生理盐水中可加入10%氯化钾的量是（　　）

A.3ml 　　　　　B.10ml 　　　　　C.8ml 　　　　　D.6ml 　　　　　E.12ml

◎ 考题19~20题共用题干

患者男，70岁。因慢性心功能不全入院治疗。遵医嘱给予地高辛0.25mg po qd。

考题19 护士在发药前应先进行的是（　　）

A.观察意识状态 　　B.测量脉率及节律 　　C.检查瞳孔 　　D.测量血压 　　E.测量体温

考题20 患者服用地高辛4天后，出现恶心、呕吐、视物模糊，护士应立即采取的措施是（　　）

A.做心电图检查 　　　　　　B.通知护士长 　　　　　　C.给予止吐药

D.做好患者心理护理 　　　　E.停止服药并通知医生

6.心理护理 焦虑可使心率增加，故减轻病人精神负担与限制体力活动同样重要。要鼓励病人说出内心的感受，指导病人进行自我心理调整。鼓励家属探视病人，帮助稳定病人的情绪。对高度焦虑、情绪不易放松的病人可遵医嘱应用小剂量镇静剂。

考题21 患者女，49岁。因风湿性心脏瓣膜病、慢性心衰急性加重入院治疗。患者主诉思虑过多，夜晚入睡困难。住院期间表现出情绪低落、消沉、兴趣丧失、思维缓慢，同时伴心悸（心率80~100次/分）、烦躁，目前该患者最可能存在（　）

A.焦虑　　　　　B.抑郁　　　　　C.躁狂　　　　　D.谵妄　　　　　E.恐惧

（五）健康教育

1.向病人及其家属讲解慢性心力衰竭的病因、诱因。

2.指导病人自我护理的方法 ①避免感冒，**积极治疗呼吸道感染**；②饮食宜清淡、易消化、富营养饮食，少食多餐。限制钠盐，**每日食盐2~3g**。多食蔬菜、水果，劝其戒烟酒。

3.帮助病人合理安排活动与休息，制定适当有利于提高心脏储备力的活动，如平地散步、打太极拳、练气功等，**避免耗氧量大的运动**如举重、快跑等，避免精神紧张、兴奋。

4.教会病人自我用药监测，如服用洋地黄药物时要**学会自测脉率，若脉率小于每分钟60次，并有厌食、恶心、呕吐，为洋地黄中毒，应停服并就诊**；服用血管扩张剂者，**改变体位时动作不宜过快，以防止发生直立性低血压**。

考题22 慢性心功能衰竭患者经保守治疗，病情好转出院。患者做出的以下陈述中，表明其还没有充分了解出院指导的是（　）

A."如果我睡不好觉，只能坐着睡着，我应当来复诊"

B."如果我呼吸越来越短，越来越急，我应当来复诊"

C."如果我饮食没变化，但体重越来越重，我应当来复诊"

D."如果我把开的药都吃完，病情没什么变化，就来复诊继续开药"

E."如果我咳嗽、发烧，应当先把剩下的抗生素吃掉，然后来复诊"

二、急性心力衰竭病人的护理

（一）临床表现

突发严重呼吸困难，呼吸频率达30~50次/分，咳嗽、**咳大量粉红色泡沫样痰**、乏力、尿少、血压降低等；病人极度烦躁不安、大汗淋漓、口唇青紫、面色苍白，被迫采取坐位，两腿下垂。

查体可见心率和脉率增快，**两肺满布湿啰音和哮鸣音**，心尖部可闻及舒张期奔马律。

> 锦囊妙记：左心衰竭时→左心室舒张末期血容量增加，压力升高→肺毛细血管静水压升高→液体、红细胞渗入肺泡→呼吸困难、咳粉红色泡沫样痰，肺部听诊有湿啰音。

（二）治疗原则

1.体位 置病人于两腿下垂坐位或半卧位，以减少静脉回流。

2.吸氧 **吸入高流量（6~8L/min）氧气**，适用于有低氧血症的病人，首先应保证有开放的气道，立即给予鼻导管高流量给氧。

> **好礼相送**　　　　　　　　　　**吸氧流量**
>
> 1.0.5~1L/min：小儿肺炎鼻导管给氧。
>
> 2.1~2L/min：COPD，肺源性心脏病、2型呼吸衰竭给氧。
>
> 3.2~4L/min：右心衰竭给氧。
>
> 4.4~5L/min：有机磷农药中毒时给氧。
>
> 5.6~8L/min：急性肺水肿给氧，氧气雾化吸入时的氧流量。
>
> 6.8~10L/min（高压氧舱）：CO中毒时给氧。

（三）护理措施

1.保证病人充分休息 协助病人**取端坐位，双腿下垂**。

2.吸氧 给予**高流量吸氧，6~8L/min**。采用20%~30%乙醇湿化吸氧，可使肺泡内泡沫的表面张力降低而破裂，有利于改善通气。

3.用药护理 迅速建立静脉通道，遵医嘱正确使用药物，**控制静脉输液速度，一般为每分钟20~30滴**。用吗啡时应注意病人有无呼吸抑制、心动过缓；用利尿剂要严格记录尿量，注意水、电解质变化和酸碱平衡情况；用血管扩张剂要注意调节输液速度、监测血压变化，防止低血压的发生，**用硝普钠应现用现配，避光滴注**；洋地黄制剂静脉使用时要稀释，推注速度宜缓慢，同时观察心电图变化。

好礼相送　　　　　　　　　　急性左心衰竭口诀

左心衰，呼吸快；**泡沫痰**，粉红色；

听诊肺，湿啰音；**端坐位**，腿下垂；

快给氧，**高流量**；**酒湿化**，泡沫消。

◎考题23～25题共用题干

患者男，67岁。因冠心病入院。在静脉输液的过程中出现了胸闷、呼吸困难、咳嗽、咯粉红色泡沫样痰。

考题23　该患者发生了（　　）

A.发热反应　　　　　B.急性肺水肿　　　　　C.静脉炎　　　　　D.空气栓塞　　　　　E.过敏反应

考题24　此时，护士应为患者采取的卧位是（　　）

A.去枕仰卧位　　　　B.左侧卧位　　　　　C.端坐位，两腿下垂　　　D.休克卧位　　　E.头低足高位

考题25　给氧时，护士应选择的吸氧流量为（　　）

A.1～2L/min　　　　B.3～4L/min　　　　C.5～6L/min　　　D.6～8L/min　　　E.9～10L/min

考题26　为慢性心力衰竭患者进行输液治疗时，输液速度宜控制在（　　）

A.10～20滴/分　　　B.20～30滴/分　　　C.30～40滴/分　　　D.40～50滴/分　　　E.50～60滴/分

考题答案

序号	1	2	3	4	5	6	7	8	9	10	11	12	13	14	15	16	17	18	19	20	21	22	23
答案	B	E	C	E	A	A	B	C	B	B	B	E	B	E	C	D	C	D	B	E	A	E	B

序号	24	25	26
答案	C	D	B

第三节　心律失常病人的护理

在正常情况下，由**窦房结（自律性最高）**产生冲动，**沿结间束、房室结、希氏束、左右束支及普肯耶纤维网**传导最终到达心房与心室而产生一次完整的心动周期。各种原因引起心脏冲动起源或冲动传导的异常均可引起心脏活动的规律发生紊乱，称为心律失常。

考题1　下列具有自律性的心肌细胞为（　　）

A.心房肌细胞　　　　B.心室肌细胞　　　　C.乳头肌细胞

D.心内膜细胞　　　　E.窦房结

心律失常病人一般可根据病史和体征做出初步诊断，但其性质的确诊主要还是靠心电图。体表十二导联心电图也称静态心电图，它包括6个肢体导联和6个胸前导联，是目前临床上应用最为普遍的心电图检查方式。由于测量电极安放位置和连线方式（导联方式）不同，所记录到的心电图在波形上有所不同，但基本都包括一个P波，一个QRS波群和一个T波。有时在T波后，还出现一个小的U波。在体表十二导联心电图中，十二导联的位置如下：V_1导联探查电极放置于胸骨右缘第四肋间，V_2导联探查电极放置于胸骨左缘第四肋间，V_4导联探查电极放置于左锁骨中线第五肋间。

考题2　诊断心律失常最有效的检查方法是（　　）

A.心电图　　　　　B.心电向量图　　　　C.心脏冲动图

D.超声心动图　　　E.心脏磁共振

考题3　患者男，30岁。行十二导联心电图检查。其中V_1导联电极的安放位置应为图中的（　　）

A.A　　　　　B.B　　　　　C.C

D.D　　　　　E.E

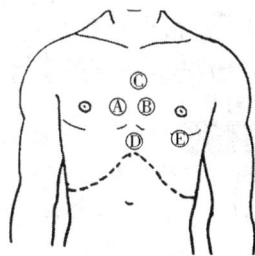

一、窦性心律失常

（一）窦性心动过速

1.病因　多数属于生理现象，健康人常在吸烟、饮茶、咖啡、酒，剧烈运动或情绪激动等情况下发生。在某些疾病时也可发生，如发热、甲亢、贫血、心肌缺血、心力衰竭、休克。

2.成人窦性心律的**频率>100次/min，称为窦性心动过速**。多数在100～150次/分，偶有高达200次/分，称窦性心动过速。

3.心电图特征　窦性P波规律出现，**频率>100次/分，P-P间隔<0.6秒**。

考题4　窦性心动过速是指心率大于（　　）

A.80次/分钟　　　B.100次/分钟　　　C.120次/分钟　　　D.160次/分钟　　　E.180次/分钟

4.治疗原则　一般不需特殊治疗。必要时可应用β受体阻滞剂如美托洛尔，减慢心率。

（二）窦性心动过缓

1.成人窦性心律频率<60次/分，称窦性心动过缓。

2.心电图特征　窦性P波规律出现，频率<60次/分，P-P间隔>1秒。

3.病因　多见于健康的青年运动员、睡眠状态，为迷走神经张力增高所致。亦可见于颅内压增高、器质性心脏病、严重缺氧、甲减、阻塞性黄疸等。

考题5 心动过缓是指心率每分钟少于（　）

A.40次　　　　　B.50次　　　　　C.60次　　　　　.70次　　　　　E.80次

考题6 下列因素中，可能引起窦性心动过缓的是（　）

A.严重缺氧　　　B.发热　　　　　C.失血性贫血　　　　D.甲亢　　　　E.阿托品

考题7 如图所示的心电图可诊断为（　）

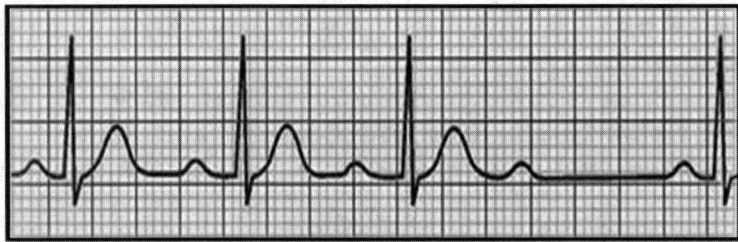

A.窦性心动过速　　　B.房室传导阻滞　　　C.正常心电图　　　D.房颤　　　E.窦性心动过缓

（三）窦性心律不齐

1.窦性心律频率在60~100次/分，快慢不规则称之为窦性心律不齐。

2.心电图特征　窦性P波P-P或R-R间隔长短不一，相差>0.12秒以上。

二、期前收缩

临床上将偶尔出现期前收缩称偶发性期前收缩，但期前收缩>5个/分称频发性期前收缩。如每一个窦性搏动后出现一个期前收缩，称为二联律；每两个窦性搏动后出现一个期前收缩，称为三联律。

（一）心电图特征

1.房性期前收缩　P波提早出现，其形态与窦性P波不同，P-R间期大于0.12秒，QRS波群形态与正常窦性心律的QRS波群相同，期前收缩后有不完全代偿间歇。

2.室性期前收缩　QRS波群提前出现，形态宽大畸形，QRS时限>0.12秒，与前一个P波无相关；T波常与QRS波群的主波方向相反；期前收缩后有完全代偿间歇。

（二）临床表现

偶发期前收缩大多无症状，可有心悸或感到1次心跳加重或有心跳暂停感。频发前收缩使心排出量降低，引起乏力、头晕、胸闷等。

脉搏检查可有脉搏不齐，有时期前收缩本身脉搏减弱。听诊呈心律不齐，期前收缩的第一心音常增强，第二心音相对减弱甚至消失。

（三）治疗原则

治疗原始疾病，频发房性、交界区性期前收缩常选用维拉帕米、β受体阻滞剂等；室性期前收缩常选用利多卡因、美西律、胺碘酮等。

考题8 预防室性心律失常的最佳方法是（　）

A.适宜的锻炼　　　　　　　B.保持情绪稳定　　　　　　　C.良好的饮食习惯

D.经常进行健康体检　　　　E.控制器质性心脏病病情

三、颤动

（一）心房颤动

1.病因　常见于多种心脏疾病，包括心脏瓣膜病（通常是二尖瓣狭窄）、心力衰竭、冠心病、高血压病、心肌病及先天性心脏病。一些心外疾病也可导致房颤的发生，其中甲状腺功能亢进是引起房颤的主要心外疾病和可逆性病因。此外，糖尿病、慢性阻塞性肺疾病、慢性肾脏疾病、睡眠呼吸暂停综合征和肥胖也会促进房颤的发生。

考题9 引起房颤最主要的心外疾病是（　）

A.慢性支气管炎　　　B.贫血　　　C.甲状腺功能亢进症

D.睡眠呼吸暂停综合征　E.肥胖症

2.心电图特征　为窦性P波消失，代之以大小形态及规律不一的f波，频率350~600次/分，QRS波群形态正常，R-R间隔完全不规则，心室率极不规则，通常在100~160次/分。

3.临床表现　房颤心室率<150次/分，病人可有心悸、气促、心前区不适等症状，心室率极快者>150次/分，可因心排出量降低而发生晕厥。**持久性房颤，易形成左心房附壁血栓**，若脱落可引起**动脉栓塞**。如脑栓塞、肢体动脉栓塞、视网膜动脉栓塞。

考题10　患者男，45岁。风湿性心脏病，持续性心房颤动发作，近日出现肢体动脉栓塞、视网膜动脉栓塞。栓子最可能的来源是（　　）

A.股静脉血栓脱落　　　　　　　　B.左心房附壁血栓脱落　　　　　　　　C.腘静脉血栓脱落

D.股动脉血栓脱落　　　　　　　　E.门静脉系血栓脱落

考题11　风湿性心脏病二尖瓣狭窄最常见的心律失常心电图表现是如图所示的（　　）

A.③　　　　　　　B.①　　　　　　　C.④　　　　　　　D.⑤　　　　　　　E.②

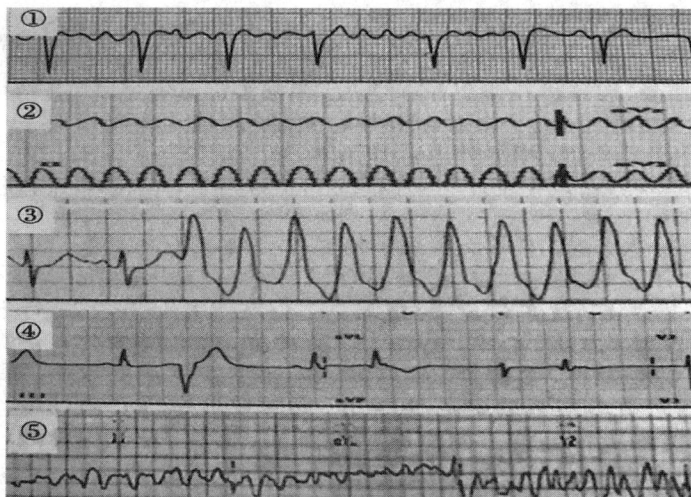

4.治疗原则　心房颤动治疗强调长期综合管理，即在治疗原发病和诱发因素基础上，积极预防血栓栓塞（如抗凝治疗），转复并维持窦性心律及控制心室率，这是房颤治疗的基本原则。急性期应首选同步电复律治疗。如心率室快，且发作时间长，可用洋地黄减慢心室率，维拉帕米、地尔硫䓬等药物终止房颤。

（二）心室颤动

心室内心肌纤维发生快而微弱的、不协调的乱颤，心室完全丧失射血能力，是最严重的心律失常，相当于心室停搏。

考题12　最危急的心律失常类型是（　　）

A.窦性心动过速　　　　B.心房颤动　　　　C.室上性心动过速　　　　D.房室传导阻滞　　　　E.心室颤动

1.临床表现　室颤一旦发生，表现为迅速意识丧失、抽搐、发绀，继而呼吸停止，瞳孔散大甚至死亡。查体心音消失、脉搏触不到，血压测不到。

2.心电图特征　QRS波群与T波消失，呈完全无规则的波浪状曲线，形状、频率、振幅高低各异。

3.治疗原则　发生室颤应立即作非同步直流电除颤。

考题13　心室颤动患者的脉搏特征是（　　）

A.快而规则　　　　　　B.慢而规则　　　　　　C.快而不规则　　　　　　D.慢而不规则　　　　　　E.摸不到

四、房室传导阻滞

房室传导阻滞是指冲动从心房传至心室的过程中发生障碍，冲动传导延迟或不能传导，按其阻滞程度分为三度：一度房室传导阻滞、二度房室传导阻滞和三度房室传导阻滞。

（一）病因

多见于器质性心脏病，如急性心肌梗死冠状动脉痉挛、病毒性心肌炎、心肌病、急性风湿热、先天性血管病、原发性高血压病、心脏手术、电解质紊乱、药物中毒等，偶见于迷走神经张力过高者。

（二）临床表现

一度房室传导阻滞病人多无自觉症状。二度房室传导阻滞可引起心悸和心搏脱落感，也可无症状。三度房室传导阻滞的症状取决于心室率的快慢和伴随的病变，症状包括疲倦、乏力、头晕、晕厥、心绞痛、心力衰竭。房室传导阻滞病人因心室率过慢导致脑缺血，可出现暂时性意识丧失、甚至抽搐，称为阿-斯综合征，严重者猝死。

（三）心电图主要特征

1.一度房室传导阻滞　P-R间期>0.20秒，QRS波群形态与时限多正常。

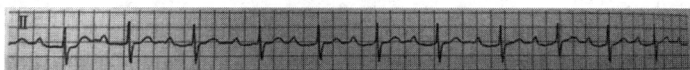

一度房室传导阻滞

2.**二度房室传导阻滞** 分为Ⅰ型和Ⅱ型。Ⅰ型又称文氏阻滞，是最常见的二度房室传导阻滞。**Ⅰ型的特征为P-R间期逐渐延长，直至1个P波后QRS波群脱落**，之后P-R间期又恢复以前时限，如此周而复始；**Ⅱ型的特征为P-R间期固定，部分P波后无QRS波群。**

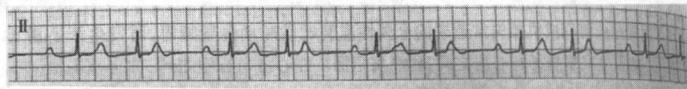

二度Ⅰ型房室阻滞

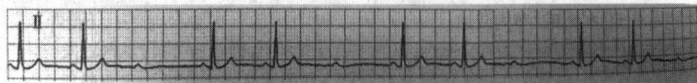

二度Ⅱ型房室阻滞

3.**三度房室传导阻滞（完全性房室传导阻滞）** 心房和心室独立活动，P波与QRS波群完全脱离关系，P-P距离和R-R距离各自相等，心房率快于心室率。

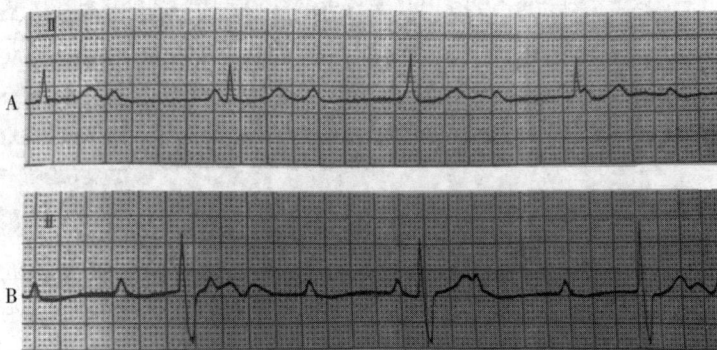

三度房室传导阻滞

（四）治疗原则

1.针对不同病因进行治疗，如为洋地黄中毒引起者应停药。一度及二度Ⅰ型房室传导阻滞，如病人无症状，心室率不慢者，一般不需治疗。

2.二度Ⅱ型房室传导阻滞和三度房室传导阻滞患者，心室率缓慢，伴有血流动力学障碍，出现阿-斯综合征时，应立即按心搏骤停处理。反复发作者应及时安装人工心脏起搏器。

3.心室率<40次/min或症状明显者，可选用阿托品或异丙肾上腺素提高心室率。在急性心肌梗死时应用异丙肾上腺素应慎重，因其可导致严重室性心律失常。以上药物使用超过数天，往往效果不佳且易发生严重的不良反应，仅适用于无心脏起搏条件的应急情况。

五、护理措施

1.**休息与活动** 影响心脏排血功能的心律失常病人应绝对卧床休息。

2.**饮食护理** 宜选择低脂、**易消化、营养饮食，不宜饱食，少量多餐**，避免吸烟、酗酒、刺激性或含咖啡因的饮料或饮食。

考题14 频发早搏的心律失常患者，不可饮用浓茶的原因主要是为了避免（　）

A.影响铁的摄入　　　　　　　B.过多液体的摄入　　　　　　　C.过多咖啡因的摄入

D.过多K^+的摄入　　　　　　E.过多Ca^{2+}的摄入

3.**病情观察** 密切观察脉搏、呼吸、血压、心率、心律，以及神志、面色等变化。注意有无引起猝死的危险征兆，如频发性、多源性、成联律、R on T室性期前收缩、阵发性室上性心动过速、二度Ⅱ型房室传导阻滞等。**随时有猝死危险的心律失常，如阵发性室性心动过速、心室颤动、三度房室传导阻滞等。**

考题15 患者女性，60岁，因心律失常入院，入院后给予心电监护。护士在观察心电监护时，出现下列哪种心律失常可导致猝死（　）

A.心房颤动　　　　　　　　　B.阵发性室上性心动过速　　　　C.室性期前收缩

D.阵发性室性心动过速　　　　E.Ⅱ度房室传导阻滞

4.**心脏电复律护理**

（1）**心脏电复律适应证**：**非同步复律适用于室颤、引起血流动力学障碍的持续性室性心动过速**。**同步电复律适用于有R波存在的各种快速异位心律失常，如房颤、阵发性室性心动过速等。**

（2）**心脏电复律禁忌证**：病史长、心脏明显扩大，同时伴二度Ⅱ型或三度房室传导阻滞的房颤和房扑病人；洋地黄中毒或低血钾病人。

好礼相送	心律失常记忆口诀

房早撇（前有异常P波即P'波）；

室早阔（QRS波群宽大畸形，代偿完全）；

窦缓二十五（P-P间期大于25小格）；

窦速十五格（P-P间期小于15小格）；

房扑很规整（F波形态大小一致，节律规则，以固定比例下传）；

房颤不抢个（F波形态大小不一致，节律不规则，R-R间期绝对不等）。

5.心脏起搏器安置术后护理

（1）术后心电监护，注意起搏频率和心率是否一致，监测起搏器工作情况。

（2）绝对卧床休息1~3天，取平卧位或半卧位，不要压迫植入侧。指导病人6周内限制体力活动。

（3）遵医嘱给予抗生素治疗，同时注意伤口有无渗出和感染。

（4）做好病人的术后宣教，如如何观察起搏器工作情况和故障、定期复查的必要、日常生活中要随身携带"心脏起搏器卡"等。

（5）教会病人自己数脉搏。出现脉搏明显过快、过慢（低于起搏器频率5次/分以上）或有头晕、乏力、晕厥等不适时应及时就医。装有起搏器的一侧上肢，1个月内应避免做过度用力或幅度过大的动作，如打网球、举重物等，以利于电极与心内膜的嵌顿、粘连和固定。

（6）嘱患者避开强磁场和高压电，如核磁、激光、理疗、电灼设备、变电站等，但家庭生活用电不影响起搏器的工作。嘱病人一旦接触某种环境或电器后出现胸闷、头晕等不适，应立即离开现场或不再使用该种电器。如果打手机，最好用安装起搏器的对侧耳朵接听。

考题16 患者男，38岁。码头搬运工人。安装永久心脏起搏器10天后出院。正确的出院指导是（ ）

A.1年内无心律失常可以取出永久起搏器 B.可以行磁共振检查

C.学会每天自测脉搏 D.术侧上肢只能下垂，不能抬起

E.可以恢复正常工作

考题17 如图所示，该心电图显示的心律失常类型是（ ）

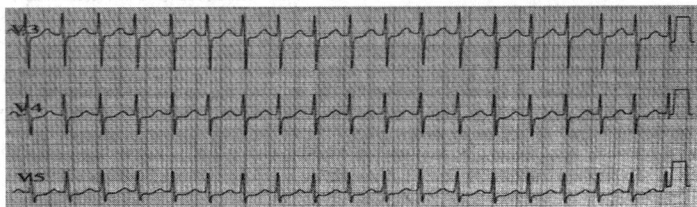

A.室颤 B.阵发性房性心动过速 C.房室传导阻滞

D.阵发性室性心动过速 E.窦性心动过速

考题18 患者男，52岁。因"昏厥2次"入院。入院时无头晕、黑矇。心电图检查结果如图所示，对该患者的健康教育，**错误**的是（ ）

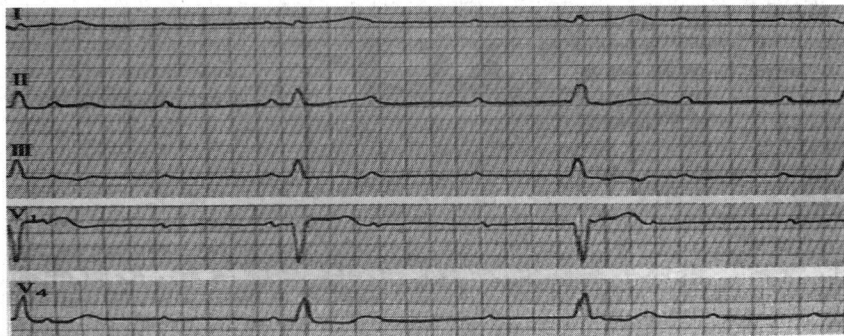

A.需绝对卧床休息，日常生活完全由他人协助 B.教会家属及患者测量脉搏的方法

C.有头晕、黑矇等先兆症状时应立即平卧 D.日常活动应避免剧烈活动

E.应避免患者单独外出

考题答案

序号	1	2	3	4	5	6	7	8	9	10	11	12	13	14	15	16	17	18
答案	E	A	A	B	C	A	B	E	C	B	B	E	E	C	D	C	B	A

第四节　先天性心脏病病人的护理

一、小儿循环系统解剖生理特点

（一）心率

新生儿时期，**心率120~140次/分**，1岁以内110~130次/分，2~3岁100~120次/分，4~7岁80~100次/分，8~14岁70~90次/分。

> 锦囊妙记：小儿心率的数值遵循一定规律：在8岁之前，年龄增加1岁，心率减慢10次。考生记住了新生儿心率后，其他年龄段的心率就很容易推导出来。如4~7岁的心率，年龄增加了4岁，心率就在新生儿心率的基础上减去40，即为80~100次/分。其他心率以此类推。

（二）血压

1岁以内的婴儿收缩压60~70mmHg，**2岁以后小儿收缩压=（年龄×2+80）mmHg，小儿的舒张压=收缩压×2/3。**

二、先天性心脏病病人的护理

（一）分类

1.**左向右分流型（潜伏青紫型）**　常见**房间隔缺损、室间隔缺损和动脉导管未闭。**

2.**右向左分流型（青紫型）**　常见**法洛四联症。**

3.**无分流型（无青紫型）**　常见**主动脉缩窄和肺动脉狭窄**等。

> 锦囊妙记：考生应能理解房、室间隔缺损或动脉导管未闭为潜伏青紫型，法洛四联症为持续青紫型。左心腔压力比右心腔高，当房、室间隔存在缺损时，左心经过氧合后的血液流入右心，所以患儿不出现青紫，当出现肺动脉高压右向左分流时，未经氧合的血液流入左心，到达外周小动脉，小儿出现青紫。法洛四联症患儿右心室肥厚，右心腔压力比左心高，导致右心室血液持续流入左心室，患儿出现持续青紫。

考题1　属于青紫型先天性心脏病的是（　）

A.法洛四联症　　　B.室间隔缺损　　　C.动脉导管闭　　　D.房间隔缺损　　　E.主动脉缩窄

考题2　属于无分流型先天性心脏病的是（　）

A.法洛四联症　　　B.房间隔缺损　　　C.动脉导管未闭　　　D.肺动脉狭窄　　　E.室间隔缺损

（二）常见先天性心脏病的特点

1.房间隔缺损

（1）临床表现：缺损小者可无症状，仅在体检时发现胸骨左缘第2~3肋间有收缩期杂音。缺损大者，表现为气促、乏力、喂养困难。查体可见**生长发育落后**，心前区隆起，心尖搏动弥散，心浊音界扩大，**胸骨左缘第2~3肋间可闻见2~3级收缩期喷射性杂音**，肺动脉瓣区第二心音增强或亢进，并呈固定分裂。

（2）辅助检查：心电图检查：右心房和右心室肥大。X线检查可见**肺门"舞蹈"征**。

2.室间隔缺损　**为最常见的先天性心脏畸形。**

（1）临床表现：大、中型缺损，左向右分流多，体循环血流量减少，影响生长发育，患儿多有乏力、气短、多汗、生长发育缓慢、易患肺部感染，婴幼儿常出现心力衰竭。当出现肺动脉高压右向左分流时，可出现青紫。查体可见**胸骨左缘3~4肋间可闻3~5/6级全收缩期反流性杂音**，第二心音（P_2）增强，伴有肺动脉高压者P_2亢进。

（2）并发症：**易合并气管炎、支气管肺炎**、充血性心力衰竭、肺水肿和感染性心内膜炎。

考题3　室间隔缺损患儿在剧烈哭闹屏气时，可出现暂时性青紫的原因是（　）

A.肺动脉高压　　　B.左心衰　　　C.主动脉高压　　　D.肺动脉狭窄　　　E.右心衰

3.动脉导管未闭　动脉导管未闭是指出生后动脉导管持续开放，血流从**主动脉经导管分流至肺动脉**，进入左心。

临床表现：导管粗大者，分流量大，表现为气急、咳嗽、乏力、多汗、生长发育落后等。严重肺动脉高压时，产生**差异性发绀，下肢青紫明显**，杵状趾。查体可见**胸骨左缘第2肋间有响亮的连续性机器样杂音**，占据整个收缩期和舒张期，伴震颤，传导广泛。分流量大时心尖部可闻及高流量舒张期杂音。P_2亢进。脉压增大，**周围血管征阳性，可见毛细血管搏动，触到水冲脉；可闻及股动脉枪击音**等。

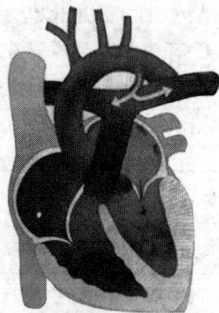

考题4　患儿男，3岁，行心导管检查发现血流改变如图所示，其可能的先天性心脏病的类型是（　）

A.房间隔缺损　　　B.室间隔缺损　　　C.动脉导管未闭

D.法洛四联症　　　E.主动脉缩窄

考题5　采用吲哚美辛治疗动脉导管未闭的最佳年龄段是（　）

A.学龄前期　　　B.青春期　　　C.幼儿期

D.学龄期　　　E.新生儿期

◎ 考题6~7题共用题干

患儿男，1岁。发热伴咳嗽、气促7天。自出生后喂养困难，生长发育落后，多次患肺炎，查体：T38℃，P120次/分，R50次/分。消瘦，呼吸急促，双肺可闻及细湿啰音，胸骨左上缘闻及粗糙响亮的收缩期杂音。腹软，肝肋下3cm，质中，脾肋下未触及，手指甲床可见毛细血管搏动。

考题6 该患儿最可能罹患的心脏病是（ ）

A.动脉导管未闭　　B.房间隔缺损　　C.法洛四联症　　D.肺动脉瓣狭窄　　E.室间隔缺损

考题7 该患儿手指甲床毛细血管搏动是由于（ ）

A.动脉收缩压降低　　　　B.动脉舒张压升高　　　　C.动脉收缩压升高

D.动脉舒张压降低　　　　E.肺动脉向主动脉分流

4.法洛四联症　法洛四联症以**肺动脉狭窄、室间隔缺损、主动脉骑跨和右心室肥厚**为主要临床特征。**其中以肺动脉狭窄为重要畸形**。（法洛四联症口诀：肺动脉窄，主动脉跨，室间缺损，右心室大）。

考题8 决定法洛四联症临床严重程度及预后的主要因素是（ ）

A.主动脉骑跨　　B.右心室肥大　　C.室间隔缺损　　D.肺动脉狭窄　　E.主动脉狭窄

（1）临床表现：多于生后3~6个月逐渐出现**青紫**。青紫持续6个月以上者，可见**杵状指（趾）**。患儿有**蹲踞**现象。查体可见患儿发育落后，有青紫，舌色发暗，杵状指（趾）。心前区略隆起，**胸骨左缘2~4肋间有2~3级收缩期喷射性杂音。常见并发症：脑血栓**、脑脓肿、感染性心内膜炎、红细胞增多症。（亲：法洛四联症患儿由于缺氧，红细胞代偿性增多，血液黏稠度增加，患儿易出现脑血管栓塞）。

考题9 某患儿，3岁，出生4个月后出现发绀，剧烈哭闹时有抽搐史，发育比同龄儿童稍差，平时经常感冒，查体：杵状指，嘴唇发绀明显，心前区闻及Ⅲ级收缩期喷射性杂音。X线胸片提示肺血少、右心室增大。最可能的临床诊断是（ ）

A.房间隔缺损　　B.室间隔缺损　　C.动脉导管未闭　　D.法洛四联症　　E.肺动脉狭窄

（2）辅助检查：X线检查**心影呈靴形**，即心尖上翘，心腰凹陷。超声心动图：可见主动脉内径增宽、骑跨室间隔上，室间隔中断，可判断骑跨程度。

考题10 患儿女，2岁。哭闹时出现口唇发绀，听诊闻及胸骨左缘收缩期杂音，考虑为先天性心脏病。最具有诊断价值的检查是（ ）

A.心电图　　　　B.X线检查　　　　C.超声心动图　　　　D.血常规检查　　　　E.心肌标志物检查

（3）治疗要点

1）缺氧发作：①立即予以膝胸体位；②吸氧、镇静；③吗啡0.1~0.2mg/kg，皮下或肌内注射；④β受体阻滞剂普萘洛尔加入10%葡萄糖稀释后缓慢静脉注射；⑤纠正代谢性酸中毒；⑥严重意识丧失，血压不稳定，尽早行气管插管，人工呼吸。

2）外科治疗：绝大多数患儿可施行根治术。轻症患儿，手术年龄以5~9岁为宜。

5.护理措施

（1）休息：休息可减少组织对氧的需要，减少心脏负担，使症状缓解。所以应安排好患儿的作息时间，**根据病情安排适当活动量，以免加重心脏负担**。

考题11 先天性心脏病患儿出院时对家长的健康宣教，**错误**的是（ ）

A.避免患儿长时间剧烈哭闹　　　　B.积极参加各种体育运动

C.避免受凉、防止感冒　　　　D.少量多餐，给予高蛋白、高热量、易消化的饮食

E.按免疫程序接种疫苗

（2）注意观察病情，防止并发症发生。

1）防止法洛四联症患儿因活动、哭闹、便秘引起缺氧发作。**一旦缺氧发作，应立即将小儿置于膝胸卧位，给予吸氧，并遵医嘱给予吗啡及普萘洛尔抢救治疗**。

考题12 患儿男，3岁，诊断为法洛四联症。患儿缺氧发作时宜采取的体位时（ ）

A.去枕平卧位　　　　B.取半坐位　　　　C.膝胸卧位

D.患儿头肩抬高15°~30°　　　　E.侧卧位

考题13 法洛四联症患儿缺氧发作时，使用普萘洛尔（心得安）进行治疗的目的是（ ）

A.控制惊厥　　　　B.减慢心率　　　　C.减少水钠潴留

D.抑制呼吸中枢　　　　E.纠正代谢性酸中毒

2）法洛四联症患儿血液黏稠度高，发热、出汗、吐泻时，体液量减少，加重血液浓缩易**形成血栓**，因此**要注意供给充足液体**，必要时可静脉输液。

考题14 护理法洛四联症患儿时，给予充足水分的主要目的是（ ）

A.预防形成脑血栓　　　　B.预防并发肺感染

C.预防并发亚急性细菌性心内膜炎　　　　D.预防心力衰竭

E.预防中枢神经系统感染

（3）药物治疗护理　应用利尿剂的患儿注意观察尿量变化，儿童应用洋地黄药物的护理要点如下：

1）应用洋地黄药物前数脉搏1分钟，若年长儿HR<60~70次/分，婴幼儿<80~90次/分，暂停用药并通知医生。

2）口服洋地黄药物时，应按时按量服用，如患儿服药后呕吐，应及时联系医生，决定是否补服。如为地高辛水剂药物，可用1ml针管抽取后，直接口服。

3）应避免与其他药物同时服用，**钙剂与洋地黄有协同作用，用洋地黄类药物时，应避免用钙剂。**

考题15 患儿男，5岁，因心力衰竭使用洋地黄进行治疗。治疗期间的下列医嘱中，护士应对哪项提出质疑和核对（　　）

A.氯化钾溶液静滴　　　　　　　B.生理盐水静滴　　　　　　　C.5%葡萄糖溶液静滴

D.葡萄糖酸钙溶液静滴　　　　　E.乳酸钠溶液静滴

4）用药期间观察洋地黄中毒反应：

①**胃肠道反应**：食欲缺乏、恶心、呕吐、腹泻。

②**神经反应**：头晕、嗜睡、黄视、复视。

③**心血管反应**：房室传导阻滞、房性及室性期前收缩、室速、室颤等心律失常。

考题16 患儿男，8岁。因先天性心脏病，应用强心苷类药物治疗。护士对其家长进行有关饮食应用的健康教育时，应强调多给患儿进食（　　）

A.富含钠的食物　　B.富含钾的食物　　C.富含钙的食物　　D.富含镁的食物　　E.富含铁的食物

（4）预防感染　注意气温变化，按气温改变及时加减衣服，避免受凉引起呼吸系统感染。注意保护性隔离，以免交叉感染。**做小手术时，如拔牙应给予抗生素预防感染，**防止感染性心内膜炎发生。

考题17 患儿男，6岁，患轻度室间隔缺损，尚未治疗，现因龋齿需要拔牙，医生在拔牙前给予抗生素，其目的是预防（　　）

A.上呼吸道感染　　　　　　　　B.牙龈炎　　　　　　　　C.支气管炎

D.充血性心力衰竭　　　　　　　E.感染性心内膜炎

（5）心理护理　对患儿关心爱护、态度和蔼，建立良好的护患关系，消除患儿的紧张心理。对家长和患儿解释病情和检查、治疗经过，取得他们的理解和配合。

考题18 患儿女，8岁。因室间隔缺损，拟次日行室间隔缺损修补术。夜间护士巡视病房时发现患儿不肯入睡，哭诉不想手术。此时患儿的主要护理问题是（　　）

A.活动无耐力　　　　　　　　　B.营养失调：低于机体需要量　　　　　　　　C.潜在并发症：心力衰竭

D.有感染的危险　　　　　　　　E.焦虑/恐惧

（6）健康教育　指导家长掌握先天性心脏病的日常护理，建立合理的生活制度，合理用药，预防感染和其他并发症。定期复查，调整心功能到最佳状态，使患儿能安全达到手术年龄。

考题19 患儿男，3岁，患法洛四联症，心功能Ⅳ级。该患儿最佳的手术时机是（　　）

A.立即　　　　　B.择期　　　　　C.学龄前　　　　　D.成年后　　　　　E.心功能改善后

考题答案

序号	1	2	3	4	5	6	7	8	9	10	11	12	13	14	15	16	17	18	19
答案	A	D	A	C	A	A	D	D	D	C	B	C	B	A	D	B	E	E	E

第五节　高血压病人的护理

目前我国采用的分类和标准见表表2-5-1。

表2-5-1　血压水平的定义和分类（mmHg）

类别	收缩压（mmHg）	舒张压（mmHg）
正常血压	<120	<80
正常高限	120～139	80～89
Ⅰ级（轻度）	140～159	90～99
Ⅱ级（中度）	160～179	100～109
Ⅲ级（重度）	≥180	≥110
单纯收缩期高血压	≥140	<90

锦囊妙记：高血压的分级遵循一定的规律：收缩压增加20mmHg，舒张压增加10mmHg，考生记住Ⅰ级高血压后，Ⅱ级、Ⅲ级血压值就很容易推导出来。

考题1 根据血压水平的定义和分类，某患者血压水平为135/88mmHg。该患者属于（　　）

A.理想血压　　　B.正常高值　　　C.正常血压　　　D.1级高血压　　　E.临界高血压

考题2 3级高血压是指血压的范围为（　　）

A.收缩压160～180mmHg，舒张压90～100mmHg　　　　　　　　B.收缩压160～180mmHg，舒张压100～110mmHg

C.收缩压≥180mmHg，舒张压90～100mmHg　　　　　　　　D.收缩压≥180mmHg，舒张压100～110mmHg

E.收缩压≥180mmHg，舒张压≥110mmHg

考题3 患者，男，42岁，近期出现头晕、乏力，连续3天血压140～150/90～96mmHg，患者的血压属于（　　）

A.正常值　　　　B.正常高值　　　　C.I级高血压　　　　D.Ⅱ级高血压　　　　E.Ⅲ级高血压

一、病因

原发性高血压主要危险因素：①年龄男>55岁，女>65岁；②吸烟；③高胆固醇血症；④糖尿病；⑤家族早发冠心病史，发病年龄男性>55岁，女性>65岁。

二、临床表现

（一）症状

（1）一般表现：头晕、头痛、耳鸣、颈部紧板、眼花、乏力、失眠。

（2）并发症：**脑、心、肾、眼底血管损伤**，并出现相应表现。

1）脑血管意外：脑动脉硬化，可发生脑动脉血栓形成和微小动脉瘤，如动脉瘤破裂则引起脑出血。

2）心力衰竭：左心室后负荷加重，心肌肥厚与扩大，出现心力衰竭。

3）肾衰竭。

4）视网膜改变：早期视网膜发生痉挛，后出现硬化、视网膜动脉狭窄、渗出、出血、视乳头水肿。

5）**高血压危象**：**头痛、烦躁、眩晕、心悸、气急、视力模糊、恶心、呕吐**等。

6）**高血压脑病**：临床表现以脑部症状和体征为特点，严重者**头痛、呕吐、意识障碍**、精神错乱、**抽搐、甚至昏迷**。

注：高血压患者心血管危险分层标准

危险因素和病史	血压（mmHg）水平		
	Ⅰ级	Ⅱ级	Ⅲ级
无其他危险因素	低危	中危	高危
1～2个危险因素	中危	中危	极高危
≥3个危险因素或靶器官损害	高危	高危	极高危
临床并发症或糖尿病	极高危	极高危	极高危

考题4 患者男性，68岁。高血压病史18年，糖尿病病史12年。平时血压控制在160～170/100～105mmHg。患者的高血压危险度分层属于（　　）

A.无危险组　　　　B.低度危险组　　　　C.中度危险组　　　　D.高度危险组　　　　E.极高度危险组

三、治疗原则

原发性高血压病人的主要治疗目的是最大限度地降低心血管并发症发生与死亡的总体危险。原则上应将血压降到患者能最大耐受的水平。目前一般主张血压控制目标值至少<140/90mmHg。糖尿病或慢性肾病合并高血压患者，血压控制目标值<130/80mmHg。根据临床试验已获得的证据，老年收缩性高血压的降压目标水平，收缩压150mmHg，舒张压<90mmHg但不低于65～70mmHg。

考题5 糖尿病合并高血压的患者，血压控制目标值应小于（　　）

A.130/80mmHg　　　　B. 150/90mmHg　　　　C.140/80mmHg　　　　D.130/90mmHg　　　　E.140/90mmHg

考题6 患者男性，76岁。高血压病史1年，血压波动于170～190/60～65mmHg，查体未见明显异常。实验室检查：血常规、尿常规、肾功能、空腹血糖、血脂等均正常。心电图正常。该患者的收缩压控制目标值至少低于（　　）

A.140mmHg　　　　B.170mmHg　　　　C.130mmHg　　　　D.150mmHg　　　　E.160mmHg

（一）改善生活行为

1.减轻体重，尽量将体重指数控制在<25。

2.限制钠盐摄入，**每日食盐量不超过6g**。

3.补充钙和钾，每日食用新鲜蔬菜400～500g，牛奶500ml，可以补充钾1000mg和钙400mg。

4.减少脂肪摄入，脂肪量应控制在膳食总热量的25％以下。

5.戒烟、限制饮酒，每日饮酒量不超过50g乙醇的量。

6.**低、中强度运动**　可根据年龄和身体状况选择运动方式如慢跑、步行，每周3～5次，每次可进行20～60min。（亲：高血压病人不要从事剧烈运动，如举重、登山、游泳、打球等，以免引起脑出血哦）。

考题7 患者男性，50岁，患高血压2年，体型肥胖，平常血压维持在165/110mmHg左右。护士对患者进行运动指导时，适合于患者的体育运动是（　　）

A.快跑　　　　B.散步　　　　C.打球　　　　D.登山　　　　E.游泳

考题8 患者男，42岁。诊断高血压3年。性情温和，体态匀称。平素面食为主，饮食清淡，喜食咸菜等腌制食品。目前对其最主要的饮食护理指导是（　　）

A.低脂饮食　　　　B.低磷饮食　　　　C.低钠饮食　　　　D.低蛋白饮食　　　　E.低纤维素饮食

考题9 患者女，50岁。初诊为高血压，目前血压维持在145/85mmHg。护士在评估中发现患者喜好下列食物。护士应指出，其中最不利于控制高血压的食物是（　）

A.猪肝　　　　　B.鲫鱼　　　　　C.瘦肉　　　　　D.河虾　　　　　E.竹笋

（二）药物治疗

1.利尿剂　常用呋塞米20～40mg，1～2次/日，主要不良反应有电解质紊乱（低钾血症）和高尿酸血症。

2.β受体阻滞剂　常用阿替洛尔50～200mg，1～2次/日，主要不良反应有心动过缓和支气管收缩。

3.钙通道阻滞剂（CCB）　常用硝苯地平5～20mg，3次/日，维拉帕米40～120mg，3次/日，主要不良反应有颜面潮红，头痛，长期服用硝苯地平可出现胫前水肿。

4.血管紧张素转换酶抑制剂（ACEI）　常用卡托普利12.5～25mg，2～3次/日，主要不良反应有干咳、味觉异常、皮疹等。

考题10 通过利尿作用达到降压效果的药物是（　）

A.氯沙坦　　　　B.硝苯地平　　　　C.普萘洛尔　　　　D.氢氯噻嗪　　　　E.卡托普利

考题11 利尿药降低血压的主要作用机制是（　）

A.减少血容量　　B.阻断β受体　　　C.阻断α受体　　　D.阻断钙通道　　　E.扩张小动脉

考题12 患者女，52岁。诊断为高血压急症，医嘱呋塞米20mg，iv。执行后患者出现乏力、腹胀、肠鸣音减弱的症状。该患者可能发生了（　）

A.高钾血症　　　B.低钾血症　　　　C.高钠血症　　　　D.低钠血症　　　　E.低氯血症

考题13 高血压病的治疗药物卡托普利最常见的副作用是（　）

A.头痛　　　　　B.乏力　　　　　C.心率增快　　　　D.心率减慢　　　　E.刺激性干咳

（三）并发症的治疗原则

处理高血压急症临床上一般情况下首选硝普钠。（亲：硝普钠要避光滴注哦）。硝普钠可扩张动脉和静脉，降低心脏前后负荷。适用于各种高血压急症。

考题14 关于硝普钠的主要药理作用，正确的说法是（　）

A.利尿　　　　　　　　　　B.减慢心率　　　　　　　　C.心输出量增加

D.增强心肌收缩力　　　　　E.扩张动、静脉，减轻心脏负荷

考题15 患者男，70岁，高血压15年。昨日受凉后出现剧烈头痛、头晕、呕吐。查血压200/130mmHg。遵医嘱给予硝普钠降压。用药护理正确的是（　）

A.提前配置　　　B.肌内注射　　　　C.静脉推注　　　　D.快速滴注　　　　E.避光滴注

四、护理措施

1.避免重体力活动，保证足够的睡眠。

2.高血压脑血管意外病人取半卧位，避免活动、稳定情绪、遵医嘱给予镇静剂，血压增高时遵医嘱静滴硝普钠治疗。

3.发生心力衰竭时给予吸氧4～6L/min，有急性肺水肿时可给予35%乙醇湿化吸氧，6～8L/min。

4.用药护理　药物一般从小剂量开始，可联合用药，以增强疗效，减少不良反应。某些降压药物可有直立性低血压不良反应，应指导病人在改变体位时要动作缓慢，当出现头晕、眼花、恶心、眩晕时，应立即平卧，以增加回心血量，改善脑部血液供应。

考题16 患者男，70岁，高血压10年。今在服用降压药物后出现头晕、恶心、乏力。查体：血压110/70mmHg，脉搏106次/分。目前最主要的护理措施是（　）

A.吸氧　　　　　　　　　　B.肌注止吐剂　　　　　　　C.心电监护

D.加服降压药物　　　　　　E.安置头低足高位

考题17 患者患高血压病3年，入院后给予降压药物等治疗，在用药护理中指导患者改变体位时动作宜慢，其目的为（　）

A.避免发生高血压脑病　　　B.避免发生高血压危象　　　C.避免发生急进型高血压

D.避免发生体位性低血压　　E.避免血压增高

5.限制钠盐摄入<6g/d，可减少水、钠潴留，减轻心脏负荷。

6.减轻体重，特别是向心性肥胖病人，应限制每日摄入总热量。

7.避免诱因　①指导病人自己控制情绪，调整生活节奏；②冬天外出时注意保暖，室温不宜过低；③保持大便通畅，避免剧烈运动和用力咳嗽，以防发生脑血管意外；④避免突然改变体位，禁止长时间站立；⑤不用过热的水洗澡和蒸汽浴。

考题18 患者男性，62岁。患者有高血压，血压水平为166/106mmHg，并伴有左室肥大，心功能Ⅲ级，服用依那普利治疗，常出现直立性低血压。不正确的预防方法是（　）

A.避免长时间站立　　　　　B.避免大量饮酒　　　　　　C.缓慢改变姿势

D.避免用过热水洗澡　　　　E.反复进行下蹲-站立训练

五、健康教育

教会病人及家属正确测量血压的方法并做好记录，监测服药与血压的关系，以作为就诊时调整药物剂量的参考。血压的测量应在静息的情况下进行，测量前应休息5～10分钟，测量前30分钟内不要吸烟，避免饮浓茶、咖啡及其他刺激性饮料。服完

短效降压药后2～6小时测血压，因为短效制剂通常在服药后2小时达到最大药效，中效及长效制剂的降压高峰分别在服药后2～4/3～6小时，此时测效果更好，反映的情况也最真实。

考题19　患者女，64岁。因高血压来诊。医嘱给予降压药口服治疗。护士应指导患者，为评估降压效果，患者自行测量、记录血压。测量血压的最佳时段是（　）

A.两次服用降压药之间　　　　　　　B.服用降压药之后　　　　　　　C.服用降压药前

D.服用降压药之后　　　　　　　　　E.服用降压药2小时后

考题答案

序号	1	2	3	4	5	6	7	8	9	10	11	12	13	14	15	16	17	18	19
答案	B	E	C	E	A	D	B	C	A	D	A	B	E	E	E	E	E	D	E

第六节　冠状动脉粥样硬化性心脏病病人的护理

一、心绞痛

（一）病因

冠状动脉粥样硬化所致的**冠状动脉管腔狭窄和（或）部分分支闭塞**时，冠状动脉血流量减少，心肌在缺血、缺氧情况下产生的代谢产物，**刺激心脏内的传入神经末梢而产生心绞痛。**

考题1　对急性心肌梗死患者给予吸氧的主要目的是（　）

A.改善心肌缺氧，减轻疼痛　　　B.预防心源性休克　　　　　　C.减少心律失常

D.防止心力衰竭　　　　　　　　E.促进坏死组织吸收

（二）临床表现

1.症状

（1）疼痛部位：主要在胸骨体中段或上段，可波及心前区。

（2）疼痛性质：常为压迫感、发闷、**紧缩感**，偶可伴有濒死感。

（3）持续时间：多在3～5分钟内，**一般不超过15分钟**。

（4）缓解方式：**休息或含服硝酸甘油**后几分钟内缓解。

（5）诱发因素：体力劳动或情绪激动、饱餐、寒冷、吸烟、心动过速、休克等情况而诱发。

2.体征　发作时可有心率增快，暂时血压升高。

考题2　患者男，45岁。患者如图所示疾病。则患者最早、最突出的症状是（　）

A.乏力　　　　　　　B.尿失禁　　　　　　C.呼吸困难

D.血压下降　　　　　E.心前区疼痛

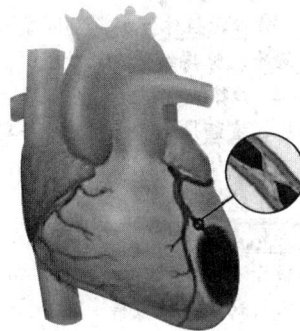

考题3　关于心绞痛疼痛特点的描述，**错误**的是（　）

A.阵发性前胸、胸骨后部疼痛

B.劳累后或情绪激动时发作

C.可放射至心前区与左上肢

D.持续时间长，像针刺刀扎样痛

E.持续数分钟，为压榨性疼痛

（三）辅助检查

1.心电图检查　是发现心肌缺血、诊断心绞痛最常用的检查方法。

2.冠状动脉造影　可发现冠脉系统病变的范围和程度，当管腔直径缩小70％～75％以上时，将严重影响心肌供血。

3.运动负荷试验　运动中出现典型心绞痛，心电图有ST段水平型或下斜型压低≥0.1mV，持续2分钟即为运动负荷试验阳性。

考题4　评价冠状动脉狭窄程度最可靠的检查是（　）

A.放射性核素检查　　　B.心电图　　　　C.冠状动脉造影　　　　D.运动负荷试验　　　　E.动态心电图

（四）治疗原则

1.发作时立刻休息。

2.应用**硝酸酯类药物**　是最有效、作用最快的终止心绞痛发作的药物。如舌下含化硝酸甘油0.3～0.6mg，1～2分钟开始起效，作用持续30分钟左右。

考题5　缓解心绞痛发作最有效、作用最快的药物是（　）

A.硝苯地平　　　　　B.普萘洛尔　　　　C.阿司匹林　　　　D.硝酸甘油　　　　E.阿托品

（五）护理问题

1.疼痛　与心肌缺血有关。

2.活动无耐力　与心肌缺血、缺氧有关。

3.知识缺乏　缺乏有关冠心病的知识。

4.潜在并发症　急性心肌梗死。

考题6　患者男，58岁。冠心病史6年，因心绞痛急诊入院。患者情绪紧张，主诉乏力，食欲减退。医嘱：药物治疗，绝对卧床休息。护士评估患者存在的健康问题，需要首先解决的是（　　）

A.焦虑　　　　　　B.生活自理缺陷　　　　　C.疲乏　　　　　　　D.疼痛　　　　　　E.便秘

（六）护理措施

1.一般护理　心绞痛发作时应立即停止活动，同时舌下含服硝酸甘油。

2.用药护理　观察药物不良反应，应用硝酸甘油时，嘱咐病人舌下含服。含药后应平卧，以防低血压的发生。

3.饮食护理　宜低热量、低脂肪、低胆固醇、少糖、少盐、适量蛋白质、纤维素和丰富的维生素饮食，宜少食多餐，不宜过饱，不饮浓茶、咖啡，避免进食辛辣刺激性食物。

二、急性心肌梗死

急性心肌梗死是在冠状动脉硬化的基础上，冠状动脉血供应急剧减少或中断，使相应的心肌发生严重持久的缺血导致心肌坏死。

（一）病因

在冠状动脉严重狭窄的基础上，一旦心肌需血量猛增或冠脉血供锐减，使心肌缺血达20～30分钟以上，即可发生急性心肌梗死。

（二）临床表现

1.先兆表现　发病数日或数周前有胸闷、心悸、乏力、恶心、大汗、烦躁、血压波动、心律失常、心绞痛等前驱症状。

2.主要症状

（1）疼痛：是最早、最突出的症状，其性质和部位与心绞痛相似，但程度更剧烈，伴有烦躁、大汗、濒死感。一般无明显的诱因，疼痛可持续数小时或数天，经休息和含服硝酸甘油无效。

> 锦囊妙记：考生在复习时应将心绞痛与心肌梗死的临床表现进行比较：心肌梗死疼痛性质与心绞痛相似，只不过是疼痛更加剧烈；心肌梗死疼痛持续时间比心绞痛长；心肌梗死含服硝酸甘油无效，而心绞痛含服硝酸甘油几分钟内缓解；心肌梗死一般无诱因，而心绞痛常因诱因而发作。

（2）全身症状：一般在发生疼痛24～48小时后，出现发热、心动过速、白细胞增高、血沉增快。一般发热体温在38℃左右，多在1周内恢复正常。

（3）心源性休克：疼痛时血压下降，如疼痛缓解时，收缩压<10.7kPa（80mmHg），同时伴有烦躁不安、面色苍白或青紫、皮肤湿冷、脉搏细速、尿量减少、反应迟钝，则为休克表现。

（4）心律失常：是急性心肌梗死病人死亡的主要原因。多发生于病后1～2天内，前24小时内发生率最高，以室性心律失常最多见，室颤是急性心肌梗死早期病人死亡的主要原因。

（5）心力衰竭：约半数病人在起病最初几天，疼痛或休克好转后，出现呼吸困难，咳嗽，发绀、烦躁等左心衰竭的表现，重者可发生急性肺水肿。

考题7　患者男，59岁，冠心病、心绞痛病史5年，3小时前发生心前区剧烈疼痛，服用硝酸甘油3片未缓解，急诊入院。心电图检查发现ST段呈弓背形上抬，随后相应导联出现病理性Q波，血压85/55mmHg，心率108次/分。律齐，入监护室观察治疗，经用药后疼痛缓解。2小时后心电监测示血压70/50mmHg，心率118次/分。患者烦躁不安，皮肤湿冷，此时最可能发生了（　　）

A.脑出血　　　　　B.室壁瘤破裂　　　　　C.心源性休克　　　　D.心律失常　　　　　E.心力衰竭

考题8　急性心肌梗死患者发病后24小时内主要的死亡原因是（　　）

A.心脏破裂　　　　B.心律失常　　　　　C.心力衰竭　　　　　D.心源性休克　　　　E.室壁瘤

考题9　患者女，60岁。因急性心肌梗死入院，病情不稳定。该患者出现心律失常时需要高度警惕室颤的发生，该心律失常是指（　　）

A.房室传导阻滞　　B.窦性心动过缓　　　C.室上性心动过速　　D.房颤　　　　　　E.室性心动过速

考题10　患者男，68岁。因急性下壁心肌梗死，收入CCU病房。患者出现下列心律失常中最危险的是（　　）

A.窦性心动过速　　　　　　　B.偶发性房前收缩　　　　　　　　C.窦性心律不齐

D.三度房室传导阻滞　　　　　E.偶发室性期前收缩

考题11　患者男，69岁。因急性前壁心肌梗死收入院。入院后已行面罩吸氧，建立静脉通路，心电监护示频发、多源性室性早搏。护士在床边准备抢救用品，最重要的是（　　）

A.血氧饱和仪　　　B.气管切开包　　　　C.吸痰管　　　　　　D.除颤仪　　　　　E.呼吸机

（三）辅助检查

1.心电图改变　特征性改变：①宽而深的异常Q波；②出现S-T段抬高呈弓背向上；③出现T波倒置；④在背向心肌梗死的

导联则出现R波增高、S-T段压低、T波直立并增高。（亲：心肌梗死病人心电图的特征性改变为：宽而深的异常Q波，S-T段抬高，T波倒置）。

考题12 患者，男，43岁。踢球时突然感左臂及心前区剧痛，有濒死感，就地休息30分钟未缓解，伴烦躁不安、恶心，出冷汗，急送至急诊科。心电监护提示多导联ST段弓背形抬高，T波倒置，可见异常深宽Q波，最可能发生了（　）

A.稳定型心绞痛　　　　　　　　B.急性心包炎　　　　　　　　C.急性心肌梗死

D.心脏神经官能症　　　　　　　E.急性主动脉夹层动脉瘤

2.血心肌坏死标记物增高是诊断心肌梗死的敏感指标。

（1）肌红蛋白起病后2小时内升高，12小时内达到高峰，24~48小时恢复正常。

（2）肌钙蛋白Ⅰ或T起病后3~4小时升高。

3.血清心肌酶测定　出现肌酸磷酸激酶同工酶、肌酸磷酸激酶、门冬氨酸氨基转移酶、乳酸脱氢酶升高，其中**肌酸磷酸激酶是出现最早、恢复最早的酶**。

考题13 患者男，62岁。心绞痛2年。4小时前出现胸骨中段剧烈疼痛，舌下含服硝酸甘油不能缓解。查体：心率增快，心尖部可闻及舒张期奔马律。心电图ST段抬高。该患者的检查结果最可能出现（　）

A.血糖减低　　　　　　　　　　B.白细胞减少　　　　　　　　C.血清心肌酶升高

D.C反应蛋白降低　　　　　　　E.红细胞沉降率正常

（四）治疗原则

1.一般治疗

（1）休息：**急性期卧床休息12小时**，若无并发症，24小时内应鼓励病人床上活动肢体，第三天可床边活动，第四天起逐步增加活动，1周内可达到每日3次步行100~150米。

（2）监护：**急性期进行心电图、血压、呼吸监护**。

考题14 患者，女，44岁。患心肌梗死住院治疗。首次静脉泵入硝酸甘油时，在30分钟内应特别注意的是（　）

A.尿量　　　　　B.中心静脉压　　　　　C.血氧饱和度　　　　　D.心率　　　　　E.血压

（3）吸氧：改善心肌缺氧，减轻疼痛。动脉血氧饱和度>90%的病人不推荐常规吸氧。当病人合并低氧血症（SaO₂<90%或PaO₂<60mmHg）时应吸氧。

（4）抗凝治疗：无禁忌证病人嚼服肠溶阿司匹林150~300mg，连服3日。

考题15 对急性心肌梗死患者吸氧的目的是（　）

A.减少疼痛　　　　B.改善心肌缺氧　　　　C.增加活动耐力　　　　D.预防心力衰竭　　　　E.促进梗死心肌恢复

2.解除疼痛　哌替啶50~100mg肌内注射、吗啡5~10mg皮下注射或罂粟碱30~60mg肌内注射。

考题16 患者女，68岁。冠心病史15年。活动后出现心前区压榨样疼痛2小时。首选的治疗措施是（　）

A.舌下含服硝酸甘油　　　　　　B.嚼服达喜　　　　　　　　　C.肌内注射哌替啶

D.口服螺内酯　　　　　　　　　E.口服氯苯那敏

考题17 患者男，70岁。突发胸骨后压榨样疼痛，拟诊"急性心肌梗死"入院，遵医嘱给予吗啡止痛，护士应该观察患者有无（　）

A.体温升高　　　　B.疼痛减轻　　　　C.呼吸抑制　　　　D.血压降低　　　　E.心律失常

3.再灌注心肌　应在发病12h内，最好在3~6h内进行，使冠状动脉再通，再灌注心肌。

（1）经皮冠状动脉介入治疗（PCI）

（2）**溶栓疗法**：尿激酶（UK）在30分钟内静脉滴注150万~200万U；链激酶（SK）、重组链激酶（rSK）在1小时内静脉滴注150万U，应用链激酶须注意有无过敏反应，如寒战、发热等。

4.心律失常处理　**室性心律失常应立即给予利多卡因静脉注射；发生室颤时立即实施电复律**。

5.治疗心力衰竭　主要是治疗急性左心衰竭。**急性心肌梗死24小时内禁用洋地黄制剂**。

（五）护理措施

1.保证身心休息　**急性期绝对卧床，尽量避免搬动**，避免诱因，减少疼痛发作。（亲：心肌梗死病人急性期应绝对卧床休息，病人的各种生理需要应由护士协助满足）。

考题18 某急性心肌梗死患者发病48h后，要求到厕所大便，责任护士应该（　）

A.嘱家人陪同前往　　　　　　　B.用开塞露后，再允许前往　　　　　　C.先给予缓泻剂，再允许前往

D.如无便秘史，因允许前往　　　E.制止患者，指导其床上使用便盆

考题19 患者男，68岁。48小时前急性心肌梗死发作入院。现其病情稳定，家属强烈要求探视，单位到探视时间，此时护士首先应该（　）

A.请护士长出面调解　　　　　　B.请主管大夫出面调解　　　　　　C.向家属耐心解释取得家属理解

D.悄悄让家属进入病房　　　　　E.不予理睬

2.防止便秘护理　提供富含纤维食物，注意饮水，遵医嘱长期服用缓泻剂，保证大便通畅。**必要时应用润肠剂、低压灌肠**等。

3.饮食护理　提供低热量、低脂、低胆固醇饮食，总热量不宜过高。少量多餐，多食含纤维素和果胶的食物，避免食用刺激性食品。

4.用药护理　应用抗凝药物时应严密观察有无出血倾向。**应用溶栓治疗时应严密监测出凝血时间和纤溶酶原**。

5.经皮腔内冠状动脉成形术术后护理 停用肝素4小时后，复查全血凝固时间。凝血时间在正常范围之内，拔除动脉鞘管，压迫止血，加压包扎，**病人继续卧床24小时，术肢制动**。观察足背动脉搏动情况、鞘管留置部位有无出血、血肿。

6.预防心律失常护理 **急性期要持续心电监护**，发现频发室性期前收缩，成对的、多源性的、呈R on T现象的室性期前收缩或发现房室传导阻滞时，应及时通知医生处理，遵医嘱应用**利多卡因**等抗心律失常药物。

考题20 治疗急性心肌梗死引起的室性心律失常的最佳药物是（ ）

A.奎尼丁　　　　B.苯妥英钠　　　　C.利多卡因　　　　D.维拉帕米　　　　E.普萘洛尔

好礼相送　　　　　　　　　　**急性心肌梗死口诀**

心肌梗死临床表现口诀：疼痛发热过速心，恶心呕吐失常心，低压休克衰竭心（疼痛为主要症状，心律失常为死亡的主要原因）。

心肌梗死心电图特征口诀：心梗T倒（置）ST变（弓背向上抬高），急性异Q要出现。

考题21 患者男，70岁。自诉近1年频感心前区压榨样疼痛，冠脉造影示左冠状动脉前降支狭窄90%，植入支架一枚，该患者术后应服用的抗血小板治疗药物是（ ）

A.阿司匹林+华法林　　　　B.氯吡格雷+美托洛尔　　　　C.美托洛尔+华法林

D.阿司匹林+美托洛尔　　　　E.阿司匹林+氯吡格雷

◎考题22~24题共用题干

患者，男，52岁，因"胸骨后压榨性疼痛半日"急诊入院，心电图：急性广泛前壁心肌梗死。

考题22 升高最早也是恢复最早的心肌损伤标记物是（ ）

A.谷氨酸转移酶　　　　B.乳酸脱氢酶　　　　C.肌酸磷酸激酶

D.碱性磷酸酶　　　　E.门冬氨酸转移酶

考题23 为减轻患者疼痛，首选的药物是（ ）

A.安定　　　　B.硝酸甘油　　　　C.吗啡　　　　D.阿司匹林　　　　E.心痛定

考题24 最有可能导致患者24小时内死亡的原因是（ ）

A.心脏破裂　　　　B.心源性休克　　　　C.室颤　　　　D.右心衰竭　　　　E.感染

考题25 患者，男，65岁。急性心肌梗死冠脉支架术后半年，在家休养。心情低落，少与人交流，对周围事物不感兴趣。其最可能的心理问题是（ ）

A.谵妄　　　　B.抑郁　　　　C.焦虑　　　　D.恐惧　　　　E.愤怒

考题26 患者，男，75岁。急性心肌梗死后48小时，要求到卫生间大便，护士应该（ ）

A.患者如无便秘可自行前往卫生间　　　　　　　　B.指导患者床上使用便盆

C.嘱患者使用开塞露后再去卫生间　　　　　　　　D.嘱咐患者家属陪同

E.给予缓泻药后再允许患者去卫生间

考题27 患者，男，44岁。接受冠状动脉造影术后回到病房。医嘱沙袋压迫股动脉穿刺点6小时。为防止局部出血和栓塞，护士应重点观察（ ）

A.呼吸　　　　B.心率　　　　C.血压　　　　D.足背动脉搏动　　　　E.肌力

◎考题28~30题共用题干

患者，女，48岁。因"胸骨后压榨样疼痛半日"急诊入院。心电图：急性广泛前壁心肌梗死。

考题28 升高最早也是恢复最早的心肌损伤标记物是（ ）

A.门冬氨酸转移酶　　　　B.乳酸脱氢酶　　　　C.碱性磷酸酶

D.谷氨酸转移酶　　　　E.肌酸磷酸激酶

考题29 为减轻患者疼痛，首选药物是（ ）

A.吗啡　　　　B.地西泮　　　　C.阿司匹林　　　　D.硝酸甘油　　　　E.硝苯地平

考题30 最有可能导致患者24小时内死亡的原因是（ ）

A.右心衰竭　　　　B.心源性休克　　　　C.心脏破裂　　　　D.感染　　　　E.室颤

考题答案

序号	1	2	3	4	5	6	7	8	9	10	11	12	13	14	15	16	17	18	19	20	21	22	23
答案	A	E	D	C	D	D	C	B	E	D	D	C	C	E	B	C	C	E	C	C	E	C	C

序号	24	25	26	27	28	29	30
答案	C	B	B	D	E	A	E

第七节　心脏瓣膜病病人的护理

风湿性心脏瓣膜病与<u>A族乙型溶血性链球菌</u>反复感染有关，<u>最常受累的是二尖瓣</u>，其次是主动脉瓣。

好礼相送　　　　　　　　　　　**链球菌感染的疾病**

1.风湿性心脏瓣膜病　<u>A族乙型溶血性链球菌</u>。

2.<u>小儿急性肾小球肾炎　A族β型溶血性链球菌</u>。

3.<u>猩红热　A族乙型溶血性链球菌</u>。

4.<u>风湿热　A族乙型溶血性链球菌</u>。

5.<u>急性蜂窝织炎　溶血性链球菌</u>。

6.<u>急性淋巴管炎和淋巴结炎　化脓性链球菌</u>。

7.<u>亚急性细菌性心内膜炎　草绿色链球菌</u>。

考题1 预防风湿性心脏瓣膜病的根本措施是（　　）

A.长期服用抗风湿药物　　　　　　B.积极防治链球菌感染　　　　　　C.防止复发，卧床休息

D.增加营养，避免过劳　　　　　　E.居室要防寒避湿

一、临床类型与表现

（一）二尖瓣狭窄

1.临床表现

（1）症状：最常出现的早期症状是**劳力性呼吸困难**，常伴有咳嗽，严重时可导致急性肺水肿，咳嗽、咳粉红色泡沫样痰。<u>可常出现以**房颤**为代表的心律失常</u>。

锦囊妙记：二尖瓣狭窄时→左心房流入左心室血液减少→左心房压力升高、心肌肥厚→左心衰竭→肺循环淤血→肺水肿，咳嗽、咳粉红色泡沫样痰。

考题2 风湿性心脏病二尖瓣狭窄患者，最常见的心律失常是（　　）

A.室性期前收缩　　B.心房颤动　　　　C.窦性心动过速　　　D.房室传导阻滞　　　E.室上性心动过速

（2）体征：可出现面部两颧绀红、口唇轻度发绀，称"二尖瓣面容"。

心尖部可触及舒张期震颤；**心尖部可闻及舒张期隆隆样杂音**，是最重要的体征。

考题3 "二尖瓣面容"的表现是（　　）

A.面颊潮红，呼吸急促　　　　　　B.面容憔悴，面色苍白　　　　　　C.两颊部绀红，口唇轻度发绀

D.面色灰白，表情淡漠　　　　　　E.面容惊愕，眼球突出

考题4 患者女，53岁。3年前因反复上呼吸道感染，扁桃体炎，将扁桃体摘除。近2个月患者出现明显呼吸困难，在体力劳动后尤其明显，来医院就诊，患者面容如图所示，查体：心尖部可触及舒张期震颤，听诊心率快慢不一，心律不齐。该患者可能发生了（　　）

A.心肌炎　　　　　　B.主动脉瓣狭窄　　　　C.慢性肺源性心脏病

D.缩窄性心包炎　　　E.二尖瓣狭窄

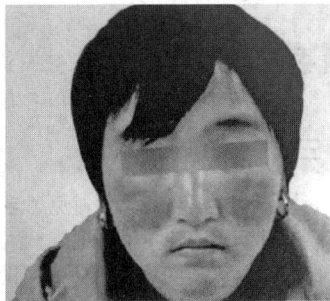

2.辅助检查

（1）X线：左房增大，后前位左缘变直，右缘双心房影。

（2）心电图：二尖瓣狭窄重者可有"**二尖瓣型P波**"，P波宽度>0.12秒，并伴有切迹。

（3）**超声心动图**：是明确诊断的可靠方法。

考题5 确诊二尖瓣狭窄最可靠的辅助检查是（　　）

A.心电图　　　　　　B.胸部X线片　　　　　C.超声心动图

D.心导管检查　　　　E.CT

考题6 胸部X线检查心电图心影呈梨形提示（　　）

A.心包积液　　　　　　　　　B.三尖瓣关闭不全　　　　　　　C.二尖瓣关闭不全

D.二尖瓣狭窄　　　　　　　　E.主动脉瓣狭窄

（二）二尖瓣关闭不全

1.临床表现

（1）症状：轻者可无症状，重者出现左心功能不全的表现如疲倦、心悸、劳力性呼吸困难等。

（2）体征：心脏搏动增强并向左下移位；**心尖部可闻及收缩期粗糙吹风样杂音**是最重要体征，第一心音减弱，肺动脉瓣区第二心音亢进。

2.辅助检查

X线：左房增大，伴肺淤血。重者左房左室增大，可有间质性肺水肿征。

（三）主动脉瓣狭窄

1.临床表现

（1）症状：**劳力性呼吸困难、心绞痛、晕厥**是主动脉瓣狭窄典型的三联征。

（2）体征：主动脉瓣区可闻及响亮、粗糙的收缩期吹风样杂音是主动脉瓣狭窄最重要的体征，可向颈部传导。

2.辅助检查

超声心动图：是明确诊断、判断狭窄程度的重要方法。

考题7 主动脉瓣狭窄患者突出的临床表现是（　　）

A.胸痛伴晕眩　　　　　　　　　B.乏力、下肢水肿　　　　　　　　　C.呼吸困难、心绞痛和晕厥

D.乏力、水肿、黑矇　　　　　　E.咯血伴声音嘶哑

考题8 患者女，59岁。有风湿病7年，近1年反复出现劳动后呼吸困难，2天前上楼时突然出现心前区疼痛、黑矇。患者最可能并发了（　　）

A.二尖瓣关闭不全　　B.二尖瓣狭窄　　　　C.充血性心力衰竭　　　D.主动脉瓣狭窄　　　E.主动脉瓣关闭不全

（四）主动脉瓣关闭不全

1.临床表现

（1）症状：轻者可无症状。重者可有心悸、心前区不适、头部强烈的震动感，常有体位性头晕。如反流量大，主动脉舒张压显著降低，可引起冠状动脉灌注不足，出现心绞痛。

（2）体征：**第二主动脉瓣区可听到舒张早期叹气样杂音**。颈动脉搏动明显，血压：收缩压升高，舒张压降低，**脉压增大**而产生周围血管征，如毛细血管搏动征、**水冲脉、大动脉枪击音**等。

2.辅助检查

超声心动图：M型显示二尖瓣前叶或室间隔舒张期纤细扑动，是可靠诊断征象。

二、并发症

1.**充血性心力衰竭**　首要的并发症，也是就诊和致死的主要原因。诱因是感染、风湿活动、心律失常、洋地黄使用不当等。

2.**心律失常**　房颤是风湿性心脏瓣膜病最常见的心律失常。

3.**亚急性感染性心内膜炎**　主动脉瓣关闭不全病人发生率较高，常见致病菌为草绿色链球菌。

4.**栓塞**　多见于二尖瓣狭窄伴有房颤的病人，血栓脱落引起周围动脉栓塞，以**脑动脉栓塞常见**。（亲：瓣膜病、感染性心内膜炎和法洛四联症等均可引起脑栓塞。脑栓塞的表现为**言语不清、肢体活动受限、偏瘫**）。

考题9 风湿性心脏病二尖瓣狭窄发生栓塞最常累及的部位是（　　）

A.脑　　　　　　　B.肾　　　　　　　C.肠　　　　　　　D.肺　　　　　　　E.肝

考题10 引起亚急性自体瓣膜炎最常见的致病菌是（　　）

A.草绿色链球菌　　　　　　　　B.肺炎球菌　　　　　　　　　　C.淋球菌

D.流感嗜血杆菌　　　　　　　　E.金黄色葡萄球菌

考题11 患者女，43岁，有风湿性心脏瓣膜病史，患者于户外运动时，突然出现右侧肢体无力，站立不稳，并有口角歪斜。该患者可能是并发了（　　）

A.脑栓塞　　　　　　　　　　　B.短暂性脑缺血发作　　　　　　　C.颅内肿瘤

D.蛛网膜下隙出血　　　　　　　E.颅内动静脉瘤破裂

考题12 治疗风湿性二尖瓣狭窄药物中，苄星青霉素的作用是防止（　　）

A.风湿热　　　　　B.心力衰竭　　　　C.动脉栓塞　　　　D.心律失常　　　　E.心绞痛

三、健康教育

1.指导病人居住环境要避免潮湿、阴暗，保持室内空气流通，温暖干燥，阳光充足。

2.教育病人要注意适当锻炼，注意保暖，加强营养，合理饮食，提高机体抵抗力，避免呼吸道感染。

3.指导病人避免诱发因素，协助病人作好休息及活动的安排，避免重体力劳动、过度劳累和剧烈运动。要劝告反复发生扁桃体炎病人，在风湿活动控制后2～4个月可手术摘除扁桃体。在拔牙、内镜检查、导尿、分娩、人工流产等手术前，应告诉医生自己有风心病史，便于预防性使用抗生素。

4.育龄妇女要在医生指导下，根据心功能情况，控制好妊娠与分娩时机。

考题13 患者，女，40岁。风湿性心脏瓣膜病史10年，近日因夜间阵发性呼吸困难入院治疗，经1周治疗后症状好转，拟于明日出院，为避免出现风湿活动，最重要的是（　　）

A.居室要防寒避湿　　　　　　　B.避免体力劳动，增加休息　　　　C.高热量、高维生素饮食

D.长期服用抗风湿药　　　　　　E.预防上呼吸道感染

考题14 患者，男，62岁。2年前行"人工瓣膜置换术"，术后遵医嘱服用华法林。护士建议患者日常生活中使用电动剃须刀剃须，主要目的是（　　）

A.避免出血　　　　　　　　　　B.避免损伤皮肤引发感染性心内膜炎

C.避免交叉感染   D.经济适用

E.方便老年人使用

考题答案

序号	1	2	3	4	5	6	7	8	9	10	11	12	13	14
答案	B	B	C	E	C	D	C	D	A	A	A	A	E	B

第八节　感染性心内膜炎病人的护理

一、病因

感染性心内膜炎主要是由链球菌和葡萄球菌感染。**急性感染性心内膜炎主要由金黄色葡萄球菌引起**。**亚急性感染性心内膜炎以草绿色链球菌感染最常见**。

考题1 引起亚急性自体瓣膜心内膜炎最常见的致病菌是（　　）

A.草绿色链球菌　　　　B.肺炎球菌　　　　C.淋球菌　　　　D.流感嗜血杆菌　　　　E.金黄色葡萄球菌

二、临床表现

（一）症状

1.发热　**发热是感染性心内膜炎最常见的症状**，常伴有头痛、背痛和肌肉关节痛的症状。

2.非特异性症状　脾大、贫血、杵状指/趾。

3.**动脉栓塞**　脑栓塞的发生率最高。

考题2 感染性心内膜炎患者最常见的症状是（　　）

A.瘀点、瘀斑　　　　B.发热　　　　C.贫血　　　　D.心悸　　　　E.焦虑

（二）体征

1.心脏杂音　80%～85%的病人可闻及心脏杂音。

2.周围体征　包括：①瘀点，多见病程长者，以锁骨、皮肤、口腔黏膜和睑结膜常见；②指、趾甲下线状出血；③Roth斑，多见于亚急性感染性心内膜炎，表现为视网膜的卵圆形出血斑，其中心呈白色；④Osler结节，为指和趾垫出现豌豆大的红或紫色痛性结节，**较常见于亚急性感染性心内膜炎**；⑤Janeway损害，是手掌和足底处直径1～4mm，无痛性出血红斑，主要见于急性感染性心内膜炎。

3.脑栓塞发生率最高。

考题3 患者，男，38岁。感染性心内膜炎。患者住院期间突然出现失语、吞咽困难、瞳孔大小不等，神志模糊。最可能出现的并发症是（　　）

A.脑栓塞　　　　B.肾栓塞　　　　C.肺栓塞　　　　D.脾栓塞　　　　E.肝栓塞

（三）并发症

1.心脏并发症

1）**心力衰竭：是最常见并发症**，主要由瓣膜关闭不全所致，以**主动脉瓣受损病人最多见**。其次为二尖瓣受损的病人。

2）心肌脓肿：常见于急性感染性心内膜炎病人，以瓣膜周围特别在主动脉瓣环多见，可导致房室和室内传导阻滞。

3）急性心肌梗死：多见主动脉瓣感染时，出现冠状动脉细菌性动脉瘤，引起冠状动脉栓塞，发生急性心肌梗死。

4）化脓性心包炎：主要发生于急性感染性心内膜炎病人。

5）心肌炎。

2.细菌性动脉瘤　多见于亚急性感染性心内膜炎病人。受累动脉多为近端主动脉及主动脉窦、脑、内脏和四肢。

三、辅助检查

血培养是诊断菌血症和感染性心内膜炎**最有价值**的重要方法。

四、治疗原则

抗微生物药物治疗是治疗本病最重要的措施。用药原则为：①**早期应用**；②**充分用药**，大剂量和长疗程；③**静脉用药为主**。

五、护理措施

1.一般护理　注意防寒保暖，保持口腔、皮肤清洁，预防呼吸道、皮肤感染。

2.饮食护理　给予**高热量、高蛋白、高维生素**、易消化的半流食或软食。

3.正确采集血标本　留取血培养标本方法如下：

对于未开始治疗的亚急性感染性心内膜炎病人应在**第一日每间隔1小时采血1次，共3次**。

已用过抗生素病人，应停药2～7天后采血。急性感染性心内膜炎病人应在入院后3小时内，每隔1小时1次共取3个血标本

后开始治疗。**每次取静脉血10~20ml**，作需氧和厌氧菌培养，至少应培养3周。

考题4 患者女，38岁。反复不规则发热6个月余，半个月前出现左下肢酸痛、行走困难，伴胸痛、心悸，被诊断为"亚急性感染性心内膜炎，二尖瓣关闭不全"，建议手术治疗。患者对手术担心，适宜的护理措施是（ ）

A.向患者介绍手术成功的例子

B.告知患者手术已经安排，无法更改

C.建议患者转院

D.告诉患者手术很简单

E.建议患者签字放弃治疗

◎ 考题5~6题共用题干

患者女，25岁。患风湿性心脏瓣膜病。不明原因持续发热1月余，体温波动在37.5℃~38.5℃之间，应用多种抗生素治疗无效，今晨以"感染性心内膜炎"收治入院。

考题5 现遵医嘱行血培养检查。抽取血清标本时间的选择，正确的是（ ）

A.第1日间隔1小时采血，共3次，体温升高时采血

B.第1日间隔1小时采血，共3次，无需体温升高时采血

C.第1日间隔1小时采血，共3次，寒战时采血

D.入院3小时内采血，间隔1h，共3次

E.停用抗生素后2~7天采血，无需体温升高时采血

考题6 入院后心脏彩超检查示二尖瓣有一大小约为10mm×10mm赘生物。据此，护士最应预防和关注的是（ ）

A.心力衰竭   B.肺部感染   C.动脉栓塞   D.出血   E.深静脉血栓

考题答案

序号	1	2	3	4	5	6						
答案	A	B	A	A	E	C						

第九节　心肌疾病病人的护理

一、概述

扩张型心肌病的主要特征是**单侧或双侧心腔扩大**，心肌收缩功能减退，伴或不伴有充血性心力衰竭。**本病常伴有心律失常、血栓栓塞和猝死**，病死率较高，也是导致心力衰竭的最常见的病因。

考题1 扩张型心肌病病人心脏结构最基本的改变是（ ）

A.室间隔肥厚

B.心室容积变少

C.单侧或双侧心腔扩大

D.左心室肥厚

E.右心室流出道梗阻

扩张型心肌病的病因目前尚未明确。扩张型心肌病常表现出家族性发病趋势，病毒感染、环境等因素也可能与其发病有关。近年来研究认为扩张型心肌病的发病与持续病毒感染和自身免疫反应有关，尤其与柯萨奇病毒B感染最为密切。

考题2 引起病毒性心肌炎最常见的病毒是（ ）

A.风疹病毒

B.呼吸道合胞病毒

C.流感病毒

D.单纯疱疹病毒

E.柯萨奇B组病毒

二、心肌疾病病人的健康教育

1.休息原则　症状明显病人应卧床休息，症状轻的病人可参加轻体力工作，但**需避免劳累**。肥厚型心肌病活动后常有晕厥、猝死的危险，因此避免球类比赛等剧烈体能运动，避免提重物，突然起立或屏气、情绪激动、饱餐、寒冷刺激等诱因。有晕厥病史病人要避免独自一人外出活动，以防发生意外。

2.饮食要求　给予高蛋白、高维生素、清淡饮食，增强机体抵抗力，有心力衰竭的病人要低盐饮食。要注意多食用蔬菜、水果，保持大便通畅，减轻排便负担。

3.预防感染　保持室内空气新鲜，经常通风换气，阳光充足，防寒保暖。保持口腔，会阴部清洁干净，尽量避免去人多的场所，预防上呼吸道感染。

考题3 病毒性心肌炎患者出院时，护士告知其限制重体力劳动、预防病毒的重复感染。其目的是限制发生（ ）

A.风湿性心脏瓣膜病

B.二尖瓣脱垂

C.肥厚型心肌病

D.扩张型心肌病

E.限制型心肌病

考题4 扩张型心肌病的主要体征是（ ）

A.听诊心脏杂音

B.叩诊心界扩大

C.咳粉红色泡沫样痰

D.心率增快

E.出现心律失常

考题5 护士指导肥厚型梗阻性心肌病患者避免屏气的主要目的是（ ）

A.避免心衰

B.避免出血

C.防止晕厥

D.防止栓塞

E.防止抽搐

考题6 患者，男，38岁。因心悸、水肿、端坐呼吸入院，诊断为肥厚型心肌病。护士采集健康史时，针对病因应首先询问

的是（　）

　　A.应用化疗药物史　　B.病毒感染史　　C.家具装修史　　D.酗酒史　　E.家族史

考题7 肥厚型心肌病以某一部位肥厚为特征，该部位在下图的编号为（　）

　　A.①+③　　B.②+③　　C.②　　D.④+①　　E.④+③

考题8 患者，男，37岁。患有肥厚型心肌病，因胸痛1小时急诊入院。首要的护理措施是（　）

　　A.绝对卧床休息　　　　　　B.预防呼吸道感染　　　　　　C.给予高热量饮食

　　D.建立静脉通道　　　　　　E.给予1~2L/min吸氧

考题9 肥厚型心肌病患者猝死的先兆症状是（　）

　　A.呼吸困难　　B.晕厥　　C.心前区疼痛　　D.全身乏力　　E.心悸

考题10 患者，男，39岁。因肥厚型梗阻性心肌病入院治疗。患者常有胸痛症状出现，护士需告知其避免胸痛发作的诱因，其中**不包括**（　）

　　A.突然屏气　　B.持举重物　　C.情绪激动

　　D.饱餐　　　　E.长时间卧床

考题11 患者，男，30岁。农民。患病毒性心肌炎经治疗康复后出院。出院医嘱要求患者出院后限制活动6个月，患者认为现无不适现象，询问为何不能下地干农活。护士向患者说明此时合理休息的主要原因是（　）

　　A.减少疲劳感　　　　　　B.减轻精神压力　　　　　　C.减少心肌耗氧量

　　D.恢复体力，增强体质　　E.增加战胜疾病的信心

考题12 对心肌疾病患者进行长期用药指导的内容**不包括**（　）

　　A.药物的名称、剂量、用法　　　　　　　　B.教会病人或家属观察药物的不良反应

　　C.教会病人或家属观察药物的疗效　　　　　D.根据药物疗效调整药物剂量

　　E.指导患者时间药效的观点

◎ 考题13~14题共用题干

　　患者，女，35岁。因出差劳累，发作性头晕、胸闷半月余，突发晕厥1小时，以"晕厥原因待查、肥厚型梗阻性心肌病待查"急诊入院。有猝死家族史。

考题13 入院当晚，患者情绪较为紧张，迟迟无法入睡，多次呼叫值班护士，诉"头晕、胸闷"，但每次床边检查生命体征，除脉搏稍快外，余均正常。其发生上述表现最主要的原因是（　）

　　A.不习惯与陌生人同住　　　　B.环境陌生　　　　　　C.担心会突发死亡

　　D.不习惯熄灯睡觉　　　　　　E.床铺不舒服

考题14 对其进行健康指导，**错误**的做法是（　）

　　A.保持大小便通畅

　　B.避免屏气用力

　　C.若失眠可独自出去活动，以改善睡眠

　　D.入厕、淋浴时，要告知陪人或同室病友，无需反锁

　　E.解释保持情绪稳定的重要性，必要时遵医嘱使用镇静剂

考题答案

序号	1	2	3	4	5	6	7	8	9	10	11	12	13	14
答案	C	E	D	B	C	E	C	A	B	E	C	D	C	C

第十节　心包疾病病人的护理

一、急性心包炎

（一）临床表现

1.症状

（1）胸痛：**心前区疼痛是纤维蛋白性心包炎主要症状。**

（2）呼吸困难：**是心包积液时最突出的症状。**严重的呼吸困难病人可呈端坐呼吸。

（3）心脏压塞：心包积液快速增加可引起急性心脏压塞，**出现气促、心动过速、血压下降、大汗淋漓、四肢冰凉**，严重者可意识恍惚，发生急性循环衰竭、休克等。

考题1 患者男，30岁，因急性心包炎后出现心包积液。该患者的表现**不可能**出现（　）

　　A.胸痛　　　　　　B.呼吸困难　　　　　　C.面色苍白、发绀

　　D.动脉血压升高　　E.颈静脉怒张

2.体征

（1）**心包摩擦音：**是纤维蛋白性心包炎的典型体征，多位于心前区，以胸骨左缘第3、4肋间、坐位时身体前倾、深吸气最为明显。**心前区听到心包摩擦音就可作出心包炎的诊断。**

考题2 给急性心包炎患者听诊心包摩擦音时，为了能够更清楚地听到，患者应采取的体位是（　）

A.端坐位　　　　　　　　B.坐位且身体后仰　　　　　　　　C.坐位且身体前倾

D.右侧卧位　　　　　　　　E.左侧卧位

（2）心包积液：心浊音界向两侧增大，皆为绝对浊音区；心尖搏动弱，且位于心浊音界的内侧或不能扪及；积液大量时可出现心包积液征（Ewart征），即在左肩胛骨下叩诊浊音和闻及因左肺受压引起的支气管呼吸音。

（3）心脏压塞：按心脏压塞程度，脉搏可表现为正常、减弱或出现奇脉。**奇脉**是大量积液病人，<u>触诊时桡动脉搏动呈吸气性显著减弱或消失，呼气时又复原的现象</u>。

考题3 患者男，35岁。患急性心包炎。查体：呼吸36次/分，吸气时脉搏明显减弱。该患者的脉搏属于（　）

A.奇脉　　　　　　B.短绌脉　　　　　　C.洪脉　　　　　　D.交替脉　　　　　　E.水冲脉

考题4 患者男，30岁。心慌、气促10天来诊。超声心动图检查后诊断为心包积液。体检时最不可能出现的体征是（　）

A.颈静脉怒张　　　　　B.肝脏肿大　　　　　C.奇脉　　　　　D.动脉血压升高　　　　　E.脉压减小

（二）治疗原则

1.病因治疗　如结核性心包炎给予抗结核治疗，化脓性心包炎应用敏感抗生素治疗等。

2.非特异性心包炎的治疗　①应用非甾体类抗炎药物治疗；②在非甾体类抗炎药物治疗无效情况下，应用糖皮质激素药物治疗，常用泼尼松40～60mg/d，1～3周，症状严重者可静脉应用甲泼尼龙。

3.复发性心包炎的治疗　应用秋水仙碱0.5～1mg/d，至少1年，缓慢减量停药。

二、缩窄性心包炎

（一）病因

缩窄性心包炎继发于急性心包炎，病因以结核性心包炎最常见，其次为化脓或创伤性心包炎。

考题5 我国最常见的缩窄性心包炎的病因是（　）

A.真菌性　　　　　B.化脓性　　　　　C.结核性　　　　　D.风湿性　　　　　E.创伤性

（二）临床表现

1.症状　常见症状为劳力性呼吸困难、疲乏、食欲缺乏、上腹胀满或疼痛。也可因肺静脉压高而导致症状，如咳嗽、活动后气促。

2.体征　有**颈静脉怒张**、肝大、腹水、下肢水肿、心率增快，可见Kussmaul征（吸气时周围静脉回流增多而已缩窄的心包使心室失去适应性扩张的能力，致静脉压增高，吸气时颈静脉更明显扩张）。

腹水常较皮下水肿出现得早、明显得多。

脉搏细弱无力，动脉收缩压降低，脉压变小。有时可有房颤。心尖搏动不明显，心音减低，少数病人在胸骨左缘第3、4肋间可闻及心包叩击音。

（三）治疗原则

1.外科治疗　应尽早施行心包剥离术。但通常在心包感染、结核被控制后即应手术，并在术后继续用药1年。

2.内科辅助治疗　应用利尿剂和限盐缓解机体液体潴留，水肿症状；对于房颤伴心室率快的病人，可首选地高辛，之后再应用β受体阻滞剂和钙拮抗剂。

考题6 护士配合医生进行心包穿刺操作时，正确的是（　）

A.术前嘱患者禁食2～3小时　　　　　　　　B.术前准备阿托品

C.第一次可抽液350ml以上　　　　　　　　D.抽液中禁止夹闭胶管

E.术后待心包引流液小于50ml/d时可拔管

考题7 心包炎患者做出下列表述时，护士应对其加强饮食教育的是（　）

A."医院的饭太淡，我自己带了几个咸鸭蛋"　　　　　　　　B."我的身体正在恢复，要每天吃点肉和鱼"

C."每天饭菜量必须足够，不能饿着"　　　　　　　　D."我每天都要吃一些新鲜水果"

E."要多吃蔬菜，不然会便秘"

考题8 患者女，38岁。缩窄性心包炎1年，拟择日行心包切除术，夜班护士发现患者失眠，心率120次/分，双手颤抖。沟通中患者表示担心手术发生意外，但又因病情重不敢不行手术。护士采取的措施**不妥**的是（　）

A.向患者介绍手术成功的病例　　　　　　　　B.告诉患者手术没有任何风险

C.向患者说明手术目的　　　　　　　　D.教会患者使用放松技术

E.鼓励家属在探视时给予心理支持

考题答案

序号	1	2	3	4	5	6	7	8
答案	D	C	A	D	C	B	A	B

第十一节　周围血管疾病病人的护理

一、下肢静脉曲张病人的护理

（一）病因

静脉壁软弱、静脉瓣膜缺陷以及浅静脉内压力持续升高是引起浅静脉曲张的主要原因。

（二）临床表现

以大隐静脉曲张多见，单独的小隐静脉曲张比较少见；左下肢多见。主要表现为**下肢浅静脉曲张、蜿蜒扩张、迂曲**。

1.早期　仅在长时间站立后患肢小腿感觉沉重、酸胀、乏力和疼痛。

2.后期　曲张静脉明显隆起，蜿蜒成团，可出现踝部轻度肿胀和足靴区皮肤营养不良。

考题1 患者，男，63岁。因下肢不适6个月来院就诊，被诊断为下肢静脉曲张，护士最可能观察到的典型临床表现是（　　）

A.皮肤溃疡　　　　　　　　　B.足部水肿　　　　　　　　　C.下肢酸胀、乏力

D.下肢静脉迂曲、隆起　　　　　E.足部皮肤苍白、发冷、肌肉萎缩

（三）辅助检查

1.特殊检查

（1）**大隐静脉瓣膜功能试验**：病人平卧，抬高下肢排空静脉，在大腿根部扎止血带阻断大隐静脉，然后让病人站立，10秒钟内放开止血带，若**出现自上而下的静脉逆向充盈，提示瓣膜功能不全**。若未放开止血带前，止血带下方的静脉在30秒内已充盈，则表明交通静脉瓣膜关闭不全。

（2）**深静脉通畅试验**：用止血带阻断大腿浅静脉主干，嘱病人连续用力踢腿或作下蹲活动10余次，随着小腿肌泵收缩迫使浅静脉血向深静脉回流而排空。若**在活动后浅静脉曲张更为明显、张力增高，甚至出现胀痛，提示深静脉不通畅**。

（3）**交通静脉瓣膜功能试验**：病人仰卧，抬高下肢，在大腿根部扎上止血带，然后从足趾向上至腘窝缠缚第一根弹力绷带，再自止血带处向下，缠绕第二根弹力绷带；让病人站立，一边向下解开第一根弹力绷带，一边向下缚缠第二根弹力绷带，如果在第二根绷带之间的间隙内出现曲张静脉，即意味该处有功能不全的交通静脉。

2.影像学检查

（1）**下肢静脉造影**：可观察下肢静脉是否通畅，瓣膜功能情况以及病变程度。

（2）血管超声检查：可以观察瓣膜关闭活动及有无逆向血流。

（四）治疗原则

1.非手术治疗

（1）促进静脉回流：避免久站、久坐，间歇性抬高患肢。患肢穿弹力袜或用弹力绷带。

（2）注射硬化剂和压迫疗法：适用于病变范围小且局限者。

（3）处理并发症

1）血栓性浅静脉炎：给予抗菌药及局部热敷治疗。

2）湿疹和溃疡：抬高患肢并给予创面湿敷。

3）曲张静脉破裂出血：局部加压包扎止血，必要时予以缝扎止血。

2.手术治疗　适用于**深静脉通畅、无手术禁忌证者，是治疗下肢静脉曲张的根本方法**。（亲：手术治疗的禁忌证是深静脉堵塞）。

（五）护理措施

1.促进下肢静脉回流，改善活动能力

（1）穿弹力袜或缚扎弹力绷带：指导病人行走时穿弹力袜或使用弹力绷带，促进静脉回流。**穿弹力袜时应抬高患肢**，排空曲张静脉内的血液后再穿。**弹力绷带应自下而上包扎**，包扎不应妨碍关节活动，并注意保持合适的松紧度，以能扪及足背动脉搏动和保持足部正常皮肤温度为宜。**手术后弹力绷带一般需维持2周方可拆除**。

（2）保持合适体位：采取良好坐姿，坐时双膝勿交叉过久；休息或卧床时抬高患肢30°～40°，以利静脉回流。

（3）避免引起腹内压和静脉压增高的因素：保持大便通畅、避免长时间站立，肥胖者应有计划地减轻体重。

考题2 患者，女，63岁。因右下肢静脉曲张行大隐静脉高位结扎剥脱术。术后护士指导其使用弹力绷带的正确方法是（　　）

A.包扎前应下垂患肢　　　　　　　　　　B.手术部位的弹力绷带应缠绕的更紧

C.两圈弹力绷带之间不能重叠　　　　　　D.由近心端向远心端包扎

E.包扎后应能扪及足背动脉搏动

2.并发症的预防和护理

（1）术后早期活动：病人卧床期间指导其作足部伸屈和旋转运动；**应抬高患肢30°**；术后24小时鼓励病人下地行走，促进**下肢静脉回流，避免深静脉血栓形成**。当下肢深静脉血栓形成，预防肺栓塞应注意：

1）非手术治疗者，从发病之日起应严格卧床两周。

2）**严禁按摩患肢**。

3）禁止施行对患肢有压迫的检查。

4)出现栓塞的24小时内，病人应：①限制自身活动；②保持呼吸节律正常；③通知医院，等待医治。

（2）保护患肢：活动时避免外伤引起曲张静脉破裂出血，如发现有局部出血、感染和血栓性静脉炎等并发症时，应及时报告医生妥善处理。

考题3 患者，男，43岁，因左下肢静脉曲张行大隐静脉高位结扎剥脱术。术后该患者的患肢应（　　）

A.平放　　　　　B.内收　　　　　C.外展　　　　　D.抬高　　　　　E.垂落床边

考题4 患者，女，58岁，偏瘫卧床3年。近日出现小腿疼痛、肿胀、苍白，疑深静脉血栓形成。社区护士指导患者禁止按摩患肢，其目的是（　　）

A.缓解疼痛　　　　B.防止血栓脱落　　　　C.促进静脉回流　　　　D.预防出血　　　　E.减轻水肿

考题5 患者，男，40岁，患下肢静脉曲张数年。近日行硬化剂注射治疗，护士对其进行健康教育，正确的内容是（　　）

A.绷带加压期间不能行走　　　　　　　　　　　　B.绷带加压包扎期间可以久站

C.坐位时双膝可长久采取交叉位　　　　　　　　　D.绷带包扎1个月

E.可穿紧身衣裤

二、血栓闭塞性脉管炎病人的护理

血栓闭塞性脉管炎是一种累及血管的炎症性、节段性和周期性发作的慢性闭塞性疾病。主要侵袭四肢的小动脉，小静脉也常受累。好发于男性青壮年。

考题6 血栓闭塞性脉管炎病变主要位于（　　）

A.大、中动脉　　　　　　　　B.大、中静脉　　　　　　　　C.上肢中、小动静脉

D.下肢中、小动静脉　　　　　E.深静脉

（一）临床表现

1.局部缺血期　此期以感觉和皮肤色泽改变为主，表现为间歇性跛行。

2.营养障碍期　此期以疼痛和营养障碍为主。出现持续性疼痛，夜间尤甚。剧痛常使其夜不能寐，迫使其屈膝抱足而坐，或将患肢垂于床沿，以增加血供缓解疼痛。这种现象称之为静息痛（休息痛）。

考题7 血栓闭塞性脉管炎病人夜间常屈膝抱足而坐是因为（　　）

A.肢端麻木　　　　B.肢端缺血　　　　C.肢体痛　　　　D.下肢发凉　　　　E.肢体感觉迟钝

3.组织坏死期　此期以溃疡和坏疽为主。患肢动脉完全闭塞，发生干性坏疽，此后，坏死组织可自行脱落，在残端留下经久不愈的溃疡创面。

（二）辅助检查

1.特殊检查

（1）测定跛行距离和跛行时间。

（2）测定皮肤温度：若双侧肢体对应部位皮肤温度相差2℃以上，提示皮温降低侧肢体动脉血流减少。

考题8 周围血管疾病用测定双侧肢体皮肤温差的方法判断动脉血流减少情况，温度相差至少应大于（　　）

A.0.5℃　　　　B.1.0℃　　　　C.1.5℃　　　　D.2.5℃　　　　E.2.0℃

（3）检查患肢远端动脉搏动情况：若搏动减弱或不能扪及常提示血流减少。

（4）肢体抬高试验：肢体抬高试验（Buerger试验）：病人平卧，患肢抬高70°～80°，持续60秒，若出现麻木、疼痛、苍白或蜡黄色者为阳性，提示动脉供血不足。再让病人下肢自然下垂于床缘以下，正常人皮肤色泽可在10秒内恢复正常。若超过45秒且皮肤色泽不均匀，进一步提示患肢存在动脉供血障碍。

2.影像学检查。

动脉造影（DSA）：可以明确动脉阻塞的部位、程度、范围及侧支循环建立的情况。

考题9 患者，男，34岁，左足麻木、疼痛，走路时小腿酸胀、易疲劳，足底有硬胀感，初步诊断为血栓闭塞性脉管炎。可确诊的辅助检查是（　　）

A.肢体抬高试验　　　　　　B.静脉注射硫酸镁10ml　　　　　　C.仔细检查肢体各动脉搏动情况

D.行交感神经阻滞　　　　　E.行动脉造影

（三）治疗原则

1.非手术治疗

（1）一般治疗

1）严禁吸烟。

2）防止受冷、受潮和外伤，但不应使用热疗，以免组织需氧量增加而加重症状。

3）患肢应进行锻炼，以促进侧支循环建立。

4）止痛：可适当使用吗啡或哌替啶类止痛剂。

（2）药物治疗：适用于早、中期病人。

（3）高压氧疗法：通过高压氧治疗，提高血氧含量，改善组织的缺氧程度。

（4）创面处理：对干性坏疽创面，应在消毒后包扎创面，预防继发感染。

2.手术治疗。

（四）护理措施

1.控制或缓解疼痛

（1）**绝对戒烟**：告知病人吸烟的危害，消除烟碱对血管的收缩作用。

（2）肢体保暖：告知病人应注意肢体保暖，避免受寒冷刺激，**但应避免用热水袋或热水给患肢直接加温。**

（3）有效镇痛。

2.减轻焦虑　由于患肢疼痛和趾端坏死使病人备受疼痛折磨，甚至对治疗失去信心，医护人员应以极大的同情心关心、体贴病人，给病人以心理支持，帮助其树立战胜疾病的信心，积极配合治疗和护理。

3.预防或控制感染

（1）保持足部清洁、干燥：每天用温水洗脚，告诉病人先用手试水温，**勿用足趾试水温，以免烫伤。**

（2）预防组织损伤：皮肤瘙痒时，可涂止痒药膏，避免用手抓痒。

（3）预防继发感染：病人有皮肤溃疡或组织坏死时应卧床休息，减少损伤部位的耗氧量；保持溃疡部位的清洁、避免受压及刺激。

（4）预防术后切口感染：密切观察病人体温和切口情况。

4.促进侧支循环，提高活动耐力

（1）步行：鼓励病人坚持每天多走路。

（2）指导病人进行Buerger运动。

◎ 10～11题共用题干

患者，男，46岁。右下肢发冷、小腿抽痛、足趾麻木半年余。1周前出现右足趾持续性疼痛难忍、夜间尤甚。医生告知其应积极配合治疗，多做勃格运动，否则有截肢危险。现患者坐卧不宁，经常无故地发怒，与家人争吵，对医护人员的服务不满。

考题10　护士指导其做勃格运动的主要目的是（　　）

A.减轻下肢水肿　　　　　　　　B.促进患者舒适　　　　　　　　C.减慢肢体坏疽速度

D.促进侧支循环建立　　　　　　E.提高日常活动能力

考题11　此时对其进行心理护理，主要是减轻该患者的（　　）

A.焦虑　　　　　　B.绝望　　　　　　C.恐惧　　　　　　D.紧张　　　　　　E.抑郁

4.并发症的预防和护理

（1）体位：血管造影术后病人应平卧位，**穿刺点加压包扎24小时**，患肢制动6～8小时，患侧髋关节伸直、避免弯曲。静脉手术后抬高患肢30°，制动1周；动脉手术后患肢平放、制动2周。

（2）术后严密观察

1）病人血压、脉率。切口、穿刺点渗血或血肿情况。

2）肢体远端血运情况，双侧足背动脉搏动、皮肤温度、皮肤颜色及感觉，并作记录。**若动脉搏动消失、皮肤温度降低、颜色苍白、感觉麻木，提示有动脉栓塞**；若动脉重建术后出现肿胀、皮肤颜色发紫、皮肤温度降低，可能是重建部位的血管发生痉挛或继发性血栓形成。

考题12　患者，男，40岁。行血栓闭塞性脉管炎术后，为了解肢体远端血运情况，护士应观察的体征**不包括**（　　）

A.双侧足背动脉搏动　　B.皮肤温度　　　　C.皮肤颜色　　　　D.皮肤出血　　　　E.皮肤感觉

考题13　患者，男，73岁。患下肢动脉硬化闭塞症住院，护士促使患者适应医院环境的护理措施**不包括**（　　）

A.增加患者的信任感　　　　　　B.热情接待，并介绍医院的规定

C.关心患者并主动询问其需要　　D.协调处理医患关系

E.帮助患者处理一切困难

考题答案

序号	1	2	3	4	5	6	7	8	9	10	11	12	13		
答案	D	E	D	B	D	D	C	E	E	D	A	D	E		

第十二节　心脏骤停病人的护理

一、成人心脏骤停

（一）临床表现

1.心音消失，**大动脉搏动消失**，血压测不出。

2.**突然意识丧失**或伴有全身抽搐。

3.呼吸停止。

4.瞳孔散大，对光反射消失。

5.皮肤苍白或发绀。

（二）诊断

临床上病人<u>一旦出现意识丧失，大动脉搏动消失即可诊断为心脏骤停</u>。（亲：心跳、呼吸骤停的判断为"一看，二摸"。一看即为判断病人的意识是否丧失；二摸即为摸病人的颈动脉是否有搏动。一旦判断病人为心跳骤停，应立即进行胸外心脏按压）。

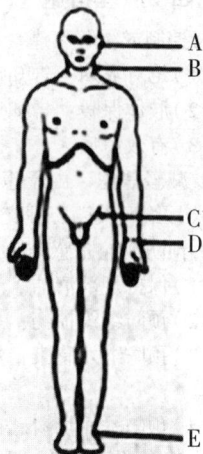

考题1 医务人员在现场判断成人是否出现心跳骤停时，最主要的方法是触摸图中哪个位置的动脉搏动（　　）

A.A　　　　　　　　B.B　　　　　　　　C.C

D.D　　　　　　　　E.E

考题2 判断患者心脏骤停的最主要指征是（　　）

A.面色苍白　　　　　B.瞳孔散大　　　　　C.皮肤发绀

D.尿量减少　　　　　E.大动脉搏动消失

考题3 患者，男，55岁。因频发室性早搏入院。如厕时突然倒地不省人事，颈动脉摸不到搏动，未闻及呼吸音，双侧瞳孔散大。此时应立即采取的措施是（　　）

A.平卧保暖　　　　　B.氧气吸入　　　　　C.心肺复苏

D.心电监护　　　　　E.建立静脉通路

（三）治疗原则

一般在<u>循环停止4~6分钟</u>，大脑将发生<u>不可逆损害</u>。

考题4 一般认为心脏骤停多长时间会出现脑水肿（　　）

A.1分钟　　　　　　B.2分钟　　　　　　C.3分钟

D.10分钟　　　　　　E.15分钟

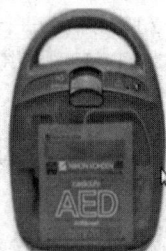

考题5 患者，男，37岁。在机场候机时突然倒地，意识不清，触摸颈动脉无搏动，立即行CPR心肺复苏术，根据【2015版心肺复苏指南】，一旦获得如图所示急救设备，急救人员的正确做法是（　　）

A.实施完当前的30次胸外按压后使用该设备

B.实行5个循环胸外按压后使用该设备

C.中断胸外按压立即使用该设备

D.开放气道后使用该设备

E.开放气道实施两次通气后使用该设备

1.心肺复苏的开始阶段

（1）判断意识与反应：判断过程要求<u>在10秒内完成</u>。

（2）请求帮助：确定病人意识丧失后，应迅速呼救或通知急救中心。

（3）体位：将病人仰卧在坚硬、平坦的地面上；若在床上，必须抽去枕头，垫木板。

2.基础生命支持

（1）<u>C—人工循环</u>（circulation）　建立人工循环时通常采用胸外心脏按压法，按压部位为<u>胸骨中下1/3交界处</u>。<u>按压频率100~120次/分</u>，成人按压深度5~6cm。无论是单人心肺复苏还是双人心肺复苏，<u>胸外心脏按压与人工呼吸之比均为30：2</u>。

（2）<u>A—开放气道</u>（airway）　<u>开放气道是首要措施</u>。清除病人口鼻咽腔异物。

（3）<u>B—人工呼吸</u>（breathing）　所有人工呼吸均应持续吹气2秒以上。

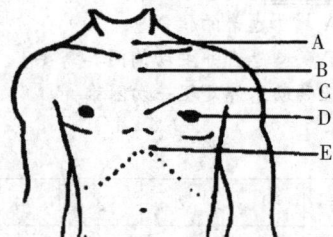

考题6 为成人进行心肺复苏（CPR），心脏按压点应位于图示的（　　）

A.A　　　　　　　　B.B　　　　　　　　C.C

D.D　　　　　　　　E.E

考题7 患者，男，55岁。因频发室性期前收缩入院。如厕时突然倒地不省人事，颈动脉摸不到搏动，未闻及呼吸音，双侧瞳孔散大。此时应立即采取的措施是（　　）

A.平卧保暖　　　　　B.氧气吸入　　　　　C.心肺复苏

D.心电监护　　　　　E.建立静脉通路

考题8 患者，男，58岁。因心跳、呼吸骤停进行心肺复苏。胸外按压操作中<u>错误</u>的是（　　）

A.患者仰卧在硬板床上　　　　　　B.按压部位在胸骨下段

C.按压力度使胸骨下陷5cm　　　　D.按压频率至少100次/分

E.下压和放松时间为1：2

呼吸囊（简易呼吸器）应用：在未能进行气管插管时，面罩呼吸囊加压通气，通气量以见到胸廓起伏即可，400~600ml，挤压1L球囊的1/2~2/3量或挤压2L球囊的1/3可获此通气量，起到辅助呼吸的作用。

考题9 心肺复苏（CRP）ABC三个步骤中的"A"是指（　　）

A.胸外心脏按压　B.人工呼吸　　C.清理口腔污物　　D.开放气道　　E.头部降温

考题10 患者，男性，58岁，因遭遇车祸后出现心跳呼吸骤停，护士达到现场后进行胸外按压，操作手法<u>错误</u>的是（　　）

A.按压部位为胸骨中下1/3交界处　　B.按压频率为80次/分　　　　C.按压力度使胸骨下陷5~6cm

D.心脏按压与人工呼吸之比为30：2　　E.按压不能间断

◎ 考题 11～12 共用题干

患者，男，22岁，HIV阳性。因患风湿性心脏病住院。护士巡视病房时发现患者面色苍白，呼之不应，立即呼救，触摸颈动脉无搏动。

考题11 护士采取的措施是

A.心脏按压　　　　　B.电动吸痰　　　　　C.建立静脉通路　　　　D.准备抢救车　　　　E.鼻导管给氧

考题12 患者随即出现呼吸停止，此时最适宜的辅助呼吸方法是

A.配合医生气管切开　　　　　　B.口对口人工呼吸　　　　　　　C.配合医生气管插管

D.鼻导管给氧　　　　　　　　　E.简易呼吸器辅助呼吸

考题13 患儿，男，8岁，不慎溺水，检查发现该男童面部青紫，意识丧失，自主呼吸停止，颈动脉搏动消失。护士实施抢救时首先应采取的措施是（　　）

A.准备好给氧装置　　　　　　　B.准备开口器撑开口腔　　　　　C.清除口鼻分泌物和异物

D.放清洁纱布于男童口部　　　　E.将男童双手放于其躯干两侧

考题14 某护士为病人进行心肺复苏时采用了如图所示的动作，该动作的具体名称是（　　）

A.仰头抬颌法　　　　　　　　　B.仰头抬颈法

C.双上颌上提法　　　　　　　　D.口对口人工呼吸法

E.口对鼻人工呼吸法

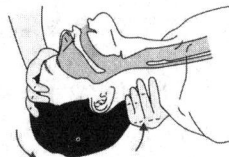

考题15 某护士为病人进行心肺复苏时采用了如图所示的动作，该动作的具体名称是（　　）

A.仰头抬颌法　　　　B.仰头抬颈法　　　　C.双上颌上提法

D.口对口人工呼吸法　　E.口对鼻人工呼吸法

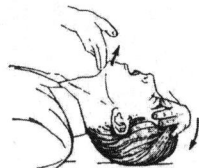

考题16 某护士为病人进行心肺复苏时采用了如图所示的动作，该动作的具体名称是（　　）

A.仰头抬颌法　　　　B.仰头抬颈法　　　　C.双上颌上提法

D.口对口人工呼吸法　　E.口对鼻人工呼吸法

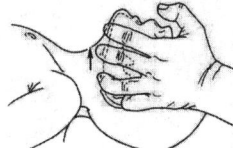

3.早期电除颤　心脏骤停时最常见的初始心律失常是心室颤动。及时的胸外按压和人工呼吸虽可部分维持心脑功能，但极少能将心室颤动转为正常心律。终止心室颤动的最有效方法是电除颤，时间是治疗心室颤动的关键，每延迟除颤1分钟，复苏成功率下降7%～10%。一旦心电监测显示为心室颤动，应立即进行电除颤。双相波除颤器由于波形配置存在不同，施救者应使用制造商为其对应波形建议的能量剂量（120～200J）。如果制造商的建议剂量未知，可以考虑使用最大剂量进行除颤。如果首次双相波电击没有成功消除心室颤动，之后应立即进行心肺复苏而不是连续电击以尝试除颤。进行2分钟心肺复苏（约5个30∶2的按压通气循环）后再尝试除颤，后续电击至少应使用相当的能量级别或更高能量级别。如果没有双相波除颤器，可以使用单相波除颤器，能量选择为360J。

考题17 心室颤动时电击除颤的能量选择应为（　　）

A.单相波120J　　　B.双相波100J　　　C.单相波360J　　　D.单相波300J　　　E.单相波200J

考题18 经首次电除颤未消除心室颤动的最佳处理是（　　）

A.连续以更高级别的能量进行电除颤2次

B.连续以更高级别的能量进行电除颤3次

C.连续以同样级别的能量进行电除颤2次

D.连续以同样级别的能量进行电除颤3次

E.进行2分钟心肺复苏后再除颤

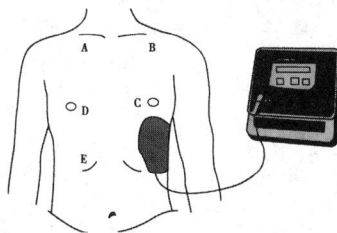

考题19 自动体外除颤器其一电极放置位置如图所示，护士应当把另一个电极放于图中所示部位中的（　　）

A.A　　　　　　　B.B　　　　　　　C.C　　　　　　　D.D　　　　　　　E.E

4.高级生命支持　药物治疗是ACLS中极为重要的一节。**给药时首选外周静脉注射。**

（1）**肾上腺素：为救治心脏骤停的首选药物。**

（2）**利多卡因：是治疗和预防心室颤动的首选药物。**

（3）碳酸氢钠：纠正酸碱失衡，必须保证充分的通气。

（4）阿托品：提高窦房结和房室结的自律性和传导性，可以抑制腺体分泌有助于改善通气。

考题20 心肺复苏时首选的药物是（　　）

A.阿托品　　　　　B.利多卡因　　　　　C.肾上腺素　　　　　D.异丙肾上腺素　　　　E.氯化钙

考题21 心肺复苏时首选的给药途径是（　　）

A.中心静脉输注　　B.气管内注射　　C.心内注射　　　D.外周静脉注射　　　E.骨髓腔注射

考题22 肾上腺素用于治疗心脏骤停，其主要的药理作用是（　　）

A.增加心肌收缩力　　B.扩张外周血管　　C.减慢心率　　　D.抗心律失常　　　E.纠正酸碱失衡

5.复苏后处理　降低颅内压，预防脑水肿，可置冰袋、冰帽于头部、腹股沟等大血管处，保持体温32℃～35℃，**遵医嘱给予脱水剂、细胞活化剂，保护脑组织。**病人头部及上身抬高10°～30°。

考题23 心肺复苏后的处理措施**不包括**（   ）

A.维持有效的循环和呼吸功能
B.维持水、电解质和酸碱平衡
C.防止脑缺氧和脑水肿
D.做好心理护理，减轻病人的恐惧心理
E.由家属代为陪护，满足病人的情感需求

考题24 患者，女，30岁。因心脏骤停正在抢救。家属在旁哭声不断，此时护士对家属最佳的指导是（   ）

A."请您别哭，不要吵到其他病人。"
B."别怕，医生可以救活她。"
C."请您先离开抢救现场，谢谢。"
D."我们现在进行的心肺复苏步骤是…"
E."我们过去抢救过这样的患者，都很成功。"

二、小儿呼吸心脏骤停

1.复苏程序同成人。

2.气管插管型号的选择　2岁以上使用气管导管，小儿气管插管内径公式为［年龄（岁）/4］+4。

3.人工循环　年长儿心率小于30次/分，婴幼儿小于80次/分，新生儿小于100次/分，即应开始实施心肺复苏。胸外心脏按压部位为两乳头连线中点。年长儿用双手掌法，幼儿可用单手掌法；婴儿可用双拇指重叠环抱按压法（即双手拇指重叠放在按压部位，其余手指及手掌环抱患儿胸廓），新生儿亦可采用环抱法或单手示指、中指按压法。按压频率新生儿120次/分，婴幼儿及儿童至少100次/分。按压深度为胸腔前后径1/3～1/2。按压通气比新生儿为3∶1，小于8岁儿童双人操作为15∶2，单人操作为30∶2；大于8岁儿童同成人，无论单双人操作均为30∶2。

考题答案

序号	1	2	3	4	5	6	7	8	9	10	11	12	13	14	15	16	17	18	19	20	21	22	23	24
答案	B	E	C	C	C	C	C	C	E	D	B	C	E	C	B	A	C	C	E	A	C	D	A	E	C

第三章 消化系统疾病病人的护理

考情分析

本章内容非常重要，每年约考查35题。重点考查了结肠的生理功能，胃炎的致病菌、临床表现和疼痛护理，消化性溃疡的主要致病因素、胃溃疡的好发部位，消化性溃疡的临床表现、并发症，抑酸作用最强的药物，消化性溃疡的药物护理，溃疡合并出血的病情观察，溃疡性结肠炎的好发部位，溃疡性结肠炎保留灌肠时的体位，小儿腹泻的主要致病菌、脱水性质和程度的判断，口服补液盐的张力、重度脱水的治疗，小儿腹泻的饮食护理，肠梗阻的临床表现、术后预防肠粘连的措施，阑尾的体表投影、急性阑尾炎的典型症状和术后并发症的判断，腹外疝的治疗原则、术前减轻腹内压的措施、术后体位和健康教育，痔的临床表现和分期，肛瘘的病因，肛周脓肿的病因、临床表现和首要护理问题，肛门坐浴的方法，肝硬化的临床表现、并发症，腹水的治疗，肝脓肿的感染途径，肝性脑病的体征、使用乳果糖的目的、灌肠液的选择、饮食护理，胆囊炎的压痛点，胆道蛔虫症的疼痛特点、服用驱虫药的时间，胆管结石的临床表现、T型管引流的目的，急性胰腺炎的临床表现、辅助检查、治疗原则、卧位和饮食护理，急腹症的护理措施（四禁）等。

考点预测

第一节 消化系统解剖生理

一、食管的解剖生理概要

食管上连咽部，下端在膈下与贲门相连接，长约25cm。食管分为颈、胸、腹三部，胸部食管又分为上、中、下三段。（亲，胸中段是食管癌的好发部位哦）。

食管有三处狭窄：一处在食管上端；另一处在主动脉弓水平；最后一处为食管穿过膈的裂孔处。

考题1 为食管起始的颈椎平面是（　　）

A.第3颈椎　　　　B.第4颈椎　　　　C.第5颈椎　　　　D.第6颈椎　　　　E.第7颈椎

二、胃的解剖生理概要

胃位于腹腔左上方，为一弧形囊状器官，入口为贲门，出口为幽门。胃壁从外向内分为浆膜层、肌层、黏膜下层和黏膜层。黏膜层有丰富的腺体，由功能不同的细胞组成：①主细胞，分泌胃蛋白酶和凝乳酶原；②壁细胞，分泌盐酸和抗贫血因子；③黏液细胞，分泌碱性黏液，有保护黏膜、对抗胃酸腐蚀的作用。胃底和胃体部由主细胞、壁细胞和黏液细胞组成，而胃窦只含黏液细胞；④胃窦部有G细胞分泌促胃液素；⑤胃底部尚有功能不明的嗜银细胞。

胃是贮存和消化食物的重要脏器，具有运动和分泌两大功能。混合性食物从进食至胃完全排空约需4~6小时。正常成人每日分泌量约1500~2000ml，胃液的主要成分为胃酸、胃酶、电解质、黏液和水。壁细胞分泌胃酸。而非壁细胞分泌的成分几乎相当于细胞外液，呈碱性，钠是主要离子。

考题2 可分泌胃蛋白酶原的主要细胞是（　　）

A.肥大细胞　　　B.壁细胞　　　C.黏液细胞　　　D.杯状细胞　　　E.主细胞

考题3 胃黏膜分泌盐酸的壁细胞主要分布于（　　）

A.胃底和贲门　　　B.胃底和胃体　　　C.胃体和胃窦　　　D.胃窦和幽门　　　E.胃底和胃窦

三、小肠的解剖生理概要

小肠包括十二指肠、空肠和回肠，十二指肠位于胃和空肠之间，呈"C"形，长约25cm，分为球部、降部、横部和升部四部分。

小肠是食物消化和吸收的主要部位，小肠黏膜分泌含有多种酶的碱性肠液，使食糜在小肠内分解和吸收。

四、大肠的解剖生理概要

大肠由盲肠、阑尾、结肠、直肠和肛管组成。结肠包括升结肠、横结肠、降结肠和乙状结肠，下接直肠。在末端回肠进入盲肠处，有黏膜和环形肌折叠成的回盲瓣，能阻止大肠内容物反流入小肠，并控制食物残渣进入大肠的速度。结肠的静脉分别经肠系膜上下静脉汇入门静脉。

结肠的主要生理功能是吸收水分、储存和转运粪便，还能吸收部分电解质和葡萄糖。阑尾起于盲肠根部，外形呈蚯蚓状，其体表投影约在脐与右髂前上棘连线中外1/3交界处，称为麦氏点。阑尾动脉是肠系膜上动脉所属回结肠动脉的分支，属无侧支的终末动脉，当血运障碍时易致阑尾坏死。

考题4 结肠的主要功能是（　　）

A.吸收水分和盐类　　　　　B.吸收胆盐和维生素B_{12}　　　　　C.吸收脂肪的水解产物

D.分泌消化液　　　　　E.产生排便反射

考题5 空腹时大肠最常见的运动形式是（　）

A.集团蠕动　　　　B.分节运动　　　　C.紧张性收缩　　　　D.袋状往返运动　　　　E.多袋推进运动

直肠上接乙状结肠，下连肛管，长约12～15cm。以腹膜反折为界，直肠分为上段直肠和下段直肠，下段直肠位于腹膜外。直肠外层是纵肌，其下端与肛提肌和内外括约肌相连。内层是环肌，在直肠下端增厚而成为肛管内括约肌，属于不随意肌，受自主神经支配，有协助排便的功能，无括约肛门的功能。肛管外括约肌属随意肌，分为皮下部、浅部和深部。由肛管内括约肌、直肠纵肌的下部、肛管外括约肌的深部和部分肛提肌共同组成肛管直肠环，具有括约肛管的功能，若手术切断后，可引起肛门失禁。齿状线是直肠和肛管的交界线，具有重要的临床意义。肛管长约3cm，上自齿状线，下至肛门缘。

直肠的主要功能是排便，也能吸收少量水、电解质、葡萄糖和部分药物，还能分泌黏液以利排便。

考题6 直肠的长度约为（　）

A.5～10cm　　　　B.12～15cm　　　　C.16～20cm　　　　D.21～25cm　　　　E.26～30cm

五、胆道系统的解剖生理概要

胆道系统包括肝内和肝外胆管、胆囊及肝胰壶腹括约肌（Oddi括约肌）。胆道可分为肝内和肝外两大系统。肝内胆管起始于肝内毛细胆管，汇集成小叶间胆管、肝段、肝叶胆管和肝内左右肝管。肝外胆管包括肝外左右肝管、肝总管、胆囊、胆囊管和胆总管。

胆道系统具有分泌、贮存、浓缩和输送胆汁的功能。成人每日分泌胆汁约600～1000ml，胆汁主要由肝细胞分泌。胆汁中97%是水，其他成分主要有胆汁酸、胆盐、胆固醇、磷脂和胆红素。

胆汁呈中性或弱碱性，其主要生理功能是：①乳化脂肪；②胆盐中有抑制肠内致病菌生长繁殖和内毒素形成的作用；③刺激肠蠕动；④中和胃酸。

六、胰腺的解剖生理概要

胰腺位于上腹部第1～2腰椎前方。正常成人胰腺长约15～20cm，分头、体、尾三部。胰头在十二指肠曲内后方，胰尾部近脾门。胰管是胰腺的输出管道。主胰管与胆总管共同开口于十二指肠乳头。这种共同通路或开口是胰腺疾病和胆道疾病相互关联的解剖学基础。

胰腺具有外分泌和内分泌功能。胰腺外分泌产生胰液，每日分泌量约750～1500ml，主要成分为水、碳酸氢盐和消化酶。胰消化酶以胰酶、脂肪酶和胰蛋白酶为主。胰腺的内分泌由胰岛的多种细胞构成。

考题7 急性胰腺炎发病的解剖基础是（　）

A.胰管与胆总管的血液供应相互有关　　　　B.胰管与胆总管同属迷走神经支配　　　　C.副胰管存在

D.胰管与胆总管存在共同通道及开口　　　　E.Oddi括约肌存在

七、儿童消化系统解剖生理特点

1.口腔　新生儿及婴幼儿口腔黏膜薄嫩，血管丰富，唾液腺不发达，口腔黏膜干燥，易受损伤和发生局部感染。3个月以下小儿唾液中淀粉酶含量低，不宜喂淀粉类食物。3～4个月唾液开始分泌增加，婴儿口底浅，不能及时吞咽所分泌的唾液，常出现生理性流涎，5～6个月最明显。

2.胃　婴儿胃呈水平位，幽门括约肌发育良好而贲门括约肌发育不成熟，加上吸奶时常吞咽过多空气，易发生溢奶和呕吐。

3.肠　小儿肠系膜相对较长且活动度大，易发生肠套叠和肠扭转。

考题答案

序号	1	2	3	4	5	6	7					
答案	D	E	B	A	D	B	D					

第二节　口炎病人的护理

一、病因

1.鹅口疮的主要致病菌为　白色念珠菌。

2.疱疹性口腔炎的主要致病菌为　单纯疱疹病毒。

3.溃疡性口腔炎主要由链球菌、金黄色葡萄球菌等感染引起。

二、临床表现

（一）鹅口疮

本病特征是口腔黏膜表面出现白色乳凝块样物。

（二）疱疹性口腔炎

牙龈、舌、唇、颊黏膜等处出现散在或成簇的小疱疹，水疱迅速破溃后形成浅溃疡，上面覆盖黄白色纤维素性渗出物。本病应与由柯萨奇病毒引起的疱疹性咽峡炎鉴别。后者常发生于夏秋季，疱疹主要在咽部和软腭，不累及牙龈和颊黏膜，颌下淋巴结不肿大。

（三）溃疡性口腔炎

初起时口腔黏膜充血、水肿，继而形成大小不等的糜烂面或浅溃疡，散在或融合成片，表面有纤维性炎性渗出物形成的**灰白色假膜**，易拭去。（亲：三种口腔炎从口腔渗出物的特点就不难区分哦）。

考题1 如图所示，鹅口疮的特征性表现是（　　）

A.①　　　　　　　　B.②　　　　　　　　C.③　　　　　　　　D.④　　　　　　　　E.⑤

三、护理措施

（一）促进口腔黏膜愈合

1.保持口腔清洁　用3%过氧化氢溶液或0.1%依沙吖啶（利凡诺）溶液清洗溃疡面。**鹅口疮患儿宜用2%碳酸氢钠溶液清洁口腔，以餐后1小时左右为宜。**

> 锦囊妙记：病人沐浴、口腔炎患儿的口腔清洁、糖尿病病人的运动时间均为餐后1小时。

2.按医嘱正确涂药　**鹅口疮患儿局部涂抹10万～20万U/ml制霉菌素鱼肝油混悬溶液**，每日2～3次；疱疹性口腔炎患儿局部可涂碘苷（疱疹净）抑制病毒。溃疡性口腔炎可涂5%金霉素鱼肝油、锡类散等。涂药前应先清洗口腔，涂药后嘱患儿不可立即漱口、饮水或进食。

涂药后嘱患儿闭口10分钟再去除棉球或纱布，然后取出隔离液纱布或棉球，嘱患儿不可立即漱口，饮水或进食。

考题2 患儿，男，生后10天。因口腔黏膜有异常来院就诊。查体可见口腔黏膜有白色乳凝块样小点，汇聚成小片，家长称不易拭去。目前患儿饮食正常，无全身症状。为该患儿进行口腔黏膜局部治疗应选用的是（　　）

A.2%利多卡因　　　　　　　　　　　　　　B.3%过氧化氢溶液
C.10万U/ml制霉菌素鱼肝油混悬溶液　　　　D.2%碳酸氢钠溶液
E.2.5%金霉素鱼肝油

考题3 患儿，女，15岁，疱疹性口腔炎，护士在口腔涂药后应协助患儿闭口（　　）

A.5分钟　　　　　　　B.10分钟　　　　　　C.15分钟　　　　　　D.20分钟　　　　　　E.25分钟

（二）防止继发感染及交叉感染

护士为患儿进行护理前后要洗手，患儿的食具、玩具、毛巾等要及时消毒，**鹅口疮患儿使用过的奶瓶、水瓶及奶头应放于5%碳酸氢钠溶液浸泡30分钟后洗净再煮沸消毒。疱疹性口腔炎具有较强的传染性，应隔离，以防传染。**（亲：丹毒、破伤风和疱疹性口腔炎都具有传染性，需实行接触隔离）。

◎4～5题共用题干

患者男，40岁。持续高热2周入院。使用激素和广谱抗生素治疗2周余，晨起护士查体：患者神志清，极度虚弱，生活不能自理。检查口腔时发现患者舌部溃疡，如图所示。

考题4 该患者口腔感染属于（　　）

A.真菌感染　　　　B.梅毒感染　　　　C.寄生虫感染　　　　D.细菌感染　　　　E.口腔黏膜白斑

考题5 选择的漱口溶液是（　　）

A.复方硼砂溶液　　　B.碳酸氢钠溶液　　　C.生理盐水　　　D.氯己定　　　E.过氧化氢溶液

考题答案

序号	1	2	3	4	5										
答案	C	C	B	A	B										

第三节　慢性胃炎病人的护理

一、病因

慢性胃炎是由于各种病因引起的胃黏膜呈非糜烂性的炎性改变，是胃部最常见的疾病之一，幽门螺杆菌感染是最常见的病因，发病率在胃疾病中为首位，而且随着年龄增长而增加，老年人胃黏膜可出现退行性改变。在慢性胃炎的病程中，炎性细胞浸润仅在胃小凹和黏膜固有的表层，腺体没有被破坏，称为慢性浅表性胃炎。如果累计腺体并发生萎缩、消失，胃黏膜变薄，称为慢性萎缩性胃炎。炎症表现为黏膜层以淋巴细胞和浆细胞为主的慢性炎症细胞浸润，当见有中性粒细胞浸润时显示有活动性炎症，称为慢性活动性胃炎。

考题1 判断慢性胃炎有无活动的病理学依据是（　　）

A.淋巴滤泡形成　　B.中性粒细胞浸润　　C.肠上皮化生　　D.浆细胞浸润　　E.淋巴细胞浸润

慢性胃炎的**主要致病菌为：幽门螺杆菌（Hp）感染**。

考题2 患者男，27岁，因上腹部不适。食欲减退等就诊，诊断为慢性胃炎，护士在对其进行宣教时，应告知其与慢性胃炎发病相关的细菌是（　　）

A.大肠杆（埃希）菌　　B.沙门菌　　C.幽门螺杆菌　　D.空肠弯曲菌　　E.嗜盐杆菌

二、临床表现

部分病人有消化不良的表现，多数为**上腹部隐痛**或不适、反酸、上腹部饱胀、嗳气、食欲缺乏、恶心、呕吐等。

考题3 符合慢性胃炎临床表现的是（　　）

A.上腹饱胀不适，餐后加重　　B.长期上腹痛，餐后缓解　　C.反酸、呕吐、腹泻

D.上腹部疼痛，向肩背部放射　　E.贫血、消瘦

三、辅助检查

胃镜检查是最可靠的确诊方法。（胃镜是急慢性胃炎、胃十二指肠溃疡、胃癌、上消化道出血等疾病确诊首选的检查方法）。

考题4 患者男，58岁。行动不便。3天来反复上腹痛，进餐后发作或加重，伴反酸、嗳气。电话咨询社区护士其应进行哪项检查，社区护士的建议是（　　）

A.腹部平片　　B.B超　　C.CT　　D.胃镜　　E.MRI

四、治疗原则

1.幽门螺杆菌的治疗：**两种抗生素如阿莫西林、克拉霉素、替硝唑等和（或）枸橼酸铋钾二联或三联治疗**。

2.根据病因给予相应处理 **硫糖铝在餐前1小时**与睡前服用效果最好，如需同时使用抑酸药，抑酸药应在硫糖铝服前半小时或服后1小时给予。还可用**多潘立酮（吗丁啉）**或西沙必利等胃肠动力药，加速胃排空，**应在饭前服用**。

考题5 患者，男，58岁。患慢性胃炎，幽门螺杆菌（+）。抗幽门螺杆菌治疗的原则是（　　）

A.剂量宜大　　B.宜静脉给药　　C.联合用药　　D.宜长期使用　　E.药物种类不受限制

考题6 执行慢性胃炎患者的医嘱时，使用前应着重与医生进行沟通的药物是（　　）

A.消胆胺　　B.山莨菪碱　　C.雷尼替丁　　D.强的松　　E.多潘立酮

考题7 服用胃黏膜保护剂硫糖铝后最常见的不良反应是（　　）

A.头晕　　B.皮疹　　C.乏力　　D.便秘　　E.口干

考题8 患者，男，50岁。反复上腹部疼痛伴嗳气、食欲减退3个月，经检查诊断为慢性胃炎，患者服用多潘立酮的最佳时间是（　　）

A.晨起空腹　　B.餐前　　C.餐中　　D.餐后　　E.睡前

五、护理措施

1.休息　急性发作期，应卧床休息；恢复期，病人生活要有规律，避免过度劳累。

2.饮食护理　急性发作期病人可给予无渣、半流质的温热饮食，**如病人有少量出血可给予牛奶、米汤等，以中和胃酸**，利于黏膜的恢复。**剧烈呕吐、呕血的病人应禁食**。恢复期给予高热量、高蛋白、高维生素、易消化的饮食，避免食用过咸、过甜、辛辣、生冷等刺激性食物。

3.**疼痛的护理**　遵医嘱给予局部热敷、按摩、针灸或给予止痛药等缓解疼痛。

考题9 慢性胃炎患者腹痛发作时，可以缓解腹痛的护理措施**不包括**（　　）

A.腹部捂热水袋　　B.增加活动量　　C.转移注意力　　D.播放轻音乐　　E.腹部按摩

考题10 急慢性胃炎患者有少量出血时，为中和胃酸可给予（　　）

A.米汤　　B.肉汤　　C.绿色蔬菜　　D.温开水　　E.凉开水

考题答案

序号	1	2	3	4	5	6	7	8	9	10				
答案	B	C	A	D	C	D	D	B	B	A				

第四节　消化性溃疡病人的护理

一、病因

研究表明，与**幽门螺杆菌感染、胃酸分泌过多、胃黏膜保护作用减弱**等因素有关。

1.幽门螺杆菌感染。

2.胃酸和胃蛋白酶 在损害因素中，胃蛋白酶的蛋白水解作用和胃酸都对胃和十二指肠黏膜有侵袭作用，胃酸的作用占主导地位。

3.溃疡的好发部位 胃溃疡好发于胃角和胃窦小弯，十二指肠溃疡好发于球部。

考题1 消化性溃疡最主要的发病因素是（ ）

A.十二指肠肠壁薄弱　　B.习惯性便秘　　　　C.先天畸形　　　　D.黏膜萎缩　　　　E.幽门螺杆菌感染

考题2 胃溃疡的好发部位是（ ）

A.胃小弯　　　　　　B.胃大弯　　　　　C.胃底　　　　　D.贲门　　　　　E.幽门管

二、临床表现

消化性溃疡病程以**慢性病程**、**周期性发作**、**节律性上腹痛**为特点，一般春秋季节易发作，其发作常与不良精神刺激、情绪波动、饮食失调等情况有关。

1.症状

（1）**上腹痛**为消化性溃疡的主要症状，性质可有钝痛、灼痛、胀痛、剧痛、饥饿样不适感等。**胃溃疡的疼痛部位在剑突下正中**，疼痛常在进餐后0.5~1小时出现，持续1~2小时后缓解，下次进餐后疼痛复发，其典型节律为**进食—疼痛—缓解**。**十二指肠溃疡病人疼痛为饥饿痛或空腹痛，疼痛节律为疼痛—进食—缓解**。

> 锦囊妙记：胃溃疡疼痛的特点是餐后痛，即进食—疼痛—缓解；十二指肠溃疡的特点是饥饿痛，即疼痛—进食—缓解。

（2）全身症状：失眠、多汗等自主神经功能失调的症状，也可有消瘦、贫血等症状。

考题3 消化性溃疡特征性的临床表现是（ ）

A.黄疸　　　　　　B.食欲下降　　　　　C.恶心、呕吐　　　D.反酸、嗳气　　　E.节律和周期性上腹痛

考题4 十二指肠溃疡患者腹痛的节律特点是（ ）

A.空腹时腹痛明显　　　　　　B.餐后即刻腹痛明显　　　　　　C.餐后0.5~1小时腹痛明显

D.进餐时腹痛明显　　　　　　E.餐后2小时腹痛明显

考题5 患者女，50岁。确诊为胃溃疡活动期，其最可能的腹痛特点是（ ）

A.夜间腹痛明显　　　　　　　B.空腹时腹痛明显

C.餐后1/2~1小时腹痛明显　　D.餐后即刻腹痛明显

E.进餐时腹痛明显

考题6 胃溃疡活动期腹部局限性压痛部位正确的是（ ）

A.①　　　　　　　B.②　　　　　　C.③

D.④　　　　　　　E.⑤

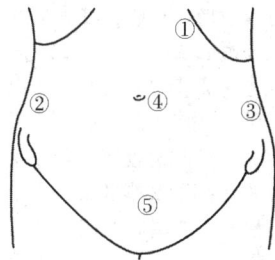

2.并发症

（1）**出血**：**是消化性溃疡最常见的并发症**。可表现为呕血与黑便。

（2）**穿孔**：常发生于十二指肠溃疡，主要表现**腹部剧痛**和具有**急性腹膜炎**的体征。

（3）**幽门梗阻**：餐后上腹部饱胀，**频繁呕吐宿食**，严重时可引起水和电解质紊乱，并有营养不良和体重下降症状。

（4）**癌变**：少数胃溃疡可发生癌变。

> **好礼相送**　　　　　　**消化性溃疡四大并发症及其表现**
>
> 　溃疡病，经常见；四大恶魔常出现，出血与穿孔，梗阻与癌变；出血表现为黑便，穿孔出现腹膜炎；梗阻病人吐宿食，少数病人会癌变。

考题7 患者男，41岁。有消化性溃疡病史4年。1天来胃痛明显，无恶心呕吐。今晨觉头昏、乏力、黑矇，排尿排便1次。对于该患者，除腹痛外，护士还应重点询问（ ）

　　A.排便习惯　　　B.粪便颜色　　　C.尿液颜色　　　D.尿量　　　　E.有无眩晕

考题8 患者男，45岁。患十二指肠球部溃疡5年，近日原疼痛节律消失，变为持续上腹痛，伴频繁呕吐隔宿酸性食物，最可能的并发症是（ ）

　　A.上消化道出血　　　B.溃疡穿孔　　　C.幽门梗阻

　　D.溃疡癌变　　　　　E.复合性溃疡

考题9 如图所示，最容易引起频繁呕吐的溃疡部位是（ ）

　　A.①　　　　　　B.②　　　　　　C.③

　　D.④　　　　　　E.⑤

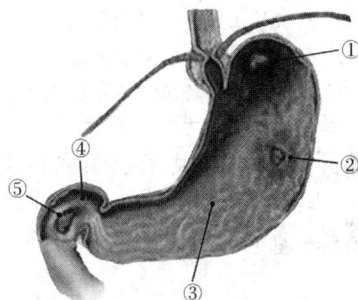

考题10 患者女，45岁。消化性溃疡。近来感上腹部饱胀，疼痛于餐后加重，且反复大量呕吐。该患者可能出现了（ ）

　　A.出血　　　　　　B.穿孔　　　　　　C.癌变

　　D.幽门梗阻　　　　E.营养不良

三、辅助检查

1.**胃镜检查** 可直接观察溃疡病变部位、大小、性质，并可进行幽门螺杆菌检测，**对消化性溃疡有确诊价值。**

2.**X线钡餐检查** 溃疡的X线直接征象为龛影，是诊断溃疡的重要依据。

3.**粪便潜血试验** 活动性溃疡常有少量渗血，粪便隐血试验阳性，一般经治疗12周内转阴，**如胃溃疡病人粪便隐血试验持续阳性，应考虑癌变可能。**

考题11 患者男性，20岁，患消化性溃疡2年，一直接受克拉霉素、甲硝唑和奥美拉唑等药物治疗。最近2个月，粪便隐血试验一直阳性，应考虑为（　　）

A.溃疡出血　　　　　　　　B.克拉霉素不良反应　　　　　　　　C.溃疡癌变

D.溃疡穿孔　　　　　　　　E.幽门梗阻

四、治疗原则

1.**首先给予根除幽门螺杆菌治疗** 目前倡导的联合方案为合有铋剂的四联方案，即1种质子泵抑制剂（PPI）+2种抗生素和1种铋剂。疗程为10～14天。

2.**抑制胃内酸度的药物**

（1）**H_2受体拮抗剂：能阻止组胺与H_2受体相结合**，使壁细胞分泌胃酸减少。常用药物有西咪替丁、雷尼替丁和法莫替丁。

（2）**质子泵抑制剂：**是目前最强的胃酸分泌抑制剂，**可以抑制壁细胞分泌H离子的最后环节H离子、K离子、ATP酶（质子泵）**，减少了胃酸分泌。常用的药物有奥美拉唑、兰索拉唑等。

（3）**制酸剂：**使胃内酸度降低，常用药物有氢氧化铝、碳酸氢钠等。

3.**保护黏膜的药物** 包括枸橼酸铋钾、硫糖铝、前列腺素类药物。（枸橼酸铋钾不良反应是舌苔发黑、便秘、粪便呈黑色、神经毒性，餐前半小时口服，用吸管直接吸入，不宜长期服用哦）

考题12 以下药物中抑制胃酸分泌最强的是（　　）

A.奥美拉唑　　　　　　B.法莫替丁　　　　　　C.氢氧化铝镁　　　　　　D.枸橼酸铋钾　　　　　　E.硫酸铝

考题13 患者男，45岁。十二指肠球部溃疡并发幽门梗阻。医嘱中出现下列哪种药物时，护士应提出质疑（　　）

A.氢氧化铝凝胶　　　　B.口服补液盐　　　　C.奥美拉唑　　　　D.枸橼酸铋钾　　　　E.克拉霉素

考题14 患者男，22岁。消化性溃疡患者，给予胶体次枸橼酸铋+克拉霉素+呋喃西林三联治疗期间出现黑便，担心病情加重。行粪便隐血试验，报告呈阴性。此时应向患者解释其黑便的原因是（　　）

A.溃疡出血　　　　　　　　　　B.溃疡癌变　　　　　　　　　　C.呋喃西林不良反应

D.克拉霉素不良反应　　　　　　E.胶体次枸橼酸铋不良反应

4.**手术治疗** 适应证：适用于内科治疗无效的顽固性溃疡；胃十二指肠溃疡急性穿孔；胃十二指肠溃疡大出血；胃十二指肠溃疡瘢痕性幽门梗阻；胃溃疡恶变者。手术方式：①毕Ⅰ式胃大部切除术：胃大部切除后，将残胃与十二指肠吻合，多适用于治疗胃溃疡。②毕Ⅱ式胃大部切除术：切除远端胃大部后，缝闭十二指肠残端，残端与上段空肠吻合，适用于胃十二指肠溃疡，特别是十二指肠溃疡。

五、护理措施

（一）非手术护理

1.注意观察病人疼痛的特点。

2.嘱病人定时进餐，少量多餐。进餐时应细嚼慢咽，不宜过快、过饱，溃疡活动期病人每天可进餐5～6顿。同时以清淡、富有营养的饮食为主，应以面食为主食，或软饭、米粥。避免粗糙、过冷、过热、刺激性食物或饮料，如油煎食物、浓茶、咖啡、辛辣调味品等。两餐之间可给适量的脱脂牛奶，但不宜多饮。

3.遵医嘱正确服用药物，**如抗酸药应避免与牛奶同时服用；抗胆碱能药及胃动力药如多潘立酮、西沙必利等应在餐前1小时及睡前1小时服用。**铝碳酸镁于饭后1～2小时，睡前或胃部不适时咀嚼后服用。

好礼相送　　　　　　　　　　　　　　　　**服药时间**

1.抗酸药餐后1小时服用。

2.促胃动力药如多潘立酮餐前半小时服用。

3.硫酸亚铁餐后服用（成人），以减少胃肠道的反应。

4.柳氮磺吡啶餐后服用。

5.磺脲类药物饭前半小时服用；双胍类药物餐后服；阿卡波糖与第一口饭一起服。

考题15 消化性溃疡患者服用铝碳酸镁片的正确方法是（　　）

A.温水吞服　　　　　B.咀嚼后服用　　　　C.餐后两小时服用　　　　D.餐前服用　　　　E.餐中服用

考题16 患者男，38岁。因上腹部胀痛、饭后嗳气及反酸明显来就诊。胃镜报告示慢性胃炎。下列食物适合患者食用的是（　　）

A.浓茶　　　　　　B.咖啡　　　　　　C.纯牛奶　　　　　　D.面条　　　　　　E.油条

考题17 患者男，36岁。胃溃疡5年，规律用药但反复发作。护士在收集资料时发现患者饮食极不规律，常暴饮暴食，每日饮酒量约500ml。在进行健康指导时应着重给患者讲解的是（　　）

 A.药物的不良反应   B.胃溃疡的并发症   C.合理饮食的重要性

 D.胃溃疡的发病机制   E.保持情绪稳定的重要性

考题18 关于消化道溃疡患者用药的叙述，**不正确**的是（　　）

 A.奥美拉唑可引起头晕，用药时不可开车   B.服用西咪替丁应注意观察有无头晕、皮疹

 C.硫糖铝在餐前1小时服用   D.氢氧化铝凝胶应在餐后1小时服用

 E.甲硝唑应在餐前半小时服用

（二）手术治疗护理

1.手术前护理

（1）**急性穿孔伴有休克者应平卧、禁饮、胃肠减压**，可减少胃肠内容物继续流入腹腔。输液，应用抗生素，做好急症手术前准备。严密观察病人生命体征、腹痛、腹膜刺激征、肠鸣音变化等。

（2）合并出血者观察和记录呕血、便血、循环血量不足的表现。取平卧位，暂时禁食，**输液、输血，按时应用止血药物**。若经止血、输血而出血仍在继续者，应急诊手术。

（3）合并幽门梗阻者，若非完全性梗阻可进无渣半流质饮食，输液、输血，纠正营养不良及**低氯、低钾性碱中毒**。术前3天每晚用300～500ml温生理盐水洗胃，以减轻胃壁水肿和炎症，有利于术后吻合口愈合。

2.手术后护理

（1）一般护理：血压平稳后取低半卧位，禁食、胃肠减压、输液及应用抗生素。观察生命体征以及胃肠减压和引流管吸出液的量和性质。肠蠕动恢复后，拔除胃管后当日可少量饮水或米汤，第2日进半量流质饮食，鼓励病人术后早期活动。

（2）并发症的观察和护理

1）术后胃出血：**术后短期内从胃管引流出大量鲜血，甚至呕血和黑便**。多采用非手术疗法，包括禁食、应用止血药物和输新鲜血。若非手术疗法不能达到止血效果时，应手术止血。

2）十二指肠残端破裂：是毕Ⅱ式胃大部切除术后近期的严重并发症。一般多发生在术后3～6天。表现为**右上腹突发剧痛和局部明显压痛、腹肌紧张**等急性弥漫性腹膜炎症状。应立即手术处理。

3）胃肠吻合口破裂或瘘：多发生在术后5～7日。多数因吻合口处张力过大、低蛋白血症、组织水肿等组织愈合不良而发生。吻合口破裂引起明显的腹膜炎症状和体征，须立即行手术处理。

4）吻合口梗阻：常由于吻合口过小或水肿引起。病人表现为**进食后上腹饱胀，呕吐，呕吐物为食物，不含胆汁**。

5）早期倾倒综合征：多发生在餐后10～30分钟内，因胃容积减少及失去对胃排空的控制，多量高渗食物快速进入十二指肠或空肠，大量细胞外液转移至肠腔，循环血量骤然减少。同时，肠道遭受刺激后释放多种消化道激素，引起一系列血管舒缩功能的紊乱。出现的胃肠症状包括**上腹饱胀不适，恶心、呕吐、肠鸣音频繁，可有绞痛，继而腹泻**；循环系统症状有全身无力、头昏、晕厥、面色潮红或苍白、大汗淋漓、心悸、心动过速等。处理：包括**少食多餐，避免过甜、过咸、过浓流质，宜进低糖、高蛋白饮食**，进餐后平卧20分钟。

6）低血糖综合征：为高渗食物迅速进入小肠，快速吸收后血糖升高，使胰岛素大量释放，继而发生反应性低血糖。表现为**餐后2～4小时，病人出现心慌、无力、眩晕、出汗、手颤、嗜睡、虚脱**。出现症状稍进食，尤其是糖类即可缓解。

考题19 患者，男，48岁。胃癌根治术后1个月。近日复诊时主诉进食半小时内出现心悸，出汗，面色苍白和头痛，上腹部饱胀不适等。护士对其进行健康教育，**不恰当**的是（　　）

 A.饮食方面宜少量多餐 B.用餐时限制饮水喝汤 C.进餐后宜活动20分钟后休息

 D.宜进低碳水化合物、高蛋白饮食   E.避免过甜、过咸、过浓的流食

考题20 患者，女，48岁。因胃溃疡穿孔行"毕Ⅰ式胃大部切除术"。现术后4天，主诉腹部胀痛，恶心，停止排便、排气。查体：全腹膨隆，未见肠型，中上腹轻度压痛，肌紧张，肠鸣音消失。目前最重要的处理措施是（　　）

 A.镇痛   B.胃肠减压   C.补液   D.半卧位   E.应用抗生素

考题21 某消化性溃疡患者即将出院，责任护士对其进行健康指导。其回家后应注意的问题**不包括**（　　）

 A.生活规律、劳逸结合   B.避免进食刺激性的食物

 C.保护胃黏膜的药宜在餐前1小时服用   D.抑酸药宜在饭前或睡前服用

 E.上腹部疼痛要及时服用去痛片止痛

考题22 患者，女，58岁。胃溃疡病史20余年。近1个月出现腹部疼痛不似以前规律，无恶心、呕吐、体重下降现象。入院检查：大便隐血试验阳性。考虑胃溃疡伴消化道出血。下列生活指导正确的是（　　）

 A.禁食   B.多饮肉汤   C.高蛋白、高纤维饮食

 D.温凉、清淡、无刺激饮食   E.加强体育锻炼

考题答案

序号	1	2	3	4	5	6	7	8	9	10	11	12	13	14	15	16	17	18	19	20	21	22
答案	E	A	E	E	A	C	A	C	B	C	E	D	C	A	B	E	B	D	C	B	E	D

第五节　溃疡性结肠炎病人的护理

一、病因

病因尚未完全明确，可能与遗传、感染、精神因素和免疫机制异常有关。溃疡性结肠炎好发于乙状结肠。

考题1　溃疡性结肠炎的好发部位（　　）

A.升结肠　　　　B.横结肠　　　　C.降结肠　　　　D.乙状结肠　　　　E.盲肠

二、临床表现

1.症状

（1）消化系统表现：腹泻，轻者每日排便2~3次，重者可达每日10余次，粪便呈黏液、脓血便，甚至血便，常有里急后重感觉。轻度、中度腹痛，局限于左下腹或下腹部。排便后疼痛可减轻或缓解。（亲：有三种疾病可出现里急后重的临床表现：溃疡性结肠炎、直肠癌、盆腔脓肿。考生在复习时应将这三种疾病的其他表现进行对比）。

（2）全身表现：发热、重症可有高热，贫血、消瘦、水与电解质平衡失调、低蛋白血症及营养不良。

考题2　患者女，32岁。患溃疡性结肠炎3年，急性加重2周入院。入院后护士评估患者的粪便形态最可能发现的是（　　）

A.米泔水样粪便　　B.柏油便　　　　C.黏液脓血便　　　D.白陶土样便　　　E.黄色软便

2.体征　病人呈慢性病容，精神差，重者呈消瘦、贫血貌。轻型病人有左下腹轻压痛；重症者常有明显腹膜刺激征。如出现反跳痛、腹肌紧张、肠鸣音减弱等，对于重病人应警惕中毒性结肠扩张、肠穿孔的发生。

3.并发症　中毒性巨结肠，直肠结肠癌变，直肠、结肠大量出血，肠梗阻、肠穿孔等。

三、治疗原则

柳氮磺吡啶：一般作为首选药物，适用于轻、中型或重型，使用糖皮质激素治疗已有缓解者。

四、护理措施

1.休息　给病人提供安静、舒适的休息环境，注意劳逸结合，生活要有规律。

2.严密观察病情　注意监测病人的体温、脉搏、心率、血压的变化，同时观察病人的皮肤弹性、有无脱水表现。还应注意观察腹泻、腹部压痛及肠鸣音情况，如出现鼓肠、肠鸣音消失、腹痛加剧等情况，要考虑中毒性巨结肠的发生。

3.饮食护理　应给予高热量、富营养而少纤维、易消化、软食物，禁食生、冷食物及含纤维素多的蔬菜水果，忌食牛乳和乳制品。急性发作期病人应进食无渣流质或半流质饮食，病情严重者应禁食，并给予胃肠外营养。

4.腹泻护理　协助病人做好肛门及周围皮肤的护理，如手纸要柔软，擦拭动作宜轻柔，便后用肥皂与温水清洗肛门及周围皮肤。

5.用药护理　应向病人做好有关药物的用法、作用、副反应等的解释工作，告知病人饭后服用柳氮磺吡啶。对于采用灌肠治疗的病人，应指导病人左侧卧位，抬高臀部，达到延长药物在肠道内停留时间的目的。

考题3　溃疡性结肠炎轻度活动患者的首选治疗药物是（　　）

A.糖皮质激素　　B.抗生素　　　　C.肠黏膜保护剂　　D.微生态制剂　　　E.5-氨基水杨酸

考题4　患者男，30岁。黏液脓血便伴里急后重2年，诊断为溃疡性结肠炎。近1周腹痛加重伴发热入院治疗。护士遵医嘱为患者保留灌肠治疗，患者应采取的体位是（　　）

A.右侧卧位　　　B.左侧卧位　　　C.仰卧位　　　　D.俯卧位　　　　E.半卧位

考题5　患者女，26岁。半年前开始出现反复发作的腹泻、腹痛、排黏液脓血便，疑诊溃疡性结肠炎，拟行肠镜检查。门诊护士告知患者应在行肠镜检查的（　　）

A.前4小时可进食　　　　　　B.前1天晚餐后禁食　　　　　　C.前2天停服铁剂

D.前2天清洁灌肠　　　　　　E.前3天停服阿司匹林

考题答案

序号	1	2	3	4	5								
答案	D	C	E	B	B								

第六节　小儿腹泻病人的护理

一、病因和发病机制

1.易感因素　婴幼儿消化系统发育不完善，生长发育快，机体防御功能较差，肠道菌群失调，人工喂养患儿不能从母乳中获得sIgA等成分。

2.感染因素 以轮状病毒感染最为常见。

二、临床表现

根据病程分为急性腹泻（病程<2周）、迁延性腹泻（病程在2周~2个月）和慢性腹泻（病程>2个月）。

（一）轻型腹泻

以胃肠道症状为主，表现为食欲缺乏、偶有呕吐，大便次数增多，**常见白色或黄白色奶瓣和泡沫**。（亲，轻型腹泻主要是消化道症状，重型腹泻除了消化道症状外，还会出现脱水等症状）。

（二）重型腹泻

1.胃肠道症状 常有呕吐，腹泻频繁，大便每日10余次至数十次，**多为黄水样便或蛋花汤样便**。
2.水、电解质和酸碱平衡紊乱 主要表现为**脱水、代谢性酸中毒、低钾血症、低钙血症**。
（1）脱水
1）由于吐泻丢失体液和摄入量不足，使体液总量减少，导致不同程度的脱水（表3-6-1）。

表3-6-1 不同程度脱水的临床表现

	轻度	中度	重度
失水占体重百分比	3%~5%	5%~10%	>10%
精神状态	稍差，略烦躁	烦躁或萎靡	昏睡甚至昏迷
皮肤弹性	稍差	差	极差
口腔黏膜	稍干燥	干燥	极干燥
眼窝及前囟	稍凹陷	明显凹陷	深凹陷，眼睑不能闭合
眼泪	有	少	无
尿量	稍少	少	无
休克症状	无	无	有

2）由于水和电解质丢失的比例不同而导致不同性质的脱水（表3-6-2），以等渗性、低渗性脱水多见。

表3-6-2 不同性质脱水的临床表现

	低渗性	等渗性	高渗性
血钠（mmol/L）	<130	130~150	>150
口渴	不明显	明显	极明显
皮肤弹性	极差	稍差	尚可
血压	明显下降	下降	正常/稍低
神志	嗜睡/昏迷	萎靡	烦躁/惊厥

（2）代谢性酸中毒（表3-6-3）

表3-6-3 代谢性酸中毒的分度及临床表现

	轻度	中度	重度
精神状态	正常	精神萎靡、烦躁不安	昏睡、昏迷
呼吸改变	呼吸稍快	呼吸深大	呼吸深快、节律不整、有烂苹果味
口唇颜色	正常	樱桃红	发绀

（3）低钾血症：主要表现为：①神经肌肉兴奋性降低：精神不振、无力、**腱反射减弱或消失、腹胀、肠鸣音减弱或消失**；②心脏损害：心音低钝，心律失常，心电图出现U波等。（亲：下列几种情况下可出现低钾血症：小儿腹泻、急性肾衰竭等。低血钾首要的表现为疲乏无力）。
（4）低钙和低镁血症：**出现低钙症状**，表现为抽搐或惊厥。（亲：下列几种情况下可出现低钙血症：小儿腹泻、维生素D缺乏性搐搦症、甲状旁腺误切、枸橼酸钠中毒、出血坏死型胰腺炎等）。

考题1 某9个月男婴，腹泻2天，大便每日15~16次，蛋花汤样，判断患儿脱水程度的评估指标不包括（ ）
A.精神状态 B.尿量 C.肠鸣音 D.皮肤弹性 E.前囟

考题2 患儿男，6个月。腹泻3天，稀便每日20次左右，出现如图所示表现。其脱水程度是（　）

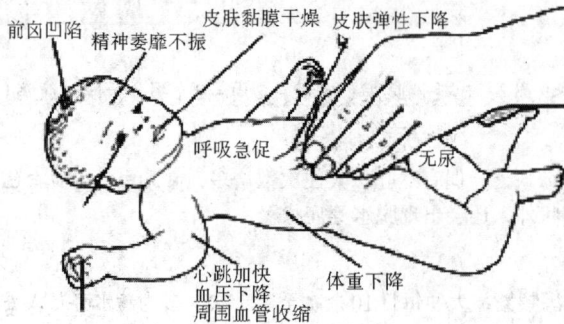

A.不脱水 　　　　B.重度脱水 　　　　C.轻度脱水 　　　　D.低渗性脱水 　　　　E.中度脱水

考题3 患者女，28岁。因腹泻、呕吐入院。心电图：ST段水平压低，T波倒置，U波增高。最可能的原因是（　）

A.高钾血症 　　　　B.低钾血症 　　　　C.高钙血症 　　　　D.洋地黄效应 　　　　E.洋地黄中毒

考题4 轮状病毒肠炎所致腹泻的临床特点<u>不包括</u>（　）

A.多发生在秋、冬季 　　　　　　　　　　　B.常伴上呼吸道感染症状

C.常伴腹痛、里急后重 　　　　　　　　　　D.全身感染中毒症状不明显

E.大便无腥臭味

三、治疗原则

（一）调整饮食

腹泻时进食和吸收减少，而营养需要量增加，强调继续进食，满足生理需要。

（二）预防和纠正水、电解质和酸碱平衡紊乱

1.口服补液　2002年推荐低渗透压配方：口服补液盐（ORS）溶液：氯化钠2.6g，枸橼酸钠2.9g，氯化钾1.5g，葡萄糖13.5g，加水到1000ml配成总渗透压为245mOsm/L（如不计算葡萄糖渗透压为1/2张）。一般用于轻、中度脱水无明显呕吐者。

考题5 患儿7个月，腹泻。排黄绿色稀水样便2天，每日4～5次，精神状态好。为预防脱水给口服补液盐（ORS），其张力是（　）

A.1/5张 　　　　B.1/4张 　　　　C.1/3张 　　　　D.1/2张 　　　　E.2/3张

2.静脉补液　适用于中度以上脱水、呕吐或腹胀明显的患儿。

◎ 考题6～9共用题干

患儿女，11个月，腹泻3天，大便为蛋花汤样带黏液，无腥臭味；无尿8小时，眼窝凹陷极明显；血钠125mmol/L，诊断为小儿秋季腹泻。

考题6 该患儿感染的病原体主要是（　）

A.变形杆菌 　　　B.柯萨奇病毒 　　　C.轮状病毒 　　　D.金黄色葡萄球菌 　　　E.致病性大肠杆菌

考题7 患儿脱水的程度和性质是（　）

A.中度低渗性脱水 　　　　　　B.中度等渗性脱水 　　　　　　C.重度等渗性脱水

D.重度低渗性脱水 　　　　　　E.重度高渗性脱水

考题8 护士晨起观察到患儿出现四肢厥冷、脉弱、血压下降的情况，提示可能出现了（　）

A.贫血 　　　　B.休克 　　　　C.低钾血症 　　　　D.低钙血症 　　　　E.继发感染

考题9 首要的处理措施是（　）

A.利尿 　　　　B.记出入量 　　　　C.静脉补液 　　　　D.限制饮食 　　　　E.应用抗生素

（1）常用液体种类、成分及配制

1）非电解质溶液：5%或10%葡萄糖溶液。

2）电解质溶液：①生理盐水（0.9%氯化钠溶液）。②氯化钾溶液：用于补充缺钾、生理需要和继续丢失的钾。常用的有10%和15%氯化钾溶液，均不能直接应用，须稀释成0.15%～0.3%溶液静脉滴注，含钾溶液不能静脉推注，注入速度过快可发生心肌抑制而死亡。（亲：补钾"五不宜"，即不宜过早、不宜过浓、不宜静推、不宜过量、不宜过快）。③碳酸氢钠溶液。④混合溶液：常用混合液的组成见表3-6-4。

表3-6-4　几种常用混合液的组成

混合溶液	生理盐水	5%～10%葡萄糖	1.4%碳酸氢钠（1.87%乳酸钠）	张力	应用
1:1	1	1	—	1/2	轻、中度等渗性脱水
2:1	2		1	等张	低渗性或重度脱水
2:3:1	2	3	1	1/2	轻、中度等渗性脱水
4:3:2	4	3	2	2/3	中度、低渗性脱水

续表

混合溶液	生理盐水	5%～10%葡萄糖	1.4%碳酸氢钠（1.87%乳酸钠）	张力	应用
1：2	1	2	—	1/3	高渗性脱水
1：4	1	4	—	1/5	生理需要

> 锦囊妙记：关于液体的张力，不需要考生记忆。考生只需理解葡萄糖进入体内后被氧化成水和二氧化碳不产生张力即可。如4：3：2溶液的张力为（4+2）/（4+3+2）=2/3张。

（2）补液原则：第一天的补液总量包括累计损失量、继续损失量和生理需要量3方面。

1）补充累计损失量：①定输液量（定量）：补液量根据脱水的程度而定。原则上婴幼儿轻度脱水<50ml/kg，中度脱水50～100 ml/kg，重度脱水100～120ml/kg，实际应用时先按上述量的2/3给予，学龄前儿童及学龄儿童应酌减1/4～1/3。②定输液种类（定性）：<u>一般情况下是低渗脱水补2/3张～等张含钠液，等渗脱水补1/2张～2/3张含钠液，高渗脱水补1/3～1/4张含钠液</u>。如临床判断脱水性质有困难，可先按等渗脱水处理。③定输液速度（定速）：补液的速度取决于脱水的程度，原则上先快后慢。<u>累计损失量应在8～12小时内补足。滴速约为每小时8～10ml/kg。重度脱水或有周围循环衰竭者应首先静脉推注或快速滴入2：1等张含钠液20ml/kg</u>，总量不超过300ml，于30～60分钟内静脉输入。

2）补充继续损失量：继续损失量是补液开始后继续丢失的液体量。补充继续损失量一般用1/3～1/2张含钠液。

3）供给生理需要量：供给基础代谢需要的水60～80ml/kg，实际用量应除去口服部分，用1/5～1/4含钠液补充。

继续损失量和生理需要量在后12～16小时内输入。滴速约为5ml/（kg·h）。

在实际补液过程中，补液量的计算为以上三部分合计，一般**轻度脱水约90～120ml/kg，中度脱水约120～150ml/kg，重度脱水约150～180ml/kg**。

3.药物治疗

（1）控制感染：合理使用抗生素。水样便一般不用抗生素；黏液、脓血便应针对病原选用抗生素；大肠埃希菌、空肠弯曲菌等感染所致肠炎选用抗G⁻杆菌抗生素及大环内酯类抗生素；金黄色葡萄球菌肠炎、真菌性肠炎应停用原用的抗生素，根据症状选用其他抗菌药物或抗真菌药物治疗。

（2）肠道微生态疗法：有助于恢复肠道正常菌群的生态平衡，抑制病原菌定植和侵袭，控制腹泻。常用双歧杆菌、嗜酸乳杆菌等制剂。

（3）肠黏膜保护剂的应用：具有吸附病原体和毒素、保护肠黏膜的作用，如蒙脱石散。

（4）避免使用止泻剂：如洛哌丁胺，因有抑制胃肠动力作用，增加细菌繁殖和毒素的吸收，对感染性腹泻有时是很危险的。

考题10 有助于维护和修复小儿肠黏膜屏障功能的药物是（　　）

A.青霉素　　　　　B.小檗碱　　　　　C.制霉菌素　　　　　D.蒙脱石散　　　　　E.双歧杆菌

考题11 婴儿感染性腹泻的治疗原则**不包括**（　　）

A.调整饮食　　　　B.加强护理　　　　C.控制感染　　　　D.用止泻剂　　　　E.纠正脱水

考题12 患儿女，10个月。2016年11月因发热、呕吐、腹泻入院。大便为黄色蛋花汤样，每日十余次，量多，无腥臭味。前囟、眼窝稍凹陷，尿量减少，大便镜检（−）。对该患儿的治疗不恰当的是（　　）

A.及时足量使用广谱抗生素　　　　　　B.补液　　　　　　　　　C.补钾

D.应用双歧杆菌　　　　　　　　　　　E.使用蒙脱石散

四、护理措施

（一）补液的护理

1.口服补液　正确配制口服补液盐，超过24小时未饮用完应弃去。2岁以下患儿每1～2分钟喂5ml（约1小勺），稍大的患儿可用杯子少量多次饮用；如有呕吐，停10分钟后喂服，每2～3分钟喂5ml，于8～12小时内将累计损失量补足。应注意：①按使用说明，一次性冲到规定容量，服用前，不可再加水，以免张力发生变化；②若患儿出现眼睑水肿，应停止服用，及时就医。

2.静脉补液

（1）输液前全面了解患儿的病情，熟悉所输液体的组成、张力、配制方法。

（2）输液中按**先快后慢、先浓后淡、先盐后糖、见尿补钾**的原则分批输入液体。

（3）观察补液效果：准确记录第一次排尿时间，<u>若补液合理，3～4小时应排尿，表明血容量恢复</u>；若24小时患儿皮肤弹性及前囟、眼窝凹陷恢复，说明脱水已纠正；<u>若仅是尿量多而脱水未纠正，可能是输入的液体中葡萄糖比例过高</u>；若补液后患儿出现眼睑水肿，可能是电解质溶液比例过高。

（二）合理喂养，调整饮食

呕吐严重者可暂禁食4～6小时（不禁水），好转后尽早恢复喂养；**母乳喂养的患儿继续母乳喂养**，缩短每次哺乳时间，少量多次喂哺，**暂停辅食**；人工喂养的患儿可喂稀释的牛奶或米汤、脱脂奶等，腹泻次数减少后给予半流质饮食如粥、面条；病毒性肠炎多继发双糖酶（主要是乳糖酶）缺乏，暂停乳类喂养，改为豆浆、去乳糖配方奶粉等，以减轻腹泻，缩短病程。饮食调整原则为由少到多，由稀到稠，逐渐过渡到正常饮食。

考题13 某腹泻患儿准备出院，护士给家长进行饮食指导后，患儿母亲的回答**错误**的是（　）

A.食物新鲜，食具清洁　　　　　　　　　　　　B.孩子饭前便后应洗手

C.继续给孩子母乳喂养，暂停辅食　　　　　　　D.多给孩子吃点脂肪丰富的食物

E.气候变化时避免孩子腹部受凉

◎ 考题14~15题共用题干

患儿，女，8个月，体重8kg，因严重腹泻入院治疗。医嘱：0.9%氯化钠静脉滴注，输液速度为20ml/（kg·h）。

考题14 护士每小时为患儿输入的液体量为（　）

A.140ml　　　　　B.160ml　　　　　C.180ml　　　　　D.200ml　　　　　E.240ml

考题15 患儿病情稳定后，护士在日常护理工作中，**不正确**的措施是（　）

A.详细记录出入液体量　　　　　　　　　　　　B.加强臀部护理

C.腹胀时注意观察有无低钾血症　　　　　　　　D.如再次发生急性腹泻，应早期使用止泻剂

E.若患儿呕吐，应禁食

考题16 10月龄患儿患病毒性肠炎入院，**不宜**进食的食物是（　）

A.母乳　　　　　　B.纯牛奶　　　　　C.发酵乳　　　　　D.去乳糖配方乳　　　　　E.豆制代乳品

（三）维持皮肤的完整性

1.原则　保持臀部及会阴部皮肤清洁、干爽。患儿每次大便后，都要用温水清洗臀部。清洗臀部时，应用手蘸水进行清洗，避免用毛巾直接擦洗，然后用柔软的毛巾或纸巾轻轻吸干。清洁后，可涂护臀膏等，以预防臀红发生。应选择柔软、吸水性好的棉织品，勤更换，避免使用不透气的塑料布或橡胶布。

考题17 患儿，女，3个月。轻型腹泻。家长主诉患儿清洁臀部时哭闹明显。护士进行健康评估时要特别注意患儿的（　）

A.体温　　　　　　B.呼吸　　　　　C.尿量

D.肛周皮肤　　　　E.每日大便次数

2.臀红的护理　将臀部暴露于空气中，保持皮肤干燥。局部用红外线灯照射。每次照射时间15~20分钟，每日2~3次。照射灯距一般为35~45cm。

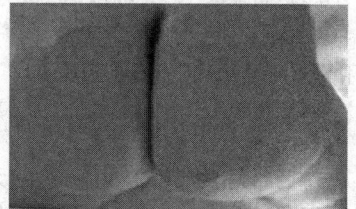

◎ 18~20题共用题干

患儿，女，8个月。因"腹泻、呕吐4天，加重1天"入院。患儿4天前出现腹泻，呈黄色水样便，无腥臭味，7~8次/天。1天前大便次数增多，每日约10余次，量中等。偶伴呕吐，为胃内容物。发病后患儿精神萎靡，皮肤干燥、弹性差，口唇干燥，尿量明显减少，前囟和眼眶稍凹陷，肛周皮肤如图所示。

考题18 正确的臀部护理措施是（　）

A.每次便后用肥皂水清洗臀部

B.灯光照射，每次30~40分钟，每日2~3次

C.柔软布制尿布包裹，勿暴露局部皮肤

D.肛周皮肤擦40%氧化锌油并按摩

E.皮肤糜烂或溃疡处用2%碘酊消毒

考题19 对患儿父母的健康教育**不正确**的是（　）

A.母乳喂养儿应少量多次喂哺　　　　　　　　　B.继续母乳喂养，暂停辅食

C.严重呕吐或腹胀时暂禁食4~6小时　　　　　　D.腹泻停止后立即恢复普食

E.人工喂养者可喂稀释的牛奶或米汤

考题20 该患儿的脱水程度属于（　）

A.极重度脱水　　　B.中度脱水　　　C.轻度脱水　　　D.重度脱水　　　E.无脱水

考题21 患儿男，1岁6个月。腹泻来诊。家长的下列表述中，提示护士需要进一步对家长进行健康教育的是（　）

A."我会适当减少给孩子的食物量"　　　　　　　B."我会让孩子一次少吃一点"

C."我会多给孩子吃点脂肪丰富的食物"　　　　　D."我会给孩子用吸水性强的纸尿布"

E."孩子每次大便后我会用温水帮孩子清洗臀部"

考题22 患儿女，3岁。半年来"感冒"反复发作，家长多次自行给予"阿司匹林""头孢拉定""罗红霉素"等药物治疗。5天前患金黄色葡萄球菌肠炎入院。出院时护士对家长进行健康指导应特别强调（　）

A.合理喂养　　　　　　　B.注意饮食卫生　　　　　　　C.多进行户外活动

D.注意儿童个人卫生　　　E.滥用抗生素的严重后果

考题答案

序号	1	2	3	4	5	6	7	8	9	10	11	12	13	14	15	16	17	18	19	20	21	22
答案	C	B	B	B	C	D	C	D	B	C	D	D	D	A	D	B	D	B	D	D	C	E

第七节 肠梗阻病人的护理

一、病因及分类

1.按梗阻发生的病因可分为

（1）**机械性肠梗阻**：**最常见**。由于肠腔堵塞、肠壁病变、肠管受压等原因引起肠腔狭窄，使肠内容物通过发生障碍。

1）粘连性肠梗阻：常在腹腔内手术、炎症、创伤、出血、异物等引起肠粘连的基础上发生。

2）肠扭转：小肠扭转多见于青壮年，常在饱食后剧烈运动而发病。表现为突发脐周剧烈绞痛，腹痛常牵涉腰背痛，频繁呕吐，腹胀不对称，病人早期即可发生休克。因肠扭转极易发生绞窄性肠梗阻，故应及时手术治疗。

考题1 下列属于预防小肠扭转的措施是避免（　　）

A.腹部受凉　　　B.进食高脂饮食　　　C.进食辛辣饮食　　　D.进食高蛋白饮食　　　E.饱餐后剧烈运动

3）肠套叠：多见于2岁以内的儿童，常为突然发作剧烈的阵发性腹痛，伴有呕吐和果酱样血便。早期可用空气或钡剂灌肠复位。

考题2 小儿肠梗阻最常见的病因是（　　）

A.肠套叠　　　B.粘连性肠梗阻　　　C.小肠扭转　　　D.乙状结肠扭转　　　E.结肠癌致肠梗阻

（2）动力性肠梗阻：是由于神经反射或毒素刺激引起肠壁肌功能紊乱导致肠内容物不能正常运行。

（3）血运性肠梗阻：由于肠系膜血管受压、栓塞或血栓形成，使肠管血运障碍，继而发生肠麻痹。

2.按肠壁有无血运障碍分为单纯性肠梗阻和绞窄性肠梗阻：绞窄性肠梗阻指不仅有肠内容物通过受阻，同时发生肠管血运障碍。

考题3 急性机械性肠梗阻引起的首要病理生理改变是（　　）

A.呼吸衰竭　　　B.感染　　　C.体液丧失　　　D.毒素中毒　　　E.休克

二、临床表现

（一）症状

1.**腹痛**　阵发性剧烈腹痛是机械性肠梗阻的腹痛特点，绞窄性肠梗阻表现为腹痛发作间隙时间缩短，呈持续性剧烈腹痛伴阵发性加重。麻痹性肠梗阻呈持续性胀痛。

2.**呕吐**　高位肠梗阻时呕吐出现早且频繁，呕吐物主要为胃及十二指肠内容物；低位肠梗阻时呕吐迟而少，呕吐物为粪样；麻痹性肠梗阻时呕吐呈溢出性；若呕吐物呈棕褐色或血性，表明肠管有血运障碍。

3.**腹胀**　高位肠梗阻腹胀不明显；低位肠梗阻腹胀明显；麻痹性肠梗阻为均匀性全腹胀；腹胀不对称为绞窄性肠梗阻的特征。

4.**停止排便排气**　见于急性完全性肠梗阻；不完全性肠梗阻可有多次少量的排气、排便；绞窄性肠梗阻，可排出血性黏液样粪便。

考题4 肠梗阻的临床表现不包括（　　）

A.腹痛　　　B.腹胀　　　C.腹泻　　　D.呕吐　　　E.肛门停止排气排便

（二）体征

单纯性肠梗阻可见肠型和蠕动波，麻痹性肠梗阻时全腹膨隆，肠扭转时腹胀不对称。单纯性肠梗阻腹部轻压痛，无腹膜刺激征，绞窄性肠梗阻腹部有固定性压痛和腹膜刺激征，有时可触及有压痛的肠袢包块。绞窄性肠梗阻时腹腔内有渗液，可有移动性浊音。机械性肠梗阻时，可闻及肠鸣音亢进，有气过水声或金属音；麻痹性肠梗阻时则肠鸣音减弱或消失。

三、护理措施

1.维持体液平衡

（1）合理输液并记录出入量：根据病人脱水情况合理输液。

（2）营养支持：肠梗阻病人禁食，给予胃肠外营养。若经治疗肠梗阻解除，肠蠕动恢复正常，则可经口进流质饮食，以后逐渐过渡为半流质及普食。

2.有效缓解疼痛

（1）禁食、胃肠减压：清除肠腔内积气、积液，有效缓解腹胀、腹痛。（亲：肠梗阻、胃肠穿孔和急性胰腺炎病人首要的处理措施都是禁食和胃肠减压哦）。

（2）腹部按摩：若病人为不全性、痉挛性或单纯蛔虫所致的肠梗阻，可适当顺时针轻柔按摩腹部。

（3）应用解痉剂：腹痛病人在明确诊断后可遵医嘱适当予解痉剂治疗。

3.维持体温正常，遵医嘱正确、合理地应用抗菌药控制感染。

4.并发症的预防和护理

（1）腹腔感染及肠瘘：观察病人术后腹痛、腹胀症状是否改善，肛门恢复排气、排便的时间等。若腹腔引流管周围流出液体带粪臭味、同时病人出现局部或弥漫性腹膜炎的表现，应警惕腹腔内感染及肠瘘的可能。

（2）肠粘连：协助病人翻身并活动肢体，鼓励病人尽早下床活动，以促进肠蠕动恢复，预防肠粘连。

考题5 患者女，63岁。胃穿孔修补术后，为预防发生粘连性肠梗阻，应指导患者（　）

A.早期取半卧位　　　B.早期离床活动　　　C.早期进食　　　D.保持排便通畅　　　E.多饮水

考题答案

序号	1	2	3	4	5				
答案	E	A	C	C	B				

第八节　急性阑尾炎病人的护理

一、病因

急性阑尾炎最常见的原因是**阑尾管腔阻塞**。阑尾动脉系回结肠动脉无侧支的终末动脉。当血运障碍时，易导致阑尾坏死。阑尾静脉与阑尾动脉伴行，最终回流入门静脉。当阑尾炎症时，菌栓脱落可引起门静脉炎和细菌性肝脓肿。阑尾的淋巴管与系膜内血管伴行，引流到回结肠淋巴结。阑尾的神经由交感神经纤维经腹腔丛和内脏小神经传入，其传入的脊髓段在第10、11胸节，因此急性阑尾炎早期时，常表现为脐周的牵扯痛，属内脏性疼痛。

考题1 患者女，28岁。腹痛10小时。起初上腹痛伴恶心、呕吐，之后局限在右下腹，持续性痛伴阵发性加剧。1小时前腹痛从右下腹扩散到全腹，发热。查体：体温39.1℃，急性病容，全腹肌紧张，压痛和反跳痛（＋），右下腹最明显。血常规：WBC19.1×10⁹/L，N0.91。考虑病情变化的主要解剖学基础是（　）

A.阑尾动脉为终末血管，出现梗死

B.阑尾黏膜内含丰富淋巴系统，出现肿胀梗阻

C.阑尾蠕动慢而弱，进入的残渣和粪便嵌顿引起坏死

D.阑尾在盲肠的开口狭小，出现梗阻

E.阑尾长，阑尾系膜短，出现扭转坏死

二、临床表现

（一）症状

典型症状是**转移性右下腹疼痛**，腹痛多始于**脐周**或上腹部，数小时后疼痛转移并**局限于右下腹部**。

考题2 急性阑尾炎患者最典型的症状是（　）

A.转移性脐周疼痛　　　　　B.转移性右下腹疼痛　　　　　C.固定的脐周疼痛

D.固定的右下腹疼痛　　　　E.腹痛位置无规律

考题3 患者男性，36岁，因转移性右下腹疼痛入院，入院后诊断为急性阑尾炎。查体：麦氏点压痛，体温升高、脉搏增快。现患者突然出现腹痛加剧，全腹压痛、反跳痛、肌紧张。应考虑为（　）

A.急性肠梗阻　　　B.阑尾周围脓肿　　　C.腹腔脓肿　　　D.阑尾穿孔　　　E.急性腹膜炎

（二）体征

右下腹固定的压痛是最常见的重要体征，压痛部位常在**麦氏点**，即**右髂前上棘与脐连线中外1/3交界处**。右下腹触及边界不清和较为固定的压痛性包块时，提示阑尾周围脓肿。

三、治疗原则

绝大多数急性阑尾炎确诊后，**应及早施行阑尾切除术**。非手术治疗仅适用于早期单纯性阑尾炎或有手术禁忌证者；**阑尾周围脓肿先使用抗生素控制症状**，一般3个月后手术切除阑尾。

四、护理措施

1.减轻或控制疼痛　采取非药物或药物方法止痛。

（1）采取适当卧位

1）协助病人采取半卧位，以减轻腹壁张力，有助于缓解疼痛。

2）指导病人进行有节律地深呼吸，达到放松和减轻疼痛的作用。

（2）合理饮食：拟手术治疗的病人予以禁食。非手术治疗的病人，应在严密的病情观察下，指导病人进清淡饮食，防止腹胀而引起疼痛。

（3）药物止痛：对诊断明确的疼痛剧烈病人，可遵医嘱给予解痉或止痛药。

（4）控制感染：遵医嘱应用足量有效抗生素，以有效控制感染。

2.并发症的预防和护理

（1）**内出血**：因阑尾系膜结扎线松脱所致，常发生在术后24小时内，故手术后当天应严密观察脉搏、血压。病人如有**面色苍白、脉速、血压下降**等内出血表现，应立即将病人平卧，静脉快速输液、输血。

（2）**切口感染**：是术后最常见的并发症。表现为**术后3～5天体温升高**，切口疼痛且局部有红肿、压痛或波动感。

（3）**腹腔脓肿**：炎症渗液积聚于膈下、肠间、盆腔而形成。表现为**术后5~7天体温升高**，或下降后又上升，并有腹痛、腹胀、腹部包块或排便、排尿改变等。

（4）**肠瘘**：多因阑尾残端结扎线松脱，或术中误伤盲肠所致。表现为发热、腹痛、少量**粪性肠内容物从腹壁伤口流出**。

考题4 患者男，38岁。阑尾穿孔合并腹膜炎。手术后第7天，体温39℃，伤口无红肿，大便次数增多，混有黏液，伴里急后重。该患者可能并发了（　　）

A.肠炎　　　　　　B.肠粘连　　　　　　C.盆腔脓肿　　　　　　D.膈下脓肿　　　　　　E.细菌性痢疾

五、健康教育

1.指导术后病人应摄入营养丰富易消化的食物，注意饮食卫生，避免腹部受凉。

2.鼓励病人早期床上或下床活动，促进肠蠕动恢复，**防止发生肠粘连**。

3.阑尾周围脓肿病人出院后3个月，再次住院行阑尾切除术。

好礼相送　　　　　　　　　　**早期活动与卧床**

1.肠梗阻术后、阑尾炎术后应早期下床活动，防止肠粘连。

2.肾脏部分切除、肝脏部分切除、肝硬化分流术后禁止早期下床活动，防止断面或血管吻合口出血。

总之，空腔脏器术后应早期下床活动，防止肠粘连。而实质性脏器部分切除的病人，术后禁止早期下床活动，防止断面出血。

考题5 患者男，53岁，患急性化脓性阑尾炎行阑尾切除术后1天，护士要求患者下床活动，其最主要的目的是（　　）

A.有利于伤口愈合　　　　　　B.预防血栓性静脉炎　　　　　　C.预防肺不张

D.防止肠粘连　　　　　　E.预防压力性损伤

考题6 患者男，70岁。2天前因急性阑尾炎行阑尾切除术，现诉腹胀。未排气，排便，下列护理措施**错误**的是（　　）

A.评估患者腹胀情况　　　　　　B.给予阿托品肌注　　　　　　C.鼓励患者床上多翻身

D.必要时给予肛管排气　　　　　　E.鼓励患者下床活动

考题7 阑尾周围脓肿非手术治疗痊愈，择期行阑尾切除的时间是治愈后（　　）

A.1周　　　　　　B.2周　　　　　　C.1个月　　　　　　D.2个月　　　　　　E.3个月

考题答案

序号	1	2	3	4	5	6	7								
答案	A	B	D	C	D	B	E								

第九节　腹外疝病人的护理

一、病因及分类

（一）病因

腹外疝发病的两个主要原因是：**腹壁强度降低和腹内压力增高**。

（二）分类

1.**易复性疝**　疝内容物很容易回纳入腹腔。

2.**难复性疝**　疝内容物不能或不能完全回纳入腹腔内。

3.**嵌顿性疝**　腹内压突然增高时，疝内容物可强行扩张疝囊颈进入疝囊，随后因疝囊颈弹性收缩，将内容物卡住，使其不能回纳。

4.**绞窄性疝**　嵌顿若未能及时解除，肠管及其系膜受压程度不断加重，可使**动脉血流减少，最后导致全阻断**。

二、临床表现

（一）腹股沟斜疝

1.**易复性斜疝**　**腹股沟区有肿块和偶有胀痛**。常在站立、行走、咳嗽或用力时出现肿块。如病人平卧休息用手将肿块推送向腹腔回纳而消失。

2.**难复性斜疝**　除胀痛稍重外，主要特点是疝块不能完全回纳。

3.**嵌顿性斜疝**　多发生于斜疝，主要原因是强体力劳动或用力排便等腹内压骤增。表现为疝块突然增大，伴有明显疼痛，平卧或用手推送不能使之回纳。

4.**绞窄性疝**　因疝内容物发生感染，侵及周围组织，会引起疝块局部软组织的急性炎症和腹膜炎的表现。

考题1 患者男，58岁。发现右腹股沟内侧包块3年余。3天前腹股沟包块增大变硬，不能还纳，伴剧烈疼痛，8小时前疼痛有所缓解，但出现发热。患者最可能出现了（　　）

A.易复性疝　　　　B.难复性疝　　　　C.嵌顿性疝　　　　D.绞窄性疝　　　　E.急性阑尾炎

考题2 患者男，38岁。4小时前因负重物致右侧腹股沟斜疝嵌顿，来院急诊。评估时提示疝内容物易发生缺血坏死的情况是（　　）

A.疝块有压痛　　　　　　　　B.疝块紧张发硬　　　　　　　　C.全腹压痛明显、腹肌紧张

D.疝块增大，不能还纳　　　　E.阵发性腹痛伴呕吐

（二）腹股沟直疝

病人站立时，在腹股沟内侧端、耻骨结节外上方出现一半球形肿块，不伴有疼痛或其他症状；因疝囊颈宽大，平卧后肿块多能自行消失；**直疝不进入阴囊，故极少发生嵌顿**。常见于年老体弱者。斜疝与直疝的区别见表3-9-1。

表3-9-1　斜疝与直疝的区别

鉴别点	斜疝	直疝
发病年龄	多见于儿童及青壮年	多见于老年
突出途径	经腹股沟管突出，**可进阴囊**	由直疝三角突出，**不进阴囊**
疝块外形	椭圆形或梨形，上部呈蒂柄状	半球形，基底较宽
回纳疝块后压住深环	**疝块不再突出**	**疝块仍可突出**
精索与疝囊的关系	精索在疝囊后方	精索在疝囊前外方
疝囊颈与腹壁下动脉的关系	疝囊颈在腹壁下动脉外侧	疝囊颈在腹壁下动脉内侧
嵌顿机会	较多	较少

考题3 患者男，48岁。反复出现右下腹肿块8年余，肿块常在站立、行走、咳嗽或用力时出现，有时坠入阴囊。查体：外环口扩大，指压内环口后嘱其咳嗽而肿块不再出现，最可能的诊断是（　　）

A.腹股沟直疝　　　　B.腹股沟斜疝　　　　C.脐疝　　　　D.股疝　　　　E.白线疝

考题4 患者男，60岁。因腹股沟斜疝入院治疗。如图所示，疝内容物的突出位置可能是下列字母所示位置中的（　　）

A.A　　　　B.B　　　　C.C

D.D　　　　E.E

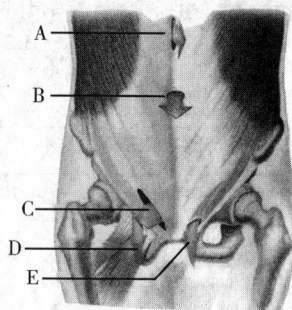

三、治疗原则

（一）非手术治疗

婴幼儿疝有自行消失的可能，故**半岁以下婴幼儿可暂不手术**。可采用**棉线束带或绷带压住腹股沟管深环**，防止疝块突出。

考题5 患儿，男，3个月。因哭闹时脐部隆起就医，诊断为脐疝。患儿家长很是担心。护士对家长进行健康教育，**不妥**的是（　　）

A.解释脐疝的发病原因及临床特点　　　　　　　　B.嘱其保持患儿大便通畅，防止便秘

C.疝块还纳后局部可用大于脐环并外包纱布的硬币压迫　　　D.建议尽早手术治疗

E.定期来院复查

（二）嵌顿性和绞窄性疝的处理原则

1.嵌顿性疝具备下列情况者先试行手法复位

（1）嵌顿时间在3~4小时内，局部压痛不明显，也无腹部压痛或腹肌紧张等腹膜刺激征者。

（2）年老体弱或伴有其他较严重疾病而估计肠袢尚未绞窄坏死者。

2.手法复位后，必须**严密观察腹部体征**，**一旦出现腹膜炎或肠梗阻的表现，应尽早手术探查**。**绞窄性疝的内容物已坏死，需手术治疗**。

◎考题6~7题共用题干

患者男，62岁。5年来站立、咳嗽时反复出现左侧肿块，呈梨形，平卧可消失。12小时前搬家具时肿块增大，有明显疼痛，平卧和手推均不能回纳，肛门停止排便、排气。诊断为腹外疝入院治疗。

考题6 该患者最适合的治疗措施是（　　）

A.立即手术　　　　B.手法复位　　　　C.药物止痛　　　　D.平卧观察　　　　E.抗生素治疗

考题7 患者治疗后即将出院，护士给予指导，其中**不正确**的是（　　）

A.出院后3个月内避免重体力劳动　　　　　　　B.减少和消除引起腹外疝复发的因素

C.调整饮食习惯，保持排便通畅　　　　　　　　D.定期随访，疝复发时可在家中观察

E.注意避免增加腹内压的动作，如剧烈咳嗽等

四、护理措施

1.预防腹内压增高

（1）术前护理

1）凡**术前有咳嗽、便秘、排尿困难等腹压升高因素者，均应给予对症处理。**

2）活动与休息：疝块较大者减少活动，多卧床休息；离床活动时使用疝带压住疝环口。

3）病情观察　观察病人的腹部情况，**若出现明显腹痛，伴疝块突然增大、紧张发硬且触痛明显、不能回纳腹腔，应高度警惕嵌顿疝发生的可能。**

4）灌肠与排尿：术前晚灌肠，清除肠内积粪，防止术后腹胀及排便困难。

5）急诊手术病人应禁食、静脉输液、胃肠减压、抗感染。

（2）术后护理

1）病情观察：观察伤口渗血情况，及时更换浸湿的敷料，估计并记录出血量。

2）体位：取**平卧位，膝下垫一软枕**，使髋关节微屈，以松弛腹股沟切口的张力和减少腹腔内压力。（亲：疝气术后、子宫脱垂术后均取平卧位，膝下垫软枕，以降低腹股沟区或外阴的张力，促进切口愈合）。

3）饮食：病人一般于术后6～12小时若无恶心、呕吐可进水及流食，次日可进半流食、软食或普食。肠切除吻合术者，术后应禁食，待肠道功能恢复后方可进食。

考题8 患者女，19岁。在硬膜外麻醉下行左腹股沟斜疝修补术。恰当的是（　　）

A.术后应禁食48小时　　　　B.术后即进普通饮食　　　　C.术后应胃肠减压

D.术后应静脉供给营养3天　　　　E.若术后6小时无恶心即可进流质饮食

4）活动：**采用无张力疝修补术的病人可以早期离床活动。**

5）防止腹内压升高。

2.减轻或有效缓解疼痛　术后**平卧3日，髋关节微屈**，以松弛腹股沟切口的张力。

3.维持体液平衡　若发生嵌顿或绞窄，应予禁食、胃肠减压。肠切除吻合术者术后禁食期间，应继续给予补液和支持治疗。

4.并发症的预防和护理

（1）**预防阴囊水肿：术后可用丁字带将阴囊托起**，并密切观察阴囊肿胀情况。（亲：右心衰竭、肾病综合征、疝气术后、急性腮腺炎合并睾丸炎时，阴囊可出现水肿或积液，可用丁字带将阴囊托起）。

（2）预防切口感染：术后严格无菌操作，保持敷料清洁、干燥，避免大小便污染。注意观察体温和脉搏的变化及切口有无红、肿、疼痛。

五、健康教育

1.活动　出院后逐渐增加活动量，**3个月内避免重体力劳动**或提举重物。

2.避免腹内压升高的因素　**注意保暖，防止受凉而引起咳嗽**；指导病人在咳嗽时用手掌按压切口部位，以免缝线撕脱。保持大便通畅，便秘者给予通便药物，避免用力排便。

◎考题9～12题共用题干

患者男性，68岁，8年来站立或腹压增高时反复出现右腹股沟肿物，平卧安静时肿块明显缩小或消失。最近2个月因便秘肿块又出现，平卧后肿块不易消失，准备入院行手术治疗。

考题9 术前针对患者的护理措施，**不妥的是**（　　）

A.卧床休息　　　　B.术前应留置胃管　　　　C.用肥皂水灌肠，清洁肠道

D.观察病人腹部情况　　　　E.治疗便秘

考题10 术毕患者回病房，护士安置患者取平卧位，膝下垫软枕，其目的是（　　）

A.促进病人舒适　　　　B.缓解切口张力，以利愈合　　　　C.预防感染

D.减少阴囊血肿的发生　　　　E.减轻疼痛

考题11 术后为预防阴囊血肿，护士应采取的措施是（　　）

A.保持切口敷料清洁、干燥　　　　B.用丁字带托起阴囊　　　　C.伤口放置盐袋

D.早期下床活动　　　　E.阴囊冷敷

考题12 针对该患者，术后可有效防止疝气复发的措施是（　　）

A.定期复查　　　　B.治疗便秘　　　　C.卧床休息　　　　D.防止受凉　　　　E.避免重体力劳动

◎考题13～14题共用题干

患者男，62岁。5年来站立、咳嗽时反复出现左侧腹股沟肿块，呈梨形，平卧可消失。12小时前因搬家具时肿块增大，有明显压痛，平卧和手推均不能回纳，肛门停止排便、排气。诊断为腹外疝入院治疗。

考题13 该患者最合适的治疗措施是（　　）

A.立即手术　　　　B.手法复位　　　　C.药物止痛　　　　D.平卧观察　　　　E.抗生素治疗

考题14 患者治疗后即将出院，护士给予指导，其中**不正确的是**（　　）

A.出院后3个月内避免重体力劳动　　　　B.减少和清除引起腹外疝复发的因素

C.调整饮食习惯，保持排便通畅　　　　D.定期随访，疝复发时可在家中观察

E.注意避免增加腹内压的动作，如剧烈咳嗽等

考题答案

序号	1	2	3	4	5	6	7	8	9	10	11	12	13	14	
答案	D	C	B	E	D	A	D	E	B	B	B	B	A	D	

第十节　痔病人的护理

一、临床表现

1.内痔　主要表现为排便时无痛性出血和痔块脱出。

Ⅰ期：排便时无痛性出血，痔块不脱出肛门外。

Ⅱ期：便血加重，严重时呈喷射状，排便时痔块脱出，但便后能自行回纳。

Ⅲ期：便血量常减少，痔块脱出不能自行回纳，需用手托回。

Ⅳ期：痔块长期脱出于肛门外或回纳后又即脱出。

> 锦囊妙记：内痔的分期考生可简单地记为：Ⅰ期有便血，无脱出；Ⅱ期有便血，脱出后自行回纳；Ⅲ期便血少，脱出后需手托回；Ⅳ期痔块长期脱出。即"一不脱（出）、二自行（回纳）、三帮助（送回）、四长期（脱出）"。

2.外痔　主要表现为肛门不适、潮湿、有时伴局部瘙痒。若形成血栓性外痔，则有肛门剧痛，排便、咳嗽时加剧；在肛门表明可见红色或暗红色硬结。

考题1 内痔的主要表现是（　　）

A.肛门不适　　　　　　　　B.排便时无痛性间歇性出血　　　　　　C.肛门环状肿物

D.肛周红肿　　　　　　　　E.有脓液流出

考题2 患者，女性，58岁，长期便秘，半年来排便时有肿物自肛门脱出，便后自行还纳。该患者为（　　）

A.内痔Ⅰ期　　　　B.内痔Ⅱ期　　　　C.内痔Ⅲ期　　　　D.内痔Ⅳ期　　　　E.血栓性外痔

二、护理措施

1.有效缓解疼痛

（1）局部热敷或温水坐浴：便后及时清洗，保持局部清洁舒适，必要时用1：5000高锰酸钾溶液温水坐浴。

（2）遵医嘱用药：血栓性外痔者局部应用抗生素软膏。

2.保持大便通畅

（1）术前：①调节饮食结构：嘱病人多饮水，多吃新鲜水果蔬菜，少饮酒，少吃辛辣刺激食物。②定时排便：养成定时排便习惯。③活动：适当增加运动量，以促进肠蠕动；避免久站、久坐、久蹲。

（2）术后：术后1～2天应以无渣或少渣流食、半流食为主，之后应保持大便通畅，**防止用力排便，崩裂伤口**。**若有便秘，可口服液体石蜡或其他缓泻剂，但忌灌肠**。（亲：心力衰竭、心肌梗死、直肠肛管疾病术后、早期妊娠、颅内压增高者均禁忌灌肠）。

三、健康教育

1.直肠肛管疾病常与排便不畅有关，应保持粪便通畅。养成每天定时排便的习惯；避免延长蹲坐的时间；鼓励病人多饮水，多吃蔬菜、水果等含粗纤维食物，避免辛辣、刺激性食物；不宜饮烈性酒；粪便干结时宜口服缓泻剂。

2.鼓励年老体弱的病人进行适当的活动，长久站立或坐位工作的人要坚持作保健体操，作肛门括约肌锻炼活动。

3.局部清洁，常作肛门坐浴。

4.直肠肛管疾病应及时治疗，并耐心坚持治疗至治愈为止。

◎ 考题3～5题共用题干

患者男，51岁。反复出现排便后肛门疼痛，时有瘙痒4年余，站立或行走过久时肛门有肿胀感。昨日突发便后肛门剧烈疼痛，咳嗽时疼痛加重加剧。查体见肛门处有一紫红色肿块，有触痛感，直径约2cm。

考题3 最可能的诊断是（　　）

A.内痔并发感染　　　B.血栓性外痔　　　C.肛管周围脓肿　　　D.直肠息肉脱出　　　E.肛裂

考题4 [假设信息]患者行手术治疗，术后正确的护理措施是（　　）

A.术后48小时内控制排便

B.术后每天用1：500的高锰酸钾溶液坐浴

C.术后当天可进普食

D.术后尽量减少或不使用镇痛剂

E.术后当天下床活动

考题5 患者术后不会出现的情况是（　　）

A.伤口渗血　　　B.尿潴留　　　　C.肛门疼痛　　　D.伤口出血　　　E.肠粘连

序号	1	2	3	4	5										
答案	B	B	B	A	E										

第十一节　肛瘘病人的护理

一、病因

肛瘘是指直肠下部或肛管与肛周皮肤间形成的慢性感染性管道。**常为直肠肛管周围脓肿的后果。**

考题1 引起肛瘘最常见的原发病是（　）

A.痔疮　　　　　　　B.直肠息肉　　　　　　C.肛裂　　　　　　D.直肠肛管周围脓肿　　E.直肠癌

二、临床表现

1.疼痛　多为隐痛不适。

2.瘘口排脓　瘘口经常有脓液排出。

3.发热　肛瘘引流不畅时，脓液积聚，毒素吸收可引起发热、头痛、乏力等表现。

4.肛周瘙痒　瘘口排出的脓液刺激肛周皮肤，使肛门部潮湿、瘙痒。

考题2 患者男，30岁。2个月前出现肛门部瘙痒，肛门右侧皮肤周期性排出黄色分泌物。查体：膝胸位3点、距肛门3cm处见一红色乳头状隆起，略红肿，压之有少量脓液排出。直肠指检：在直肠右壁可扪及一条索样管状物。最可能的诊断是（　）

A.肛内疝肿　　　　　B.内痔　　　　　　　　C.外痔　　　　　　D.肛裂　　　　　　　　E.肛瘘

三、治疗原则

1.瘘管切开术或瘘管切除术，适用于低位肛瘘。

2.**挂线疗法，适用于高位单纯性肛瘘的治疗**或高位复杂性肛瘘的辅助治疗

四、护理措施

1.保持大便通畅

（1）饮食：饮食清淡，忌辛辣食物，多进新鲜果蔬；多饮水。

（2）养成良好排便习惯：在有意排便时应及时排便。

考题3 患者女，30岁。直肠肛管周围脓肿切开引流术后3天，在饮食指导中**错误**的是（　）

A.多喝水　　　　　　B.均衡饮食　　　　　　C.少吃水果蔬菜　　D.避免辛辣食物　　　　E.避免油炸食物

2.加强肛周皮肤护理

（1）保持肛周皮肤清洁、干燥：嘱病人局部皮肤瘙痒时不可用指甲抓，避免皮肤损伤和感染。

（2）温水坐浴：手术后第二天开始，每日早晚及便后用1：5000高锰酸钾溶液坐浴。

（3）挂线后护理：嘱病人每5～7天至门诊收紧药线，直到药线脱落。

3.术后并发症的预防和护理　定期行直肠指诊，以及时观察伤口愈合情况。为防止肛门狭窄，术后5～10天内可用示指扩肛，每日一次。

考题4 患者女，29岁。因肛瘘行瘘管切除术，护士指导病人最合适的术后卧位是（　）

A.侧卧位　　　　　　B.平卧位　　　　　　　C.半坐位　　　　　　D.头低足高位　　　　　E.中凹位

考题5 患者男，27岁。肛瘘切除术后，护士的健康教育不正确的是（　）

A.多饮水　　　　　　　　　B.保持大便通畅　　　　　　　　　　C.可以适当进食辛辣食物

D.保持肛门清洁　　　　　　E.适当加强体育锻炼

序号	1	2	3	4	5			
答案	D	E	C	A	C			

第十二节　直肠肛管周围脓肿病人的护理

一、病因

绝大部分直肠肛管周围脓肿由肛窦炎、肛腺感染引起。

二、临床表现

1.肛门周围脓肿　最常见。主要表现为持续性跳痛，局部红肿、触痛，脓肿形成后有波动感。

2.坐骨肛管间隙脓肿　初期表现为局部疼痛，炎症较重时局部红肿热痛明显，炎症波及直肠和膀胱时病人出现直肠刺激症状和膀胱刺激症状。

3.骨盆直肠间隙脓肿　常表现有直肠刺激症状和膀胱刺激症状，有明显排便痛和排尿困难。

考题1 有关直肠肛管周脓肿的叙述，**错误**的是(　　)

A.多由肛腺或肛窦感染引起　　　　B.肛门周围脓肿最多见　　　　C.坐骨直肠窝脓肿很少见

D.骨盆直肠窝脓肿全身中毒症状明显　　　　E.一旦脓肿形成应及时切开引流

三、辅助检查

1.直肠指检　对直肠肛管周围脓肿有重要意义。病变位置表浅时可触及压痛性肿块，甚至波动感；深部脓肿则可有患侧深压痛，有时可扪及局部隆起。

2.实验室检查　有全身感染症状的病人血常规可见白细胞计数和中性粒细胞比例增高，严重者可出现核左移及中毒颗粒。

3.B超　有助于深部脓肿的判断。

4.诊断性穿刺　局部穿刺抽到脓液则可确诊。

四、护理问题

1.疼痛　与肛周脓肿及手术有关

2.便秘　与疼痛惧怕排便有关

3.体温升高　与全身感染有关

◎ 考题2~3题共用题干

患者男，30岁。疑诊"直肠肛管周围脓肿"。

考题2 应首先给予的检查方法是(　　)

A.诊断性穿刺　　　　B.CT　　　　C.B超　　　　D.X线　　　　E.直肠指检

考题3 确诊直肠肛管周围脓肿的方法是(　　)

A.直肠指检有波动感　　　　B.血常规白细胞计数增加　　　　C.局部穿刺抽到脓液

D.直肠指检可触及压痛性肿块　　　　E.血常规中性粒细胞比例增高

◎ 考题4~5题共用题干

患者男，41岁。肛周肿痛3天，肛门左侧皮肤发红伴疼痛，以坐时及排便时明显。2天前加剧并局部肿胀，无畏寒，发热。查体：膝胸位肛门11点处局部肿胀约2cm×2cm，有脓头，周围皮肤发红，波动感(+)。

考题4 引起该病的最常见原因是(　　)

A.外伤　　　　B.肛周皮肤感染　　　　C.肛腺感染

D.痔行药物注射治疗后　　　　E.血栓性外痔剥离术后

考题5 目前对该患者生活影响最大的护理问题是(　　)

A.体位过高　　　　B.疼痛　　　　C.皮肤完整性受损

D.便秘　　　　E.个人应对无效

五、护理措施

1.有效缓解疼痛

(1)体位：指导病人采取舒适体位，避免局部受压加重疼痛。

(2)热水坐浴：用1∶5000高锰酸钾溶液坐浴，温度为43℃~46℃，每日2~3次，每次20~30分钟。

2.保持大便通畅

(1)饮食：嘱病人多饮水，摄入有促进排便的食物，如香蕉、新鲜蔬菜等，鼓励病人排便。

(2)予以缓泻剂：根据医嘱，给予麻仁丸或液体石蜡等口服。

3.控制感染

(1)应用抗菌药：根据药敏试验结果选择和调整敏感抗菌药。

(2)脓肿切开引流护理：对脓肿切开引流者，应密切观察引流液的颜色、量、性状并记录。定时冲洗脓腔，保持引流通畅。当脓液变稀、引流量小于50ml/d时，可考虑拔管。

(3)对症处理：高热病人给予物理降温。

考题6 患者女，19岁，肛管直肠手术后医嘱高锰酸钾坐浴。**不正确**的坐浴方法是(　　)

A.坐浴盆用前应消毒　　　　B.高锰酸钾溶液浓度为1∶5000　　　　C.坐浴时间20分钟

D.水温30℃~32℃　　　　E.感觉头晕不适时立即停止坐浴

考题7 患者男，55岁。肛门常有瘙痒不适，少量便血。护士指导其温水坐浴的水温是(　　)

A.32℃~35℃　　　B.37℃~39℃　　　C.40℃~45℃　　　D.45℃~49℃　　　E.50℃~56℃

考题8 患者男，38岁。1周前肛门周围持续性跳痛、皮肤红肿，并有局部压痛及波动感，诊断为肛门周围脓肿。行手术治疗，并应用抗生素。选择抗生素的方法，正确的是(　　)

A.对革兰阳性菌有效的抗生素

B.对厌氧菌有效的抗生素

C.对金黄色葡萄球菌有效的抗生素

D.对革兰阴性菌和厌氧菌有效的抗生素，宜联合用药

E.对铜绿假单胞菌有效的抗生素

考题答案

序号	1	2	3	4	5	6	7	8							
答案	C	E	C	C	B	D	C	D							

第十三节　肝硬化病人的护理

一、病因

我国**以病毒性肝炎引起肝硬化为主要原因**。**假小叶形成是肝硬化标志性病理特征**。

考题1 以假小叶形成为主要病理改变的疾病是（　　）

A.慢性肝淤血　　　　B.弥漫性肝癌　　　　C.急性重型肝炎　　　　D.肝硬化　　　　E.亚急性重型肝炎

二、临床表现

1.代偿期　以**疲乏无力**、**食欲减退**为主要表现，可伴腹胀、恶心、轻微腹泻等。肝轻度肿大，质变硬，无或轻度压痛，脾轻度肿大。

2.失代偿期

（1）肝功能减退的表现：①全身症状：营养状况较差，可有不规则低热，消瘦乏力，精神不振，皮肤干枯，面色晦暗无光泽（肝病面容）。②消化道症状：食欲减退，畏食，进食后常感上腹饱胀不适、恶心、呕吐。③出血倾向和贫血：常有皮肤紫癜、牙龈出血、鼻出血、胃肠出血等倾向，病人常有程度不同的贫血。**主要与肝合成凝血因子减少、脾功能亢进等因素有关**。④内分泌紊乱：由于肝功能减退**对雌激素灭活能力减退**，在病人面部、颈、上胸、肩背、上肢等上腔静脉引流部位可见**蜘蛛痣**和（或）血管扩张，在手掌大小鱼际及指端腹侧有红斑，称之为肝掌。

考题2 如图所示，右侧为患者手掌，左侧为健康手掌，该患者最可能患有的疾病是（　　）

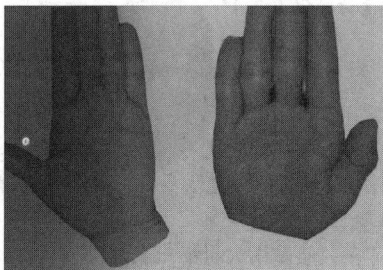

A.系统性红斑狼疮　　　　B.类风湿关节炎　　　　C.湿疹

D.慢性肝炎　　　　E.风湿性心脏病

考题3 护士在对患者进行护理评估时发现患者手掌情况如图所示，应考虑最可能的原因是（　　）

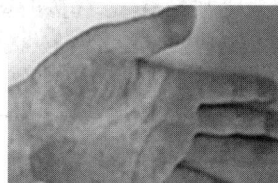

A.血小板减少性紫癜　　　　B.亚急性感染性心内膜炎

C.流行性出血热　　　　D.肝硬化

E.再生障碍性贫血

（2）门脉高压症的表现：①脾大：由于脾脏淤血，可有轻、中度脾大。晚期可伴有脾功能亢进，表现为白细胞、血小板和红细胞计数减少。②侧支循环的建立和开放：a.食管下段和胃底静脉曲张，破裂时，可发生呕血、黑便及休克症状；b.腹壁和脐周静脉曲张，表现在脐周与腹壁迂曲的静脉，以脐为中心向上及下腹延伸；c.痔静脉扩张，是门静脉的直肠上静脉与下腔静脉的直肠中、下静脉吻合，可扩张形成痔核，破裂时引起便血。③腹水：是肝硬化最突出的临床表现。病人常有腹胀感、呼吸困难、脐疝、下肢水肿。腹壁叩诊有移动性浊音。（亲：在上述四个交通支中，其中最重要的是胃底-食管下段交通支，因为其可引起上消化道出血）。

考题4 患者男，49岁。因"肝硬化，门静脉高压症"入院。入院后评估患者的症状和体征，不属于肝功能减退所导致的症状是（　　）

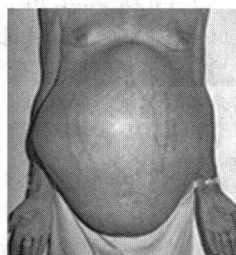

A.脾大　　　　B.皮肤干枯粗糙　　　　C.恶心、呕吐

D.月经失调　　　　E.贫血

考题5 患者男，48岁，肝炎后肝硬化3年余，腹壁膨隆如图所示，该患者最可能出现了（　　）

A.腹部肿瘤　　　　B.肠扭转　　　　C.腹水

D.肠胀气　　　　E.肥胖

考题6 如图所示，属于肝硬化门脉高压症特征表现的是（　　）

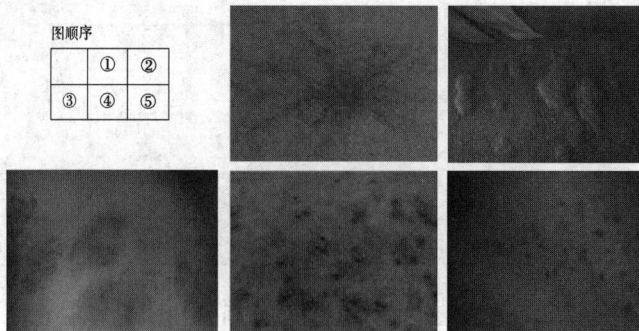

图顺序

①	②
③	④	⑤

A.④　　　　　　B.⑤　　　　　　C.③　　　　　　D.②　　　　　　E.①

考题7 患者男，45岁。患乙型肝炎16年，肝硬化7年。近1个月来腹胀，食欲减退，呼吸困难，心悸、行动不便。腹部检查如图所示，引起呼吸困难的最可能原因是（　　）

A.肝大　　　　　　B.脾大　　　　　　C.腹水

D.腹腔感染　　　　E.肥胖

考题8 腹壁静脉血流方向检查如图所示，最可能的原因是（　　）

A.上腔静脉阻塞　　B.下腔静脉阻塞　　C.上下腔静脉阻塞

D.门静脉高压　　　E.正常人腹壁静脉

考题9 肝硬化患者出现性欲减退、睾丸萎缩、乳房发育及蜘蛛痣是由于（　　）

A.雄激素过多　　　　　　　　B.垂体功能减退

C.雌激素过多　　　　　　　　D.肾上腺皮质激素过多

E.继发性醛固酮增多

考题10 患者男，48岁，肝硬化病史5年，查体：腹部膨隆，腹壁皮肤紧张发亮，脐周可见静脉迂曲，患者腹壁膨隆的最可能原因是（　　）

A.肝大　　　　　　B.脾大　　　　　　C.大量腹水

D.腹腔积气　　　　E.腹腔肿瘤

考题11 评估肝硬化患者有无腹水的最佳方法是（　　）

A.问诊　　　　　　B.叩诊　　　　　　C.听诊

D.触诊　　　　　　E.视诊

考题12 门静脉系和腔静脉系之间最重要的交通支是（　　）

A.直肠下段肛管交通支　　　　B.前腹壁交通支　　　　C.腹膜后交通支

D.胃底、食管下段交通支　　　E.肠系膜交通支

3.并发症

（1）**上消化道出血**：为最常见的并发症，多突然发生大量呕血或黑粪。

考题13 肝硬化失代偿期患者最常见的并发症是（　　）

A.电解质紊乱　　B.肝性脑病　　C.原发性肝癌　　D.肝肾综合征　　E.上消化道出血

（2）**肝性脑病**：是晚期肝硬化最严重的并发症，亦是常见死亡原因。

肝硬化病人若在短期内出现肝增大，且表面有肿块，持续有肝区疼痛，应考虑并发原发性肝癌的可能。（亲：乙肝到肝癌的演变过程为：乙型肝炎→肝硬化→肝癌）。

考题14 肝硬化患者出现上消化道出血的主要原因是（　　）

A.慢性胃炎　　　　　　　　B.胃癌　　　　　　　　C.食管胃底静脉曲张破裂

D.消化性溃疡　　　　　　　E.脾功能亢进

考题15 肝硬化合并上消化道大出血的患者，经止血后容易出现的并发症是（　　）

A.感染　　　　B.肝肾综合征　　　　C.肝性脑病　　　　D.癌变　　　　E.黄疸

（3）**感染**：常易并发细菌感染，如肺炎、大肠杆菌败血症、胆道感染及自发性腹膜炎等。自发性腹膜炎多为革兰阴性杆菌感染，表现为腹痛、腹水迅速增长，重者出现中毒性休克。体征可有全腹压痛、腹膜刺激征。

（4）**肝肾综合征**：由于出现大量腹水时，有效循环血容量不足，肾血管收缩，引起肾皮质血流量减少，肾小球滤过率降低，发生肝肾综合征，也称功能性肾衰竭，表现为少尿或无尿、氮质血症、稀释性低钠血症。

考题16 患者男，46岁。肝硬化病史6年。近来发热1周，体温38℃左右。自诉全腹痛，腹部明显膨隆，尿量每天500ml。目前该患者不宜进食的是（　　）

A.西瓜　　　　B.罐头　　　　C.柑橘　　　　D.鸡蛋　　　　E.瘦肉

考题17 患儿，男，12岁。发热4天，伴有咳嗽、全腹疼痛。查体：体温38℃~39℃，右下肺有湿啰音，全腹轻度腹胀，腹肌紧张，有压痛、反跳痛，肠鸣音减弱。腹腔穿刺抽出稀薄无臭味脓汁。诊断为肺内感染合并原发性腹膜炎。该患儿腹腔脓液涂片镜检最可能检出的致病菌是（　　）

A.溶血性链球菌　　B.金黄色葡萄球菌　　C.大肠埃希菌　　D.变形杆菌　　E.厌氧类杆菌

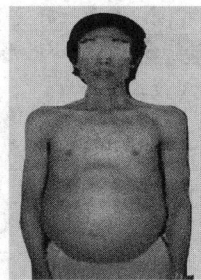

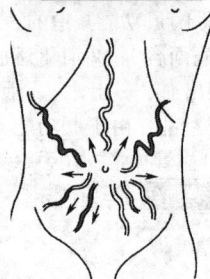

三、治疗原则

1.休息 代偿期病人适当减少活动，但仍可参加轻体力工作；失代偿期病人则应以卧床休息为主，避免劳累。

2.饮食 给予高热量、高蛋白质、维生素丰富、易消化食物。*肝功能损害显著或有肝性脑病先兆者，应限制或进食蛋白质；腹水者应限制盐摄入*；避免进食粗糙、坚硬食物，忌酒。

3.腹水的治疗

（1）限制钠、水的摄入：*限制盐<2g/d，进水量限制在1000ml/d左右*，如有低钠血症，则应限制在500ml以内。

（2）增加钠、水的排泄：利尿治疗以每天体重减轻不超过0.5kg为宜。一般*每次放腹水1000ml左右*，同时静脉点滴白蛋白8～10g。

（3）提高血浆胶体渗透压：每周输新鲜血、白蛋白、血浆。

考题18 肝硬化腹水患者每日氯化钠的摄入量宜控制在（ ）

A.1.2～2.0g B.2.5～3.0g C.3.5～4.0g D.4.5～5.0g E.5.0～7.5g

四、护理措施

1.休息 代偿期病人可参加轻体力活动，避免过度疲劳。失代偿期病人应卧床休息。

2.饮食护理 给予高热量、高蛋白、高维生素、易消化的食物，应忌酒，避免进食粗糙、尖锐或刺激性食物。如肝功能损害显著或有肝性脑病先兆者、血氨偏高者应限制或禁食蛋白质；有腹水时应给予低盐饮食，限制进水量。*肝性脑病患者宜补充维生素，但维生素B$_6$可影响多巴胺进入脑部，故宜不用或少用*。

3.药物治疗 为避免增加肝细胞负担，药物种类不宜过多，*适当选用保肝药物*，如葡醛内酯、维生素及助消化药物。中药治疗能改善症状和肝功能，也可采用中西药联合治疗。发生自发性腹膜炎时，强调早期、足量和联合应用抗生素，应*选择主要针对革兰阴性杆菌兼顾革兰阳性球菌的抗菌药物，用药时间不得少于2周*。

4.病情观察 注意观察生命体征、尿量等情况，准确记录出入量，观察腹围、体重，*注意有无呕血及黑便，有无精神行为异常表现*。（亲，病人出现呕血和黑便提示发生了食管胃底静脉曲张破裂出血，病人出现行为异常提示发生了肝性脑病）。

5.皮肤护理 每日可用温水擦浴，*保持皮肤清洁，避免用力搓擦*。病人衣着宜宽大柔软、宜吸汗，床铺应平整洁净。长期卧床病人应定时更换体位，以防发生压疮。

6.腹腔穿刺放腹水的护理 术后用无菌敷料覆盖穿刺部位，并观察穿刺部位是否有溢液。*术毕应缚紧腹带，防止腹穿后腹内压骤降*。记录抽出腹水的量、性质、颜色，标本及时送检。

7.防止分流术后血管吻合口破裂出血 *48h内平卧位或低半卧位*；翻身动作宜轻柔；一般术后卧床1周；保持大小便通畅。

考题19 患者男，62岁。因肝硬化昏迷入院治疗。目前该患者**不宜**进食的是（ ）

A.藕粉 B.菜汁 C.米汤 D.果汁 E.牛奶

考题20 肝性脑病患者**禁用**的维生素是（ ）

A.维生素A B.维生素E C.维生素C D.维生素B$_1$ E.维生素B$_6$

考题21 肝硬化合并自发性细菌性腹膜炎时，选择抗生素的原则是（ ）

A.针对G$^-$杆菌，兼顾G$^+$球菌 B.针对G$^+$球菌，兼顾厌氧菌 C.针对G$^+$杆菌，联合抗真菌药物

D.针对G$^-$球菌，兼顾厌氧菌 E.针对G$^-$杆菌，联合抗真菌药物

考题22 患者，男，56岁。肝硬化腹水，在放腹水的过程中突然出现昏迷，首先采取的措施是（ ）

A.吸氧 B.头颅降温 C.停止放腹水 D.补充血容量 E.保持呼吸道通畅

◎ 考题23～24题共用题干

患者男，48岁。肝硬化5年。中午进食后突然呕血，色暗红、量约350ml，急诊入院。查体：神志清。T37.5℃，P120次/分，BP90/60mmHg。患者情绪高度紧张，诉说有濒死的感觉。经抢救，患者病情平稳后行门体分流术。

考题23 入院时，患者最主要的心理问题是（ ）

A.抑郁 B.恐惧 C.焦虑 D.淡漠 E.悲哀

考题24 患者入院后采取的处理措施中，**不正确**的是（ ）

A.输液、输血 B.应用保肝药物 C.静脉止血药物的应用

D.三腔二囊管压迫止血 E.应用肥皂水灌肠

考题25 分流术后24小时内应指导患者采取的卧位是（ ）

A.半坐卧位 B.俯卧位 C.平卧位 D.中凹位 E.头低足高位

考题26 患者，男，50岁。因严重肝硬化伴门静脉高压症进行脾肾分流术。出院时进行预防上消化道出血的健康指导，最重要的是（ ）

A.继续卧床休息 B.低蛋白、低脂饮食 C.选择细软不烫的食物

D.服用护肝药物 E.应用维生素K

考题27 患者男，50岁。患肝硬化入院、自诉"皮肤瘙痒，睡觉的时候会把皮肤挠破"。皮肤瘙痒的原因最可能是（ ）

A.叶酸缺乏 B.凝血时间延长 C.胆红素水平提高 D.高钾血症 E.低蛋白血症

考题答案

序号	1	2	3	4	5	6	7	8	9	10	11	12	13	14	15	16	17	18	19	20	21	22	23
答案	D	D	D	A	C	E	C	D	C	D	B	D	E	C	C	C	A	A	E	E	A	C	B

序号	24	25	26	27																			
答案	E	C	C	C																			

第十四节 细菌性肝脓肿病人的护理

一、病因

1.**胆道系统**是最主要的入侵途径和最常见的病因。(亲:肝胆相照这一成语就印证了胆道系统可引起肝脏感染哦)。

考题1 发生细菌性肝脓肿时,细菌最主要的入侵途径是

A.胆道系统　　　　B.肝动脉　　　　C.淋巴系统　　　　D.门静脉　　　　E.损伤伤口

2.**最常见致病菌为大肠埃希菌和金黄色葡萄球菌**。(亲:三种疾病的最常见致病菌为大肠埃希菌:细菌性肝脓肿、肾盂肾炎、继发性腹膜炎)。

二、临床表现

1.症状　**寒战和高热**:是**最常见的早期症状**,体温可高达39℃~40℃,一般为稽留热或弛张热。

考题2 细菌性肝脓肿患者最常见的早期症状是(　　)

A.恶心　　　　　　B.黄疸　　　　　　C.贫血

D.右上腹肌紧张,局部触痛明显　　　　E.寒战、高热

2.体征　最常见为**肝区压痛和肝大**,右下胸部和肝区有叩击痛。严重者可出现黄疸。

> 锦囊妙记:如题干中只提到肝区疼痛,通常考虑为肝癌;如题干中提到肝区疼痛,同时病人出现高热,通常考虑为肝脓肿。

考题答案

序号	1	2																		
答案	A	E																		

第十五节 肝性脑病病人的护理

一、病因

1.**各型肝硬化及门体分流手术后是引起肝性脑病最常见原因**。其中又以**病毒性肝炎后肝硬化最多见**。肝性脑病又称肝昏迷,是严重肝病引起的以代谢紊乱为基础的中枢神经系统功能失调的综合病症,主要临床表现为意识障碍、行为失常和昏迷。**氨是促发肝性脑病最主要的神经毒素**,其对大脑的毒性作用主要是干扰脑的能量代谢,致使高能磷酸化合物浓度降低。

考题1 属于氨中毒引起肝性脑病的主要机制是(　　)

A.氨导致蛋白质代谢障碍　　　B.氨干扰脑的能量代谢　　　C.氨取代正常神经递质

D.氨引起神经传导异常　　　　E.氨使氨基酸代谢不平衡

2.常见的诱因

(1)上消化道出血引起血氨升高,从而促发肝性脑病。

(2)大量排钾利尿、放腹水。

(3)高蛋白饮食。

(4)感染。

(5)药物:**利尿剂、安眠药(如安定)、镇静药、麻醉药等**。

(6)便秘。

考题2 肝硬化合并上消化道出血经止血后常并发(　　)

A.癌变　　　　B.窒息　　　　C.肝性脑病　　　　D.感染　　　　E.黄疸

二、临床表现

1期(前驱期):**轻度性格改变和行为失常**,如欣快激动或淡漠、随地便溺。病人应答尚准确,但有时吐字不清且较缓慢。**可有扑翼样震颤**。

2期(昏迷前期)：以**意识错乱、睡眠障碍、行为失常为主**。定向力和理解力均减退，**不能完成简单计算**。言语不清，举止反常，多有睡眠时间倒错。甚至有幻觉、恐惧、躁狂。此期病人有明显神经系统体征，如腱反射亢进、肌张力增高、巴彬斯基征阳性，扑翼样震颤存在，脑电图异常。

3期(昏睡期)：**以昏睡和精神错乱为主**，大部分时间呈昏睡状态，但可唤醒。

4期(昏迷期)：**神志完全丧失，不能唤醒**。

好礼相送　　　　　　　　　　　　**肝性脑病的临床表现口诀**

1期(前驱期)：性格改变行失常；2期(昏迷前期)：意乱行失睡眠障；

3期(昏睡期)：昏睡神乱神经征；4期(昏迷期)：不能唤醒神志丧。

考题3 肝性脑病最具有特征性的体征是( )

A.腱反射亢进　　　B.肌张力增加　　　C.扑翼样震颤　　　D.踝阵挛　　　E.巴宾斯基征阳性

考题4 肝性脑病前驱期的征象是( )

A.远期记忆力减退　　B.脑电图异常　　C.定向力障碍　　　D.性格和行为的改变　　E.昏睡

考题5 肝性脑病脑电图特征性改变出现在肝性脑病的( )

A.1期　　　　　B.2期　　　　　C.3期　　　　　D.4期　　　　　E.各期

考题6 患者男，60岁。肝硬化10年。近2日嗜睡，今晨测体温时呼之不应，但压迫其眶上神经有痛苦表情。该患者的意识状态是( )

A.深昏迷　　　　B.昏睡　　　　　C.嗜睡　　　　　D.浅昏迷　　　　E.意识模糊

考题7 意识完全丧失，对各种刺激均无反应及生命体征不稳定。这种情况属于意识状态的( )

A.嗜睡　　　　　B.意识模糊　　　C.昏睡　　　　　D.浅昏迷　　　　E.深昏迷

三、辅助检查

1.血氨　慢性肝性脑病有血氨升高。急性肝性脑病时，血氨多正常。

2.脑电图检查　前驱期正常。昏迷前期到昏迷期，脑电图明显异常，典型的改变为节律变慢，δ波或三相波，每秒4～7次，昏迷时表现为高波幅δ波，每秒1～3次。脑电图检查特异性不强。

3.简易智力测验　对于诊断早期肝性脑病、亚临床肝性脑病最有价值。

4.影像学检查　行CT或MRI检查，可发现脑水肿或脑萎缩。

考题8 轻微肝性脑病的筛选宜采取的检查是( )

A.脑CT检查　　　B.血氨检测　　　C.肝功能检查　　　D.数字连线试验　　E.脑电图检查

考题9 有助于诊断肝性脑病的血液化验指标是( )

A.血氨　　　　　B.球蛋白　　　　C.丙氨酸氨基转移酶　D.白蛋白　　　　E.血小板计数

考题10 肝性脑病脑电图的特征性(典型)改变是( )

A.节律变快　　　B.节律变慢　　　C.δ波　　　　　D.高波幅δ波　　E.三相波

四、治疗原则

1.消除诱因　积极防治感染和上消化道出血，避免快速、大量排钾利尿和放腹水。不用或慎用镇静安眠药、麻醉药。

2.减少肠内毒物的生成和吸收

(1)减少或临时停止蛋白质饮食。

(2)灌肠或导泻：保持大便通畅，可用**生理盐水或弱酸性溶液灌肠，禁用肥皂水灌肠**。对急性门-体静脉分流性肝性脑病昏迷病人以33.3%乳果糖500ml灌肠作为首选。

(3)抑制肠道细菌生长：口服甲硝唑、新霉素等，抑制肠内细菌生长，促进乳酸杆菌繁殖，减少氨的形成和吸收；**口服乳果糖**，在结肠中被细菌分解为乳酸和醋酸，**使肠内呈酸性，从而减少氨的产生、吸收**。保持每日2～3次软便为宜。

考题11 患者男，52岁，确诊为肝性脑病，现给予乳果糖口服，目的是为了( )

A.导泻　　　　　B.酸化肠道　　　C.抑制肠菌生长　　D.补充能量　　　E.保护肝脏

考题12 肝癌患者术前肠道准备中，口服新霉素的主要目的是( )

A.防止便秘　　　B.增加肠蠕动　　C.减少氨的产生　　D.减少胃肠道出血　E.减轻腹压

考题13 乳果糖治疗肝性脑病的作用机制是( )

A.促进肝细胞再生　　　　　　B.抑制肠道细菌增生　　　　　　C.吸附肠道毒素

D.减少肠内氨的形成和吸收　　E.供给糖，以便提供热量

3.促进有毒物质的代谢清除，纠正氨基酸的代谢紊乱

(1)降氨药物：常用L-鸟氨酸-L-天冬氨酸。**谷氨酸钾**或谷氨酸钠与**游离氨结合形成谷氨酰胺，从而降低血氨**。

(2)支链氨基酸：口服或静脉滴注以支链氨基酸为主的氨基酸混合液，可纠正氨基酸代谢的不平衡，**抑制大脑中假性神经递质的形成**。

五、护理措施

1.严密监测病情　密切观察肝性脑病的早期征象，观察病人思维及认知改变，观察并记录病人的生命体征、瞳孔大小、对光反射等。

2.避免各种诱发因素

（1）禁止给病人应用安眠药和镇静药物。

（2）防止感染：保持口腔、会阴部、皮肤的清洁，注意预防肺部感染。

（3）防止大量进液或输液：过多液体可引起低血钾，稀释性低血钠、脑水肿等。

（4）避免快速利尿和大量放腹水，及时纠正频繁的腹泻和呕吐，防止有效循环血容量减少、水电解质紊乱和酸碱失衡。

（5）保持大便通畅：大便通畅有利于清除肠内含氮物质。便秘者，可口服或鼻饲50%硫酸镁30～50ml导泻，也可用生理盐水或弱酸溶液灌肠。忌用肥皂水灌肠。（亲：肝性脑病的病人禁忌肥皂水灌肠，以免加重肝性脑病的症状）。

考题14 患者男，49岁。肝硬化病史5年，近日患者出现多语、多动，回答不切题，诊断肝性脑病早期。对患者进行健康教育时，嘱其保持大便通畅的目的是（　　）

A.减少肠道毒物的吸收　　　　　　B.促进消化吸收功能　　　　　　C.增进食欲

D.减少腹胀不适　　　　　　E.避免因便秘增加心脏负担

3.饮食护理　高热量饮食，保证每天热量的供应。脂肪可延缓胃的排空，尽量少食脂肪。欧洲肠外营养学会指南推荐每天的蛋白质摄入量为1.2～1.5g/kg。肝性脑病病人蛋白质补充遵循以下原则：①1～2期肝性脑病病人开始数日应限制蛋白质，控制在20g/d，随着症状的改善，每2～3天可增加10～20g蛋白，逐渐增加至指南推荐量；②3～4期肝性脑病病人禁止从肠道补充蛋白质；③口服或静脉使用支链氨基酸，特别是在蛋白质补充不足的情况下，可调整芳香族氨基酸/支链氨基酸比值；④植物蛋白优于动物蛋白，植物蛋白含甲硫氨酸、芳香族氨基酸较少，含支链氨基酸较多，还可提供纤维素，有利于维护结肠的正常菌群及酸化肠道；⑤慢性肝性脑病病人，鼓励少食多餐，摄入蛋白宜个体化，可以每天摄入30～40g植物蛋白，逐步增加蛋白总量。

考题15 患者男，临床诊断为肝性脑病昏迷前期。下列**不宜**食用的食物是（　　）

A.肉末蛋羹，拌菠菜　　　　　　B.豆腐脑，什锦菜　　　　　　C.果汁，蛋糕

D.炒米饭，蘑菇汤　　　　　　E.稀粥，烧饼

考题16 关于肝性脑病患者饮食护理的叙述，正确的是（　　）

A.每日总热量以脂肪为主　　　　　　B.血氨偏高者限制蛋白质摄入　　　　　　C.病情好转后主要选择动物蛋白

D.应控制饮食中维生素C的摄入　　　　　　E.每日饮水量不少于2000ml

考题17 Ⅰ～Ⅱ期肝性脑病患者每日蛋白质摄入量应小于（　　）

A.15g　　　　　　B.20g　　　　　　C.25g　　　　　　D.30g　　　　　　E.35g

考题18 肝性脑病应禁止从胃肠道补充蛋白质的阶段是（　　）

A.Ⅰ期　　　　　　B.Ⅱ期　　　　　　C.Ⅱ～Ⅲ期　　　　　　D.Ⅳ期　　　　　　E.Ⅲ～Ⅳ期

4.意识障碍病人的护理　对于躁动不安者须加床档，必要时用约束带，以防坠床。

◎考题19～20题共用题干

患者男，50岁。因"神志不清、行为异常5天，昏迷1天"入院，既往有肝硬化病史8年。入院查体：呼之不应，压眶反射无反应。皮肤可见蜘蛛痣。实验室检查：血氨145μg/dl。脑电图显示δ波每秒3次。诊断为肝硬化、肝性脑病。

考题19 患者入院后制定的护理措施不恰当的是（　　）

A.取仰卧位，头偏向一侧　　　　　　B.鼻饲25%葡萄糖供给热量

C.如有便秘及时用肥皂水灌肠　　　　　　D.每日入液量以尿量加1000ml为标准

E.必要时使用约束带

考题20 患者经积极治疗后好转，神志清醒，此时适宜的饮食是（　　）

A.绝对禁食蛋白质饮食　　　　　　B.限制碳水化合物的摄入

C.逐步增加蛋白质饮食，以植物蛋白为主　　　　　　D.逐步增加蛋白质饮食，以动物蛋白为主

E.增加脂肪的摄入，以保证热量的供给

考题21 患者男，59岁。因肝癌晚期入院。患者出现烦躁不安、躁动。为保证患者安全，最重要的护理措施是（　　）

A.用牙垫放于上下白齿之间　　　　　　B.加床档，用约束带保护患者　　　　　　C.室内光线宜暗

D.护理动作要轻　　　　　　E.减少外界的刺激

考题22 患者男，75岁。诊断为肝性脑病入院。患者目前处于昏迷状态，下列护理措施**错误**的是（　　）

A.给予舒适体位　　　　　　B.使用床档防止坠床

C.口腔护理，预防口腔感染　　　　　　D.长期留置尿管，以防尿液浸湿皮肤

E.定时翻身，防止压力性损伤

考题答案

序号	1	2	3	4	5	6	7	8	9	10	11	12	13	14	15	16	17	18	19	20	21	22
答案	B	C	C	D	B	D	E	D	A	B	B	C	D	A	A	B	B	E	C	C	B	B

第十六节　胆道感染病人的护理

一、急性胆囊炎病人的护理

（一）临床表现

1.症状

（1）腹痛：表现为**右上腹阵发性绞痛**，常在饱餐、进食油腻食物后或夜间发作，疼痛**可放射至右肩及右肩下**。

> 锦囊妙记：在做病例分析题时，如果题干中出现病人进食油腻食物后出现右上腹疼痛基本可考虑为急性胆囊炎；如果病例中病人暴饮暴食后出现中上腹疼痛并呈带状放射，可考虑为急性胰腺炎。

（2）消化道症状：恶心、呕吐、厌食等。

（3）发热或中毒症状：体温升高和脉搏加速。

2.体征：**右上腹**可有不同程度和不同范围的压痛、反跳痛和肌紧张，**Murphy征阳性**。

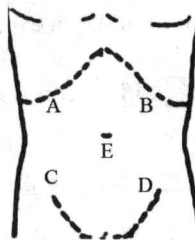

考题1　对急性胆囊炎患者进行腹部触诊，最常见的压痛点在

A.A　　　　　　　　B.B　　　　　　　　C.C

D.D　　　　　　　　E.E

考题2　患者，女，35岁。1天前进食油腻食物后出现上腹剧烈疼痛。查体：Murphy征（＋）。其压痛点位于（　　）

A.膈下　　　　　　B.右肋下　　　　　　C.右下腹

D.左肋下　　　　　E.脐周

（二）辅助检查

1.急性胆囊炎

（1）实验室检查：血常规检查可见白细胞计数及中性粒细胞比例升高，部分病人可有血清胆红素、转氨酶、AKP及淀粉酶升高。

（2）影像学检查：B超检查可显示胆囊增大，胆囊壁增厚，大部分病人可见胆囊内有结石光团。做胆囊超声检查时，前一天要少吃油腻食物，尽量进食清淡饮食和产气少的食物，以减少胃肠的内容物和气体对超声分辨率的影响；检查前8小时（即检查前一天晚餐后）不应再进食；如胆囊不显示需要复查，需禁食脂肪食物24～48小时。

考题3　患者女，50岁。因胆囊结石行B超检查，检查前1日晚宜进食的食物是（　　）

A.清汤面　　　　　B.炖豆腐　　　　　C.红烧牛肉　　　　　D.油煎鸡蛋　　　　　E.牛奶

（三）护理措施

1.减轻或控制疼痛

（1）卧床休息：协助病人采取舒适体位，指导其进行有节律的深呼吸。

（2）合理饮食：病情轻者，给予清淡饮食，忌油腻食物；病情严重者禁食和胃肠减压。

（3）药物止痛：对诊断明确者，可遵医嘱给予消炎、利胆、解痉或止痛药。

（4）控制感染：遵医嘱及时合理应用抗生素。

2.维持体液平衡　禁食期间，根据医嘱经静脉补充足够的水、电解质能量和维生素等。

3.并发症的预防及护理　严密监测病人生命体征及腹痛程度、性质和腹部体征变化。若**腹痛进行性加重，且范围扩大，出现压痛、反跳痛、肌紧张等，同时伴有寒战、高热的症状，提示胆囊穿孔**。

二、急性梗阻性化脓性胆管炎

（一）病因

胆管结石是最常见的梗阻因素，造成化脓性感染的致病细菌有大肠埃希菌、变形杆菌、产气杆菌、铜绿假单胞菌等。

（二）临床表现

对本病的诊断，主要是在**Charcot三联征（腹痛，寒战、高热，黄疸）**的基础上，又**出现休克和神经精神症状**，具备这五联征（**Reynolds五联征**）即可诊断。

考题4　患者，女性，56岁，有慢性胃病史多年，伴消化不良，12年前曾行胆囊切除术。入院前2日有寒战、高热、右上腹持续性疼痛，伴巩膜轻度黄染。入院时病人神志淡漠，T39.1℃，P98次/分，R24次/分；BP80/50mmHg；体检：右上腹轻压痛，肌卫（＋）；血常规示WBC16×10⁹/L，中性粒细胞比例0.85，B超示胆总管结石。该病人应考虑为（　　）

A.急性梗阻性化脓性胆管炎　　　　B.胃溃疡穿孔　　　　　C.急性阑尾炎

D.右侧输尿管结石　　　　　E.急性肠扭转

（三）治疗原则

治疗原则：<u>紧急手术解除胆道梗阻并减压。</u>

考题答案

序号	1	2	3	4						
答案	A	B	A	A						

第十七节　胆道蛔虫病病人的护理

一、临床表现

本病的特点是剧烈的腹部绞痛与不相称的轻微腹部体征，即<u>症状与体征不符</u>。

1.症状　<u>突发性剑突下阵发性"钻顶样"剧烈绞痛</u>，可向右肩背部放射。发作时辗转不安，呻吟不止，大汗淋漓，可伴有恶心、呕吐或呕吐蛔虫。（亲！蛔虫进入胆道后，刺激Oddi括约肌痉挛，引起"钻顶样"剧烈绞痛）。

2.体征　剑突下或偏右有轻度深压痛。

考题1 胆道蛔虫病的典型症状是（　）

A.钻顶样剧痛　　　　B.持续性胀痛　　　　C.阵发性绞痛　　　　D.上腹部钝痛　　　　E.刀割样剧痛

二、辅助检查

<u>B超检查是本病的首选检查方法</u>。

考题2 患儿，女，10岁。突然腹部钻顶样疼痛2小时来院。大汗淋漓，辗转不安；疼痛停止时又平息如常。查体：剑突偏向右方有压痛；无腹肌紧张及反跳痛。为明确诊断，应采取的检查是（　）

A.腹部B超　　　　　　　　B.ERCP　　　　　　　　　　C.右上腹X线平片

D.测血清淀粉酶　　　　　　E.十二指肠引流液检查

三、治疗原则

治疗原则：<u>解痉、镇痛、利胆、驱虫、控制感染、纠正水电解质失调。绝大多数病人可用非手术疗法治愈</u>，仅在出现严重并发症时才考虑手术治疗。

四、健康教育

1.养成良好的饮食及卫生习惯　不喝生水，蔬菜要洗净煮熟，水果应洗净或削皮后吃，饭前便后要洗手。

2.正确服用驱虫药　<u>应于清晨空腹或晚上睡前服用</u>，服药后注意观察大便中是否有蛔虫卵排出。

好礼相送　　　　　　　　　　胆道蛔虫症口诀

　　胆道蛔虫症，发作很吓人；钻顶样绞痛，好转如常人；B超检查是首选，治疗不用手术刀，驱虫、消炎和利胆；驱虫药，清晨服，睡前服用效果好。

考题3 患儿，男，13岁，以"胆道蛔虫病"入院治疗，经解痉止痛后病情缓解给予驱虫药哌嗪治疗，指导患儿正确服用驱虫药的时间为（　）

A.清晨空腹或晚上临睡前　　　　B.进餐时服用　　　　　　　　C.餐前半小时

D.餐后半小时　　　　　　　　　　E.腹痛时

考题4 某8岁患儿，被诊断为"胆道蛔虫病"，经非手术治疗后症状缓解。医嘱给予患儿驱虫药治疗（每天1次），该患儿服用驱虫药的时间应是

A.早餐前　　　　　B.午餐前　　　　　C.午餐后　　　　　D.晚餐后　　　　　E.晚上睡前

考题5 患儿，女，10岁。剑突下突发阵发性"钻顶样"剧烈腹痛3小时，呕出一条蛔虫，患儿立即全身发抖，双目紧闭，面色苍白，查体不配合。患儿的主要心理反应是

A.焦虑　　　　　B.自卑　　　　　C.孤独　　　　　D.恐惧　　　　　E.绝望

考题答案

序号	1	2	3	4	5					
答案	A	A	A	E	D					

第十八节 胆石症病人的护理

一、胆囊结石

（一）临床表现

1.症状 **腹痛**是主要的临床表现，起病常在**饱餐、进油腻食物**后发作。

主要表现为**右上腹阵发性绞痛，疼痛常放射至右肩或右背部**，伴恶心、呕吐、畏食等。

2.体征 右上腹有压痛、反跳痛和肌紧张，**Murphy征阳性**（深压胆囊区，嘱病人深吸气，可有触痛反应），可在右上腹触及肿大而有触痛的胆囊；如胆囊壁发生坏死、穿孔，则出现弥漫性腹膜炎的体征。

（二）辅助检查

1.实验室检查 血白细胞计数及中性粒细胞比例增高。

2.B超检查 提示胆囊增大，囊壁增厚，大部分病人可见到胆囊结石影像。

考题1 诊断胆石症首选的辅助检查方法是（ ）

A.CT B.PTC C.MRI D.ERCP E.B超

二、胆管结石

（一）病因

分为原发性和继发性胆管结石。在胆管内形成的结石，称为**原发性胆管结石，以胆色素结石**或混合性结石为主。胆管内结石来自于胆囊者称为**继发性胆管结石，以胆固醇结石多见**。

（二）临床表现

病人常伴非特异性消化道症状，如上腹部不适、呃逆、嗳气等。当结石阻塞胆管并继发感染时可致典型的胆管炎症状：**急腹痛、寒战、高热和黄疸，称为Charcot三联征**。

1.**腹痛** 位于剑突下或右上腹部，呈阵发性、刀割样绞痛，或持续性疼痛伴阵发性加剧。疼痛向右后肩背部放射，伴有恶心、呕吐。

2.**寒战、高热** 于剧烈腹痛后，出现寒战、高热。体温可高达39℃~40℃，呈弛张热。

3.**黄疸** 结石堵塞胆管后，胆红素逆流入血，病人出现黄疸。

锦囊妙记：考生应理解胆管结石时为什么会出现腹痛、高热和黄疸。胆管结石引起胆管炎时，结石嵌顿于胆总管下端，引起Oddi括约肌痉挛，出现腹痛；胆管梗阻，胆汁和细菌逆流入肝静脉引起高热；结石堵塞胆管后，胆红素逆流入血，引起黄疸。

考题2 夏克（Charcot）三联征是指（ ）

A.腹痛、恶心、高热 B.恶心、腹胀、寒战 C.腹痛、腹胀、寒战高热

D.腹痛、黄疸、恶心 E.腹痛、寒战、高热、黄疸

三、胆石症护理问题

1.焦虑或恐惧与下列因素有关 病情的反复加重；担忧手术效果及预后；生活方式和环境的改变。

2.舒适的改变 腹痛、瘙痒等与胆道结石、蛔虫、感染等有关。

3.体温过高与胆道感染、手术后合并感染有关。

4.营养失调 低于机体需要量与食欲减退、高热呕吐、感染有关。

5.有T管引流异常的危险 与T管的脱出、扭曲、阻塞、逆行感染等因素有关。

6.潜在并发症 肝功能障碍、体液平衡紊乱、肝脓肿、急性胰腺炎、胆管狭窄、残留结石、休克、出血、胆漏等

7.知识缺乏 缺乏保健及康复知识。

考题3 患者，女，38岁。10月10日因胆结石收入院，住院期间饮食、作息、排泄均正常。手术拟于10月18日进行，10月16日值班护士巡视时发现其晚上入睡困难、夜间常醒来。患者多次询问护士做手术会不会痛，手术有无危险。对于该患者的目前情况，正确的护理问题是（ ）

A.睡眠形态紊乱与入睡困难、夜间常醒有关 B.睡眠形态紊乱与环境改变有关

C.睡眠形态紊乱与护士夜间巡视有关 D.睡眠形态紊乱与即将手术、心理负担过重有关

E.睡眠形态紊乱与生理功能改变有关

四、胆石症护理措施

1.手术前护理 胆绞痛发作时，按医嘱给予解痉、镇静和止痛，但**勿使用吗啡**，以免胆道下端括约肌痉挛，使胆道梗阻加重。肌注维生素$K_1$10mg，每日2次，纠正凝血功能障碍。

2.术后护理

（1）病情观察

1）观察、记录有无出血和胆汁渗出：包括量、速度、有无休克征象。胆道手术后易发生出血，量小时，表现为柏油样便或大便隐血；量大时，可导致出血性休克。若有发热和严重腹痛，可能为胆汁渗漏引起的胆汁性腹膜炎。

2）黄疸程度、消退情况：观察和记录大便的颜色，了解胆汁是否流入十二指肠。

（2）T型引流管的护理：胆总管探查或切开取石术后，在胆总管切开处放置T型引流管，主要目的是：引流胆汁、引流残余结石、支撑胆道。

1）妥善固定，保持通畅：在改变体位或活动时注意引流管的水平高度不要超过腹部切口高度，以免引流液反流。如观察胆汁引流量突然减少，应注意是否有胆红素沉淀阻塞或蛔虫堵塞，是否管道扭曲、压迫。如有阻塞，可用手由近向远挤压引流管或用少量无菌生理盐水缓慢冲洗，切勿用力推注。

2）观察记录胆汁的量及性状：胆汁引流一般每天约300～700ml。量过少可能因T型管阻塞或肝功能衰竭所致；量多可能是胆总管下端不够通畅。正常胆汁呈深绿色或棕黄色，较清晰无沉淀物。颜色过淡，过于稀薄（表示肝功能不佳）、浑浊（感染）或有泥沙样沉淀（结石）均不正常。

> 锦囊妙记：T型管有两个开口，一端通向十二指肠，一端通向体外，在拔管前试行夹管后，如果胆总管通畅，胆汁可顺利地流入肠道，病人不会出现黄疸。如果胆总管不通畅，夹管后病人会出现黄疸。因此，在拔管前应试行夹管1～2天以判断胆总管是否通畅。

3）保持清洁：每日更换一次外接的连接管和引流瓶。

4）拔管：一般术后10～14天，无特殊情况，可以拔除T型管。拔管指征为：黄疸消退，无腹痛、发热，大便颜色正常；胆汁引流量逐渐减少，颜色呈透明金黄色，无脓液、结石，无沉渣及絮状物，就可以考虑拔管。拔管前先在饭前、饭后各夹管1小时，拔管前1～2天全日夹管，如无腹胀、腹痛、发热及黄疸等症状，说明胆总管通畅，可予拔管。

考题4 患者，男，50岁，因胆总管结石合并胆管炎收住院拟行手术治疗，术后需放置（ ）

A.胆囊造瘘管　　　　B.胸腔引流管　　　　C.T型引流管　　　　D.空肠造瘘管　　　　E.腹腔双套管

考题5 患者，男，37岁。因胆石症入院行胆囊切除术、胆总管切开术，术中放置T型管。护士向患者家属解释时，应说明使用T型管的首要目的是（ ）

A.引流胆汁和减压　　　　B.促进伤口引流　　　　C.提供冲洗胆道的途径

D.阻止胆汁进入腹膜腔　　　　E.将胆汁进入十二指肠的量减至最少

考题6 拟行胆总管结石切除术的某患者感到焦虑，对于减轻焦虑最为合适的护理措施是（ ）

A.告知患者手术常规的治疗方法　　　　B.为患者提供其想知道的有关术后信息

C.告知患者转移注意力为其减轻焦虑　　　　D.强调术后遵医嘱的重要性

E.强调术前情绪稳定的重要性

◎考题7～8题共用题干

患者，女，58岁。因胆总管结石入院行胆总管切开探查、T型管引流术。

考题7 术后针对T型管引流的护理措施，不妥的是（ ）

A.记录引流胆汁的量、色及性状　　　　B.每日用生理盐水冲洗T型管　　　　C.一般留置2周

D.拔管前经T型管胆道造影　　　　E.拔管前夹管观察1～2天

考题8 若患者出院时仍然不能将T型管拔除，不妥的出院指导是（ ）

A.穿柔软宽松衣物，以防止引流管受压　　　　B.避免过度活动，以防牵拉T形管致其脱出

C.避免淋浴，以防感染发生　　　　D.更换引流袋注意消毒引流口

E.出现引流异常或管道脱出应及时就诊

考题答案

序号	1	2	3	4	5	6	7	8						
答案	E	E	D	C	A	C	B	C						

第十九节　急性胰腺炎病人的护理

急性胰腺炎是各种原因导致的胰腺及其周围组织被胰腺分泌的消化酶自身消化所致的化学性炎症，是消化系统常见病。临床以急性腹痛、恶心、呕吐及血淀粉酶增高为特征。

考题1 急性胰腺炎属于（ ）

A.感染性炎症　　　B.无菌性炎症　　　C.免疫性炎症　　　D.化学性炎症　　　E.化脓性炎症

一、病因

胆道疾病是急性胰腺炎的主要病因，其中胆石症最为常见。

急性胰腺炎的发病机制尚未完全阐明。在正常情况下，胰酶绝大多数是无活性的酶原，酶原颗粒与细胞质是隔离的，并且胰腺腺泡的胰管内含有胰蛋白酶抑制物质，灭活少量的有生物活性或提前激活的酶，构成胰腺避免自身消化的生理性防御屏障。正常情况下，当胰液进入十二指肠后，在肠激酶作用下，首先胰蛋白酶原被激活，形成胰蛋白酶。在胰蛋白酶作用下使各种无活性的酶原激活为有活性的消化酶，对食物进行消化。

> 锦囊妙记：胆总管与胰管共同开口于十二指肠壶腹，当胆道结石引起Oddi括约肌痉挛时，胆汁流入胰管引起胰腺自身消化。

考题2 在我国，引起急性胰腺炎最常见的原因是（　）

A.高脂血症　　　　B.暴饮暴食　　　　C.创伤因素　　　　D.胆道疾病　　　　E.感染因素

考题3 正常情况下，胰液进入十二指肠，在肠激素的作用下首先激活的是（　）

A.糜蛋白酶原　　　B.激肽释放酶原　　　C.前磷脂酶　　　D.前弹力蛋白酶　　　E.胰蛋白酶原

二、临床表现

1.症状

（1）腹痛：为本病主要表现和首发症状。突然发作，疼痛为钝痛、绞痛、钻痛或刀割样痛，疼痛剧烈而持续，可有阵发性加剧。腹痛常位于中上腹，常向腰背部呈带状放射。

（2）恶心、呕吐与腹胀：起病后常出现频繁恶心、呕吐，可吐出胆汁或咖啡渣样液体，呕吐后腹痛并不减轻。

（3）低血压或休克：常见于出血坏死型病人，由于胰腺发生大片坏死，病人烦躁不安、皮肤苍白、湿冷。

（4）水电解质及酸碱平衡紊乱：呕吐频繁病人可有代谢性碱中毒。出血坏死型者常有脱水和代谢性酸中毒，并常伴有低血钾、低血镁、低血钙。低钙血症引起手足抽搐，为预后不佳的表现。

考题4 以下不符合急性胰腺炎腹痛特点的是（　）

A.刀割样痛或绞痛　　　　　B.进食后疼痛缓解　　　　　C.向腰背部呈带状放射

D.位于中上腹　　　　　　　E.可阵发性加剧

考题5 护士查房时观察到某急性胰腺炎患者偶有阵发性的肌肉抽搐，最可能的原因是（　）

A.低钙反应　　　　　　　　B.疼痛反应　　　　　　　　C.营养失调导致

D.精神高度紧张导致　　　　E.使用哌替啶后的正常反应

考题6 患者，男，50岁。平常嗜烟酒，有胆道结石史。昨晚饮酒后和暴食后出现左上腹疼痛。最可能的疾病是（　）

A.胆囊穿孔　　　B.胆道阻塞　　　C.肝硬化　　　D.急性胰腺炎　　　E.原发性肝癌

2.体征　水肿型胰腺炎病人表现为上腹有轻度压痛，无腹肌紧张与反跳痛，可有不同程度的腹胀和肠鸣音减弱。出血坏死型胰腺炎病人上腹压痛明显，并发急性腹膜炎时全腹显著压痛与肌紧张，有反跳痛。肠鸣音减弱或消失，可出现移动性浊音。部分病人因胰酶、坏死组织及出血沿腹壁间隙与肌层渗入到腹壁下，致两侧腹部皮肤表现为暗灰蓝色（Grey Turner征）；也可致脐周皮肤青紫（Cullen征）。

考题7 患者，男，38岁。因进食大量油腻食物后出现上腹剧烈疼痛入院，诊断为"急性胰腺炎"，查体发现脐周皮肤如图所示，该体征为（　）

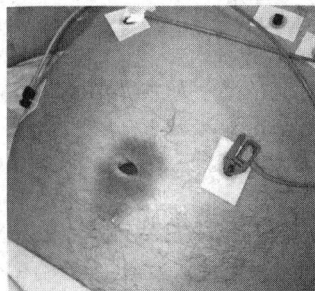

A.Grey Turner征　　　B.Hoffmann征　　　C.Murphy征

D.Babinski征　　　　　E.Cullen征

三、辅助检查

1.血象　白细胞计数增高，中性粒细胞明显增高、核左移。

2.血淀粉酶测定　急性胰腺炎时，血清和尿淀粉酶常明显升高，血清（胰）淀粉酶起病后2~12小时开始升高，48小时下降，持续3~5天，血清（胰）淀粉酶超过正常值3倍可确诊为本病。（亲：血清淀粉酶测定是急性胰腺炎最有意义的检查项目。除急性胰腺炎测定血淀粉酶以外，急性腮腺炎合并急性胰腺炎时也应测定血淀粉酶）。

考题8 怀疑急性胰腺炎时，首选的检查项目是（　）

A.血钾　　　B.血肌酐　　　C.血淀粉酶　　　D.血尿酸　　　E.血白细胞计数

考题9 患者，男，38岁。酗酒后突发剧烈上腹绞痛10小时，伴呕吐、冷汗、面色苍白。查体：T39.1℃，P110次/分，BP83/60mmHg。腹上区压痛及反跳痛阳性，腹肌紧张，Grey Turner征阳性。实验室检查：血清淀粉酶升高，血钙降低。最可能的诊断是（　）

A.急性水肿型胰腺炎　　　　B.出血坏死型胰腺炎　　　　C.急性胃穿孔

D.胃溃疡　　　　　　　　　E.胆石症

考题10 急性胰腺炎血淀粉酶开始升高的时间是（　）

A.1~2小时　　　B.3~4小时　　　C.2~12小时　　　D.12~24小时　　　E.36~48小时

3.生化检查　出血坏死型胰腺炎可出现低钙血症及血糖升高。急性胰腺炎时可出现高甘油三酯血症。

4.C反应蛋白　在胰腺坏死时明显升高。

5.其他检查 腹部平片可提示肠麻痹；B超及CT检查可了解胰腺大小，有无胆道疾病等。

考题11 患者，男，37岁。饱餐饮酒后出现上腹部持续性剧痛并向左肩、腰背部放射，伴恶心、呕吐10小时，拟诊为急性胰腺炎。为明确诊断最重要的检查是（　　）

A.外周血象　　　　　　B.腹腔穿刺　　　　　　C.胰腺B超　　　　　D.血淀粉酶　　　　　E.X线胸腹联合透视

考题12 容易诱发急性胰腺炎的辅助检查是（　　）

A.内镜逆行胰胆管造影（ERCP）　　　　　B.腹部增强CT　　　　　　C.腹部X线片

D.腹部B超　　　　　　E.经皮肝穿胆管造影（PTC）

四、治疗原则

1.抑制或减少胰液分泌

（1）**禁食：病初48小时内禁食，减少胃酸与食物刺激胰液分泌**。

（2）**胃肠减压**：明显腹胀的病人行胃肠减压，以减轻呕吐与腹胀。

（3）药物治疗

1）为**减少胃酸分泌**，从而减少对胰腺分泌的刺激，可用H_2**受体拮抗剂**，如西咪替丁、雷尼替丁等。

2）为**抑制胃肠分泌**，从而减少胃酸分泌，可用**抗胆碱能药**如阿托品或盐酸消旋山莨菪碱注射液肌注。

3）**生长抑素类药物**：如施他宁等，具有**抑制胰液和胰酶分泌**，抑制胰酶合成的作用。常用于重症胰腺炎。

2.**解痉镇痛** 可用阿托品或盐酸消旋山莨菪碱注射液肌注。疼痛剧烈病人可用哌替啶50～100mg肌内注射。但**因吗啡可引起Oddi括约肌痉挛，加重疼痛，因此禁用吗啡**。

好礼相送　　　　　　　　**禁用吗啡的情况**

1.胰腺疾病和胆道疾病禁用吗啡，以免引起Oddi括约肌痉挛，加重疼痛。

2.颅内压增高的病人禁用吗啡，以免抑制呼吸。

3.老年呼吸系统疾病的病人禁用吗啡，以免抑制呼吸。

4.急腹症未明确诊断前禁用吗啡，以免掩盖病情。

考题13 患者，男，40岁。因餐后腹痛住院，拟诊为急性水肿型胰腺炎行保守治疗，护士告知患者行胃肠减压的主要目的是（　　）

A.防止胰液逆流　　　B.防止恶心、呕吐　　　C.减少胰液分泌　　　D.预防感染　　　E.减轻疼痛

考题14 为急性胰腺炎患者解痉镇痛时，**不宜**使用的药品是（　　）

A.山莨菪碱　　　　　B.吗啡　　　　　C.阿托品　　　　　D.哌替啶　　　　　E.普鲁本辛

3.应用抗生素 胆道疾病引起的胰腺炎和出血坏死型胰腺炎应酌情使用抗生素，以防感染。抗生素应选用对胰腺有较好渗透性的抗生素，如亚胺培南或喹诺酮类等，并联合应用对厌氧菌有效的药物（如甲硝唑）。

考题15 急性出血坏死型胰腺炎需使用抗生素治疗，抗生素选择的最佳配伍是甲硝唑和（　　）

A.阿奇霉素　　　　　B.环丙沙星　　　　　C.青霉素　　　　　D.头孢拉定　　　　　E.克林霉素

五、护理措施

1.监护密切 监测病人生命体征和血氧，准确记录出入量，观察尿量变化，腹部情况。

2.休息 给病人提供安静的休养环境，**协助病人采取舒适卧位，以减轻疼痛，如屈膝侧卧位**。

考题16 患者，男性，46岁，晚餐进食后突然出现上腹中部剧烈刀割样疼痛，向腰背部呈带状放射，继而呕出胆汁。入院后诊断为急性胰腺炎。为减轻腹痛，护士可协助患者取（　　）

A.仰卧位　　　　　B.半卧位　　　　　C.屈膝侧卧位　　　　　D.俯卧位　　　　　E.坐位

3.饮食护理 **禁食并给予胃肠减压**。腹痛和呕吐基本消失后，**可进食少量糖类流食，而后逐步恢复饮食，但仍忌油脂食品**，以便使胰腺分泌减少。

考题17 患者，女，42岁。诊断为急性胰腺炎，经治疗后腹痛、呕吐基本消失，开始进食时应给予（　　）

A.普食　　　　　　　　　　B.低脂低蛋白流质饮食　　　　　　C.高脂高蛋白流质饮食

D.高脂低蛋白流质饮食　　　　E.低脂高蛋白饮食

考题18 某患者因急性胰腺炎拟行急诊手术，下列护理措施**不妥**的是（　　）

A.将备用床改为麻醉床　　　　B.测量生命体征　　　　　C.通知医生协助体检

D.口渴时少量饮水　　　　　E.评估患者收集资料

六、健康教育

1.应向病人及家属讲解本病主要的发病原因、诱发因素及疾病过程。

2.宣传急性胰腺炎的预防方法，帮助病人养成良好的生活习惯，强调饮食卫生，有规律进食，避免暴饮暴食，多食低脂、无刺激的食物，戒烟酒等，以防本病复发。

3.教育病人积极治疗与急性胰腺炎有关的疾病，如胆道疾病、十二指肠疾病等，避免此病的发生。

4.指导病人按医嘱坚持用药，并定期门诊复查。

考题19 患者，男，45岁，患急性胰腺炎入院。经非手术治疗病情好转准备出院。下列患者的陈述中，提示患者对自身保健原则理解有误的是( )

A."我每天饭量要减少，分四五次吃"　　　　　　　　B."我要少吃油腻的食物"

C."我每天一杯红酒有助于我康复"　　　　　　　　　D."我的饮食节律必须规律，食物以蔬菜为主"

E."我应当检查一下，有胆道的疾病要尽早治疗"

◎考题20~21题共用题干

患者，男，35岁。因"持续中上腹疼痛6小时"急诊入院，查体：体温38℃，脉搏90次/分，呼吸24次/分，血压107/75mmHg；上腹部有压痛，腹痛向腰背部放射，实验室检查：白细胞$12.0×10^9$/L，血清淀粉酶1020U/L（Somogyi法），血钙2.5mmol/L。患者既往有乙型肝炎、胆囊结石病史。完善相关检查，诊断为"胰腺炎"，拟行手术治疗。

考题20 对该患者的护理措施，不正确的是( )

A.遵医嘱正确补液，维持水、电解质平衡　　　　　　B.密切监测患者的生命体征，准确记录出入量

C.协助患者采取舒适卧位　　　　　　　　　　　　　D.指导患者进行高脂肪、高蛋白饮食

E.指导和协助患者采取非药物止痛法

考题21 术后需对该患者使用抑制胰液分泌药物，适宜选择的是( )

A.抗胆碱能药　　　　B.生长抑素　　　　C.吗啡　　　　D.钙剂　　　　E.氯化钾

考题答案

序号	1	2	3	4	5	6	7	8	9	10	11	12	13	14	15	16	17	18	19	20	21
答案	D	D	E	B	A	D	E	C	B	C	D	A	C	B	B	C	B	D	C	D	B

第二十节　上消化道大量出血病人的护理

上消化道大量出血是指在数小时内失血量超过1000ml或占循环血容量20%，主要表现为呕血和（或）黑便。

好礼相送　　　　　　　　　　**何为"大"**

1.上消化道大出血是指在数小时内失血量超过1000ml。

2.产后大出血是指胎儿娩出后24h内出血量超过500ml。

3.大量咯血为>500ml/d或1次咯血量大于300ml（少量咯血为<100ml/d，中量咯血为100~500ml/d）。

4.大量血胸是指积血量在1000ml以上（少量血胸积血量<500ml，中量为500~1000ml）。

一、病因

1.上消化道最常见的病因是 **消化性溃疡**。

2.门静脉高压引起上消化道出血的病因是 **食管、胃底静脉曲张破裂**。（亲，题干如提到病人有肝炎、肝硬化病史，现出现上消化道出血，最可能的原因是食管胃底静脉曲张破裂出血哦）。

考题1 上消化道出血最常见的病因是( )

A.胃、十二指肠溃疡　　　　　　B.门静脉高压症　　　　　　C.应激性溃疡

D.胆道出血　　　　　　　　　　E.胃癌

二、临床表现

1.呕血与黑便 为上消化道出血特征性表现。呕血多呈咖啡色，粪便呈柏油样，黏稠而发亮。

锦囊妙记：考生应理解为什么上消化道出血的病人会出现黑便。上消化道出血时，当血中的红细胞在肠道内分解时，血红蛋白铁在胃酸和肠道大肠埃希菌等细菌的作用下，与粪便中的硫化物结合成为黑色的硫化铁，使粪便变黑。

2.失血性周围循环衰竭 急性大量出血，循环血容量迅速减少，致使周围循环衰竭。

3.氮质血症 血尿素氮常增高，称其为肠源性氮质血症，一般在大出血后数小时血尿素氮开始上升，24~48小时可达高峰，一般不超过14.3mmol/L（40mg/dl），3~4天后降至正常。

4.发热 在上消化道大量出血后，多数病人在24小时内出现低热，**一般不超过38.5℃**，可持续3~5天。

考题2 上消化道出血的特征性表现是( )

A.发热　　　　B.氮质血症　　　　C.贫血　　　　D.周围循环衰竭　　　　E.呕血与黑便

三、辅助检查

1.**实验室检查**　测血红蛋白、白细胞及血小板计数、网织红细胞、肝功能、肾功能、血尿素氮、大便隐血试验等。

2.**内镜检查**　是上消化道出血病因诊断的首选检查措施。一般在上消化道出血后24~48小时内进行急诊内镜检查。

考题3　上消化道出血病因诊断的首选检查措施是（　　）

A.内镜检查　　　　　　　　　B.X线钡餐造影检查　　　　　　　C.粪便隐血试验

D.吞线试验　　　　　　　　　E.选择性动脉造影

四、治疗原则

1.**一般抢救措施**　卧床休息，保持呼吸道通畅，避免呕血时误吸引起窒息。**出血期间应禁食。**

2.**积极补充血容量**　上消化道出血伴休克时，**首要的治疗措施是立即建立有效静脉通道、立即配血、迅速补充血容量**，保持血红蛋白在90~100g/L为佳。**肝硬化病人需输新鲜血，因库存血含氨多易诱发肝性脑病。**

3.**止血措施**

（1）药物治疗：对于胃、十二指肠出血，可遵医嘱应用去甲肾上腺素胃内灌注治疗。对于食管静脉曲张破裂出血、消化性溃疡、急性胃黏膜损害出血，可应用垂体后叶素止血治疗。对于急性胃黏膜损害及消化性溃疡引起的出血，可应用H_2受体阻断剂如西咪替丁、雷尼替丁、法莫替丁。

（2）**气囊管压迫止血**：适用于**食管-胃底静脉曲张破裂出血。**

考题4　患者，男，56岁。肝硬化病史10年，今晨呕血约200ml急诊入院，诊为"门静脉高压症"，此时首选的止血方法是（　　）

A.行分流术　　　　　　　　　B.行断流术　　　　　　　　　C.静脉给予止血药物

D.胃管注入止血药物　　　　　E.三腔两囊管压迫止血

五、护理措施

1.**休息与体位**　大量出血病人应绝对卧床休息，采取平卧位，可将下肢略抬高，以保证脑部供血。**呕血时头偏向一侧，避免误吸，保证呼吸道通畅。**

2.**治疗护理**　**迅速建立有效静脉通道**，注意监测输液速度，**及时、准确地补充血容量**，给予止血类药物，输液开始时宜快，必要时测定中心静脉压来调整输液量和速度。

> 锦囊妙记：上消化道出血病人首要的护理问题是体液不足，因此首要的护理措施应是迅速建立静脉通路，补充血容量。

3.**严密观察病情变化**　密切观察生命体征的变化，注意观察皮肤颜色及肢端温度变化。观察呕血与黑便的次数、性状及量。注意观察尿量，准确记录出入量。

4.**三（四）腔管的护理**

（1）协助医师插管，尽量减少病人的不适感。同时插管后在病人床前备有剪刀，以防气囊破裂而造成的窒息，紧急抢救使用。

（2）**放置三（四）腔管24小时后应放气数分钟再注气加压**，以免食管胃底黏膜受压过久而致黏膜糜烂、缺血性坏死。间断应用气囊压迫一般以3~4天为限，继续出血者可适当延长。

（3）出血停止后，放出囊内气体，**继续观察24小时，未再出血可考虑拔管。**拔管前口服液状石蜡20~30ml，润滑黏膜和管、囊外壁，抽尽囊内气体，以缓慢、轻巧的动作拔管。

5.**饮食护理**　对急性大出血病人应禁食。对少量出血、无呕吐、无明显活动出血病人，可选用温凉、清淡无刺激性流食。止血后应给予病人营养丰富、易消化的半流食、软食，开始少量多餐，以后改为正常饮食。同时应嘱咐病人定时进餐，避免过饥、过饱、避免食用过冷、过热食物，避免粗糙、刺激性食物。

考题5　患者，男性，50岁，既往有胃溃疡病史10余年，现出现上消化道少量出血、无呕吐。在饮食护理方面，护士应指导患者选择（　　）

A.禁食　　　　　　　　　　　B.正常饮食　　　　　　　　　C.低蛋白饮食

D.细软不烫食物　　　　　　　E.营养丰富的流质饮食

考题答案

序号	1	2	3	4	5							
答案	A	E	A	E	D							

第二十一节　慢性便秘病人的护理

一、临床表现

患者的排便次数<3次/周，严重者长达2~4周才能排便一次。有的患者可表现为排便困难，排便时间可长达30分钟以上，

而每日排便多次，但排出困难，粪便硬结如羊粪状，且数量很少。

考题1 慢性便秘患者最主要的临床表现是

A.缺乏便意、排便艰难　　　　　　B.腹痛　　　　　　　　　　C.里急后重感

D.恶心、呕吐　　　　　　　　　　E.腹部下坠感

二、药物治疗

1.容积性泻剂　能起到膳食纤维的作用，使液体摄取增加。

2.润滑性泻剂　**液状石蜡能软化粪便**，可口服或灌肠，但要注意吸入肺内可引起脂性肺炎，故**不宜临睡时服用**。由于影响脂溶性维生素吸收，故以**餐间服用较合适**。

3.高渗性泻剂　乳果糖和山梨醇经结肠细菌降解成低分子酸类，增加粪便的渗透性和酸度。

4.盐类泻剂　含有不被吸收的阳离子和阴离子，由于渗透压的作用，使肠腔内保留足够的水分，促进肠蠕动。

5.刺激性泻剂　如蓖麻油、蒽醌类药物、酚酞及双醋苯啶等。

考题2 便秘患者应用液体石蜡导泻的原理是

A.刺激肠蠕动　　　　　　　　　　B.润滑肠壁，软化粪便　　　C.阻止肠道吸收水分

D.使肠内容物形成高渗透压　　　　E.解除肠痉挛

三、护理措施

1.鼓励病人多饮开水，每天清晨可饮一杯温开水或盐水。**多食含粗纤维丰富的食物，如芹菜、豆角、白菜等**。

2.培养病人**养成定时排便的习惯**，即使病人无便意，也应坚持定时去蹲坐10～20分钟。

3.全身状况欠佳或腹肌衰弱的病人，**应加强活动和体育锻炼**。

4.提供隐蔽环境。

5.协助病人采取最佳的排便姿势，以合理地利用重力和腹内压。

6.进行适当的腹部按摩，**顺结肠走行方向作环行按摩**，刺激肠蠕动，帮助排便。

7.指导或协助病人正确使用简易通便法，如使用开塞露、甘油栓等。

8.**指导病人正确使用缓泻剂**，但应告知病人**长期使用缓泻剂会使肠道失去自行排便的功能**。

9.必要时予以灌肠。

考题3 某68岁社区居民主诉经常发生便秘。社区护士对其进行的健康指导中，**不恰当的是**

A."您应该给自己定一个有规律的活动计划，增加活动量"

B."每天应当多吃一点粗纤维食物，像麦片、芹菜等"

C."每天排便要有规律，在一段固定时间内排便"

D."经常做腹部环形按摩，促进肠蠕动"

E."您应当常备开塞露，排便不畅时随时使用"

考题4 67岁慢性便秘患者来院咨询，护士提出下列为改善便秘的处理措施，其中**错误**的是

A.腹部环形按摩　　　　　　　　　B.坚持长期服用缓泻剂　　　C.增加饮水量

D.提供隐蔽的排便环境　　　　　　E.高纤维饮食

考题答案

序号	1	2	3	4											
答案	A	B	E	B											

第二十二节　急腹症病人的护理

外科急腹症是以急性腹痛为主要表现，需要早期诊断和紧急处理的腹部外科疾病。其临床特点是起病急、病情重、发展迅速、病情多变，因诊断、治疗困难而给病人带来严重危害甚至死亡。而且在治疗护理过程中，也易出现诸多并发症。因此，进行及时的病情观察并采取正确的护理措施是十分重要的。

考题1 急腹症最突出的表现是（　　）

A.腹痛　　　　　　B.腹泻　　　　　　C.休克　　　　　　D.恶心、呕吐　　　　　　E.败血症

一、病因及腹痛的分类

（一）分类

1.内脏痛

（1）内脏感觉纤维分布稀少，纤维较细，兴奋的刺激阈较高，传导速度慢，支配的范围又不明显。

（2）疼痛特点：**痛觉迟钝，对刺、割、灼等刺激不敏感**，一般只对较强的张力（牵拉、膨胀、痉挛）及缺血、炎症等刺激较敏感。

（3）疼痛过程：缓慢、持续，常伴有焦虑、不安、恐怖等情绪反应。

（4）**痛感弥散，定位不准确。**

2.躯体性疼痛 对各种疼痛刺激表现出迅速而敏感的反应，**能准确反映病变刺激的部位**，常引起反射性腹肌紧张。

3.牵涉性疼痛 指某个内脏病变产生的痛觉信号被定位于远离该内脏的身体其他部位，如**急性胆囊炎出现右上腹或剑突下**疼痛的同时常伴有**右肩背部疼痛；急性胰腺炎的上腹痛**同时可伴有**左肩至背部疼痛**等。

> 锦囊妙记：牵涉性痛常见于下列几种疾病：右上腹或剑突下疼痛，常伴有右肩背部疼痛，提示急性胆囊炎；中上腹疼痛，伴向腰背部呈带状放射提示急性胰腺炎；肾区疼痛并向会阴部放射提示肾结石。心前区疼痛向小指放射常提示急性心肌梗死。

（二）不同病理类型外科急腹症的特点

1.穿孔性病变

（1）腹痛突然，呈**刀割样持续性剧痛。**

（2）迅速出现**腹膜刺激征。**

（3）有气腹表现：如肝浊音界缩小或消失，**X线见膈下游离气体**；有移动性浊音，肠鸣音消失。

2.出血性病变

（1）多在外伤后迅速发生，也见于肝癌破裂出血。

（2）以失血表现为主，常导致失血性休克，可有不同程度的腹膜刺激征。

（3）腹腔积血在**500ml以上**时可叩出**移动性浊音。**

（4）**腹腔穿刺抽出不凝固性血液。**

3.绞窄性病变

（1）病情发展迅速，**常呈持续性腹痛伴阵发性加重。**

（2）容易出现腹膜刺激征或休克。

（3）**可有黏液血便**或腹部局限性固定性浊音等表现。

二、临床表现

（一）腹痛症状

1.外科腹痛特点 **一般先有腹痛，后出现发热**等伴随症状。

（1）**胃十二指肠穿孔**：突发性上部部刀割样疼痛且拒按，腹部呈舟状。

（2）**胆道系统结石或感染：急性胆囊炎、胆石症**病人为右上腹疼痛，呈持续性，伴右侧肩背部牵涉痛；胆管结石及急性胆管炎病人有典型的**Charcot三联征**，即腹痛、寒战高热和黄疸；急性梗阻性化脓性胆管炎病人除有**Charcot三联征**外，还有**精神神经症状和休克**，即Reynolds五联征。

（3）急性胰腺炎：**为上腹部持续性疼痛，伴左肩或左侧腰背部束带状疼痛。**

（4）肠梗阻、肠扭转和肠系膜血管栓塞：肠梗阻、肠扭转时多为中上腹部疼痛，呈阵发性绞痛，随病情进展可表现为持续性疼痛、阵发性加剧，伴呕吐、腹胀和肛门停止排便、排气；肠系膜血管栓塞或绞窄性肠梗阻时呈持续性胀痛，呕吐物、肛门排出物和腹腔穿刺液呈血性液体。

（5）**急性阑尾炎：转移性右下腹痛**伴呕吐和发热。

（6）**内脏破裂出血**：突发性上腹部剧痛，**腹腔穿刺液为不凝固的血液。**（亲：诊断腹腔内脏器损伤的金标准是腹腔穿刺抽出不凝血）。

（7）肾或输尿管结石：上腹部和腰部钝痛或绞痛，可沿输尿管行经向下腹部、腹股沟区或会阴部放射。

2.内科腹痛的特点 **一般先发热或先呕吐，后才腹痛**，或呕吐腹痛同时发生，**腹痛多无固定部位。**

（1）急性胃肠炎：表现为上腹部或脐周隐痛、腹胀或绞痛。

（2）心肌梗死：表现为胸骨后疼痛，伴恶心和呕吐。

（3）腹型过敏性紫癜：除皮肤紫癜外，以腹痛为常见表现，呈脐周、下腹或全腹的阵发性绞痛。

> 锦囊妙记：内科腹痛与外科腹痛的特点在某些方面刚好相反，如内科腹痛是先有发热后有腹痛，而外科腹痛是先有腹痛后出现发热；内科腹痛部位不固定，而外科腹痛部位较固定。口诀：内科腹痛，先发烧，后腹痛，喜按，不局限；外科腹痛，先腹痛，后发烧，拒按，局限。

（二）伴随症状

1.呕吐 机械性肠梗阻呕吐可频繁而剧烈；腹膜炎致肠麻痹，其呕吐呈溢出性。幽门梗阻时呕吐物无胆汁；高位肠梗阻可吐出多量胆汁；粪臭样呕吐物提示低位肠梗阻；**血性**或咖啡色呕吐物常提示发生**肠绞窄。**

2.腹胀 腹胀逐渐加重，应考虑低位肠梗阻，或腹膜炎病情恶化而发生麻痹性肠梗阻。

3.排便改变 肛门停止排便、排气，是肠梗阻典型症状之一；腹腔脏器炎症疾病伴有大便次数增多或里急后重感，考虑盆腔脓肿形成；<u>果酱样血便</u>或黏液血便是<u>肠套叠</u>。

三、辅助检查

1.实验室检查　泌尿系结石病人尿液中有红细胞；梗阻性黄疸病人的尿胆红素检测为阳性。<u>急性胰腺炎病人可见血、尿淀粉酶值升高</u>。

2.影像学检查　包括腹部X线、B超、CT和MRI检查。

（1）X线检查：X线透视和平片；<u>消化道穿孔可见膈下游离气体</u>；<u>机械性肠梗阻</u>时立位腹部平片可见肠管内存在多个气液平面，麻痹性肠梗阻时可见普遍扩张的肠管。

（2）B超检查：有助于了解有无腹腔内实质性脏器损伤、破裂和占位性病变。

好礼相送　　　　　　　　　　辅助检查知多少

1.X线　骨折、气胸、尿路结石、肠梗阻、胃肠穿孔等均首选X线。

2.B超　早期妊娠、前置胎盘、胆道蛔虫症、肝癌的定位诊断、子宫肌瘤均首选B超。

3.CT　小肝癌（直径小于1cm）、脑血管疾病均首选CT。

3.诊断性穿刺

（1）腹腔穿刺：<u>若抽出不凝固性液体，多提示腹腔内出血</u>；若是浑浊液或脓液，多为消化道穿孔或腹腔内感染；若系胆汁性液体，常是胆囊穿孔；若穿刺液的淀粉酶测定结果阳性即为急性胰腺炎。

（2）<u>阴道后穹隆穿刺：异位妊娠破裂</u>时经阴道后穹隆穿刺可抽得不凝血液。

四、治疗原则

1.对诊断尚未明确的急腹症病人，<u>禁用吗啡、哌替啶</u>等止痛剂。<u>禁忌给病人灌肠</u>和用热水袋热敷、<u>禁用腹泻药</u>。（亲：急腹症病人应做到"五禁"，即禁食、禁镇痛、禁导泻、禁灌肠、禁用热）。

2.<u>急腹症病人需禁食，常需要胃肠减压。</u>

3.急腹症病人的症状和体征有时虽表现在局部，但不可忽视病人的特殊情况，比如老年人，由于机体反应能力低下，患急腹症时其症状、体征较轻，体温及白细胞改变不明显，加上伴有心血管、肾、肺部慢性疾病以及糖尿病、便秘等，给病情观察带来一定困难，因此对病人要细致观察，及早发现问题，协助医生早日明确诊断。

考题2 老年急腹症的临床特点不包括（　　）

A.症状不典型　　　　　　　　B.体征较轻　　　　　　　　C.体温改变不明显

D.白细胞计数显著增高　　　　E.易伴发其他疾病

五、护理措施

1.严密观察病情变化　定时观察生命体征变化，注意有无脱水或休克表现。<u>定时观察腹部症状和体征的变化</u>。

2.体位　<u>一般情况良好或病情允许时，宜取半卧位</u>。

3.饮食　暂禁饮食。对诊断不明确或病情较重者必须严格禁饮食。

4.胃肠减压　急性肠梗阻和胃肠道穿孔或破裂者必须胃肠减压。

5.输液　建立通畅的静脉输液通道，必要时输血或血浆等。

6.抗感染　根据医嘱使用抗生素。

7.疼痛护理　应采取适当措施促使腹肌放松，减轻疼痛。<u>一切诊断不明的急腹症病人应禁用吗啡、哌替啶，以免掩盖病情</u>。

8.必要的手术前准备　急腹症病人一般禁止灌肠，禁止服用泻药。

考题3 患者，男，38岁。因反复上腹痛1年伴加重3天入院，护士夜间巡视时，患者诉上腹痛加重，大汗淋漓。此时最重要的护理措施是

A.嘱病人取半卧位　　　　　　B.遵医嘱使用止痛药　　　　　C.针灸或热敷

D.多饮水　　　　　　　　　　E.检查是否有腹肌紧张、压痛和反跳痛

考题答案

序号	1	2	3											
答案	A	D	E											

第四章　呼吸系统疾病病人的护理

考情分析

　　本章内容非常重要，每年约考查15~18题。重点考查了左右支气管分叉的解剖部位，感染性喉炎的治疗原则，呼吸道感染发热的护理，链球菌肺炎的病理分期和处理原则，小儿肺炎合并心衰的观察，支气管扩张咯血量的分类、体位引流的方法、慢性阻塞性肺疾病的病因、临床表现、缩唇呼吸和腹式呼吸，肺心病的病因、肺性脑病的判断、用氧流量，支气管哮喘的诱因、临床表现和药物治疗，张力性气胸的临床表现、胸腔闭式引流的护理，急性呼吸衰竭的最早症状、用药护理，急性呼吸窘迫综合征的临床表现等。

考点预测

第一节　呼吸系统的解剖生理

一、呼吸系统的结构

呼吸系统由呼吸道、肺和胸膜组成。

（一）呼吸道

1. 上呼吸道　由鼻、咽、喉组成。鼻对吸入气体有过滤、保湿、加温作用；咽是呼吸系统和消化系统的共同通路；喉是发音的主要器官，在咳嗽中起重要作用。

2. 下呼吸道　由气管、支气管组成。气管在隆突处（位于胸骨角）分为左右两主支气管，在肺门处分为肺叶支气管，进入肺叶。右支气管粗、短而陡直，左支气管相对较细长、且趋于水平。因此，异物吸入更易进入右肺。

考题1　左、右主支气管分叉水平对应的解剖部位是（　）

A. 颈动脉切迹　　　　B. 胸骨柄　　　　　C. 胸骨角　　　　D. 胸骨体　　　　　E. 剑突

（二）肺和胸膜

1. 肺　位于胸腔内纵隔的两侧，左、右各一。左肺分为上、下两叶，右肺有上、中、下三叶，肺表面被胸膜覆盖。

2. 胸膜　分为脏层、壁层，脏层紧贴在肺表面，壁层衬于胸壁内面，两层胸膜在肺根处相互移行，构成潜在的密闭腔隙，称为胸膜腔。正常胸膜腔内为负压，腔内仅有少量浆液起润滑作用。因为壁层胸膜有感觉神经分布，病变累及胸膜时可引起胸痛。

二、呼吸系统的生理功能

（一）肺的呼吸功能

肺具有通气与换气功能。肺有双重血液供应，即肺循环和支气管循环。

（二）呼吸系统的防御、免疫功能

呼吸系统具有防止有害物质入侵的功能。通过上呼吸道的加温、湿化和过滤作用，调节和净化吸入的空气；呼吸道黏膜和黏液纤毛运载系统，参与净化空气和清除异物；咳嗽反射、喷嚏和支气管收缩等反射性防御功能可避免吸入异物；肺泡巨噬细胞为主的防御力量，对各种吸入性尘粒、微生物等有吞噬或中和解毒作用。

三、小儿呼吸系统解剖特点

小儿鼻腔相对短小，无鼻毛，后鼻道狭窄，黏膜柔嫩，血管丰富，易于感染；炎症时易充血肿胀出现鼻塞，导致呼吸困难。鼻腔黏膜与鼻窦黏膜相连续，且鼻窦口相对较大，故急性鼻炎时易导致鼻窦炎，咽鼓管较宽、短、直，呈水平位，故鼻咽炎易侵及中耳而致中耳炎。喉部较长、狭窄，呈漏斗型，黏膜柔嫩，血管丰富，易发生炎症肿胀，故喉炎时易发生梗阻而致窒息。气管及支气管管腔相对狭窄，缺乏弹性组织，纤毛运动差，易发生炎症，炎症时也易导致阻塞。肺组织尚未发育完善，弹力组织发育差，血管丰富，间质发育旺盛，肺泡数量较少，使其含血量相对多而含气量少，易于感染。小儿呼吸道的非特异性及特异性免疫功能均较差。婴幼儿体内的免疫球蛋白含量低，尤以分泌型IgA（SIgA）为低，且肺泡巨噬细胞功能不足，故易患呼吸道感染。

考题2　婴幼儿易患呼吸道感染的主要原因是（　）

A. 咳嗽反射差　　　　B. 纤毛运动差　　　　C. 分泌型IgA低下　　　D. IgM低下　　　　　E. 细胞免疫功能低下

考题答案

序号	1	2											
答案	C	C											

第二节 急性感染性喉炎病人的护理

一、临床表现

起病急，症状重，可有不同程度的发热、犬吠样咳嗽、声音嘶哑、吸气性喉鸣和三凹征，一般白天症状轻，入睡后加重。严重者迅速出现烦躁不安、吸气性呼吸困难、青紫、心率加快等缺氧症状。体检可见咽部充血，喉部及声带充血、水肿。

临床上按吸气性呼吸困难的轻重，将喉梗阻分为4度（表4-2-1）。

表4-2-1 喉梗阻的分度

分度	临床表现	体征
Ⅰ度	仅于活动后出现吸气性喉鸣和呼吸困难	呼吸音及心率无改变
Ⅱ度	安静时有喉鸣和吸气性呼吸困难	可闻及喉传导音或管状呼吸音，心率加快
Ⅲ度	喉鸣和吸气性呼吸困难，烦躁不安、口唇及指（趾）端发绀，双眼圆睁，惊恐万状，头面出汗	呼吸音明显减弱，心音低钝，心率快
Ⅳ度	渐显衰竭，昏睡状态，由于无力呼吸，三凹征可不明显，面色苍白发灰	呼吸音几乎消失，仅有气管传导音，心音低钝，心律不齐

考题1 患儿，男，8个月，1天前出现发热，T 38.6℃，犬吠样咳嗽、声音嘶哑、安静时有吸气性喉鸣和三凹征，听诊双肺可闻及管状呼吸音，心率加快，入院后被诊断为急性感染性喉炎，其喉梗阻程度为（ ）

A.Ⅰ度　　　　　B.Ⅱ度　　　　　C.Ⅲ度　　　　　D.Ⅳ度　　　　　E.Ⅴ度

二、治疗原则

（一）保持呼吸道通畅

用1%~3%麻黄碱和肾上腺皮质激素雾化吸入，消除黏膜水肿。

（二）控制感染

常用青霉素类、氨基糖苷类或头孢菌素类。

（三）肾上腺皮质激素

有抗炎和抑制变态反应等作用，可减轻喉头水肿，缓解症状。

（四）对症治疗

缺氧者予以吸氧，烦躁不安者可用异丙嗪镇静，痰多者可选用祛痰剂，必要者直接气管镜吸痰。

考题2 患儿，女，3岁。因上呼吸道感染入院。目前出现高热、声音嘶哑、犬吠样咳嗽、吸气性喉鸣。为迅速缓解症状，首选的处理方法是（ ）

A.地塞米松雾化吸入　　　　　B.静滴抗生素　　　　　C.静滴泼尼松
D.口服化痰药　　　　　E.以呼吸机行机械通气

考题答案

序号	1	2										
答案	B	A										

第三节 急性支气管炎病人的护理

一、病因

凡能引起上呼吸道感染的病原体（**最常见的病原体为病毒**）均可引起支气管炎。免疫功能低下、营养不良、佝偻病等患儿易反复发生支气管炎。

考题1 急性上呼吸道最常见的病原体是（ ）

A.细菌　　　　　B.病毒　　　　　C.支原体　　　　　D.衣原体　　　　　E.幽门螺旋杆菌

二、临床表现

大多先有上呼吸道感染症状，以咳嗽为主，初为干咳，以后有痰。婴幼儿全身症状较明显，常有发热、乏力、食欲缺乏、呕吐、腹胀、腹泻等症状，一般无气促和发绀。体检肺部呼吸音粗，可闻及不固定的散在的干、湿啰音。

婴幼儿可发生一种特殊类型的支气管炎，称为喘息性支气管炎，泛指一组以喘息为突出表现的婴幼儿急性支气管感染。患儿除有上述临床表现外，主要特点有：①多见于有湿疹或其他过敏史的婴幼儿；②有类似哮喘的临床表现，如呼气性呼吸困难，肺部叩诊呈鼓音，听诊两肺布满哮鸣音及少量粗湿啰音；③有反复发作倾向。

三、辅助检查

病毒感染者白细胞正常或偏低，细菌感染者白细胞增高。胸部X线检查多无异常改变，或有肺纹理增粗，肺门阴影增深。

四、治疗原则

主要是控制感染和止咳、化痰、平喘等对症治疗。常口服祛痰剂如复方甘草合剂等止咳祛痰，口服氨茶碱止喘。一般不用镇咳剂或镇静剂，以免抑制咳嗽反射，影响痰液咳出。

考题2 患者男，75岁。因"发热、反复咳嗽并伴有脓性痰液2周"入院，诊断为急性支气管炎。易加重病情的药物是（　）
A.可待因　　　　B.必嗽平　　　　C.复方甘草合剂　　　　D.复方氯化铵　　　　E.沐舒坦

五、护理措施

（一）保持呼吸道通畅

1.保持室内空气清新，温湿度适宜。
2.注意休息，经常变换患儿体位，拍击背部，指导并鼓励患儿有效咳嗽，必要时行超声雾化吸入，以湿化呼吸道，利于排痰。

（二）发热的护理

1.密切观察体温变化，体温超过38.5℃时采取物理降温或遵医嘱给予药物降温，以防发生惊厥。（新生儿体温中枢发育不完善，对冷较敏感，当体温小于38.5℃时可通过松解包被、多喂水降低体温）。
2.保证充足的水分及营养的供给　多饮水，给营养丰富、易于消化的饮食。

考题3 关于上呼吸道感染患儿发热的护理措施，不正确的是（　）
A.保持室内温度适宜，空气清新　　　　B.保证营养和水分的摄入
C.松解衣被，及时更换汗湿的衣服　　　　D.体温升至38℃时，给予酒精擦浴
E.注意观察是否有高热惊厥发生

考题4 急性细菌性咽-扁桃体炎有别于其他上呼吸道感染的突出表现是（　）
A.起病急　　　　B.发热　　　　C.咽痛明显
D.鼻黏膜充血肿胀　　　　E.颌下淋巴结肿大

考题答案

序号	1	2	3	4						
答案	B	A	D	C						

第四节　肺炎病人的护理

一、病因与分类

（一）按病因学分类

可分为细菌性肺炎（最常见）、病毒性肺炎、非典型病原体肺炎、真菌性肺炎。其中引起细菌性肺炎最常见的病原菌是肺炎链球菌。

（二）按感染来源分类

1.社区获得性肺炎　主要病原菌为肺炎链球菌、肺炎支原体、肺炎衣原体等。
2.医院获得性肺炎　常见病原菌为革兰阴性杆菌。

二、肺炎链球菌肺炎病人的护理

（一）临床表现

1.症状　病前常有上呼吸道感染、受凉、淋雨、疲劳等情况。典型表现起病多急骤，寒战、高热，数小时内体温可高达39℃~41℃，呈稽留热型。全身肌肉酸痛，患侧胸痛明显，咳嗽时加剧。干咳，少量黏痰，典型者在发病2~3天时咳铁锈色痰。

> **好礼相送**　　　　**不同痰液提示的疾病**
> 1.铁锈色痰提示肺炎链球菌肺炎；
> 2.粉红色泡沫样痰提示急性左心衰竭（急性肺水肿）；
> 3.痰液呈臭味提示厌氧菌感染；
> 4.大量脓痰并出现分层提示支气管扩张。

考题1 肺炎链球菌患者的典型症状**不包括**（　　）

A. 寒战、高热　　　　B. 咳嗽　　　　C. 咯铁锈色痰　　　　D. 胸痛　　　　E. 腹胀

2. **休克型肺炎**　感染严重病人可出现面色苍白、出冷汗、四肢厥冷、少尿或无尿及意识模糊、烦躁不安、嗜睡、昏迷等神经精神症状；**休克型肺炎出现休克体征**。（亲：休克型肺炎、急性出血坏死型胰腺炎、急性重症化脓性胆管炎、急性心肌梗死出现心源性休克时会出现休克表现哦）。

（二）治疗原则

1. 肺炎链球菌肺炎　**首选青霉素治疗**。抗生素疗程一般为5~7天，或热退后3天即可停药。（肺炎链球菌肺炎、猩红热、破伤风、急性肾小球肾炎等均首选青霉素治疗）。支原体肺炎首选大环内酯类，如红霉素。

2. 休克型肺炎　首先应注意**补充血容量**。

考题2 治疗支原体肺炎的首选抗生素是（　　）

A. 大环内酯类　　　B. β-内酰胺类　　　C. 氨基糖苷类　　　D. 喹诺酮类　　　E. 磺胺类

（三）护理措施

1. 缓解不适，促进身心休息

（1）病人应卧床休息，给予高蛋白质、高热量、高维生素、易消化的流质或半流质，鼓励多饮水，每日饮水量在1500~2000ml。

（2）高热者于头部、腋下、腹股沟等处置冰袋，或酒精擦浴降温。

（3）胸痛时嘱病人患侧卧位。

2. 密切观察生命体征和神志、尿量的变化，下列情况应考虑有休克中毒型肺炎的可能：①出现精神症状；②体温不升或过高；③心率>140次/分；④血压逐步下降或降至正常以下；⑤脉搏细弱，四肢厥冷，冷汗多，发绀；⑥白细胞过高（>30×10^9/L）或过低（<4×10^9/L）。

3. 休克中毒型肺炎的抢救与护理

（1）病人平卧，头部抬高15°，保温、给氧。

（2）严密观察病情，注意体温、脉搏、呼吸、**血压**及神志的变化。

（3）进行抗休克与抗感染治疗：①纠正血容量：补充水分，一般先静脉输给5%葡萄糖氯化钠注射液或低分子右旋糖酐，以维持血容量；②按医嘱给予血管活性药，使收缩压维持在12~13.3kPa左右；③注意水电解质和酸碱失衡；④监测血气及电解质；⑤抗感染治疗。

考题3 患者男，50岁。重症肺炎并发感染性休克入院。护士配合抢救时实施静脉输液的过程中**错误**的是（　　）

A. 尽快建立两条静脉通道

B. 妥善安排输液顺序

C. 输液量宜先少后多

D. 输入血管活性药物时应根据血压随时调整滴速

E. 保持输液通畅，防止药物外渗

三、小儿肺炎病人的护理

目前小儿肺炎常用的分类方法有：①病理分类；②病因分类；③病程分类：急性肺炎（病程<1个月）、迁延性肺炎（病程1~3个月）、慢性肺炎（病程>3个月）。

（一）病因

常见的病原体为病毒和细菌。病毒以呼吸道合胞病毒最多见，其次是腺病毒、流感病毒等；细菌以肺炎链球菌多见。

（二）临床表现

1. 轻症肺炎　仅表现为呼吸系统症状和相应的肺部体征。

（1）症状：大多起病急，主要表现为发热、咳嗽、气促和全身症状。

（2）体征

1）呼吸增快：40~80次/分，可见鼻翼扇动和三凹征。

2）发绀：口周、鼻唇沟和指（趾）端发绀。

3）肺部啰音：早期不明显，以后可闻及固定的中、细湿啰音，以背部两侧下方及脊柱两旁较多，深吸气末更为明显。

2. 重症肺炎　除呼吸系统和全身中毒症状外，常有循环、神经和消化系统受累的表现。

（1）循环系统：常见心肌炎、心力衰竭。

肺炎合并心衰的表现：①呼吸加快（>60次/分）；②心率增快（婴儿>180次/分，幼儿>160次/分）；③突然极度烦躁不安、面色苍白或发灰、发绀；④心音低钝、奔马律、颈静脉怒张；⑤肝脏迅速增大；⑥尿少或无尿，具备前五项即可诊断。

（2）神经系统：发生脑水肿时出现烦躁或嗜睡、意识障碍、惊厥、前囟隆起、瞳孔对光反射迟钝或消失、呼吸节律不齐甚至停止等。

（三）治疗原则

1. 控制感染　根据不同病原体选用敏感抗生素，使用原则为早期、联合、足量、足疗程，重症患儿宜静脉给药；用药时间

一般用至热退且平稳、全身症状明显改善、呼吸道症状改善后3~5日。一般肺炎链球菌肺炎疗程7~10日，支原体肺炎、衣原体肺炎疗程平均10~14日，个别严重者可适当延长。葡萄球菌肺炎在体温正常后2~3周可停药，一般总疗程≥6周。

2. 对症治疗　止咳、平喘，纠正水、电解质与酸碱平衡紊乱，改善低氧血症。

考题4 支气管肺炎患儿停用抗生素的时间是抗生素用至体温正常后（　）

A. 1~2天　　　　B. 3~4天　　　　C. 5~7天　　　　D. 8~10天　　　　E. 10~15天

（四）护理措施

1. 环境调整与休息　病室温、湿度适宜。嘱患儿卧床休息，减少活动。

2. 氧疗　凡有缺氧症状，如呼吸困难、口唇发绀、烦躁、面色灰白等情况时应立即给氧。**一般采用鼻导管给氧，氧流量为0.5~1L/分，氧浓度为50%~60%**。缺氧明显者可用面罩给氧，氧流量2~4L/分氧浓度50%~60%。（亲：为小儿肺炎给氧时，应严格控制给氧流量和浓度，防止引起晶状体后纤维组织增生）。

考题5 患儿，女，1岁。细菌性肺炎入院，目前患儿烦躁不安，呼吸困难，医嘱：吸氧，适宜该患儿吸氧方式为（　）

A. 单侧鼻导管法　　B. 面罩法　　　　C. 鼻塞法　　　　D. 漏斗法　　　　E. 头罩法

3. 发热的护理　发热者应密切监测体温变化，**警惕高热惊厥的发生**。

4. 密切观察病情

（1）若患儿出现**烦躁不安、面色苍白、呼吸加快（>60次/分）、心率增快（>160~180次/分）、出现心音低钝或奔马律、肝脏短期内迅速增大时，考虑肺炎合并心力衰竭**，应及时报告医生，立即给予吸氧并减慢输液速度。若患儿突然咳粉红色泡沫痰，应考虑肺水肿，**立即嘱患儿取端坐位，双腿下垂，给患儿吸入经20%~30%乙醇湿化的氧气**。

（2）若患儿出现**烦躁、嗜睡、惊厥、昏迷、呼吸不规则**等，应考虑脑水肿、中毒性脑病，应立即报告医生并配合抢救。

（3）若患儿病情突然加重，**体温持续不降或退而复升，剧烈咳嗽、呼吸困难，面色青紫，烦躁不安，提示并发了脓胸或脓气胸**。

考题6 患儿女，8个月。因"发热、咳嗽伴气促"来诊，诊断为肺炎入院。为防止患儿发生并发症，护士应重点观察（　）

A. 睡眠状况　　　　　　　B. 进食量　　　　　　　C. 大小便次数

D. 心率、呼吸的变化　　　E. 咳嗽频率及轻重

考题答案

序号	1	2	3	4	5	6
答案	E	A	C	C	C	E	D

第五节　支气管扩张病人的护理

一、病因

支气管扩张症是由于支气管及其周围肺组织的慢性炎症损坏管壁，导致**支气管腔扩张**和变形的慢性化脓性疾病。婴幼儿期**支气管-肺组织感染是支气管扩张最常见的原因**。病因以婴幼儿期的**麻疹、百日咳、支气管肺炎最为常见**。

考题1 支气管扩张的早期病理改变是（　）

A. 柱状扩张　　B. 气管扭曲　　C. 气管坏死　　D. 气管穿孔　　E. 空洞形成

二、临床表现

1. 慢性咳嗽和大量脓性痰　咳嗽多为阵发性，与体位变动有关。**晨起及晚上临睡时咳嗽和咳痰尤多**，将痰放置数小时后可**分三层**，上层为泡沫黏液，中层为浆液，下层为脓性物和坏死组织，如合并有厌氧菌感染，则**痰及呼气具有臭味**。

2. 咯血　反复咯血为本病的特点。**少量咯血为<100ml/天；中量咯血为100~500ml/天；大量咯血为>500ml/天或1次咯血量>100ml**。

3. 体征　长期反复感染多伴有营养不良和肺功能障碍，并可见**发绀和杵状指（趾）**。

考题2 大咯血是指24小时咯血量**超过**（　）

A. 100ml　　B. 200ml　　C. 300ml　　D. 400ml　　E. 500ml

三、治疗原则

1. 控制感染　根据痰培养及药物敏感试验选用抗生素。

2. 痰液引流

（1）祛痰剂：常用复方甘草合剂10ml或盐酸氨溴索30mg，溴己新16mg，每日3次，口服。痰液黏稠时加用超声雾化吸入治疗，每日2~3次。

（2）**体位引流**：应根据病变部位采取不同体位进行引流。

考题3 为减少支气管扩张患者肺部继发感染和全身中毒症状，最关键的措施是

A. 加强痰液引流　　　　　B. 选择广谱抗生素　　　　　C. 使用呼吸兴奋剂

D. 使用支气管扩张剂　　　E. 注射流感疫苗

四、护理措施

1.遵医嘱给予祛痰药物，指导病人有效咳嗽，辅以叩背，及时排出痰液。痰液黏稠可用生理盐水超声雾化吸入或蒸汽吸入。

2.体位引流

（1）**引流宜在饭前进行**。

（2）依病变部位不同而采取不同的体位。**原则上抬高患肺位置，引流支气管开口向下**，有利于分泌物随重力作用流入大支气管和气管排出。

> 锦囊妙记：支气管扩张病人在进行体位引流时应取什么体位，考生应结合题干信息进行分析，遵循的原则是使病变部位处于高处。如题干提示病人病变部位在右下肺，体位引流时应取左侧、头低脚高位（病变在右肺，因此右肺应在上，取左侧；病变在下部，下身应抬高，取头低脚高位）。

（3）引流时间可从**每次5~10分钟加到每次15~20分钟**，嘱病人间歇做深呼吸后用力咳痰，同时叩患部以提高引流效果。

（4）引流完毕予以漱口并记录引出痰液的量及性质。

（5）引流过程中注意观察病情，**若病人出现咯血、发绀、头晕、出汗、疲劳等情况，应及时终止引流；痰量较多的病人引流时，应注意将痰液逐渐咳出**，以防发生痰液同时涌出过多而窒息；患有高血压、心力衰竭及高龄病人禁止体位引流。（亲，体位引流时如病人出现表情恐惧、两手乱抓、发绀提示病人发生了窒息，应立即协助病人取头低脚高位，保持呼吸道通畅）。

3.给予高热量、高蛋白质、高维生素饮食。保持口腔清洁，勤漱口，以减少感染并增进食欲。**鼓励病人多饮水，每天1500ml以上**，帮助痰液稀释，有利于排痰。

考题4 患者，男，23岁。患支气管扩张症，间断咯血。近日来因受凉咯大量黄色脓痰入院治疗。医嘱体位引流。护士指导患者做体位引流时，**错误的是**（ ）

A.在饭后1小时进行　　　　B.引流前做生理盐水超声雾化　　　　C.引流同时做胸部叩击

D.引流后可给治疗性雾化吸入　　E.每次引流15~20分钟

考题5 支气管扩张患者出现反复咯血，有窒息的危险。患者最可能出现的心理反应（ ）

A.抑郁　　　B.悲伤　　　C.恐惧　　　D.愤怒　　　E.震惊

◎6~7题共用题干

患者，男，65岁。支气管扩张，近日劳作后出现恶心、胸闷，反复咯血，24小时出血量约为800ml。

考题6 该患者的咯血程度属于（ ）

A.中等量咯血　　B.微小量咯血　　C.小量咯血　　D.痰中带血丝　　E.大量咯血

考题7 目前患者饮食应（ ）

A.禁食　　　B.流质饮食　　　C.普通饮食　　　D.软质饮食　　　E.半流质饮食

考题答案

序号	1	2	3	4	5	6	7
答案	A	E	A	A	C	E	A

第六节　慢性阻塞性肺疾病病人的护理

一、病因

慢性阻塞性肺疾病主要包括慢性支气管炎和阻塞性肺气肿。**慢性支气管炎临床上以咳嗽、咳痰、喘息及反复发生感染为特征，常可并发慢性阻塞性肺气肿**。

考题1 最易并发阻塞性肺气肿的疾病是（ ）

A.慢性支气管炎　　B.支气管哮喘　　C.慢性肺脓肿　　D.支气管扩张　　E.肺结核

二、临床表现

1.症状

（1）**慢性支气管炎症状**：早期在气候寒冷或突变时发生**咳嗽**且轻微，病重则四季均咳嗽。晨间咳嗽较重，**痰多为白色黏液或泡沫状**，当感染时，痰量增多，往往清晨起床或体位变动时较明显，可有黄绿色脓性痰，偶带血。

（2）**阻塞性肺气肿**的症状除有慢支症状外，同时伴有**逐渐加重的呼吸困难**。

2.体征　慢支急性发作时，肺部啰音可增多。喘息型慢性支气管炎发作时，可闻及哮鸣音。**典型肺气肿体征为：桶状胸**，胸部呼吸活动减弱；**语颤减弱**；**叩诊过清音**；听诊呼吸音减弱，呼气延长，心音遥远。

三、辅助检查

1.血象检查　细菌感染时，白细胞增高、核左移及中性粒细胞比例增高。**喘息型病人可有嗜酸性粒细胞增高**。

2.X线检查　早期胸片可无变化，逐渐可见肺纹理增多、紊乱，两下肺较明显。**肺气肿时，两肺透亮度增加，肋间隙增宽**。

3. **肺功能检查**　肺功能检查是判断气流受限的主要客观指标。第1秒用力呼气量占用力肺活量比值减少；残气容积增加，残气容积占肺总量百分比增加。

四、治疗原则

1. 稳定期(缓解期)治疗

(1)劝病人戒烟，避免诱发因素，加强锻炼，增强体质。

(2)应用药物：如沙丁胺醇气雾剂每次1~2喷，帮助支气管扩张。

(3)**长期氧疗：一般低流量吸氧1~2L/min，吸氧时间>15h/d。**

考题2　患者，男，70岁，慢性阻塞性肺疾病。出院后拟行长期家庭氧疗。护士应告知患者每日吸氧的时间是不少于( )

A. 5小时　　　　　B. 8小时　　　　　C. 10小时　　　　　D. 12小时　　　　　E. 15小时

2. 急性加重期(急性发作期)治疗

(1)控制感染：根据致病菌的性质及药物敏感程度选择。

考题3　患者，女，65岁，慢性阻塞性肺疾病病史。近年来多次在冬季发生肺炎，为减少患病几率，可以嘱患者易发病季节( )

A. 注射免疫球蛋白　　B. 接种卡介苗　　　　C. 接种流感疫苗

D. 服用抗生素　　　　E. 在家中不要外出

(2)急性发作期的重者可考虑应用糖皮质激素。

(3)祛痰止咳，解痉平喘治疗药物如同稳定期，**痰液黏稠者可采用雾化吸入**，雾化液中可加入抗生素及痰液稀释剂。**对老人、体弱者及痰多者，不应使用强镇咳剂**，如可待因等。

(4)合理吸氧，根据血气分析，调整吸氧的方式和氧浓度。**一般给予鼻导管、低流量(1~2L/min)低浓度(28%~30%)持续吸氧**。

五、护理措施

1. 观察病人咳嗽、咳痰、呼吸困难进行性加重的程度。

2. 合理用氧，对呼吸困难伴低氧血症者，采用**低流量持续给氧，流量1~2L/min。每天氧疗时间不少于15小时。**

3. 协助病人呼吸训练，改善呼吸状态。

(1)缩唇呼气：其作用是**防止呼气时小气道过早陷闭**，以利肺泡气排出。

(2)腹式呼吸：①以半卧位，膝半屈曲体位最适宜；立位时上半身略向前倾，可使腹肌放松，舒缩自如，辅助呼吸肌及全身肌肉尽量放松，情绪安定，平静呼吸；②用鼻吸气，经口呼气，呼吸缓慢而均匀，勿用力呼气，**吸气时腹肌放松，腹部鼓起，呼气时腹肌收缩**，腹部下陷。开始训练时，病人可将一手放在腹部，一手放在前胸，以感知胸腹起伏，呼吸时应使胸廓保持最小的活动度，**呼与吸时间比例为2：1~3：1**，每日训练2次，每次10~15分钟。

考题4　患者，男，66岁，患慢性阻塞性肺疾病多年，护士在指导进行呼吸训练时，吸气与呼气时间比最好为( )

A. 吸气：呼气=1：2　　　　B. 吸气：呼气=1：1　　　　C. 吸气：呼气=1.5：1

D. 吸气：呼气=2：1　　　　E. 吸气：呼气=2.5：1

考题5　某患者67岁，患慢阻肺10年，为此病人进行呼吸功能锻炼的方法是( )

A. 加强胸式呼吸，用鼻吸气，经口用力快速呼气

B. 加强腹式呼吸，用鼻深吸，经口缓呼，呼气时口唇收拢

C. 加强腹式呼吸，用鼻吸气，经口用力快速呼气

D. 加强胸式呼吸，经鼻用力呼气

E. 同时加强胸式和腹式呼吸

考题6　患者，男，62岁。因慢性阻塞性肺疾病合并慢性呼吸衰竭入院治疗，现病情缓解准备出院。在进行出院指导时，以下**不妥**的是( )

A. 应适当散步做操　　　　B. 坚持腹式呼吸锻炼　　　　C. 定期进行深呼吸咳嗽

D. 长期规则服用抗生素　　E. 预防受凉感冒

考题7　患者，男，60岁。因"COPD并发自发性气胸"入院。住院期间出现T38.5℃，考虑合并细菌感染。最常见的致病菌是( )

A. 葡萄球菌　　　　　　　B. 结核杆菌　　　　　　　C. 卡他莫拉菌

D. 肺炎链球菌　　　　　　E. 流感嗜血杆菌

考题答案

序号	1	2	3	4	5	6	7
答案	A	E	C	A	B	D	A

第七节　支气管哮喘病人的护理

一、病因

1.遗传因素　哮喘病人亲属的患病率高于正常人群。

2.环境因素中可激发因素有

（1）吸入性过敏原为主，如花粉、尘螨、动物的毛屑等。

（2）感染：如病毒、细菌、原虫、寄生虫等。

（3）食物：鱼、虾蟹、蛋类、牛奶等食物。

（4）其他：气候变化、某些药物、剧烈运动以及精神因素等均可诱发哮喘。

> 锦囊妙记：哮喘的诱因是个重要的考点，考生应能结合病例分析病人可能接触的应激源，如春季外出旅游引起哮喘发作，可能的诱因是支气管哮喘，家中养宠物引起哮喘发作，可能的诱因是毛屑。

考题1 患者女，40岁。毛绒玩具车间工人，有哮喘史5年。防治哮喘发作最有效的方法是（　　）

A.脱离变应原　　　B.药物治疗　　　C.免疫治疗　　　D.对症治疗　　　E.长期治疗

二、临床表现

1.症状　典型表现为发作性呼气性呼吸困难，伴有哮鸣音，胸闷、咳嗽、咳白色泡沫痰，病人常被迫坐起。

> 锦囊妙记：急性感染性喉炎由于喉头水肿，气体不能有效吸入，因此表现为吸气性呼吸困难；支气管哮喘病人由于支气管痉挛，气体不能有效呼出，因此表现为呼气性呼吸困难。

2.体征　发作时双肺呈过度充气状态，哮鸣音广泛，呼气音延长。可有发绀、心率增快、奇脉、颈静脉怒张、胸腹反常运动等体征。

考题2 支气管哮喘的主要临床表现是（　　）

A.吸气性呼吸困难伴三四征　　　　　　　　　B.发作性呼吸困难伴窒息感

C.反复发作带哮鸣音的呼气性呼吸困难　　　　D.带哮鸣音的混合性呼吸困难

E.呼吸困难伴哮鸣音

考题3 患者，女，48岁。哮喘持续发作，呼吸36次/分，吸气时脉搏明显减弱，此时该患者的脉搏属于（　　）

A.奇脉　　　B.短绌脉　　　C.洪脉　　　D.交替脉　　　E.水冲脉

三、辅助检查

1.血象检查　发作时可有嗜酸性粒细胞增高；并发感染者白细胞计数和中性粒细胞比例增高。

2.X线检查　哮喘发作时两肺透亮度增加，呈过度充气状态。并发感染时，可见肺纹理增加和炎性浸润阴影。

四、治疗原则

1.缓解哮喘发作药物治疗

（1）β₂受体激动剂：除有迅速松弛支气管平滑肌的作用外，还具有一定的抗气道炎症、增强黏膜纤毛功能的作用，是控制症状的首选药。如沙丁胺醇、特布他林等口服或气雾制剂。用药方法首选吸入法。

（2）茶碱类：有松弛支气管平滑肌作用，增强呼吸肌的收缩，抗气道炎症，增强黏膜纤毛功能的作用。常用口服，氨茶碱的主要不良反应是胃肠道、心血管症状，可兴奋呼吸中枢。

考题4 通过兴奋β₂肾上腺素受体缓解支气管痉挛的药物是（　　）

A.氨茶碱　　　B.麻黄素　　　C.阿托品　　　D.肾上腺素　　　E.沙丁胺醇

考题5 患者男性，52岁，患支气管哮喘。入院给予某药物治疗后，患者出现了心血管方面的不良反应，该患者使用的药物可能是（　　）

A.沙丁胺醇　　　B.阿托品　　　C.泼尼松　　　D.氨茶碱　　　E.色甘酸钠

2.抗炎药物

（1）糖皮质激素：是当前控制哮喘最有效的抗炎药物。主要通过抑制气道变应性炎症，降低气道高反应性。常用泼尼松口服30~60mg/d。

考题6 糖皮质激素治疗支气管哮喘的主要作用是（　　）

A.降低痰液黏稠度　　　　B.抑制气道炎症反应　　　　C.舒张支气管平滑肌

D.抑制咳嗽中枢　　　　E.兴奋呼吸中枢

（2）色甘酸钠：通过抑制炎症细胞，预防变应原引起速发和迟发反应，对预防运动和过敏原诱发的哮喘最有效。

五、护理措施

1. 提供安静、舒适，温度、湿度适宜的环境，湿度在50%~60%，室温维持在18℃~22℃，保持空气流通，避免花草、地毯、皮毛、烟及尘埃飞扬等诱因。

2. 给予营养丰富、高维生素、清淡流质或半流质饮食，多吃水果和蔬菜，避免食用鱼、虾、蛋等可能诱发哮喘的食物。

3. 鼓励病人饮水，饮水量>2500ml/天。以补充丢失的水分，稀释痰液，防止便秘。重症者应给予静脉补液，注意补液速度，及时纠正水、电解质、酸碱失衡情况。

考题答案

序号	1	2	3	4	5	6							
答案	A	C	A	E	D	B							

第八节　慢性肺源性心脏病病人的护理

一、病因

慢性肺源性心脏病（简称慢性肺心病）是由于支气管、肺、胸廓或肺动脉血管的慢性病变引起肺结构、功能异常，肺血管阻力增加，**肺动脉高压（缺氧引起）**，右心负荷加重，以致右心室肥厚、扩大，甚至发生右心衰竭的心脏病。**以慢性阻塞性肺疾病最为多见**，约占80%~90%，其次为支气管哮喘、支气管扩张等。

考题1 在冬季天气剧烈变化的时候，有下列哪种疾病病史的患者应着重预防肺源性心脏病的发生（　）

A. 慢性支气管炎　　　B. 慢性阻塞性肺疾病　　C. 支气管哮喘　　　D. 支气管扩张　　　E. 大叶性肺炎

考题2 肺源性心脏病肺动脉高压形成的最主要因素是（　）

A. 缺氧　　　　　　　　　B. 血容量增加　　　　　　　　　C. 血液黏稠度增加

D. 继发性红细胞增加　　　E. 肺部毛细血管微小栓子形成

二、临床表现

1. 肺、心功能代偿期

（1）症状：咳嗽、咳痰、气急、喘息，活动后感心悸、呼吸困难、乏力等。

（2）体征：可有不同程度发绀和肺气肿体征。肺偶闻及干、湿啰音；心音遥远，肺动脉瓣区第二心音亢进和剑突下心脏搏动。可出现颈静脉充盈。下肢可有轻微水肿等。

2. 肺、心功能失代偿期

（1）呼吸衰竭

症状：**呼吸困难加重**，夜间尤甚。常有**头痛、白天嗜睡、夜间兴奋；**加重时出现**神志恍惚、谵妄、躁动、抽搐、生理反射迟钝等肺性脑病**的表现。

体征：明显发绀，有球结膜充血、水肿，严重时可有视网膜血管扩张、视盘水肿等颅内压升高的表现。腱反射减弱或消失，出现病理反射。因高碳酸血症可出现周围血管扩张的表现，如皮肤潮红、多汗。

考题3 慢性肺源性心脏病患者肺、心功能失代偿期最突出的表现是（　）

A. 呼吸困难加重，夜间更甚　　　B. 疲倦乏力，头晕心悸　　　　C. 贫血

D. 多食多饮　　　　　　　　　　E. 多尿

考题4 患者女性，65岁，肺心病病史10年，今晨突然出现神志恍惚、躁动、抽搐，应考虑为（　）

A. 心力衰竭　　　B. 呼吸衰竭　　　C. 肺性脑病　　　D. 碱中毒　　　E. DIC

（2）心力衰竭

症状：以**右心衰竭为主**，心悸、气促加重、乏力、食欲下降、上腹胀痛、恶心、少尿等。

体征：发绀更明显，**颈静脉怒张**，心率增快，可出现心律失常，剑下可闻及收缩期杂音，甚至出现舒张期杂音。肝大且压痛，**肝颈静脉回流征阳性**，下肢水肿，重者可有腹水。

3. 并发症 **肺性脑病是慢性肺心病死亡的首要原因。**

考题5 患者女性，65岁，肺心病病史10年，今晨突然出现神志恍惚、躁动、抽搐，应考虑为（　）

A. 心力衰竭　　　B. 呼吸衰竭　　　C. 肺性脑病　　　D. 碱中毒　　　E. DIC

三、辅助检查

1. X线检查　有肺动脉高压征，**右心室增大征**，皆为诊断慢性肺心病的主要依据。

2. 血液检查　**红细胞及血红蛋白可升高。**

3. 血气分析　低氧血症和（或）高碳酸血症。

4. 心电图检查　主要表现为**右心室肥大、肺型P波等**。

四、治疗原则

1.急性加重期治疗　积极控制感染；通畅呼吸道，改善呼吸功能；纠正缺氧和二氧化碳潴留；控制呼吸和心力衰竭。

（1）控制感染：参考痰菌培养及药敏试验选择抗生素。

（2）氧疗：纠正缺氧和二氧化碳潴留。通常采用低浓度、低流量持续给氧，流量1~2L/min，24小时持续不间断吸氧。使用止喘、祛痰药，翻身、背部叩击、雾化吸入等，保持气道通畅。

（3）控制心力衰竭：慢性肺心病病人一般经积极抗感染，改善呼吸功能后，心衰便可缓解，无效者，可适当应用利尿剂，为避免大量利尿引起的血液浓缩、痰液黏稠、加重气道阻塞及低血钾症。肺心病使用利尿剂是以缓慢、小量、间歇为原则。

（4）当感染控制和呼吸功能改善后，心衰控制仍不满意时可加用强心药。因肺心病人长期处于缺氧状态，对洋地黄类药物的耐受性低，容易中毒，故使用洋地黄类药时应以快速、小剂量为原则。

考题6　患者男。65岁。因慢性肺源性心脏病并发肺炎、右心衰竭住院治疗。护士核对医嘱时，应提出质疑的是（　　）

A. 一级护理

B. 持续吸氧6L/min

C. 头孢美唑钠2.0g+5%葡萄糖100ml，ivgtt，q12h

D. 沐舒坦30mg+0.9%氯化钠100ml，ivgtt，tid

E. 氢氯噻嗪25mg，po，bid

2.缓解期治疗

（1）积极治疗原发病，避免诱因，减少急性发作。

（2）提高机体免疫力，如接种流感疫苗和肺炎球菌疫苗。

（3）家庭氧疗，改善呼吸功能。

五、护理措施

1.鼓励病人咳嗽，给予拍背，促进痰液排出，改善肺泡通气。

2.经鼻导管持续低流量吸氧，氧浓度一般在25%~29%，氧流量1~2L/min。

3.有水肿的病人宜限制水、盐摄入；准确记录24小时出入液量。

4.改善营养状况，应摄入高蛋白、高维生素、易消化、清淡饮食。少食多餐，进食前后漱口，保持口腔清洁，促进食欲。防止便秘、腹胀而加重呼吸困难。避免含糖高的饮食，以免引起痰液黏稠。

5.鼓励病人进行腹式呼吸、缩唇呼气等呼吸功能锻炼，加强呼吸肌肌力和耐力，进行呼吸操和有氧活动，用冷水洗脸、洗鼻等，提高机体的耐受力。

6.遵医嘱应用呼吸兴奋剂，观察药物的疗效和不良反应；病人烦躁不安时，应警惕呼吸衰竭、电解质紊乱等情况发生，切勿随意使用安眠、镇静剂，以免诱发或加重肺性脑病。

考题7　患者女，80岁。慢性阻塞性肺疾病20余年。今因"咳嗽、咳痰加重"住院。夜间因烦躁难以入眠，自服地西泮5mg后入睡，晨起呼之不应，呼吸浅促，出现上述表现的最可能的原因是（　　）

A.地西泮的镇静作用　　　　　B.地西泮过敏　　　　　C.地西泮抑制呼吸中枢

D.地西泮中毒　　　　　E.地西泮镇咳作用

考题答案

序号	1	2	3	4	5	6	7			
答案	B	A	A	C	C	B	C			

第九节　血气胸病人的护理

一、气胸

（一）病因和病理

1.闭合性气胸　胸内压仍低于大气压。肺萎陷的程度与胸内压改变相一致。随着胸膜腔内积气增加，肺裂口缩小、封闭，吸气时也不开放。

2.开放性气胸　胸膜腔积气随呼吸自由出入胸膜腔。胸内压等于大气压，伤侧肺完全萎陷，纵隔向健侧移位，出现纵隔扑动，影响静脉血液回流，最终引起呼吸和循环障碍。

3.张力性气胸　由于气管、支气管或肺损伤裂口呈活瓣状，进入胸膜腔的空气不断增多，压力逐渐升高，超过大气压。患侧肺严重萎陷，纵隔显著向健侧移位，健侧肺受压，产生呼吸、循环功能的严重障碍。高压气体经支气管、气管周围疏松结缔组织或壁胸膜裂伤处，进入纵隔及面、颈、胸部皮下形成气肿。

（二）临床表现

1. **闭合性气胸**　胸膜腔少量积气，**肺萎陷30%以下者，多无明显症状。**大量积气常有明显的呼吸困难，气管向健侧移位，伤侧胸部叩诊呈鼓音，呼吸音减弱或消失。

2. **开放性气胸**　病人有明显的呼吸困难、发绀，甚至休克。**胸壁伤口处能听到空气出入胸膜腔的吹风声。**伤侧胸部叩诊呈鼓音，听诊呼吸音减弱或消失。

3. **张力性气胸**　病人表现为严重或极度呼吸困难、发绀、大汗淋漓、意识障碍等。查体可见伤侧胸部饱满，**常触及皮下气肿，叩诊呈高度鼓音，呼吸音消失。**

考题1　患者男，31岁，胸部受伤，急诊入院。经吸氧，呼吸困难无好转，有发绀及休克症。查体：左胸饱满，气管向右侧移位，左侧可触及骨擦音，叩之呈鼓音，听诊呼吸音消失，皮下气肿明显。诊断首先考虑是（　　）

A. 肋骨多发骨折　　　　　　　B. 胸骨骨折合并开放性气胸　　　　　C. 肋骨骨折合并张力性气胸

D. 心脏挫伤　　　　　　　　　E. 闭合性气胸

（三）护理措施

1. **一般护理**　如有明显的呼吸困难，应给予半坐卧位，并给予吸氧，必要时排气治疗。对于剧烈咳嗽者应给予镇咳剂。

2. **排气治疗**

（1）闭合性气胸：闭合性气胸气量少于该侧胸腔容积20%时，气体可在2~3周自行吸收，可不抽气。

（2）张力性气胸：**紧急进行减压处理。**

（3）开放性气胸：使用无菌敷料，如**凡士林纱布加棉垫盖住伤口**，以绷带包扎固定。

3. **闭式胸腔引流及护理**

（1）闭式胸腔引流的方法：闭式胸腔引流是胸腔内插入引流管，管的下方置于引流瓶水中，利用水的作用，维持引流单一方向，避免逆流，以重建胸膜腔负压。

引流气体一般选在锁骨中线第2肋间或腋中线第3肋间插管；引流液体选在腋中线和腋后线之间的第6~8肋间。

（2）胸腔引流装置的固定：**引流瓶放置应低于胸腔引流出口60cm以上**，并妥善安置，以免意外踢倒。**搬运病人前，先用止血钳夹住引流管，将引流瓶放在病床上以利搬运。**在松开止血钳前需先把引流瓶放到低于胸腔的位置。

（3）维持引流通畅：**引流管通畅时有气体或液体排出，或引流瓶长管中的水柱随呼吸上下波动。**应注意检查引流管是否受压、折曲、阻塞、漏气等。引流液黏稠、有块状物时，应定时挤压引流管。

（4）体位与活动：**最常采用的体位是半坐卧位。**鼓励病人经常深呼吸与咳嗽，以促进肺膨胀，促使胸膜腔气体与液体的排出。**若引流瓶意外打破，应立即将胸侧引流管折曲。若引流管脱落，应迅速用无菌敷料堵塞、包扎胸壁引流管处伤口。搬动病人时用两把止血钳交叉夹紧胸腔引流管。**

（5）胸腔引流的观察与记录：观察引流液量、性状。创伤后如出血已停止，引出胸液多呈暗红色，**引流液呈鲜红色，伴有血块，考虑胸腔内有进行性出血。**

（6）拔管指征、方法及注意事项

1）拔管指征：**24小时引流液少于50ml，脓液小于10ml**，无气体溢出，病人无呼吸困难，听诊呼吸音恢复，X线检查肺膨胀良好，可去除引流管。

2）拔管方法：病人坐在床边缘或躺向健侧，**嘱病人深吸气后屏气拔管**，并迅速用凡士林纱布覆盖，胶布固定。

考题2　患者男，25岁。肋骨骨折后合并血气胸，急诊行胸腔闭式引流术。对胸腔闭式引流护理，**错误的是**（　　）

A. 嘱患者勿折叠、扭曲、压迫管道　　　　　　　　B. 嘱患者翻身时勿牵拉引流管

C. 保持水封瓶长管没入水中6~8cm　　　　　　　　D. 指导患者多做深呼吸运动

E. 更换引流瓶时应双重夹闭引流管

考题3　拔除胸腔闭式引流管时，应嘱患者（　　）

A. 深吸气后屏气　　B. 深呼气后屏气　　C. 正常呼吸　　　D. 浅呼气后屏气　　　E. 浅吸气后屏气

二、血胸

（一）临床表现

血胸的临床表现随出血量、出血速度、胸内器官损伤情况及病人体质而有所不同。**少量血胸（成人积血量500ml以下）可无明显症状。中量血胸（积血量500~1000ml）和大量血胸（积血量1000ml以上）**，尤其急性出血，则呈现面色苍白、脉搏快弱、呼吸急促、血压下降等低血容量休克症状，以及胸膜腔大量积血压迫肺和纵隔导致呼吸困难和缺氧等。

早期胸部损伤发现有血胸，必须判断胸内出血是否停止。以下征象提示**进行性出血**：①脉搏逐渐增快、血压下降，经输血补液等抗休克措施后，血压不回升或升高后又迅速下降；②胸膜腔穿刺因血液凝固而抽不出血液，但连续胸部X线检查示胸膜腔阴影继续增大；③血红蛋白、红细胞计数和血细胞比容等重复测定，持续降低；④安置胸腔闭式引流，**每小时引流量超过200ml，连续3h。**

（二）辅助检查

胸膜腔穿刺抽液可以确立诊断。穿刺部位多在腋后线8、9肋间，以抽尽积血为原则。

（三）治疗原则

非进行性血胸可根据积血量多少，行胸膜腔穿刺或闭式胸腔引流。出现下列征象提示胸腔内进行性出血，应及时开胸探查：

①脉搏逐渐增快、血压降低，或虽经补充血容量血压仍不稳定；②闭式胸腔引流血液每小时超过200ml，连续3小时；③血红蛋白、红细胞计数和红细胞比容进行性降低。

考题4 患者，女，31岁。车祸造成损伤性血胸，来院后立即为其行胸腔闭式引流术，现有引流一处。在术后观察中，引流量（血量）为多少时护士应立即报告医生提示患有进行性血胸的可能（　　）

A. 30ml/h　　　　B. 50ml/h　　　　C. 100ml/h　　　　D. 150ml/h　　　　E. 200ml/h

（四）护理措施

1. 如出血量少，严密观察生命体征变化。对于出血量多的休克病人，应密切观察呼吸频率、幅度及缺氧症状，血压、脉搏、胸腔引流量及色泽并做好记录。

2. 少量凝固性血胸，通过胸部理疗多可吸收，不需手术；但中等以上凝固性血胸，除可继发感染外，尚可发展为机化性血胸，影响肺功能，应及早剖胸清除积血和血块。血块机化形成机化性血胸后，可于伤后4~6周行胸膜纤维板剥除术。

考题答案

序号	1	2	3	4						
答案	C	C	A	E						

第十节　呼吸衰竭病人的护理

一、急性呼吸衰竭病人的护理

（一）临床表现

1. **呼吸困难**　是呼吸衰竭最早出现的症状。

2. **发绀**　是缺氧的典型表现。当动脉血氧饱和度低于90％时，可在血流量较大的口唇、指甲出现发绀。

3. 精神神经症状　急性缺氧可出现精神错乱、躁狂、昏迷、抽搐等症状。

4. 循环系统　多数病人有心动过速；严重低氧血症、酸中毒可引起心肌损害。

考题1 呼吸衰竭的患者，在临床上出现最早的症状是（　　）

A. 胸部疼痛　　　　B. 呼吸困难　　　　C. 咯血　　　　D. 发绀　　　　E. 精神错乱

（二）辅助检查

1. 动脉血气分析　单纯$PaO_2<60mmHg$为Ⅰ型呼吸衰竭；若伴有$PaCO_2>50mmHg$，则为Ⅱ型呼吸衰竭。

2. 肺功能检测　有助于判断原发疾病的种类和严重程度。

（三）治疗原则

1. 保持呼吸道通畅　①若病人昏迷，应使其处于仰卧位，头后仰，托起下颌并将口打开；②清除气道内分泌物及异物；③必要时建立人工气道。

2. 氧疗　Ⅰ型呼吸衰竭的主要问题为氧合功能障碍而通气功能基本正常，较高浓度（>35％）给氧可以迅速缓解低氧血症而不致引起CO_2潴留。对于伴有高碳酸血症的急性呼吸衰竭，往往需要机械通气治疗。

3. 增加通气量、改善CO_2潴留

（四）护理措施

1. 病情监测　危重病人应监测呼吸、血压、心率及意识变化，记录液体出入量。

2. 保持呼吸道通畅，改善通气

（1）及时清除痰液，清醒病人鼓励用力咳痰，对于痰液黏稠病人，要加强雾化，稀释痰液。对于咳嗽无力或昏迷病人，给予定时协助翻身、拍背，促进排痰，必要时可机械吸痰，保持呼吸道通畅。

（2）遵医嘱应用支气管扩张剂，如氨茶碱等。

（3）对于危重或昏迷病人可气管插管或气管切开，使用人工机械呼吸机。

3. 合理用氧　未行机械通气前，对Ⅱ型呼吸衰竭病人应给予低浓度（25％~29％）、低流量（1~2L/min）鼻导管持续吸氧，以免缺氧纠正过快引起呼吸中枢抑制。

4. 用药护理

（1）遵医嘱使用抗生素控制呼吸道感染。

（2）遵医嘱使用呼吸兴奋剂如尼可刹米（可拉明）、洛贝林等，必须保持呼吸道通畅。注意观察用药后反应，及时调整药量和给药速度。对烦躁不安、失眠病人，慎用镇静剂，以防引起呼吸抑制。

考题2 呼吸衰竭的患者，呼吸中枢兴奋性下降，应使用的药物是（　　）

A. 沙丁胺醇　　　　B. 酚妥拉明　　　　C. 头孢曲松　　　　D. 可拉明　　　　E. 卡托普利

考题3 患者男，65岁。因"呼吸衰竭"入院，住院期间应用呼吸兴奋剂，患者出现了何种情况时提示药物过量（　　）

A. 烦躁不安　　　　B. 面色苍白　　　　C. 呼吸深快　　　　D. 四肢湿冷　　　　E. 高热不退

5.观察病情，防治并发症

（1）神志：神志与精神的改变，对发现肺性脑病先兆极为重要。如**精神恍惚、白天嗜睡、夜间失眠、多语或躁动为肺性脑病表现**。

（2）呼吸：注意呼吸幅度、频率、节律的变化。

（3）心率与血压：病程早期心率加速、血压上升；后期心率减慢、血压下降。

（4）观察应用呼吸兴奋剂的反应：应用呼吸兴奋剂后，若出现**颜面潮红、面部肌肉颤动、烦躁不安等现象，表示过量**，应减慢滴速或停用。

考题4 患者男性，63岁。因呼吸衰竭入院，应用辅助呼吸和呼吸兴奋剂过程中，出现恶心、呕吐、烦躁、面颊潮红、肌肉颤动等现象。考虑为（ ）

A.肺性脑病先兆　　B.呼吸兴奋剂过量　　C.痰液堵塞　　D.通气量不足　　E.呼吸性碱中毒

考题5 某慢性呼吸衰竭痰多的患者，在使用哪种药物后可能因为痰液黏稠增加而使排痰困难加重（ ）

A.泼尼松　　B.沙丁胺醇　　C.呋塞米　　D.氨茶碱　　E.盐酸氨溴索

二、慢性呼吸衰竭病人的护理

（一）临床表现

1.**呼吸困难** 病情较轻时表现为呼吸费力伴呼气延长，严重时浅快呼吸。若并发CO_2潴留，$PaCO_2$升高过快或显著升高以致发生CO_2麻醉时，病人可由呼吸过速转为浅慢呼吸或潮式呼吸。

2.**精神神经症状** 慢性呼吸衰竭伴CO_2潴留时，随$PaCO_2$升高可表现为**先兴奋后抑制现象**。兴奋症状包括失眠、烦躁、躁动、夜间失眠而白天嗜睡（昼夜颠倒现象）。但此时切忌用镇静或催眠药，以免加重CO_2潴留，发生肺性脑病。肺性脑病表现为**神志淡漠、肌肉震颤或扑翼样震颤、间歇抽搐、昏睡，甚至昏迷等**。

考题6 慢性呼吸衰竭患者最早、最突出的临床表现是（ ）

A.发绀　　B.发热　　C.咳嗽　　D.神经精神症状　　E.呼吸困难

（二）辅助检查

1.动脉血气分析 $PaO_2<60mmHg$，伴或不伴$PaCO_2>50mmHg$，为呼吸衰竭的诊断标准。$pH<7.35$为失代偿性酸中毒，$pH>7.45$为失代偿性碱中毒。

2.血电解质检查 可有低血钾、高血钾、低血钠、低血氯等。

（三）治疗原则

1.氧疗 **氧疗时需注意保持低浓度吸氧，防止血氧含量过高**。

2.机械通气 根据病情选用无创机械通气或有创机械通气。

3.抗感染 积极抗感染治疗。

4.呼吸兴奋剂的应用 慢性呼吸衰竭病人可应用呼吸兴奋剂。**使用时须在保持气道通畅的前提下**，否则会加重呼吸肌疲劳，加重CO_2潴留。

（四）护理措施

1.体位、休息与活动 指导病人卧床休息，**一般取半卧位或坐位**。

2.合理用氧 对Ⅱ型呼吸衰竭病人应给予低浓度（25%~29%）、低流量（1~2L/min）鼻导管持续吸氧。

3.指导 Ⅱ型呼衰病人进行呼吸运动锻炼，如缩唇呼吸、腹式呼吸，增加有效通气量，改善通气功能。

考题答案

序号	1	2	3	4	5	6								
答案	B	D	A	B	C	E								

第十一节　急性呼吸窘迫综合征病人的护理

一、临床表现

1.除原发病的相应症状和体征外，最早出现的症状是呼吸加快，并**呈进行性加重的呼吸困难、发绀**，常伴有烦躁、焦虑、出汗等。

2.早期体征可无异常，或仅在双肺闻及少量细湿啰音；后期多可闻及水泡音，可有管状呼吸音。

考题1 患者男，37岁，因感染性休克入院。护士在观察病情时，下列症状提示其发生急性呼吸窘迫综合征的可能的是（ ）

A.呼吸音减弱　　　　　　　B.肺部湿啰音　　　　　　　C.躁动不安

D.动脉血氧分压下降　　　　E.呼吸困难迅速加重

二、辅助检查

1. 动脉血气分析　动脉血氧分压（PaO_2）≤60mmHg；氧合指数（PaO_2/FiO_2）<200mmHg。

2. X线胸片　早期可无异常，或呈轻度间质改变，表现为边缘模糊的肺纹理增多。继之出现斑片状以至融合成大片状的浸润阴影，大片阴影中可见支气管充气征。

三、治疗原则

1. **纠正缺氧**　迅速纠正缺氧是抢救最重要的措施。一般需高浓度（>50％）给氧，使PaO_2≥60mmHg或SaO_2≥90％。

2. **机械通气**　需要尽早应用。采用**呼气末正压（PEEP）**、小潮气量通气。（亲：成人急性呼吸窘迫综合征治疗选呼气终末正压通气（PEEP），小儿肺透明膜病选持续正压呼吸用氧）。

考题2　某早产儿，胎龄34周，生后2小时出现呼吸困难、呻吟。X线胸片提示肺透明膜变早期，应首先给予的处理措施是（　　）

　A. 地塞米松　　　　　B. 氧气枕吸氧　　　　　C. 纠正酸中毒　　　　　D. 气管插管　　　　　E. 机械通气

考题3　患者男，65岁。心脏瓣膜置换术后并发急性呼吸窘迫综合征，需使用呼吸机治疗。患者家庭经济负担大，其家属很担心费用问题，询问护士是否可以不使用呼吸机。护士最佳的做法是（　　）

　A. 强调使用呼吸机的重要性　　　　　B. 告知使用呼吸机的费用　　　　　C. 让其直接问医生

　D. 告诉其若放弃治疗则后果自负　　　　　E. 与医生讨论是否使用其他治疗方法

考题答案

序号	1	2	3															
答案	E	E	A															

第五章　传染病病人的护理

考情分析

本章内容非常重要，每年约考查15题。重点考查了预防麻疹传播的措施，水痘的病理特征、水痘患儿隔离期限，流行性腮腺炎的潜伏期、隔离方式，急性黄疸型肝炎的临床表现、肝炎标志物检测，艾滋病的高危人群、艾滋病的心理护理和健康指导，流脑的传播媒介，猩红热的病原体和皮肤护理，肺结核的辅助检查、化疗原则，化疗药物的不良反应、咯血的处理、痰液的处理等。

考点预测

第一节　流行性感冒病人的护理

流行性感冒（简称流感）以**急起高热、全身疼痛、显著乏力和轻度呼吸道症状为主要表现**。流感发病率高、发病突然、蔓延迅速、流行过程短但反复。流行以冬春季节多见，<u>大流行主要由甲型流感病毒引起</u>。本病具有自限性。

一、流行病学

（一）传染源

<u>病人和隐形感染者是本病的主要传染源</u>，自潜伏期末即可传染，**病初2~3日传染性最强**，排毒时间可长达病后7天。病毒存在于病人**鼻涕**、口涎、痰液中，并随**咳嗽**、喷嚏排出体外。由于部分**免疫**，感染后可不发病，成为**隐性感染**。

（二）传播途径

<u>主要经呼吸道空气飞沫传播</u>，也可通过污染食具或玩具接触传播。

（三）易感人群

人群对流感病毒普遍易感。感染后对同一抗原型可获不同程度的免疫力，同型免疫力通常不超过一年，流感病毒三个型别之间无交叉免疫。病毒变异后，人群重新易感，故可反复发病。

二、临床表现

潜伏期一般为1~3天，最短数小时，最长4天。

（一）单纯型流感

常突然起病，畏寒高热，体温可达39℃~40℃，多伴头痛、全身肌肉关节酸痛、极度乏力、食欲减退等，常有咽喉痛、干咳，可有鼻塞、流涕、胸骨后不适等症状。颜面潮红，眼结膜外眦轻度充血。如无并发症呈自限性过程，多于发病3~4天后体温逐渐消退，全身症状好转，但咳嗽、体力恢复常需1~2周。轻症流感与普通感冒相似，症状轻，2~3天可恢复。

（二）肺炎型流感

实质上就是并发了流感病毒性肺炎，多见于老年人、儿童、原有心肺疾患的人群。主要表现为高热持续不退，剧烈咳嗽、咳血痰或脓性痰、呼吸急促、发绀，肺部可闻及湿啰音。胸片提示两肺有散在的絮状阴影。痰培养无致病细菌生长，可分离出流感病毒。最终因呼吸循环衰竭而死亡。

（三）中毒型流感

表现为高热、休克、呼吸衰竭、中枢神经系统损害及弥漫性血管内凝血（DIC）等严重症状，病死率高。

（四）胃肠型流感

除发热外，以呕吐、腹痛、腹泻为显著特点，儿童多于成人。2~3天即可恢复。

（五）特殊人群流感

1. 儿童流感　在流感流行季节。一般健康儿童感染流感病毒可能表现为轻型流感，主要症状为发热、咳嗽、流涕、鼻塞及咽痛、头痛，少部分出现肌痛、呕吐、腹泻。婴幼儿流感的临床症状往往不典型，可出现高热惊厥。
2. 老年人流感
3. 妊娠妇女流感
4. 免疫缺陷人群流感

（六）并发症

1. 细菌性肺炎　发生率为5%~15%。流感起病后2~4天病情进一步加重。外周血白细胞总数和中性粒细胞显著增多，以肺炎链球菌、金黄色葡萄球菌，尤其是耐甲氧西林金黄色葡萄球菌，肺炎链球菌或流感嗜血杆菌等为主。

2. 其他病原菌感染所致肺炎。

3. 其他病毒性肺炎　常见的有鼻病毒、冠状病毒、呼吸道合胞病毒、副流感病毒等。

4. Reye综合征（瑞氏综合征）　偶见于14岁以下的儿童。

三、辅助检查

1. 血常规检查。

2. 病原学相关检查。

（1）免疫荧光或免疫酶染法检测抗原。

（2）病毒核酸检测。

（3）**病毒分离**　**是确定诊断的重要依据**。将急性期病人鼻咽分泌物或口腔含漱液接种于鸡胚羊膜囊进行病毒分离。

3. 血清学检查　应用血凝抑制试验、补体结合试验等测定急性期和恢复期血清中的抗体，如有4倍以上增长，则为阳性，应用中和免疫酶试验测定中和滴度，可检测中和抗体，这些都有助于回顾性诊断和流行病学调查。

4. 影像学检查。

四、治疗原则

1. 隔离　**隔离病人1周或至主要症状消失**，隔离期间避免外出，如外出需戴口罩。

2. 对症治疗。

3. 抗病毒治疗　**应在发病48小时内使用**。

4. 支持治疗和预防并发症

五、护理措施

1. 对疑似和确诊病人**做好呼吸道隔离**。

2. 休息和活动　急性期应卧床休息，协助病人做好生活护理。

3. 营养与饮食　病人发热时应多饮水，给予易消化、营养丰富的富含维生素的饮食。伴呕吐或腹泻严重者，应适当增加静脉营养的供给。

4. 病情观察　观察病人的生命体征，注意体温、脉搏、呼吸的改变。观察病人有无高热不退、呼吸急促、发绀等。协助采集血液、痰液或呼吸道分泌物标本，以明确诊断或发现继发性细菌感染。

5. 对症护理　病人有咳嗽、咳痰、胸闷、气急、发绀等肺炎症状时，应协助其取半卧位，吸氧，必要时吸痰，及时报告医生处理。

第二节　麻疹病人的护理

一、病因、发病机制及流行病学

麻疹病人是唯一的传染源。**出疹前5天至出疹后5天均有传染性**，如合并肺炎，传染性可延长至出疹后10天。主要通过**呼吸道飞沫传播**。

二、临床表现

1. **潜伏期**　一般6~18天，平均10天。

2. **前驱期**（出疹前期）　从发热至出疹，一般3~4天，以发热、上呼吸道感染和**麻疹黏膜斑**为主要特征。**麻疹黏膜斑具有早期诊断价值**。

3. **出疹期**　初见于**耳后、发际**，渐至面部、颈部、躯干、四肢及手心足底，**为淡红色充血性斑丘疹**，大小不等，压之褪色。

考题1　麻疹患者在出疹期首先出现皮疹的部位是（　）

A. 前额、面、颈　　　B. 耳后、发际　　　C. 胸、背　　　D. 胸、腹　　　E. 四肢

4. 恢复期　出疹3~4天后，皮疹消退，可有**麦麸样脱屑及浅褐色色素沉着**。（亲：要记住麻疹3个"3"哦，即烧3天，出疹3天，退疹3天）。

5. 常见并发症　**支气管肺炎**、喉炎、心肌炎、麻疹脑炎等。

考题2　麻疹皮疹最初见于（　）

A. 躯干　　　B. 四肢　　　C. 颈部　　　D. 耳后发际　　　E. 面部

三、护理措施

（一）维持正常体温

不宜用药物或物理方法进行降温，尤其**禁用酒精擦浴、冷敷**。体温超过40℃时可用小量的退热剂，以免发生惊厥。（亲：新生儿、血液病病人、传染病患儿出现皮疹时均禁用酒精擦浴）。

（二）保持皮肤黏膜的完整性

保持皮肤清洁、床单干燥，**勤剪指甲，防止抓伤皮肤导致继发感染**。及时评估透疹情况，如透疹不畅，可用鲜芫荽煎水服用并擦身帮助透疹。保持口腔、眼、耳鼻部的清洁，用生理盐水清洗双眼，再滴入抗生素眼膏；加强口腔护理，多喂白开水；防止呕吐物或眼泪流入耳道引起中耳炎；及时清除鼻痂。

（三）保证营养的供应

以清淡、易消化的流食、半流食为宜，少量多餐。鼓励多饮水，以利排毒、退热、透疹。恢复期添加高蛋白、高维生素食物。

（四）预防感染的传播

1. 隔离患儿　采取呼吸道隔离至出疹后5天。接触的易感儿隔离观察21天。

2. 切断传播途径　患儿衣被及玩具等在阳光下暴晒2小时。医务人员接触患儿后，须在日光下或流动空气中停留30分钟以上。

3. 保护易感人群　对**8个月以上未患过麻疹的小儿应接种麻疹疫苗。易感儿接触麻疹后5日内注射免疫球蛋白**，可免于发病。（亲：对麻疹接触患儿注射丙种球蛋白，可直接为其提供保护性抗体，从而避免发病）。

考题3 为了避免发病，接触麻疹患儿的小儿应在5日内注射（　）

A. 麻疹疫苗　　　　B. 人血丙种球蛋白　　C. 胃肠道传播　　　D. 血液传播　　　E. 接触传播

考题4 患儿，男，4岁，因患麻疹在家隔离治疗，护士对该患儿家长进行健康教育，其中错误的是（　）

A. 房间经常通风换气　　　　　　　　　　　　B. 隔离至出疹后5天

C. 患儿衣被及玩具等在阳光下暴晒2小时　　　　D. 家长接触患儿后，不能立即接触其他小孩

E. 接触的易感儿需隔离观察7天

考题答案

序号	1	2	3	4							
答案	B	D	B	E							

第三节　水痘病人的护理

水痘是由水痘-带状疱疹病毒引起的急性传染病。临床特征为皮肤和黏膜相继出现并同时存在**斑疹、丘疹、疱疹和结痂**。

一、病因、发病机制及流行病学

水痘病人是唯一的传染源。病毒**经飞沫或直接接触传播，出疹前1~2日至疱疹结痂**为止均有传染性。水痘病人皮肤病变仅限于表皮棘细胞层，愈合不留瘢痕。

考题1 水痘皮肤病变的病理特征是（　）

A. 仅限黏膜　　　B. 仅限表皮　　　C. 仅限真皮　　　D. 可侵及皮下组织　　　E. 可侵及肌层

二、临床表现

症状轻微，表现为低热、全身不适、咳嗽等。**常在起病当天或次日出现皮疹**，特点是：①皮疹分批出现，初始为**红色斑疹或斑丘疹**，迅速发展为清亮、椭圆形小水疱，周围伴有红晕，疱液先透明而后浑浊，疱疹易破溃，常伴瘙痒，2~3天开始干枯结痂。**不同性状的皮疹同时存在是水痘皮疹的重要特征**；②皮疹为**向心性分布，躯干多，四肢少**是水痘皮疹的又一特征；③黏膜疱疹可出现在口腔、咽、结膜和生殖器等处，易破溃形成溃疡；④水痘为**自限性疾病**，一般10日左右自愈。

三、治疗原则

阿昔洛韦是目前首选药物，在水痘发病后24小时内应用才有效。

四、护理措施

1. 维持皮肤完整　**室温适宜，衣被不宜过厚**，以免造成患儿不适，增加痒感。衣被清洁干燥，**剪短指甲，婴幼儿可戴并指手套**，以免抓伤皮肤引起继发感染或留下瘢痕。**皮肤瘙痒难忍时**，可分散其注意力，或用温水洗浴、**局部涂炉甘石洗剂或5%碳酸氢钠溶液**。

2. 降低体温　可用物理降温，**忌用阿司匹林**，以免增加Reye综合征的危险。卧床休息，饮食清淡，多饮水。（亲：甲亢、水痘患儿等均禁用阿司匹林）。

3. 预防感染传播　保持室内空气新鲜，定时空气消毒。无并发症的患儿多在家隔离治疗，**隔离至疱疹全部结痂。易感儿接触后应隔离观察3周**。

> **好礼相送**　　　　　　　　　　**不同传染病的传染时段**
> 1. 麻疹：出疹前5日至出疹后5日均有传染性。
> 2. 水痘：出疹前1日至疱疹全部结痂时均有传染性。
> 3. 流行性腮腺炎：腮腺肿大前1日至消肿后3日均有传染性。

考题2　3岁患儿，未患过水痘。现该患儿班级里出现水痘患儿。该患儿应在家隔离观察的时间时（　）

A. 1周　　　　　　B. 2周　　　　　　C. 3周　　　　　　D. 4周　　　　　　E. 5周

考题答案

序号	1	2											
答案	B	C											

第四节　流行性腮腺炎病人的护理

一、病因、发病机制及流行病学

病人和隐性感染者为本病传染源。自腮腺肿大前7天至消肿后2周均具有传染性。病毒主要通过飞沫、直接接触传播。

二、临床表现

（一）典型病例以腮腺炎为主要表现

潜伏期8~30天，平均18天。大部分病人无前驱症状，部分病人可有发热、头痛、乏力、食欲缺乏等前驱症状。腮腺肿大常是疾病的首发体征。肿大以耳垂为中心，向前、后、下发展，边缘不清，表面发热但不红，有疼痛及触痛。腮腺管口红肿，但无分泌物。腮腺肿大2~3天达高峰，持续4~5天后逐渐消退。

考题1　流行性腮腺炎的潜伏期平均为（　）

A. 6天　　　　　　B. 9天　　　　　　C. 12天　　　　　　D. 15天　　　　　　E. 18天

（二）腮腺炎病毒常侵入神经系统、其他腺体或器官而产生下列症状

1. **脑膜脑炎**　表现为发热、头痛、呕吐、颈项强直等症状。
2. **睾丸炎**　多为单侧受累，睾丸肿胀疼痛，约半数病例可发生萎缩。
3. **急性胰腺炎**　常发生于腮腺肿胀数日后，表现为上腹疼痛，有压痛，伴发热、寒战、呕吐等。

三、护理措施

1. 减轻疼痛
（1）**局部冷敷**可减轻炎症充血和疼痛。
（2）保持口腔清洁，鼓励患儿饮水、勤漱口，防止继发感染。
（3）给予清淡、易消化的半流质或软食，忌酸、辣、硬而干燥的食物，以免引起唾液分泌增多，肿痛加剧。
2. 控制体温　高热者给予物理或药物降温。
3. 密切观察病情变化　注意患儿有无脑膜脑炎、睾丸炎、急性胰腺炎等临床征象。
4. 睾丸炎用丁字带托起阴囊消肿或局部间歇冷敷以减轻疼痛。

四、健康教育

指导家长做好隔离、用药、饮食、退热等护理。无并发症的患儿一般在家中采取呼吸道隔离治疗，隔离至腮腺肿大完全消退后5天为止。对患儿的呼吸道分泌物及其污染的物品应进行消毒。流行期间应加强幼儿园与学校的晨检，及时发现并隔离患儿。易感儿接种麻疹、风疹、腮腺炎三联疫苗，能起到良好的保护作用。有接触史的易感儿应观察3周。

考题2　对无并发症的急性腮腺炎患儿，正确的隔离方式是（　）

A. 保护性隔离　　　B. 接触性隔离　　　C. 血液隔离　　　D. 消化道隔离　　　E. 家中隔离

考题答案

序号	1	2											
答案	E	E											

第五节 病毒性肝炎病人的护理

一、病因与流行病学

<u>主要经粪-口途径传播</u>的有<u>甲型肝炎和戊型肝炎</u>。甲型肝炎以儿童发病率高；而戊型肝炎则主要发生于青壮年。

<u>主要经血液途径传播的有乙型肝炎、丙型肝炎及丁型肝炎</u>。

<u>母婴传播为乙型肝炎重要传播途径</u>。

二、临床表现

（一）急性肝炎

1. 急性黄疸性肝炎

（1）黄疸前期：平均5~7天。表现为<u>食欲减退、厌油、恶心</u>、呕吐、腹胀、腹痛和腹泻，同时还有畏寒、发热、疲乏及全身不适等。

（2）黄疸期：可持续2~6周。尿色加深如浓茶样，<u>巩膜和皮肤黄染</u>。黄疸可逐渐加深，约2周达到高峰。常见肝大，质地软，有轻度压痛及叩击痛。部分病人有轻度脾大。

（3）恢复期：本期平均持续4周。上述症状消失，黄疸逐渐消退，肝脾回缩，肝功能逐渐恢复正常。

2. 急性无黄疸性肝炎 较黄疸性肝炎多见。主要表现为消化道症状。

考题1 急性黄疸性肝炎前驱期的表现是（　　）

A. 粪便颜色变浅　　　　B. 皮肤瘙痒　　　　C. 消化道症状　　　　D. 皮肤黄染　　　　E. 肝区疼痛

（二）慢性肝炎

病程超过半年者。通常无发热，症状类似急性肝炎。面色晦暗、蜘蛛痣、肝掌、肝脾大。

（三）重型肝炎

1. 重型肝炎分型

（1）急性重型肝炎：起病较急，早期即出现重型肝炎的临床表现。尤其是病后10天内出现Ⅱ度以上<u>肝性脑病、肝脏明显缩小</u>、肝臭等。

（2）亚急性重型肝炎：急性黄疸型肝炎起病10天以上，出现重型肝炎的临床表现。肝性脑病多出现在疾病的后期，腹水往往较明显。

（3）慢性重型肝炎：在慢性肝炎或肝炎后肝硬化基础上发生的重型肝炎。

2. 重型肝炎的诱因 ①病后劳累；②感染，常见胆系感染、原发性腹膜炎等；③长期大量酗酒；④服用对肝脏有损害的药物；⑤合并妊娠。

3. 临床表现 主要表现为肝衰竭：①<u>黄疸迅速加深</u>，血清胆红素高于171μmol/L；②<u>肝脏进行性缩小，出现肝臭</u>；③出血倾向，凝血酶原活动度（PTA）低于40%；④迅速出现腹水、中毒性鼓肠；⑤<u>精神神经系统症状</u>，早期可出现计算能力下降，定向障碍，<u>精神行为异常</u>，烦躁不安，嗜睡，<u>扑翼样震颤</u>等，晚期可发生昏迷；⑥肝肾综合征，出现少尿甚至无尿，电解质酸碱平衡紊乱，血尿素氮升高等。

> 锦囊妙记：急性肝炎与重型肝炎如何区别：急性肝炎主要有消化道和黄疸等症状，而重型肝炎除了有上述症状外，同时出现了肝脏缩小、肝臭以及精神行为异常等症状。

三、辅助检查

（一）血清检查

1. <u>丙氨酸氨基转移酶（ALT）是判定肝细胞损害的重要指标</u>。急性黄疸型肝炎常明显升高；慢性肝炎可持续或反复升高；重型肝炎时因大量肝细胞坏死，ALT随黄疸迅速加深而下降。

2. 天门冬氨酸氨基转移酶（AST）升高。

3. 清蛋白下降、球蛋白升高和A/G比值下降 见于慢性肝病。

4. 黄疸型肝炎时，直接和间接胆红素均升高。淤胆型肝炎则以直接胆红素升高为主。

5. <u>凝血酶原活动度（PTA）检查</u> PTA与肝损程度成反比，<u>可用于重型肝炎临床诊断及预后判断</u>。重型肝炎PTA常<40%。

（二）肝炎病毒病原学（标记物）检测

1. 甲型肝炎

（1）<u>血清抗-HAV-IgM</u>：是甲肝病毒（HAV）近期感染的指标，是确诊甲型肝炎最主要的标记物。

（2）血清抗-HAV-IgG：见于甲型肝炎疫苗接种后或既往感染HAV的病人，为保护性抗体。

2.乙型肝炎

（1）表面抗原（HBsAg）与表面抗体（抗-HBs）：**HBsAg阳性见于乙肝病毒（HBV）感染者。抗-HBs阳性主要见于预防接种乙型肝炎疫苗后或过去感染HBV并产生免疫力的恢复者。**（亲：抗原（Ag）阳性通常提示病毒感染或病毒复制，有传染性，抗体（Ab）阳性通常提示机体感染后产生免疫力。）

（2）e抗原（HBeAg）与e抗体（抗-HBe）：HBeAg一般只出现在HBsAg阳性的血清中。**HBeAg阳性提示HBV复制活跃，传染性较强。**

（3）核心抗原（HBcAg）与其抗体（抗-HBc）：HBcAg主要存在于受感染的肝细胞核内，如检测到HBcAg，表明HBV有复制。

（4）乙型肝炎病毒脱氧核糖核酸（**HBV DNA**）和DNAP：**是反映HBV感染最直接、最特异和最灵敏的指标。**两者阳性提示HBV的存在、复制，传染性强。

考题2 患者男，27岁，既往体健，体检时肝功能正常，抗-HBs阳性，HBV其他血清病毒标记物均为阴性。其很担心自己患上乙型肝炎，护士应告知患者其此时的状况是（　　）

A．乙型肝炎且有传染性

B．乙型肝炎但病情稳定

C．乙型肝炎病毒携带状态

D．处于乙型肝炎恢复期

E．对乙型肝炎病毒具有免疫力

四、治疗原则

（一）隔离

甲、戊型肝炎按肠道传染病隔离3~4周；乙、丙、丁型肝炎按血源性传染病及接触传染病隔离，乙、丁型肝炎急性期应隔离到HBsAg转阴；恢复期仍不转阴者，按HBsAg携带者处理；丙型肝炎急性期隔离至病情稳定。乙型肝炎表面抗原携带者需要随诊，可以工作（**但不应从事饮食、幼儿、自来水、血制品等工作；且不能献血并应严格遵守个人卫生**）。为阻断母婴传播，对**新生儿最适宜的预防方法是应用乙肝疫苗+高效价乙肝免疫球蛋白注射。**

（二）休息

急性肝炎早期，应卧床休息。慢性肝炎适当休息，病情好转后应注意动静结合，恢复期逐渐增加活动，但要避免过劳，以利康复。

（三）饮食

急性肝炎应进易消化、维生素含量丰富的清淡食物。若呕吐者，可静脉滴注葡萄糖及维生素C。慢性肝炎病人宜高蛋白饮食（肝性脑病时，应限制蛋白入量），但应注意不要摄食过多，以防发生脂肪肝等。

五、护理措施

（一）做好隔离避免传染他人

甲肝、戊肝的病人要进行消化道隔离；乙肝、丙肝和丁肝病人要进行血液、体液隔离。

考题3 丙型肝炎的主要传播途径是（　　）

A．粪-口传播　　　　B．水传播　　　　C．食物传播　　　　D．血液传播　　　　E．媒介传播

1.排泄物要使用5%含氯消毒剂消毒后再倾倒。

2.被污染的物品可在0.5%的洗消净中浸泡30分钟或沸水煮30分钟消毒。

3.医护人员进行有创检查或操作应注意做好自我防护，一旦出现针刺伤，要挤出伤口的血，并用流动水冲，边挤边冲，立即注射高效的免疫球蛋白，检查病毒的抗原与抗体，以后三个月、半年复查。

考题4 某护士在给HBeAg阳性的慢性肝炎病人采血时，不慎刺破左手拇指，此时急需采取的重要措施是（　　）

A．立即注射乙肝疫苗

B．立即进行酒精消毒

C．定期复查肝功能和HBV-IgM

D．立即注射高效价乙肝免疫球蛋白和查血HBsAg及HBsAb

E．立即接种乙肝疫苗，1周内注射高效价乙肝免疫球蛋白

（二）饮食护理

1.肝炎急性期　宜进食清淡、易消化、富含维生素的流质。

2.黄疸消退期　可逐渐增加饮食，避免暴饮暴食，少食多餐。补充蛋白质，以优质蛋白为主，如牛奶、瘦猪肉、鱼等；碳水化合物，以保证足够热量。

3.要避免长期摄入高糖高热量饮食，尤其有糖尿病倾向和肥胖者，以防诱发糖尿病和脂肪肝。腹胀者可减少产气食品如牛奶、豆制品等的摄入。禁饮酒。

考题答案

序号	1	2	3	4								
答案	C	E	D	D								

第六节　艾滋病病人的护理

一、病因与流行病学

艾滋病病人和HIV无症状病毒携带者是本病的传染源，病毒主要存在于血液、精液、子宫和阴道分泌物中。

传播途径：①性接触传染，是艾滋病的主要传播途径；②共用针头注射及血源途径；③母婴垂直传播。

高危人群：男性同性恋者、多个性伴侣者、静脉药物依赖者和血制品使用者。

考题1　患者男，32岁，反复发热、腹泻2个月。经实验室检查"抗HIV阳性"，初步诊断为"艾滋病"。护士对患者进行健康史评估时，下列内容中最不重要的是（　）

A.有无输血史　　　　B.有无静脉吸毒史　　　　C.有无吸食大麻史　　　　D.性伴侣情况　　　　E.有无不洁性行为史

二、临床表现

（一）艾滋病分期

1. 急性感染期（Ⅰ期）　感染HIV后，部分病人出现轻微发热、全身不适、头痛，畏食、肌肉关节疼痛以及淋巴结肿大等。检查可见血小板减少，CD8$^+$T淋巴细胞升高。**感染后2~6周，血清HIV抗体可呈阳性反应。**

2. 无症状感染期（Ⅱ期）　无任何症状。可检出HIV以及HIV核心蛋白和包膜蛋白的抗体。此期持续2~10年或更长。

3. 持续性全身淋巴结肿大期（Ⅲ期）　表现为除腹股沟淋巴结以外，全身其他部位两处或两处以上淋巴结肿大，质地柔韧，无压痛，能自由活动。

4. 艾滋病期（Ⅳ期）　是艾滋病病毒感染的最终阶段。此期易发生**机会性感染及恶性肿瘤**，可累及全身各个系统及器官，常有多种感染和肿瘤并存。

（二）各系统的临床表现

肺孢子菌肺炎最为常见，是本病机会性感染死亡的主要原因。

三、辅助检查

1. 血常规检查　不同程度贫血，血小板减少，红细胞沉降率加快，白细胞计数降低。

2. 免疫学检查　T细胞绝对值下降，**CD4$^+$T淋巴细胞计数下降，CD4/CD8比值<1.0。**此检查有助于判断治疗效果及预后。

3. 血清学检查

（1）HIV-1抗体检查：p24和gp120抗体，用ELISA法连续两次阳性可确诊。

（2）HIV抗原检查：可用ELISA检测p24抗原。

4. HIV-RNA的定量检测　既有助于诊断，又可判断治疗效果及预后。

四、护理措施

1. 隔离　艾滋病期病人应在执行血液/体液隔离的同时实施保护性隔离。

2. 心理护理　护理人员要取得病人的信任，平时要注意沟通技巧，操作当中要稳重敏捷，并且帮助病人正确认识疾病，积极配合诊断治疗，激发病人潜在的生存意识，以提高机体的抗病能力。引导病人树立良好的生活愿望，正视现实，战胜自我，对疾病的治疗充满希望。

3. 健康指导　已感染HIV的育龄妇女应避免妊娠、生育，以防止母婴传播。HIV感染哺乳期妇女应人工喂养婴儿。告诉病人安全性行为和使用安全套。严禁献血、捐献器官和精液。教会病人如何使用含氯消毒剂或漂白粉等消毒液，进行血、排泄物和分泌物的消毒。

考题2　患者女，25岁，在一次体检中发现HIV阳性，护士对患者的指导，不正确的是（　）

A.性行为时使用安全套　　　　B.外出时戴口罩　　　　C.告之不要传染给别人的义务

D.严禁献血　　　　E.使用含氯消毒剂对血液、排泄物进行消毒

考题3　预防、医疗、保健机构发现艾滋病病毒感染者时，以下措施不正确的是

A.身体约束　　　　B.留观　　　　C.给予宣教　　　　D.医学观察　　　　E.定期和不定期访视

考题答案

序号	1	2	3									
答案	C	B	A									

第七节　流行性乙型脑炎病人的护理

一、病因、发病机制及流行病学

乙脑是人畜共患的自然疫源性疾病。人和动物感染乙脑病毒后，可发生病毒血症，成为传染源。其中**猪是乙脑主要传染源及中间宿主。蚊虫是乙脑主要传播媒介。**

考题1 某社区护士拟向社区居民宣传乙脑的预防知识，在强调接种乙脑疫苗的同时，还应动员社区居民做好（　）

A. 家禽管理　　　　B. 家畜管理　　　　C. 灭蝇工作　　　　D. 灭蚊工作　　　　E. 灭鼠工作

二、临床表现

（一）分期

1. 潜伏期　4~21天，**一般为10~14天。**
2. 前驱期　一般1~3日，起病多急骤，体温在1~2天内高达39℃~40℃，伴头痛、恶心和呕吐。
3. 极期　持续7天左右。主要表现为脑实质受损症状。
（1）高热：体温高达40℃以上，持续7~10日。
（2）意识障碍：包括嗜睡、谵妄、昏迷或定向力障碍等，持续1周左右。
（3）惊厥：可有局部抽搐、肢体阵挛性抽搐、全身抽搐或强直性痉挛，持续数分钟至数十分钟不等，均伴有意识障碍。
（4）呼吸衰竭：多发生在重症病例，主要由于脑实质炎症、脑水肿、颅内压增高、脑疝和低血钠脑病所致。
高热、惊厥及呼吸衰竭是乙脑极期的严重症状，呼吸衰竭常为致死的主要原因。
（5）颅内高压：剧烈头痛、喷射性呕吐、血压升高和脉搏变慢；脑膜刺激征阳性；婴幼儿常有前囟隆起。
4. 恢复期　此期体温逐渐下降，神经、精神症状好转，一般2周左右。
5. 后遗症期　指恢复期神经系统残存症状超过6个月尚未恢复者。主要表现为意识障碍、痴呆、失语、肢体瘫痪、扭转痉挛以及精神障碍等。

（二）分型

1. 轻型　体温在38℃~39℃，神志清楚或有轻度嗜睡，头痛、呕吐不明显，无惊厥、呼吸困难。
2. 中型　体温39℃~40℃，头痛、呕吐，嗜睡或浅昏迷，惊厥，脑膜刺激征阳性。
3. 重型　体温40℃~41℃左右，昏迷、反复惊厥，颅内压增高，脑膜刺激征明显。
4. 极重型　体温41℃以上，深昏迷，常出现呼吸衰竭和脑疝。

三、辅助检查

血常规、脑脊液、血清学及脑CT检查等。**特异性IgM抗体在病后3~4日即可出现，2周达到高峰，有早期诊断价值。**

四、治疗原则

全面支持和对症治疗。**处理好高热、惊厥、呼吸衰竭是抢救乙型脑炎病人的关键。**

五、护理措施

1. 降低体温　密切观察和记录体温，及时采取有效降温措施，高热患儿头部放置冰帽、冰枕，腋下、腹股沟等大血管处放置冰袋或酒精拭浴（擦浴）、冷盐水灌肠。
2. 保持呼吸道通畅　鼓励并协助患儿翻身、拍背；痰液黏稠者给予超声雾化吸入；给氧，减轻脑损伤。
3. 控制惊厥　及时发现烦躁不安、口角或指（趾）抽动、两眼凝视、肌张力增高等惊厥先兆。一旦出现，**让患儿取仰卧位，头偏向一侧，松解衣服和领口，清除口鼻分泌物；用牙垫或开口器置于患儿上下臼齿之间。**遵医嘱使用止惊药物。
4. 密切观察患儿病情，记录生命体征、意识、瞳孔等的变化。

考题答案

序号	1												
答案	D												

第八节　猩红热病人的护理

一、病因、发病机制及流行病学

A组乙型溶血性链球菌是本病的致病菌。主要通过空气飞沫直接传播。

考题1 引起猩红热的病原体是（　）
A. 金黄色葡萄球菌　　B. A组β型链球菌　　C. B组链球菌　　D. C组链球菌　　E. 肺炎链球菌

二、临床表现

1. 发热　多为高热，伴头痛、乏力、全身不适等。

2. 咽峡炎　咽部、扁桃体充血、肿胀，表面有脓性渗出物。

3. 皮疹　多在发热后第2日出现；**始于耳后**、颈部及上胸部。皮疹特点为针尖大小的**充血性皮疹**，压之褪色，触之有砂纸感，疹间无正常皮肤，有痒感。肘窝、腹股沟等处皮疹密集，易摩擦出血呈紫红色线状，称为**帕氏线**。面部仅有充血而无皮疹，口鼻周围充血不明显，相比之下略显苍白，称为**"口周苍白圈"**。病初舌被覆白苔，3~4日后白苔脱落，舌乳头红肿突起，称为**"杨梅舌"**。躯干为**糠皮样脱屑**，手掌足底可见**大片状脱皮**，呈"手套""袜套"状。无色素沉着。

> **考题2**　猩红热患儿特有的体征是（　）
>
> A. 口周苍白圈　　　　　　　　B. 躯干糠皮样脱屑　　　　　　C. 皮疹多在发热2天后出现
>
> D. 疹间无正常皮肤　　　　　　E. 多为持续性高热

4. 常见并发症为**变态反应性疾病**，主要有急性肾小球肾炎、风湿病等。

三、治疗原则

青霉素为首选药物。对青霉素过敏或耐药者可用红霉素或第Ⅰ代头孢菌素治疗。

四、护理措施

（一）发热的护理

急性期绝对卧床，给予物理降温及药物降温，**忌用冷水或乙醇擦浴**。多饮水，以利散热及排泄毒素。给予营养丰富、富含维生素且易消化的流质、半流质饮食。

（二）遵医嘱及早使用青霉素治疗

（三）保持皮肤、黏膜完整

保持口腔清洁，可用盐水漱口。避免干硬、辛辣的食物。勤换内衣，温水洗浴。脱皮时可涂凡士林或液状石蜡，**有大片脱皮时嘱患儿不要用手强行撕脱，须用消毒剪刀剪掉**，以防感染。

（四）预防感染的传播

1. 隔离患儿　**隔离至症状消失后1周，连续咽拭子培养3次阴性**。有化脓性并发症者应隔离至治愈为止。

2. 切断传播途径　室内通风换气或用紫外线照射进行消毒，被患儿分泌物污染的食具、玩具、衣被等采用消毒液浸泡、擦拭、蒸煮或日光暴晒等措施。

3. 保护易感人群　**密切接触者需观察7天**。

> **考题3**　患儿男，2岁，患猩红热入院治疗。现患儿处于脱屑期，躯干呈糠皮样脱屑，手足为大片状脱皮，针对患儿该阶段的皮肤护理指导，**错误**的是（　）
>
> A. 观察脱皮进展情况　　　　　　　　　　　B. 勤换衣服，勤晒衣被
>
> C. 用温水清洗皮肤，以免感染　　　　　　　D. 脱皮大时可用手轻轻撕掉
>
> E. 剪短患儿指甲避免抓破皮肤

考题答案

序号	1	2	3										
答案	B	A	D										

第九节　中毒型细菌性痢疾病人的护理

一、病因、发病机制和流行病学

病原菌为痢疾杆菌，志贺菌属，对外界抵抗力较强，耐寒、耐湿，但不耐热和阳光，常用的各种消毒剂均可将其灭活。**病人和带菌者是主要传染源**。

主要通过消化道传播。中毒型细菌性痢疾肠道病变轻微，但全身病变重。病变在脑组织中最为显著，可发生**脑水肿甚至脑疝**，出现昏迷、抽搐和呼吸衰竭，**是死亡的主要原因**。

二、临床表现

潜伏期1~2天。**起病急骤，突然高热**，在肠道症状出现前即反复发生惊厥，短期内即可出现呼吸衰竭、休克症状。（亲：高热为小儿细菌性痢疾的首要症状）。

1. 休克型　主要表现为感染性休克。患儿面色苍白、四肢厥冷、脉搏细速、血压下降，后期伴心、肺、肾等多器官功能障碍。

2.脑型　以颅压增高、脑水肿、脑疝和呼吸衰竭为主。患儿剧烈头痛、呕吐、血压增高、反复惊厥及昏迷，严重者呼吸节律不齐、双瞳孔不等大、对光反射迟钝或消失。此型病死率高。

3.肺型　主要表现为呼吸窘迫综合征。

4.混合型　同时或先后出现以上两型或三型的表现，极为凶险，死亡率更高。

三、辅助检查

1.血常规　白细胞总数和中性粒细胞增高。

2.便常规　黏液脓血便，镜检可见大量脓细胞、红细胞及巨噬细胞。

3.便培养　分离出痢疾杆菌是确诊的最直接的证据。送检标本应做到尽早、新鲜，选取黏液脓血部分多次送检，以提高检出率。

四、护理措施

1.维持正常体温　使用物理或药物降温，必要时采用亚冬眠疗法，控制体温在37℃左右。

2.维持有效血液循环　对休克患儿适当保暖以改善周围循环。迅速建立静脉通路进行抗休克治疗。

3.密切观察病情变化　监测患儿生命体征，密切观察神志、面色、瞳孔、尿量的变化，准确记录24小时出入量。观察患儿排便次数及大便性状。准确采集大便标本送检。

4.预防疾病的传播　对患儿采取肠道隔离至临床症状消失后1周或连续3次便培养阴性为止。

好礼相送　　　　　　　　　　　事不过"三"

1.细菌性痢疾患儿肠道隔离至连续3次便培养阴性为止。

2.病人的传染性分泌物3次培养结果均为阴性方可解除隔离。

3.急性肾盂肾炎停药后每周尿细菌培养1次，共2~3周，若均为阴性，方可认为临床治愈。

4.习惯性流产是指自然流产连续发生3次或3次以上。

5.滴虫性阴道炎病人治愈的标准：月经干净后复查，连续三次滴虫检查阴性者为治愈。

第十节　流行性脑脊髓膜炎病人的护理

流行性脑脊髓膜炎简称流脑，是由脑膜炎奈瑟菌（又称脑膜炎球菌）引起的急性化脓性脑膜炎。小儿发病率高，经呼吸道传播。患儿起病急、主要表现为突起高热、头痛、呕吐、皮肤黏膜瘀点、瘀斑及脑膜刺激征阳性。重者留有后遗症或死亡。

一、病因、发病机制及流行病学

患者和带菌者为主要传染源，从潜伏期末开始至发病10天内具有传染性。病原菌存在于患者或带菌者鼻咽分泌物中，通过飞沫传播。病原菌自呼吸道侵入，造成鼻咽部带菌状态或表现为上呼吸道炎症，少部分感染者病原菌侵入血流引起败血症，最终侵犯脑膜导致化脓性脑脊髓膜炎。该病全年均可发病，以冬春季节为主。任何年龄都可患病，以6个月到2岁婴幼儿发病率最高。

二、临床表现

潜伏期1~10天，平均2~3天。临床症状分为普通型、暴发型、轻型和慢性败血症型。

（一）普通型

最常见，占90%左右，分为3期。

1.呼吸道感染期（前驱期）：传染性最强。主要表现为上呼吸道感染症状，约持续1~2天。

2.败血症期：多突发高热、头痛、呕吐等毒血症状。70%~90%患者有皮疹，先为玫瑰疹，迅速发展为瘀点瘀斑，1~2mm至1~2cm大小，渐成为暗紫色大疱坏死。皮肤黏膜瘀点瘀斑为本期特征性表现。皮疹多呈圆形，指压不褪色，以躯干常见。病情危重者瘀点、瘀斑迅速增多、融合，中央呈紫黑色坏死形态，愈后留有瘢痕。

3.脑膜炎期：多数败血症患者于发病24小时内出现中枢神经系统症状，高热不退、头痛、呕吐、烦躁不安、惊厥、昏迷、脑膜刺激征阳性。婴幼儿表现为拒奶、惊叫、双眼凝视和前囟隆起。

（二）暴发型

较少见，凶险、病死率高。临床分为3种类型。

1.休克型　多见于2岁以下婴幼儿，表现为高热、呕吐、惊厥。患儿于短时间内出现全身皮肤、黏膜广泛瘀点和瘀斑，并迅速扩大融合。随后出现面色苍白、四肢末端厥冷、发绀、皮肤发花、脉搏细数、血压下降等周围循环衰竭表现。

2.脑膜炎型　多见于年长儿，发病急，除高热、皮肤瘀斑外，脑实质损害临床表现明显，出现一系列颅内压增高症状，剧烈头痛、极度烦躁，反复呕吐，频繁惊厥，肌张力增高；嗜睡，并迅速进入昏迷状态，严重者发生脑疝。

3.混合型　以上两型临床表现同时或先后出现。

（三）轻型

多见于临床后期，低热、细小出血点，轻度头痛或呕吐。

（四）慢性败血症型

罕见，多见于成人。以间歇发热、皮疹、关节疼痛为特征。

三、辅助检查

1.血常规　白细胞总数升高，以中性为主。
2.脑脊液检查　发生脑膜炎者脑脊液改变同其他化脓性脑膜炎。
3.细胞学检查　脑脊液涂片或皮肤瘀点涂片找到致病菌，脑脊液、血培养致病菌阳性。
4.免疫学　查特异性抗原、特异性抗体。
5.其他　核酸检测等。

四、治疗

抗生素治疗，**首选青霉素**；对症及支持治疗。

五、护理问题

1.组织灌注量改变　与内毒素所致微循环障碍有关。
2.体温过高　与细菌感染有关。
3.皮肤完整性受损　与瘀点、瘀斑有关。
4.合作性问题　颅内高压。
5.知识缺乏　家长缺乏对疾病的预防、护理知识。

六、护理措施

1.保持有效循环灌注
（1）监测生命体征、末梢循环、尿量等休克症状，发现异常及时做好抗休克准备。
（2）迅速建立静脉通路，保证输液通畅。
2.高热的护理　密切监测体温，遵医嘱给予物理降温或药物降温。
3.密切观察颅内高压或脑疝症状，备好各类急救物品
4.保持呼吸道通畅，及时吸氧、吸痰
5.保持皮肤完整　保持床单位清洁、平整，较大瘀斑坏死让其自行脱落，并按外科创伤处理。瘀斑、瘀点在吸收过程中有痒感，应剪短患儿指甲，避免抓破皮肤。
6.休克、昏迷患儿按相关护理常规
7.防止感染传播　**呼吸道隔离至症状消失后3天，但不少于发病后7天**。保持室内空气流通，定时空气消毒。**患儿呼吸道分泌物及其他被污染物品需消毒处理**。对密切接触者，可遵医嘱给予预防药物。

七、健康指导

向家长讲解有关流脑的基本知识；教育家长要注意个人与环境卫生，居室应经常通风换气，被褥勤换、常晒。流行期间不带儿童到公共场所，按时进行预防接种。

第十一节　结核病病人的护理

一、肺结核病人的护理

（一）病因

由结核分枝杆菌感染引起。结核菌在阴湿处能生存5个月以上；但在**烈日暴晒下2~7小时**或100℃水中煮沸5分钟能被杀死。主要经呼吸道传播。**结核菌侵入人体后4~8周**，身体组织对结核菌及其代谢产物所发生的反应称为**变态反应**。

（二）临床表现

1.症状　起病缓慢，午后低热、盗汗、乏力、食欲缺乏、体重下降等；咳嗽，多以干咳为主、咯血、胸痛及呼吸困难。胸痛可为结核性胸膜炎首发或主要症状。
2.体征　可无任何阳性体征或仅在肩胛间区可闻湿啰音。

（三）辅助检查

1.痰结核菌检查　是确诊肺结核最特异的方法。

2.影像学检查　胸部X线检查是早期诊断肺结核的主要方法。

3.结核菌素试验　测定人体是否受过结核菌感染。目前多采用PPD。通常取0.1ml，即5结素单位（TU）于左前臂屈侧中、下1/3交界处作皮内注射，注射后48~72小时测量皮肤硬结的直径，小于5mm为阴性，5~9mm为弱阳性，10~19mm为阳性，20mm或不足20mm出现水疱、坏死为强阳性。结核菌素试验阳性仅表示曾有结核感染，并不一定患病。若呈强阳性，常提示活动性结核病。3岁以下强阳性反应者，应视为有新近感染的活动性结核病，须予治疗。

结核菌素试验阴性反应除提示没有结核菌感染外，还见于人体免疫力、变态反应暂时受抑制情况。

（四）治疗原则

1.抗结核化学药物治疗　化疗原则是早期、联合、适量、规律和全程治疗。

短程疗法：联合用异烟肼、利福平等2个以上杀菌剂，6~9个月。强化阶段在开始的1~3个月内，每天用药。其后是巩固阶段，每周2次用药至疗程结束。

> **考题1**　肺结核的化疗原则不包括（　　）
>
> A.早期　　　　　B.规律　　　　　C.全程　　　　　D.足量　　　　　E.联合

2.对症治疗

（1）高热或大量胸腔积液者，可在使用有效抗结核药物同时，短期加用糖皮质激素如泼尼松，以减轻炎症和变态反应。

（2）咯血治疗：原则为镇静、止血、患侧卧位。咯血较多时应取患侧半卧位，轻轻将气管内积血咯出，并给予垂体后叶素5U加入50%葡萄糖液40ml中，缓慢静注。高血压、冠心病及孕妇禁用此药。咯血窒息是咯血致死的原因之一，需注意防范和紧急抢救。

（3）胸腔穿刺：结核性胸膜炎病人需及时抽液以缓解症状，一般每次抽液量不超过1L。抽液时如病人出现头晕、出汗、面色苍白、心悸、脉细、四肢发凉等"胸膜反应"时应立即停止抽液，让病人平卧，必要时皮下注射0.1%肾上腺素0.5ml。

（五）护理措施

1.做好隔离，预防传染

（1）有条件者，病人应单居一室，进行呼吸道隔离，室内保持通风，每日用紫外线消毒。病人外出时应戴口罩。

（2）嘱病人在咳嗽或打喷嚏时，用双层纸巾遮住口鼻，防飞沫传染。不要随地吐痰，将痰吐在纸上用火焚烧。接触痰液后用流水清洗双手。

（3）病人餐具需煮沸消毒或用消毒液浸泡消毒，同桌共餐时使用公筷，以预防传染。

2.肺结核活动期的病人应注意休息，避免疲劳，戒酒及维持良好营养，有高热等明显中毒症状及咯血者应卧床休息；轻症及恢复期病人，不必限制活动。

3.护士要向病人及其家人解释化疗的意义，用药时的注意事项，及时发现药物的副作用，如利福平可出现黄疸、转氨酶一过性升高及变态反应；链霉素可出现耳聋和肾功能损害；对氨基水杨酸钠可有胃肠道刺激、变态反应；异烟肼可有周围神经炎、中毒性反应；乙胺丁醇可以出现球后视神经炎。

> **考题2**　最容易引起听神经损害的抗结核药物是（　　）
>
> A.异烟肼　　　　B.利福平　　　　C.链霉素　　　　D.吡嗪酰胺　　　　E.乙胺丁醇
>
> **考题3**　患者女，43岁，患肺结核2年。现使用链霉素抗结核治疗，用药期间应注意监测（　　）
>
> A.肝功能　　　　B.心功能　　　　C.肾功能　　　　D.肺功能　　　　E.胃肠功能

4.饮食宜高热量、富含维生素、高蛋白质，多食牛奶、豆浆、鸡蛋、鱼、肉、水果及蔬菜等。

5.咯血护理

（1）大咯血病人应绝对卧床休息，减少翻动，协助病人取患侧卧位，有利于健侧通气。

（2）大咯血者暂禁食，小量咯血者宜进少量凉或温的流质饮食，避免饮用浓茶、咖啡、酒等刺激性饮料。多饮水及多食富含纤维素食物，以保持大便通畅。

（3）做好窒息的预防及抢救配合

1）密切观察病情变化，注意有无窒息先兆。应向病人说明咯血时不要屏气，应尽量将血轻轻咯出。

2）准备好抢救用品如吸痰器、鼻导管、气管插管和气管切开包等。一旦出现窒息，立即置病人于头低足高位，轻拍背部以利血块排出。

（六）健康教育

1.指导病人防止疾病传播

（1）有条件的病人应单居一室，室内保持良好通风，痰菌阳性的肺结核病人需要住院治疗，需进行呼吸道隔离。

（2）注意个人卫生，严禁随地吐痰，不可面对他人打喷嚏或咳嗽，以防飞沫传播。在咳嗽或打喷嚏时，用双层纸巾遮住口鼻，纸巾焚烧处理。留置于容器中的痰液须经灭菌处理再弃去。接触痰液后用流水清洗双手。

（3）餐具煮沸消毒或用消毒液浸泡消毒，同桌共餐时使用公筷，以预防传染。

（4）被褥、书籍在烈日下暴晒6小时以上。

（5）病人外出时戴口罩。

2. 教育病人家属要**给新生儿、儿童及青少年接种卡介苗**。

3. 周围密切接触的人要定期到医院进行有关检查，必要时给予预防性治疗。

4. 指导病人调理日常生活 嘱病人戒烟、戒酒；保证营养的补充；合理安排休息，避免劳累；避免情绪波动及呼吸道感染。

5. 指导病人用药，强调坚持规律、全程、合理用药的重要性。

6. 提高病人治疗依从性，定期复查胸片和肝、肾功能。

考题4 关于肺结核患者咯血时的护理措施的叙述，<u>不正确的是</u>（ ）

A. 绝对卧床休息 　　　　　　　　　　　　　　　　　　B. 消除紧张情绪

C. 鼓励患者轻咳将血排出，不可屏气 　　　　　　　　D. 协助患者健侧卧位，轻拍患者后背刺激咳嗽

E. 发现窒息先兆时应立即报告医生

考题5 可使人体产生对结核菌获得免疫力的预防措施是（ ）

A. 进行卡介苗接种 　　　　B. 普及结核病防治知识 　　　　C. 及早发现并治疗病人

D. 消毒衣物，隔离病人 　　E. 加强锻炼，增强体质

考题6 肺结核患者在家休养治疗期间，最简便而有效地处理痰液的方法是（ ）

A. 煮沸 　　　B. 深埋 　　　C. 焚烧 　　　D. 70%乙醇消毒 　　　E. 5%苯酚消毒

◎ 考题7~10题共用题干

患者女，33岁。干咳伴乏力、低热、夜间盗汗、体重减轻2月余。X线胸片：右上肺阴影。疑诊断为肺结核收住入院。

考题7 为明确诊断应进行的检查是（ ）

A. 结核菌素试验 　　B. 痰结核菌检查 　　C. 呼吸功能检查 　　D. 腹部B超 　　E. 纤维支气管镜检查

考题8 经检查确诊为肺结核，拟行异烟肼、利福平和吡嗪酰胺化疗。利福平药物副作用可引起（ ）

A. 周围神经炎 　　B. 听力障碍 　　C. 球后视神经炎 　　D. 胃肠道反应 　　E. 肝损害

考题9 应采取的隔离措施是（ ）

A. 消化道隔离 　　B. 呼吸道隔离 　　C. 保护性隔离 　　D. 接触隔离 　　E. 床边隔离

考题10 在治疗过程中，患者突然大量咯血，应采取的体位是（ ）

A. 右侧卧位 　　B. 左侧卧位 　　C. 俯卧位 　　D. 仰卧位 　　E. 坐位

考题11 属于传染病预防措施的是（ ）

A. 计划免疫 　　B. 封锁疫区 　　C. 环境消毒 　　D. 限制集会 　　E. 停工听课

二、结核性脑膜炎病人的护理

结核性脑膜炎是结核菌侵犯脑膜所引起的炎症，是**小儿结核病中最严重的类型**。多见于3岁以内的婴幼儿。

（一）临床表现

1. 早期（前驱期）约1~2周。主要症状为性情改变，精神呆滞，易疲倦或易激惹，可有低热、盗汗、消瘦及不明原因的呕吐。

2. 中期（脑膜刺激期）约1~2周。主要表现为剧烈头痛、喷射性呕吐、嗜睡，体温增高，惊厥。**脑膜刺激征是结脑最主要和常见的体征**。婴幼儿以前囟饱满为主。此期还可出现面神经瘫痪等脑神经障碍。

3. 晚期（昏迷期）约1~3周。症状逐渐加重，意识朦胧、半昏迷甚至昏迷。

（二）辅助检查

1. 脑脊液检查 　压力增高，外观透明或呈毛玻璃状；白细胞增高，分类以淋巴细胞为主；蛋白定量增加；**糖和氯化物均降低是结核性脑膜炎的典型改变**。脑脊液中找到结核杆菌可确诊。

2. 胸部X线检查 　胸片证实有血行播散对确诊结脑有意义。

考题答案

序号	1	2	3	4	5	6	7	8	9	10	11			
答案	D	C	C	D	A	C	B	E	B	C	A			

第六章　皮肤及皮下组织疾病病人的护理

考情分析

　　本章内容不太重要，每年约考查2~3题。重点考查了面部危险三角区疖的处理、口底颌下蜂窝织炎的处理，脓性指头炎的临床表现等。

考点预测

第一节　皮肤及皮下组织化脓性感染病人的护理

一、疖

疖常发生于毛囊和皮脂腺丰富的头、面部、颈部、背部等。致病菌以<u>金黄色葡萄球菌</u>为主。

（亲：急性血源性骨髓炎、急性乳腺炎、疖、痈、手部感染、化脓性关节炎、新生儿脐炎，急性感染性心内膜炎等疾病的主要致病菌均为金黄色葡萄球菌哦）。

　　1.临床表现　初起时，局部皮肤出现红、肿、痛的小结节，以后逐渐增大呈圆锥形隆起，数日后结节中央因组织坏死而变软，出现黄白色脓栓，脓栓脱落后破溃流脓。

　　疖一般无全身症状。**面部"危险三角区"的疖受到挤压时，细菌可进入颅内海绵状静脉窦，引起化脓性海绵状静脉窦炎**。

　　2.健康教育　**严禁挤压面部危险三角区的疖，以免引起颅内海绵状静脉窦炎**。

　　考题1　患者女，17岁。面部"危险三角区"长了一个疖，因怕影响形象而想自行挤破清除。护士告诉患者这样做的主要危险是可能导致（　　）

　　A.面部蜂窝织炎　　　B.眼球内感染　　　C.上颌骨骨髓炎　　　D.海绵状静脉窦炎　　　E.脑脓肿

二、痈

痈常发生在皮肤较厚的<u>颈部和背部</u>。致病菌以<u>金黄色葡萄球菌</u>为主。

三、急性蜂窝织炎

<u>致病菌多为溶血性链球菌</u>，其次为金黄色葡萄球菌、大肠埃希菌等。

　　1.临床表现　表浅的（皮下）急性蜂窝织炎，局部有红、肿、热和剧痛，中央区呈暗红色，边缘稍淡，与周围正常皮肤无明显分界，压痛明显。**口底、颌下与颈部的急性蜂窝织炎，易致喉头水肿或压迫气管，引起呼吸困难甚至窒息**。

　　2.治疗原则　对厌氧菌感染者，用3%过氧化氢溶液冲洗伤口和湿敷。口底、颌下的急性蜂窝织炎张力特别高，应尽早切开减压，以防喉头水肿，气管受压而窒息。

　　考题2　急性蜂窝织炎患者应用抗生素治疗，选择抗生素最理想的依据是（　　）

　　A.感染发生的部位　　　　　　B.感染的严重程度　　　　　　C.药物敏感试验结果

　　D.患者的抵抗力　　　　　　　E.病菌的类型

　　考题3　患者男，68岁。因颈部蜂窝组织炎入院，医嘱予气管切开。操作前，护士向其解释该措施的目的是预防（　　）

　　A.窒息　　　　　B.肺不张　　　　　C.全身感染　　　　　D.吞咽困难　　　　　E.化脓性海绵状静脉窦炎

四、急性淋巴管炎和淋巴结炎

<u>致病菌主要是溶血性链球菌、金黄色葡萄球菌</u>。

（一）临床表现

1.急性淋巴管炎　分为网状淋巴管炎和管状淋巴管炎。

　　网状淋巴管炎即为丹毒。

管状淋巴管炎分浅、深两种。**浅层急性淋巴管炎，在病灶表面出现一条或多条"红线"**，硬而有压痛。深层急性淋巴管炎不出现红线，但患肢肿胀、有条形压痛区。

　　2.急性淋巴结炎　轻者仅有局部淋巴结肿大，压痛，重者局部有红、肿、热、痛，甚至形成脓肿并伴有全身症状。

（二）治疗原则

　　急性淋巴结炎一旦形成脓肿则要切开引流。**丹毒有接触传染性，应予以接触隔离**。（亲：丹毒、破伤风和疱疹性口腔炎均需予以接触隔离）。

考题4 急性淋巴管炎患者首选的抗生素是（　　）

A.庆大霉素　　　　　B.青霉素　　　　　C.头孢菌素　　　　　D.卡那霉素　　　　　E.氨苄西林

第二节　手部急性化脓性感染病人的护理

致病菌主要为金黄色葡萄球菌。

（一）临床表现

1.甲沟炎　一侧甲沟局部红、肿、热、痛。脓肿向下蔓延可形成指甲下脓肿，指甲下可见灰白色积脓，有剧痛和局部压痛。

2.脓性指头炎　初起，指尖有针刺样疼痛，以后指头肿胀、发红、疼痛剧烈。因局部张力较高，当指动脉受压，疼痛转为**搏动样跳痛**，多伴有发热、全身不适等症状。

考题5 脓性指头炎典型的临床表现是（　　）

A.手指发麻　　　　　　　　　　B.波动性跳痛　　　　　　　　　　C.寒战、发热

D.晚期疼痛加剧　　　　　　　　E.晚期指头明显发红、肿胀

（二）治疗原则

初期，局部涂鱼石脂软膏、理疗，甲沟炎已有脓液时，沿甲沟管作切开引流；甲根处脓肿形成甲下脓肿者，可行拔甲术，手术避免甲床损伤。**脓性指头炎若疼痛剧烈，局部张力较大时，应及时在末节患指侧面作纵行切开减压引流。**

考题6 关于脓性指头炎切开引流的叙述，正确的是（　　）

A.在波动最明显处切开　　　　　B.在患指侧面横行切开　　　　　C.在患指侧面纵行切开

D.在患指背侧切开　　　　　　　E.在患指掌侧切开

考题答案

序号	1	2	3	4	5	6						
答案	D	C	A	B	B	C						

第七章　妊娠、分娩和产褥期疾病病人的护理

考情分析

　　本章内容非常重要，每年约考查11题。重点考查了宫颈阴道部上皮细胞的成分、女性青春期的标志、女性月经周期中的排卵时间，早期妊娠诊断、预产期的计算、妊娠期便秘的处理、妊娠期的健康指导，枕先露的分娩机制、产程分期、产程的护理，产褥期的临床表现、会阴切开的护理、乳头皲裂的护理，流产的病因，妊娠高血压疾病的病因、用药护理，异位妊娠的主要症状，前置胎盘的临床表现和辅助检查，胎膜早破的护理措施，产后出血的概念、处理原则，羊水栓塞的处理等。

考点预测

第一节　女性生殖系统解剖与生理

一、外生殖器

外生殖器包括阴阜、大阴唇、小阴唇、阴蒂和阴道前庭。

二、内生殖器

1.内生殖器及其功能

（1）阴道：为性交、月经血排出及胎儿娩出的通道。

（2）子宫：为孕育胚胎、胎儿和产生月经的器官。

1）解剖结构：成人非孕时子宫长7~8cm，宽4~5cm，厚2~3cm，宫腔容量约5ml。子宫体与子宫颈的比例，**青春期前为1：2，生育期为2：1，绝经后为1：1**。子宫体与子宫颈之间形成的最狭窄部分称为**子宫峡部，在非孕期长约1cm，子宫峡部的上端因在解剖上较狭窄又称解剖学内口**，下端因黏膜组织在此处由子宫腔内膜转变为子宫颈黏膜，又称组织学内口。

2）组织结构：子宫体壁分3层，内为黏膜层，中为肌层，外为浆膜层。**宫颈外口柱状上皮与鳞状上皮交界处是子宫颈癌的好发部位**。

考题1 正常宫颈阴道部上皮为（　　）

　　A.单层立方上皮　　　　B.单层柱状上皮　　　　C.复层柱状上皮　　　　D.复层鳞状上皮　　　　E.单层鳞状上皮

3）子宫韧带：共有4对。①**圆韧带：维持子宫呈前倾**。②阔韧带：保持子宫位于盆腔中央。③主韧带：固定宫颈位置，保持子宫不致下垂。④宫骶韧带：将宫颈向后向上牵引，间接地保持子宫前倾。（亲：圆韧带直接维持子宫前倾，宫骶韧带间接维持子宫前倾；阔韧带和主韧带维持子宫居中）。

> **好礼相送**　　　　　　　　　　　　**子宫韧带口诀**
> 　　圆韧带、圆韧带，子宫前倾因所在；阔韧带、阔韧带，防止子宫侧向外；主韧带、主韧带，子宫防脱有依赖；骶韧带、骶韧带，子宫向后使劲拽。

（3）输卵管：是精子与卵子相遇结合成为受精卵的部位。输卵管由内向外分为间质部、峡部、壶腹部和伞端。

（4）卵巢：为一对性腺器官，具有生殖和内分泌功能。

2.内生殖器的邻近器官　尿道、膀胱、输尿管、直肠和阑尾。

三、骨盆

1.骨盆的组成及分界　骨盆由骶骨、尾骨及左右两块髋骨组成。

2.骨盆的平面及径线

（1）入口平面：共有4条径线。

1）入口前后径：也称真结合径。平均值约为11cm。

2）入口横径：左右髂耻缘间的最大距离，平均值约为13cm。

3）入口斜径：左右各一，平均值约为12.75cm。

（2）中骨盆平面：此平面是骨盆最小平面。

1）中骨盆前后径：平均值约为11.5cm。

2）中骨盆横径：也称坐骨棘间径。平均值约为10cm。

（3）骨盆出口平面

1）出口前后径：耻骨联合下缘至骶尾关节间的距离，平均值约为11.5cm。

2）**出口横径**：即坐骨结节间径。平均值约为**9cm**。

3）出口前矢状径：耻骨联合下缘中点至坐骨结节间径中点间的距离，平均值约为6cm。

4）出口后矢状径：骶尾关节至坐骨结节间径中点间的距离，平均值约为8.5cm。若出口横径较短，而出口后矢状径较长，两径之和>15cm时，一般大小的胎头可通过后三角区经阴道娩出。

四、妇女一生各阶段的生理特点

1.**青春期**　自月经初潮至生殖器官逐渐发育成熟的时期。**月经初潮是青春期的重要标志**。

2.**性成熟期**　卵巢功能成熟并有性激素分泌及周期性排卵的时期为性成熟期。

3.**围绝经期**　卵巢功能逐渐减退，卵泡不能发育成熟及排卵，致使月经不规律，生殖器官逐渐萎缩。

考题2 女性青春期开始的重要标志是（　　）

A.音调变高　　　　　　B.乳房丰满　　　　　　C.月经来潮　　　　　　D.骨盆变宽　　　　　　E.阴毛出现

五、卵巢的周期性变化及内分泌功能

1.卵巢的周期性变化

（1）卵泡的发育与成熟。

（2）排卵：**排卵的时间一般为下次月经来潮前的14天左右**。

（3）黄体形成。

（4）黄体退化：若卵子未受精，**排卵后9~10天黄体开始萎缩**，血管减少，黄色减退，细胞变性。

考题3 一女性的月经周期为30天，其排卵日期应在月经来潮的（　　）

A.第7天左右　　　　　B.第14天左右　　　　　C.第16天左右　　　　　D.第18天左右　　　　　E.第24天左右

2.**卵巢功能**　产生卵子并排卵（即**生殖功能**）和分泌女性激素（即**内分泌功能**）。

3.卵巢激素的生理功能　卵巢主要合成及分泌的激素有雌激素、孕激素和少量雄激素。

（1）**雌激素**

1）促进卵泡发育。

2）促进子宫平滑肌细胞增生，**提高子宫平滑肌对缩宫素的敏感性**；使宫颈口松弛，**宫颈黏液分泌增多，变稀薄，易拉成丝状**。

3）促进输卵管发育；**加强输卵管节律性收缩**。

4）促进阴道上皮增生和角化。

5）**使乳腺管增生**，乳头、乳晕着色；促进第二性征的发育。

6）通过对下丘脑的正负反馈调节，控制垂体促性腺激素的分泌。

7）**促进钠水潴留**。

（2）**孕激素**

1）使子宫肌肉松弛，**降低子宫对缩宫素的敏感性**；使增生期子宫内膜转化为分泌期内膜；抑制宫颈内膜的黏液分泌，**性状变黏稠**。

2）**减低输卵管的收缩**。

3）使阴道上皮脱落加快。

4）通过对下丘脑的负反馈作用，抑制垂体促性腺激素的分泌。

5）使乳腺腺泡和乳腺小叶增生发育。

6）**促进水钠的排泄**。

7）**使排卵后基础体温升高0.3℃~0.5℃**。

表7-1-1　雌激素与孕激素生理功能比较

激素	子宫	输卵管	乳腺	水钠
雌激素	增强对缩宫素的敏感性	增加上皮细胞的活动	促进乳腺管增生	促进水钠潴留
孕激素	减低对缩宫素的敏感性	抑制输卵管收缩	促进腺泡发育	促进水钠排泄

六、子宫内膜的周期性变化及月经周期的调节

1.子宫内膜的周期性变化

（1）**增生期**：月经周期的**第5~14天**。

（2）**分泌期**：月经周期的**第15~28天**。

（3）**月经期**：月经周期的**第1~4天**。

2.月经的临床表现　**月经第一次来潮称月经初潮**。初潮年龄多在13~14岁之间。两次月经第1日的间隔时间称为**一个月经周期**，一般为28~30天。正常月经一般3~5天。月经量30~50ml。**月经血呈暗红色，其主要特点是不凝固**。（亲：月经血、腹腔内出血、胸腔内出血均为不凝血）。

考题答案

序号	1	2	3									
答案	D	C	C									

第二节　妊娠期妇女的护理

一、妊娠生理

（一）受精与着床

1. 受精　已获能的精子和成熟的卵子相结合的过程称为受精。

2. 着床　晚期囊胚侵入子宫内膜的过程，称受精卵着床。

（二）胎儿附属物的形成与功能

胎儿附属物包括胎盘、胎膜、脐带和羊水。

1. 胎盘的功能

1）气体交换。

2）营养物质供应。

3）排出胎儿代谢产物。

4）防御功能：母血中的免疫物质如IgG可以通过胎盘，对胎儿起保护作用。

5）合成功能：胎盘能合成数种激素和酶。绒毛膜促性腺激素（hCG），胎盘生乳素（HPL），雌激素和孕激素。

2. 胎膜　胎膜由绒毛膜和羊膜组成。

考题1　组成胎膜的是（　　）

A. 真蜕膜和羊膜　　　　B. 底蜕膜和羊膜　　　　C. 绒毛膜和羊膜　　　　D. 包蜕膜和羊膜　　　　E. 绒毛膜和底蜕膜

3. 脐带　妊娠足月胎儿的脐带长约30~70cm，内有一条脐静脉和两条脐动脉。胎儿通过脐带血液循环与母体进行营养和代谢物质的交换。

4. 羊水　正常足月妊娠羊水量约为800ml。（亲：羊水量大于2000ml为羊水过多，羊水量小于300ml为羊水过少，一次放羊水量不超过1500ml）。

（三）胎儿发育及生理特点

1. 胎儿发育

妊娠8周末：胚胎初具人形，超声显像可见早期心脏形成并有搏动。

妊娠12周末：外生殖器已发育，部分可分辨性别。

妊娠16周末：从外生殖器可确定胎儿性别。部分孕妇自觉有胎动。

妊娠20周末：临床可听到胎心音，全身覆有胎脂并有毳毛，出生后已有心跳、呼吸、排尿及吞咽运动。

妊娠24周末：各脏器均已发育，皮下脂肪开始沉积，出现眉毛及眼毛。

妊娠28周末：皮下脂肪沉积不多，皮肤粉红色。可以有呼吸运动，但肺泡Ⅱ型细胞产生的表面活性物质含量较少。此期出生者易患特发性呼吸窘迫综合征。若能加强护理，可以存活。

妊娠32周末：面部毳毛已脱。

妊娠36周末：胎儿身长约45cm，体重约2500g，皮下脂肪发育良好，毳毛明显减少，指（趾）甲已达指（趾）尖。出生后能啼哭及吸吮，生活力良好。

妊娠40周末：胎儿已成熟，身长约50cm，体重约3000g或以上。体形外观丰满，皮肤粉红色，男性胎儿睾丸已降至阴囊内，女性胎儿大小阴唇发育良好。出生后哭声响亮，吸吮能力强，能很好存活。

> 锦囊妙记：妊娠2月胎心动，4月孕妇感胎动，5月可听胎心音，6月脏器已发育，7月出生肺未熟，9月出生可存活。

2. 胎儿的生理特点　胎儿循环、营养供给和代谢产物排出均由脐血管经过胎盘、母体来完成。

二、妊娠期母体变化

1. 生殖系统

（1）子宫

1）子宫体：明显增大变软，妊娠晚期多呈不同程度的右旋。

2）子宫峡部：非孕时长约1cm，临产时其长度可达7~10cm。

3）子宫颈：孕期子宫颈血管增多伴水肿，外观肥大，呈紫蓝色。颈管腺体分泌增多，形成黏稠的黏液栓。

（2）阴道：阴道黏膜着色、增厚、皱襞增多，结缔组织变松软，伸展性增加。

2. 乳房　发胀，乳头增大变黑，易勃起。乳晕变黑，乳晕上的皮脂腺肥大形成散在的结节状小隆起，称蒙氏结节。

3.循环及血液系统 循环血容量于妊娠6~8周起开始增加，至**妊娠32~34周达高峰**。血浆增加多于红细胞增加，使血液稀释，出现妊娠生理性贫血。如**孕妇合并心脏病，在妊娠32~34周、分娩期（尤其是第二产程）及产褥期最初3天之内**，因心脏负荷较重，**易发生心力衰竭**。

患者，女，25岁，孕8周，先天性心脏病，妊娠后表现为一般体力活动受限制，活动感觉心悸、轻度气短，休息时无症状。

◎2~3题共用题干

考题2 患者现在很紧张，询问是否能继续妊娠，护士应告诉她决定的依据主要是（　）

A.心脏病种类　　　　B.心功能分级　　　　C.胎儿大小　　　　D.年龄　　　　E.病变发生部位

考题3 患者整个妊娠心脏负担最重的时期是（　）

A.孕36~38周　　B.孕24~26周　　C.孕28~30周　　D.孕32~34周　　E.孕12周内

妊娠期**若长时间处于仰卧位姿势，可引起回心血量减少，心排出量降低，血压下降，称仰卧位低血压综合征**。（亲：孕妇增大的子宫右旋，压迫下腔静脉，当产妇长时间平卧，会导致回心血量减少，孕妇即可发生仰卧位低血压综合征）。

妊娠期血液处于高凝状态，对预防产后出血有利。

4.呼吸系统 妊娠早期孕妇**有过度通气现象**，有利于提供孕妇和胎儿所需的氧气。呼吸次数变化不大，但呼吸较深。

5.其他 孕妇于妊娠13周后平均每周增加350g，直至妊娠足月时体重平均增加12.5kg。

三、妊娠诊断

（一）早期妊娠诊断

1.临床表现

（1）停经：**停经是妊娠最早、最重要的症状**。

（2）早孕反应：于停经6周左右出现早孕反应。

（3）尿频：妊娠早期因增大的子宫压迫膀胱而引起。

2.辅助检查

（1）妊娠试验：测定受检者血或尿中hCG含量。

（2）**超声检查：是检查早期妊娠快速准确的方法**。

好礼相送　　　　　　　妇产科疾病确诊的辅助检查妇产科疾病确诊的辅助检查妇产科疾病确

1.早期妊娠、前置胎盘、子宫肌瘤　首选B超。

2.异位妊娠　阴道后穹隆穿刺。

3.宫颈癌　宫颈活体组织检查（筛查方法为宫颈脱落细胞刮片）。

4.子宫内膜癌　分段诊断性刮宫。

5.葡萄胎、浸润性葡萄胎、绒毛膜癌　绒毛膜促性腺激素（HcG）测定。

6.子宫内膜异位症　腹腔镜。

考题4 确诊妊娠最可靠的方法是（　）

A.妊娠试验　　　　B.超声检查　　　　C.黄体酮试验　　　　D.基础体温测定　　　　E.妇科检查

（二）中晚期妊娠的诊断

1.临床表现

（1）子宫增大：子宫随妊娠进展逐渐增大。

（2）胎动：**孕妇于妊娠18~20周时开始自觉胎动**，妊娠28周后，胎动≥10次/2h。

（3）胎心音：妊娠18~20周用胎心听筒在孕妇腹壁上可听到胎心音，速度较快，**每分钟120~160次**。

2.辅助检查 B型超声能显示胎儿数目、胎产式、胎心搏动和胎盘位置，且能测量胎头双顶径，观察胎儿有无体表畸形。

四、胎产式、胎先露、胎方位

1.胎产式 **胎儿身体纵轴与母体身体纵轴之间的关系**。两轴平行者称纵产式。两轴垂直者称横产式。

2.胎先露 **最先进入骨盆入口的胎儿部分**，纵产式有头先露、臀先露，横产式有肩先露。

3.胎方位 胎儿先露部的指示点与母体骨盆的关系称胎方位，简称胎位。枕先露以枕骨为指示点，面先露以颏骨为指示点，臀先露以骶骨为指示点，肩先露以肩胛骨为指示点。

五、产前检查

产前检查从确诊早孕开始，**妊娠28周前每4周检查一次，妊娠28周后每2周查一次，妊娠36周后每周查一次**。

（一）病史

1.孕产史。

2.预产期推算 了解末次月经（LMP）的日期以推算预产期（EDC）。计算方法为：末次月经第1天起，**月份减3或加9，日期加7**。如为阴历，月份仍减3或加9，但日期加15。（亲：末次月经月份大于或等于3即减3，月份小于3即加9。还要注意2月只有28天或29天哦）。

考题5 28岁孕妇，平素月经规律，末次月经为2012年1月6日，其预产期是（　　）

A. 2012年9月6日　　B. 2012年9月13日　　C. 2012年10月6日　　D. 2012年10月13日　　E. 2013年1月6日

（二）身体评估

产科检查：

1. 腹部检查

（1）视诊：注意腹形及大小，腹部有无妊娠纹、手术瘢痕和水肿。

（2）触诊：用四步触诊法检查子宫大小、胎产式、胎先露、胎方位及先露是否衔接。

（3）听诊：胎心音在靠近胎背侧上方的孕妇腹壁上听得最清楚。**枕先露时，胎心音在脐下方右或左侧听得最清楚；臀先露时，胎心音在脐上方右或左侧听得最清楚；肩先露时，胎心音在脐部下方听得最清楚。**

2. 骨盆测量

（1）骨盆外测量：①坐骨结节间径：又称出口横径，正常值为8.5~9.5cm。②耻骨弓角度：正常为90°。

（2）骨盆内测量：①骶耻内径：也称对角径。正常值为12.5~13cm。②坐骨棘间径：测量两侧坐骨棘间的距离。正常值约为10cm。

考题6 产检项目中能够反映胎儿生长发育状况最重要的指标是（　　）

A. 孕妇体重　　B. 胎方位　　C. 宫高与腹围　　D. 胎动　　E. 胎心率

六、妊娠期常见症状及其护理

（一）临床表现

1. 恶心、呕吐　约50%孕妇在妊娠6周左右出现恶心、晨起呕吐等早孕反应。

2. 尿频、尿急、白带增多。

3. 下肢水肿及下肢、外阴静脉曲张。

4. 便秘　由于妊娠期间肠蠕动及肠张力减弱，加之孕妇运动量减少，容易发生便秘。

5. 腰背痛。

6. 下肢肌肉痉挛　是孕妇缺钙的表现，发生于小腿腓肠肌。

7. 仰卧位低血压综合征　于妊娠末期，**孕妇若较长时间取仰卧姿势，由于增大的妊娠子宫压迫下腔静脉，使回心血量及心排出量骤然减少，出现低血压。**

8. 贫血　血容量增加导致血液稀释，出现生理性贫血。

（二）护理措施

常见症状的护理：

（1）恶心、呕吐：应避免空腹，少量多餐；食用清淡食物。

（2）尿频、尿急：不必处理。

（3）白带增多：嘱孕妇保持外阴部清洁。

（4）水肿：**嘱孕妇左侧卧位**，下肢垫高15°，避免长时间地站或坐。适当限制孕妇对盐的摄入，但不必限制水分。

（5）下肢及外阴静脉曲张：孕妇应避免两腿交叉或长时间站立、行走，时常抬高下肢，可穿有压力梯度的弹力袜。

（6）便秘：应养成每日定时排便的良好习惯，**不可随便使用大便软化剂或轻泻剂**，以免引起早产或流产。

考题7 妊娠期便秘的治疗方法，**错误**的是（　　）

A. 定时排便　　B. 自行服用缓泻剂　　C. 适当运动

D. 多食高纤维素食物　　E. 避免辛辣、刺激性食物

（7）腰背痛：指导孕妇穿低跟鞋，在俯拾或抬举物品时，保持上身直立，弯曲膝部，用两下肢的力量抬起。

（8）下肢肌肉痉挛：遵医嘱口服钙剂。

（9）**仰卧位低血压综合征：此时若改为左侧卧位**，使下腔静脉血流通畅，血压迅即恢复正常。

（10）贫血：适当增加含铁食物的摄入，如动物肝脏、瘦肉等。**如病情需要补充铁剂，应在餐后20分钟服用**，以减轻对胃肠道的刺激。

考题8 孕妇29岁，因停经50天后被诊断为早孕。门诊护士对其进行保健指导，孕妇复述正确的是（　　）

A. 睡觉时取平卧位　　　　　　　　B. 妊娠初期八周内谨慎用药

C. 便秘时使用泻药　　　　　　　　D. 12周左右出现恶心、呕吐等早孕反应

E. 出现尿频、尿急时应及时就诊

考题答案

序号	1	2	3	4	5	6	7	8						
答案	C	B	D	B	D	C	B	B						

第三节 分娩期妇女的护理

妊娠满28周及以后，胎儿及其附属物由母体产道娩出的过程，称为分娩。**妊娠满37周至不满42足周间分娩，称为足月产。**妊娠满28周至不满37足周间分娩，称为**早产。妊娠满42周以上分娩，称为过期产。**

一、影响分娩的因素

（一）产力

1.子宫收缩力 是临产后的主要动力。临产后正常的子宫收缩具有三个特点。

（1）**节律性**：临产后随产程进展，每次子宫收缩的强度由弱到强，维持一定时间，随后由强到弱。在分娩过程中，子宫收缩的频率逐渐增加，强度逐渐加强，子宫腔内压力逐渐加大。**临产开始时，宫缩持续时间30秒，间歇期约5~6分钟。**当宫口开全后，宫缩持续时间可长达60秒，间歇期可缩短至1~2分钟。

（2）**对称性和极性**：**正常宫缩每次开始于左右两侧宫角，以微波形式迅速向子宫底部集中，然后再向子宫下段扩散，**引起协调一致的宫缩，称为子宫收缩的对称性。

子宫底部收缩力最强、最持久，向下则逐渐减弱、变短，宫缩的这种下行性梯度称为宫缩的极性。

（3）**缩复作用**：每次宫缩时，子宫肌纤维缩短变宽，宫缩后肌纤维虽又重新松弛，但**不能完全恢复到原来长度，**经过反复收缩，肌纤维越来越短，此现象称为缩复作用。

> 锦囊提醒：节律性即为子宫收缩由弱到强，持续时间由短到长；对称性即为子宫收缩协调一致；极性即为子宫收缩时宫底力量最强，向下逐渐减弱；缩复作用即为子宫收缩时肌纤维逐渐缩短。

2.腹肌及膈肌收缩力 腹肌和膈肌收缩力是第二产程时娩出胎儿的主要辅助力量。

3.肛提肌收缩力 第二产程中，宫缩时**肛提肌的收缩可协助胎先露在骨盆腔内完成内旋转及仰伸**等作用。

（二）产道

1.骨产道

（1）骨盆各平面及其径线 骨盆腔分为3个骨盆平面，以入口前后径、中骨盆横径及出口横径为主。

（2）骨盆轴及骨盆倾斜度

1）骨盆轴和产轴：为连接骨盆各假想平面中点的曲线称为骨盆轴。

2）骨盆倾斜度：当妇女直立时，骨盆入口平面与地平面所形成的角度，称为骨盆倾斜度，一般为60°。

2.软产道

（1）子宫下段的形成：由于子宫肌纤维的缩复作用，子宫上段的肌层越来越厚，子宫下段被牵拉而伸展变薄，由于子宫上下段的肌肉厚薄不同，在两者间的子宫内面形成一环状隆起处，称为**生理缩复环。**

（2）子宫颈的变化

1）宫颈管消失：临产后由于宫缩的牵拉及宫缩时前羊水囊对子宫颈的压力，宫颈内口先扩张，随后宫颈管道逐渐变短消失展平。**初产妇一般是宫颈管先消失，宫颈口后扩张，经产妇的宫颈管消失与宫颈口扩张同时进行。**

2）宫颈口扩张：临产后由于子宫肌肉的收缩、缩复，以及前羊膜囊对宫颈压迫，协助扩张宫颈口。**胎膜在宫颈口近开全时自然破裂。**

（三）胎儿

1.胎儿大小

（1）胎头颅骨：由顶骨、额骨、颞骨各两块及枕骨一块构成。

（2）胎头径线

1）**双顶径**：为两顶骨隆突间的距离，是胎头最大横径，**临床以B型超声测此值判断胎儿大小。**一般足月妊娠时平均值约为9.3cm。

2）**枕额径**：又称前后径。为鼻根至枕骨隆突的距离，**胎头以此径衔接。**

3）枕下前囟径：妊娠足月时平均值约为9.5cm，胎头俯屈后以此径通过产道。

4）枕颏径：妊娠足月时平均值约为12.5cm。

2.胎位 **矢状缝和囟门是确定胎位的重要标记。**

二、正常分娩妇女的护理

（一）枕先露的分娩机制

1.衔接 指**胎头双顶径进入骨盆入口平面，胎头颅骨最低点接近或达到坐骨棘水平，称为衔接（入盆）。**衔接时以枕额径入盆。

2.下降 是指胎头沿骨盆轴前进的动作。**临床上以观察胎头下降的程度，作为判断产程进展的重要标志。**

3.俯屈 胎头下颌接近胸部，由胎头衔接时的枕横径变为枕下前囟径。

4.**内旋转** 胎头为适应骨盆纵轴而旋转，使其**矢状缝与中骨盆及骨盆出口前后径相一致。**

5. 仰伸　完成内旋转后，胎头极度俯屈达到外阴部，腹压以及宫缩继续迫使胎头下降，而肛提肌收缩力又将胎头向前推进。两者的共同作用使胎头沿骨盆轴下段向下前的方向转向前，胎头枕部达耻骨联合下缘时，以耻骨弓为支点胎头逐渐仰伸，胎头的顶、额、鼻、口、颏相继娩出。

6. 复位及外旋转　胎头娩出时，胎儿双肩径沿骨盆入口左斜径下降。胎头娩出后，为使胎头与胎肩恢复正常关系，胎头枕部向左旋转45°，使胎头与胎肩成正常关系，称为复位。同时，胎头枕部需在外也继续向左旋转45°，以保持胎头矢状缝与胎肩成垂直关系，称为外旋转。

7. 胎儿娩出　胎儿完成外旋转后，胎儿前（右）肩出现于耻骨联合下方，前肩娩出，继之，后（左）肩从会阴部娩出，然后胎儿腹部，臀部及下肢全部娩出。

考题1　在胎儿分娩过程中，贯穿于整个产程的是（　　）

A. 衔接　　　　　B. 下降　　　　　C. 俯屈　　　　　D. 仰伸　　　　　E. 内旋转

（二）先兆临产

1. 不规律的子宫收缩　分娩前1~2周，子宫出现不规律的收缩，常在夜里出现，**收缩持续<30秒，间隔10~20分钟**，收缩强度不进行性加强，间隔时间不一，孕妇自觉轻微腰酸、下腹轻微酸胀。

2. 胎儿下降感　临产前胎先露下降进入骨盆入口使宫底下降。

3. **见红**　为分娩先兆。

（三）临产诊断

有规律且逐渐增强的子宫收缩，**持续30秒或以上，间歇时间5~6分钟左右**。（亲：先兆临产与临产诊断的主要区别在于宫缩持续的时间和间歇的时间）。

（四）产程分期

第一产程（宫颈扩张期）：从有规律宫缩开始至宫口开全，分为潜伏期和活跃期。初产妇的潜伏期一般不超过20小时，经产妇不超过14小时。宫口开大至6cm进入活跃期，此期宫口扩张速度应≥0.5cm/h。

第二产程（胎儿娩出期）：从宫颈口开全到胎儿娩出。未实施硬膜外麻醉者初产妇最长不应超过3小时，经产妇不应超过2小时；实施硬膜外麻醉者可在此基础上适当延长1小时。

第三产程（胎盘娩出期）：从胎儿娩出到胎盘娩出。约需5~15分钟，一般不超过30分钟。

考题2　进入第二产程的标志是（　　）

A. 宫口开全　　　　B. 抬头拔露　　　　C. 胎头着冠　　　　D. 胎膜已破　　　　E. 外阴膨隆

（五）产程护理

1. 第一产程妇女的观察和护理

（1）临床表现

1）规律宫缩：产程开始时，宫缩持续时间较短（30~40秒），间歇期较长（约5~6分钟）。随着产程进展，持续时间延长（约50~60秒），且强度不断增加，间歇期逐渐缩短（约2~3分钟）。当宫口近开全时，宫缩持续时间可长达1分钟或以上，间歇期仅为1分钟或稍长。

2）宫颈扩张：第一产程又分为潜伏期和活跃期。潜伏期是指从临产出现规律宫缩至子宫颈扩张3cm，约需8小时，**超过16小时称为潜伏期延长**。活跃期是指从**宫颈扩张3cm至宫口开全10cm**，约需4小时，**超过8小时称为活跃期延长**。

3）胎头下降程度：是决定能否经阴道分娩的重要观察项目。

4）胎膜破裂：当羊膜腔内压力增加到一定程度时，胎膜自然破裂。**破膜多发生于宫口近开全时**。（亲：胎膜多在宫口开全时破裂，胎膜如在临产前自然破裂即为胎膜早破）。

考题3　正常分娩胎膜破裂的时间一般是（　　）

A. 临产前　　　　B. 潜伏期　　　　C. 活跃期　　　　D. 第二产程　　　　E. 第三产程

（2）护理措施

1）待产妇于临产后入院，当发生特殊情况如胎膜早破、阴道流血量多等，应紧急入院。

A. 监测生命体征及行胎儿监护。

B. **宫缩不强且未破膜的待产妇可在室内走动，可有助于加速产程进展。但有合并症的待产妇，如阴道流血多，头晕、眼花等自觉症状，应卧床取左侧卧位。**

C. **破膜后应立即卧床，抬高臀部，听胎心音，记录破膜时间，羊水量及性状。**

D. 鼓励待产妇少量多次进食，吃高热量、易消化的食物，以保证精力和体力充沛。

E. 预防尿潴留，**临产后应每2~4小时排尿1次**，以防止膀胱过胀影响胎先露下降及子宫收缩，延长产程。

2）产程护理

A. 勤听胎心音：可用胎心听诊器或胎儿监护仪，每0.5~1小时一次。

B. 观察子宫收缩。

C. 在宫缩时进行肛门检查。若有异常阴道流血或怀疑有**前置胎盘，应禁止肛诊**。

初产妇宫口开全至10cm，经产妇宫口开大3~4cm且宫缩好，可护送产房准备接生。

2. 第二产程妇女的观察和护理

（1）临床表现：宫缩持续时间长，间歇时间短。胎头于宫缩时暴露于阴道口，当宫缩间歇时又缩回阴道内，称为胎头拔露。

若在宫缩间歇时，胎头也不再回缩，称为**胎头着冠**。（亲：在宫缩间歇期，胎头回缩即为拨露、胎头不回缩即为着冠）。

（2）辅助检查：用胎儿监护仪监测胎心率可及时发现异常，及时处理。

（3）护理措施

1）产房准备：备有母婴的抢救设备和药品。

2）指导待产妇正确使用腹压：勤听胎心，每5~10分钟听一次。指导待产妇**在宫缩时屏气用力**，增加腹压，将胎儿娩出，是**第二产程的首要护理目标**。待产妇一般采取半坐卧位，在宫缩间歇时，待产妇应尽量放松，安静休息。

3）胎头娩出：会阴过紧或胎头过大，应行会阴切开术。

4）脐带处理：用无菌纱布擦净脐根周围后，用75%乙醇消毒脐带，进行脐带结扎。用5%聚维酮碘液或75%乙醇均匀涂擦脐带断端。

3. 第三产程妇女的观察及护理

（1）临床表现

1）胎盘剥离：胎儿娩出后子宫腔容积突然明显缩小，胎盘与子宫壁发生错位而剥离排出。

胎盘剥离征象：**子宫体变硬呈球形，子宫底升高达脐上**；阴道突然流出大量血液；阴道口外露的一段脐带自行延长；用手掌尺侧在产妇耻骨联合上方轻压子宫下段，**子宫体上升而外露的脐带不再回缩**。

2）胎儿娩出后，子宫底降至平脐，宫缩暂停，几分钟后又重新出现。

（2）护理措施

1）协助胎盘娩出：当确定胎盘完整剥离时，应在宫缩时用左手握住宫底轻压子宫，产妇稍向下用力，同时右手轻轻牵拉脐带，协助胎盘娩出。

2）检查胎盘胎膜：若发现有残留，应在无菌操作下手入宫腔取出残留组织。

3）检查软产道：如有裂伤，应立即缝合。

4）**预防产后出血**：胎儿娩出后，遵医嘱使用缩宫素。

考题4 在第三产程中，对产妇的评估最重要的是（　　）

A. 乳汁分泌的情况　　　　　B. 宫缩情况，阴道流血的量及颜色　　　　C. 生命体征

D. 疼痛　　　　　　　　　　E. 会阴伤口情况

5）新生儿即时护理：新生儿娩出后，采用阿普加（Apgar）评分法判断新生儿有无窒息或窒息的程度。以出生后1分钟时的**心率、呼吸、肌张力、喉反射及皮肤颜色**五项体征为依据，每项0~2分，满分10分。8~10分为正常新生儿。**4~7分为轻度窒息，0~3分为重度窒息**。

考题5 某新生儿出生时全身青紫，四肢伸展，无呼吸，心率80次/分，用洗耳球插鼻有皱眉动作，该患儿Apgar评分是（　　）

A. 0分　　　　　B. 1分　　　　　C. 2分　　　　　D. 3分　　　　　E. 4分

A. 新生儿保暖：新生儿出生后应在辐射开放台上进行新生儿擦拭。

B. 早开奶：**出生30分钟即哺乳**。通过新生儿吸吮母亲的乳房，可促使母乳及早分泌及预防产后出血。

考题6 胎儿娩出后，护士首先进行的护理措施是（　　）

A. 保暖　　　　　B. 擦干羊水　　　　　C. 结扎脐带　　　　　D. 清理呼吸道　　　　　E. 新生儿Apgar评分

考题7 新生儿出生后进行Apgar评分的评价指标**不包括**（　　）

A. 皮肤颜色　　　　　B. 角膜反射　　　　　C. 心率　　　　　D. 呼吸　　　　　E. 肌张力

6）产后即时护理：**分娩后继续在产房内观察2小时**。应观察子宫收缩，宫底高度，膀胱充盈度，阴道流血量，会阴阴道内有无血肿。每15~30分钟测量一次血压、脉搏，询问产妇有无头晕、乏力等。

考题答案

序号	1	2	3	4	5	6	7						
答案	B	A	C	B	C	D	B						

第四节　产褥期妇女的护理

从胎盘娩出至产妇除乳腺外全身各器官恢复至非孕期状态的一段时期称为**产褥期**，一般为6周。

好礼相送　　　　　　　　　　　**考试复习多个"6"**

1. 日光照射消毒时需在太阳下暴晒6小时。

2. 洗胃在6小时内进行最有效。

3. 断肢再植应力争在6小时内进行。

4. 脑血栓溶栓应在6小时内进行。

5. 腰麻后去枕平卧6~8小时，清创缝合应争取在6~8小时内进行。

6. 产褥期为6周，产后6周可恢复性生活。

7. 抢救时未来得及书写的病历应在抢救结束6小时内据实补记，并注明。

一、产褥期母体变化

1. 生殖系统

（1）子宫：**产褥期子宫变化最大。**

1）子宫体肌纤维的缩复 **产后第1天子宫底平脐，产后10天，子宫降至骨盆腔内，腹部检查测不到子宫底。**

2）子宫内膜的再生：约**产后3周**，除胎盘附着面外，**子宫腔内膜基本完成修复，胎盘附着处的子宫内膜修复需6周。**

3）子宫颈：产后2~3天，宫口仍能通过二指。**产后4周时子宫颈完全恢复正常状态。**

（2）阴道及外阴：分娩后外阴有轻度水肿，产后2~3天后自行消退。

锦囊妙记：关于产妇产后子宫的变化可记忆为："产后1日底平脐，10日降至骨盆里，内膜修复需3周，胎盘附着（处）6周毕。"

---

2. 内分泌系统 不哺乳产妇一般于产后6~10周恢复月经，哺乳产妇月经复潮延迟，平均在产后4~6个月恢复排卵。产后较晚恢复月经者，首次月经来潮常有排卵，故哺乳妇女在月经恢复前也有受孕的可能。

3. 乳房 主要是泌乳。**初乳是指产后7天内分泌的乳汁**，初乳易于消化吸收，防御感染并有泻胎粪的作用。**一般产后7天，乳房开始分泌过渡乳。产后14天以后乳房分泌成熟乳，呈白色。**

二、产褥期妇女的护理

（一）临床表现

1. 体温、脉搏、呼吸、血压 有些产妇产后24小时内体温略有升高，但**一般不超过38℃。**未母乳喂养的产妇通常于产后3~4天因乳房血管、淋巴管极度充盈可有发热，称为**泌乳热**，体温高达38.5℃~39℃，一般仅持续数小时，最多不超过16小时，体温即下降，不属病态。**产后脉搏约60~70次/分。**（亲：产妇的泌乳热、外科的手术热均为正常现象哦）。

2. 褥汗 产褥早期皮肤排泄功能旺盛，出汗多，一般1周内可自行好转。

3. 产后宫缩痛 产褥早期因子宫收缩，常引起阵发性的腹部剧烈疼痛，称为**产后宫缩痛**，一般持续2~3天后会自行消失。

4. 子宫复旧 胎盘娩出后，子宫收缩变得圆而硬，宫底在脐下一横指。**产后10天子宫降入骨盆腔内。**

考题1 经产妇，2天前经阴道分娩1健康男婴。当产妇出现下列哪种情况时护士应及时通知医生（ ）

A. 体温达38.5℃　　　　　　B. 夜间睡眠时出汗多　　　　　　C. 下腹部阵发性疼痛

D. 脉率为109次/分　　　　　　E. 排尿次数频繁

5. 恶露

（1）**血性恶露：持续3~4天。**

（2）**浆液恶露：持续10天左右。**

（3）**白色恶露：持续3周干净。**

（二）护理措施

1. 一般护理

（1）环境：室温22℃~24℃左右，湿度55%~60%。

（2）个人卫生：每天梳头刷牙，勤用热水擦身，勤换衣裤、会阴垫及床单等。

（3）生命体征：产后24小时内应密切观察血压、脉搏、体温、呼吸的变化。

（4）休息与活动：产后12小时内卧床休息，若生命体征平稳，可逐渐增加活动量。

（5）营养：产后即可进食易消化、营养丰富的饮食，少量多餐。

2. 生殖器官的观察与护理

（1）子宫收缩：**产后2小时内，易发生产后出血。**应严密观察宫缩及恶露情况，每15~30分钟检查一次。

考题2 正常情况下产后需继续留产房观察的时间是（ ）

A. 1小时　　　　　B. 2小时　　　　　C. 3小时　　　　　D. 4小时　　　　　E. 5小时

（2）恶露：包括量、色和气味的变化。

（3）会阴护理：做好外阴的清洁卫生，预防感染。每日用0.02%碘伏溶液冲洗外阴两次，垫消毒会阴垫。冲洗外阴时，观察伤口情况，**水肿严重者局部可用50%硫酸镁湿热敷。**如有侧切伤口，采取健侧卧位。（亲：产褥期不能坐浴哦，以免引起上行性感染。）

考题3 35岁经产妇，因胎儿宫内窘迫性低位产钳术娩出一活婴。产后3天诉会阴部疼痛难忍，查体：会阴部肿胀，左侧切口红肿、有触痛，以下处理**不正确**的是（ ）

A. 红外线照射　　　　　　B. 50%硫酸镁湿敷切口　　　　　　C. 每日冲洗外阴

D. 取健侧卧位　　　　　　E. 1：5000高锰酸钾液坐浴

3. 尿潴留和便秘 因充盈的膀胱可影响子宫收缩，故**产后4小时应排尿。**产妇应多饮水，多食蔬菜及水果，尽早下床运动，以防便秘发生。

4. 乳房护理 每次哺乳前，产妇应洗净双手，用湿毛巾擦净乳房。因故不能哺乳时，应及时退乳。

5. 心理护理 产后1~2天，产妇被动性、依赖性显著增加，护理人员在作好基础护理及婴儿护理的同时，进行卫生宣教工作。产后3~4天，护理人员应指导产妇掌握护理孩子的知识与技能，以增强产妇的自信心。

（三）健康教育

1. 出院指导　嘱产妇产后42天到医院随访。

2. 性生活指导　应在**产后6周检查完毕**，生殖器官已复原的情况下，**恢复性生活**。

考题4　初产妇，35岁。自然分娩。产程延长，手取胎盘。出院时，责任护士告知其预防产褥感染的措施，**错误**的内容是（　）

A. 加强营养　　　　B. 不能外出　　　　C. 注意卫生　　　　D. 禁止盆浴　　　　E. 防止感冒

三、母乳喂养

护理措施：

1. 产前乳房护理　妊娠24周后用湿毛巾擦洗乳头，每日1次，擦洗时用力适当，不要损伤皮肤。产前经常擦洗乳头能使乳头、乳晕皮肤坚韧，可预防喂奶时乳头疼痛和皲裂。

2. 母乳喂养技巧指导

（1）母亲的体位：母亲可采取**坐位**或卧位，全身肌肉放松抱好婴儿。婴儿的头与身体呈一直线，脸对着乳房，鼻子对着乳头，婴儿身体紧贴母亲。

（2）婴儿含接姿势：婴儿的下颌接触到乳房，**将乳头和大部分乳晕都含在婴儿口内**。（亲：出生后30分钟内应进行母乳喂养，因为新生儿吸吮能力在30分钟内最容易被唤起）。

3. 乳头皲裂的护理　造成乳头皲裂的主要原因是婴儿含接姿势不良。**发生皲裂后**，若症状较轻，可**先喂健侧乳房，再喂患侧**。喂奶结束时，母亲用示指轻轻向下按压婴儿下颌，避免在口腔负压情况下拉出乳头而引起局部疼痛或皮肤损伤。**每次哺乳后**，**再挤出数滴后奶涂抹于皲裂的乳头、乳晕上**，并将乳房暴露在新鲜的空气中，使乳头干燥，有利于伤口愈合。（亲：乳头皲裂者，应先喂健侧，后喂患侧，这是因为婴儿刚开始时吸吮力强，易引起患侧乳房疼痛）。

考题5　28岁产妇，2天前经阴道分娩一女婴。今日查房发现其乳头皲裂，为减轻母乳喂养时的不适，正确的护理措施是（　）

A. 先在损伤较重的一侧乳房哺乳　　　　　　　　B. 为减轻疼痛应减少喂哺的次数

C. 哺乳前用毛巾和肥皂水清洁乳头和乳晕　　　　D. 喂哺后挤出少许乳汁涂在乳头和乳晕上

E. 哺乳时让婴儿含吮乳头即可

考题6　纯母乳喂养多长时间最好（　）

A. 2个月　　　　B. 4个月　　　　C. 6个月　　　　D. 9个月　　　　E. 12个月

考题答案

序号	1	2	3	4	5	6				
答案	D	B	E	B	D	C				

第五节　流产病人的护理

凡妊娠不足28周、胎儿体重不足1000g而终止者，称为流产。发生于**妊娠12周以前者称早期流产**，发生在**妊娠12周至不足28周者称晚期流产**。

一、病因

染色体异常是主要原因。

考题1　早期流产最常见的病因是（　）

A. 胚胎染色体异常　　B. 宫颈内口松弛　　C. 子宫畸形　　D. 子宫肌瘤　　E. 母儿血型不合

二、临床表现

停经、腹痛及阴道出血是流产的主要临床症状。

1. 先兆流产　停经后少量阴道流血，量比月经少，有时伴有轻微下腹痛和腰痛。**子宫大小与停经周数相符，宫颈口未开**，胎膜未破，妊娠产物未排出。

考题2　患者女，26岁。停经52天，阴道点滴流血2天，伴轻微下腹部阵发性疼痛，尿妊娠试验（＋）。查体宫口闭，子宫如孕7周大小，最可能的诊断是（　）

A. 先兆流产　　　　B. 难免流产　　　　C. 不全流产　　　　D. 稽留流产　　　　E. 习惯性流产

2. 难免流产　阴道流血量增多，阵发性腹痛加重。妇科检查：**子宫大小与停经周数相符或略小，宫颈口已扩张，但组织尚未排出**；晚期难免流产可见胚胎组织或胎囊堵于宫口。

3. 不全流产　妊娠产物已部分排出体外，尚有部分残留于宫内，阴道出血可持续不止，下腹痛减轻。妇科检查：一般**子宫**

小于停经周数，宫颈口已扩张，不断有血液自宫颈口内流出，有时尚可见胎盘组织堵塞宫颈口，或部分妊娠产物已排出于阴道内，而部分仍留在宫腔内。

4.完全流产　妊娠产物已完全排出，阴道出血逐渐停止，腹痛逐渐消失。妇科检查：子宫接近未孕大小或略大，宫颈口已关闭。

5.稽留流产　指胚胎或胎儿已死亡，滞留在宫腔内尚未自然排出者。

6.习惯性流产　指自然流产连续发生3次或3次以上者。

表7-5-1　不同流产类型比较

流产类型	子宫大小	宫颈口	妊娠产物
先兆流产	与停经周数相符	宫颈口未开	未排出
难免流产	相符或略小	已扩张	尚未排出
不全流产	小于停经周数	已扩张	部分排出，部分在子宫内

考题3　孕妇，28岁，孕12周，出现阵发性下腹痛，阴道排出一妊娠产物，继而阴道大量出血。妇科检查：宫口已开，有组织堵塞宫口，子宫较停经周数略小。最可能的诊断是（　　）

A.先兆流产　　　　B.习惯性流产　　　　C.不全流产　　　　D.难免流产　　　　E.稽留流产

三、治疗原则

1.先兆流产　卧床休息，禁止性生活；减少刺激；对于黄体功能不足的孕妇，每日肌注黄体酮保胎。

2.难免流产　一旦确诊，尽早使胚胎及胎盘完全排出。

3.不全流产　一经确诊，应行吸宫术或钳刮术以清除宫腔内残留组织。

4.完全流产　如无感染征象，一般不需特殊处理。

5.稽留流产　应及时促使胎儿和胎盘排出。处理前应做凝血功能检查。

6.习惯性流产　以预防为主。

四、健康指导

1.早期妊娠时应避免性生活，禁做重体力劳动，预防流产的发生。

2.有习惯性流产史的孕妇在下一次妊娠确诊后应卧床休息，加强营养，禁止性生活，补充维生素等，治疗期必须超过以往发生流产的妊娠月份。

3.宫颈内口松弛者应在妊娠14~16周时行子宫内口缝扎术。

4.嘱患者流产后1个月返院复查，确定无禁忌证后方可开始性生活。

考题答案

序号	1	2	3													
答案	A	A	C													

第六节　妊娠高血压疾病病人的护理

一、病因

妊娠高血压疾病的主要发病机制是全身小动脉痉挛。

考题1　妊娠期高血压疾病的基本病理变化是（　　）

A.脑血管痉挛　　　　　　　　B.胎盘血管痉挛　　　　　　　　C.肾小血管痉挛

D.冠状动脉痉挛　　　　　　　E.全身小动脉痉挛

二、临床表现及分类（表7-6-1）

表7-6-1　妊娠期高血压疾病的分类与临床表现

分类	临床表现
妊娠期高血压	妊娠20周后出现高血压，收缩压≥140mmHg和/或舒张压≥90mmHg，于产后12周内恢复正常；尿蛋白（一）；产后方可确诊

分类	临床表现
子痫前期	妊娠20周后收缩压≥140mmHg和/或舒张压≥90mmHg，伴有尿蛋白≥0.3g/24h，或随机尿蛋白（+）；或虽无蛋白尿但合并下列任何一项者： • 血小板减少（血小板<100×10⁹/L） • 肝功能损害（血清转氨酶水平为正常值2倍以上） • 肾功能损害（血肌酐水平>1.1mg/dl或为正常值2倍以上） • 肺水肿 • 新发生的中枢神经系统异常或视觉障碍
子痫	子痫前期基础上发生不能用其他原因解释的抽搐
慢性高血压并发子痫前期	慢性高血压妇女妊娠前无蛋白尿，妊娠20周后出现蛋白尿；或妊娠前有蛋白尿，妊娠后蛋白尿明显增加，或血压进一步升高，或出现血小板<100×10⁹/L，或出现其他肝肾功能损害、肺水肿、神经系统异常或视觉障碍等
妊娠合并慢性高血压	妊娠20周前收缩压≥140mmHg和/或舒张压≥90mmHg（除外滋养细胞疾病），妊娠期无明显加重；或妊娠20周后首次诊断高血压并持续到产后12周后

三、治疗原则

（一）妊娠期高血压

保证充足的睡眠，**取左侧卧位，每天休息不少于10小时**。可给予镇静剂，如地西泮。密切监护母儿状态；间断吸氧。保证充足的蛋白质、热量，不限盐和液体，但对于全身水肿者应适当限制盐的摄入。

（二）子痫前期

治疗原则为休息、镇静、**解痉**、降压、合理扩容和必要时利尿、适时**终止妊娠**。

1. 镇静　选用地西泮，具有较强的镇静、抗惊厥、肌肉松弛作用。

2. 解痉药物首选硫酸镁。

考题2　某孕妇，28岁，孕34周，因"头晕、头痛"就诊。查体：血压160/115mmHg，实验室检查：水肿（+），尿蛋白定量5.5g/24h，临床诊断为重度子痫前期。首选的解痉药物是（　）

A. 安定　　　　　　　B. 阿托品　　　　　　C. 硫酸镁　　　　　　D. 冬眠合剂　　　　　　E. 卡托普利

（三）子痫的处理

子痫是最严重的阶段，是导致母儿死亡的主要原因，**应立即左侧卧位**，减少误吸，开放呼吸道，建立静脉通道。

处理原则：**控制抽搐**，纠正缺氧和酸中毒，抽搐控制后终止妊娠。

四、护理措施

（一）一般护理

指导孕妇合理饮食，增加蛋白质、维生素以及富含铁、钙、锌的食物，减少过量脂肪和盐的摄入。尤其是钙的补充，可从妊娠20周开始，每日补充钙剂2g。**孕妇应采取左侧卧位休息以增加血供**。病人如有头晕、眼花发生时立即躺下或坐下休息以防摔伤。

（二）孕妇的护理

1. 保证休息　妊娠期高血压的孕妇可在家休息，但需注意适当减轻工作，创造安静、清洁环境，以保证充分的睡眠（10h/d）。以左侧卧位为宜。

2. 调整饮食　孕妇需摄入足够的蛋白质（100g/d以上）、蔬菜，补充维生素、铁和钙剂。食盐不必严格限制，但全身水肿的孕妇应限制食盐入量。

3. 加强产前保健　适当增加产前检查次数，督促孕妇每天数胎动，监测体重。

（三）子痫前期、子痫期孕妇的护理

1. 一般护理

（1）子痫前期、子痫期的孕妇需住院治疗，取左侧卧位。保持病室安静，经常巡视病人。外出做检查时需有人陪伴。

（2）每4小时测1次血压，如舒张压渐上升，提示病情加重。随时观察和询问孕妇有无头晕、头痛、恶心等自觉症状。

（3）注意胎心变化，以及胎动、子宫敏感性有无改变。

（4）子痫前期、子痫期适当限制食盐入量（每日少于3g），每日或隔日测体重，每日记液体出入量、测尿蛋白，必要时测24小时尿蛋白定量。

2. 用药护理　**硫酸镁是目前治疗子痫前期和子痫期的首选解痉药物**。

（1）用药方法：硫酸镁可采用肌内注射或静脉用药。

（2）毒性反应：通常主张硫酸镁的滴注**速度以1g/h为宜，不超过2g/h**。每日维持用量15~20g。**硫酸镁中毒现象首先表现为膝反射减弱或消失**，呼吸抑制，严重者心脏骤停。

（3）注意事项：护士在用药前及用药过程中均应监测孕妇血压，同时还应检测以下指标：①膝腱反射必须存在；③呼吸不少

于 16次/分；③尿量每24小时不少于400ml或每小时不少于17ml。随时准备好 **10%** 的葡萄糖酸钙注射液，以便出现毒性作用时及时予以 **解毒**。

考题3 孕38周孕妇，因先兆子痫入院。目前患者轻微头痛，血压140/90mmHg，尿蛋白(++)，呼吸、脉搏正常。在应用硫酸镁治疗过程中，护士应报告医师停药的情况是（　　）

A. 呼吸18次/分　　　　B. 膝反射消失　　　　C. 头痛缓解　　　　D. 血压130/90mmHg　E. 尿量800ml/24小时

考题4 使用硫酸镁治疗妊娠高血压综合征时要注意（　　）

A. 使用前应测体温、脉搏　　　　B. 尿量每日>360ml，每小时>15ml　　　　C. 呼吸每分钟不少于16次

D. 膝腱反射增强提示中毒　　　　E. 严格控制滴注速度，以2g/h为宜

3. 子痫病人的护理

（1）**控制抽搐**：一旦发生抽搐，应尽快控制。**硫酸镁为首选药物**。

（2）**专人护理，防止受伤**：在子痫发生后，应立即保持病人的呼吸道通畅，并立即给氧，用开口器置于上、下磨牙间放置一缠好纱布的压舌板，用舌钳固定舌头以防咬伤唇舌或发生舌后坠。病人取头低侧卧位，以防黏液吸入呼吸道或舌头阻塞呼吸道。

（3）**减少刺激，以免诱发抽搐**：**病人应安置于单人暗室**，保持绝对安静，空气流通，**避免声、光刺激**，一切治疗活动和护理操作尽量轻柔且相对集中，限制探视。

（4）**严密监护**：密切注意血压、脉搏、呼吸、体温及尿量。及时进行必要的血、尿化验和特殊检查，及早发现脑出血、肺水肿、急性肾衰竭等并发症。

（5）**纠正缺氧和酸中毒**：面罩和气囊吸氧，遵医嘱给予适量4%碳酸氢钠纠正酸中毒。

（四）分娩期及产褥期的护理

若经阴道分娩，在第一产程中，应密切监测病人的血压、脉搏、尿量、胎心及子宫收缩情况以及有无自觉症状；血压升高时应用产钳或胎头吸引助产。第二产程应尽量缩短，避免产妇用力，初产妇可行会阴侧切并用产钳或胎吸助产。在第三产程中，须预防产后出血，**在胎儿娩出前肩后立**即静脉推注催产素（**禁用麦角新碱**）。病情较重者于分娩开始即开放静脉。胎儿娩出后测血压，病情稳定者，方可送回病房。重症病人产后应继续硫酸镁治疗1~2日，产后24小时至5日内仍有发生子痫的可能，故不可放松治疗及护理。

考题答案

序号	1	2	3	4										
答案	E	C	B	C										

第七节　异位妊娠病人的护理

受精卵在子宫体腔外着床发育时，称为异位妊娠。在异位妊娠中，**输卵管妊娠最为常见**。

一、病因

输卵管炎症是最主要原因。

二、临床表现

（一）症状

1. 停经　多数病人会在停经6~8周后出现不规则阴道流血。

2. **腹痛**　是输卵管妊娠患者就诊的主要症状。

3. **晕厥与休克**。

考题1 输卵管妊娠患者前来就诊时，最常见的主诉是（　　）

A. 腹痛　　　　B. 胸痛　　　　C. 咳嗽　　　　D. 咯血　　　　E. 呼吸急促

（二）体征

病人可呈贫血貌。腹部检查：下腹压痛、反跳痛，出血较多时，叩诊有移动性浊音。

三、辅助检查

1. 腹部及盆腔检查　流产或破裂者，**阴道后穹窿饱满，有宫颈抬举痛或摇摆痛**，是输卵管妊娠的主要体征之一。腹腔内出血多时检查子宫呈漂浮感。

2. 器械检查阴道　后穹窿穿刺是一种简单可靠的诊断方法。

> 锦囊妙记：阴道后穹隆与子宫直肠陷凹紧邻，子宫直肠陷凹是盆腔最低部位，腹腔中如有游离的血液、渗出液、脓液，常积聚于此，输卵管妊娠破裂时，血液流至此部位。通过后穹隆穿刺抽出不凝血可协助诊断输卵管妊娠。

考题2 患者，女性，28岁。停经45天，阴道少量流血1天。晨5时突发下腹剧痛，伴恶心、呕吐及一过性晕厥。面色苍白，血压70/50mmHg，脉搏120次/分，妇科检查：阴道通畅，有少量血液，宫颈举痛明显，后穹窿触痛（＋）。入院后初步诊断为输卵管妊娠，此时最有价值的辅助检查方法是（　　）

A. 腹部B超　　　　　　　　　B. 血HCG　　　　　　　　　C. 阴道后穹窿穿刺

D. 腹腔镜检查　　　　　　　　E. 输卵管造影

四、护理措施

1. 手术治疗病人的护理　护士在严密监测病人生命体征的同时，**立即开放静脉，交叉配血，做好输血、输液的准备**。同时做好病人的心理护理。（亲：异位妊娠首要的护理问题是体液不足，因此护士应立即建立静脉通路，快速补液。）

2. 非手术治疗病人的护理

（1）护士密切观察病人生命体征，尤应注意阴道流血量与腹腔内出血量不成比例。

（2）病人应卧床休息，避免腹部压力增大。

◎3～5题共用题干

患者女，21岁。在校大学生。因急性腹痛就诊，诊断为异位妊娠破裂出血，拟急诊手术。

考题3 术前护理人员向患者介绍病情及预后，体现了护理人员的（　　）

A. 保证患者权益的义务　　　　B. 及时救治患者的义务　　　　C. 维护患者治疗安全的义务

D. 保护患者隐私义务　　　　　E. 认真执行医嘱的义务

考题4 患者要求医护人员不要将真实情况告知同学，体现了患者的（　　）

A. 知情权　　　　B. 回避权　　　　C. 服务选择权　　　　D. 隐私权　　　　E. 公平权

考题5 患者在了解病情后签字同意手术治疗，体现了伦理学的（　　）

A. 自主原则　　　　B. 不伤害原则　　　　C. 公平原则　　　　D. 行善原则　　　　E. 有利原则

考题答案

序号	1	2	3	4	5							
答案	A	C	A	D	A							

第八节　胎盘早剥病人的护理

一、临床表现

1. 轻型　**外出血为主**，剥离面通常不超过胎盘的1/3，多见于分娩期。主要症状是阴道大量出血，色暗红，伴轻微腹痛或无腹痛，贫血程度与出血量成正比。腹部检查：子宫软，宫缩有间歇，子宫大小符合妊娠月份，胎位清，胎心率多正常，腹部压痛不明显或仅有局部轻压痛。

2. 重型　以内出血和混合性出血为主，剥离面超过胎盘面积的1/3，同时有较大的胎盘后血肿，**多见于重度妊娠期高血压疾病**。主要症状为**突然发生的持续性腹部疼痛**和（或）腰酸、腰背痛，程度与胎盘后积血多少呈正相关。可无阴道流血或少量阴道流血及血性羊水，贫血程度与外出血量不符。腹部检查：**子宫硬如板状，有压痛，子宫比妊娠周数大**，宫底随胎盘后血肿增大而增高。

> 锦囊妙记：重型胎盘早剥时，血液在胎盘与子宫壁之间积聚，刺激子宫收缩，导致子宫硬如板状；同时重型胎盘早剥为中间剥离，血液不能流出，导致子宫比妊娠周数大。考生只要发现题干中提示孕妇子宫硬如板状，子宫比妊娠周数大，就可判断为重型胎盘早剥。

二、治疗原则

1. 纠正休克　应积极补充血容量，及时输入新鲜血。

2. 终止妊娠　胎盘早剥一旦确诊，必须及时根据病情**终止妊娠**。（亲：胎盘一旦剥离，胎儿失去了母体的血液供应，缺血、缺氧，因此应及时终止妊娠）。

第九节　前置胎盘病人的护理

妊娠28周后，**胎盘附着于子宫下段，甚至胎盘下缘达到或覆盖宫颈内口**，其位置低于胎儿先露部，称为前置胎盘。

一、临床表现及分类

妊娠晚期或临产时，发生无诱因、**无痛性反复阴道流血是前置胎盘**的主要症状。

考题1 患者女，30岁。妊娠35周，因阴道流血就诊，诊断为前置胎盘，拟急行剖宫产收入院。护士首先应为患者做的是（　）

A. 办理入院手续　　　　　　　B. 进行沐浴更衣　　　　　　　C. 检查阴道出血情况

D. 进行会阴清洗　　　　　　　E. 用平车送入病区

二、护理问题

1. 组织灌注量不足　与阴道出血有关。

2. 恐惧　与出血所致休克，危及母儿生命有关。

3. 有感染的危险　与细菌易经阴道上行感染有关。

4. 潜在并发症　出血性休克、胎儿窘迫。

考题2 孕妇29岁，孕37周，G2P0，前置胎盘入院，现有少量阴道流血，孕妇担心胎儿安危会产生的心理问题是（　）

A. 无助感　　　B. 恐惧　　　C. 悲哀　　　D. 自尊低下　　　E. 倦怠

三、辅助检查

1. 产科检查子宫大小与停经月份一致，胎方位清楚，先露高浮，胎心可正常或异常。

2. 超声波检查是目前最安全、有效的首选方法，超声检查阴性结果不能完全排除胎盘早剥。

3. 阴道检查一般不主张应用。

考题3 初孕妇，29岁，因无痛性阴道流血就诊，医生怀疑为前置胎盘，最适合的检查是（　）

A. 产科检查　　　B. 肛门检查　　　C. 阴道检查　　　D. X线检查　　　E. 腹部B超

四、治疗原则

治疗原则是：抑制宫缩、纠正贫血、预防感染和适时终止妊娠。

1. 期待疗法　适用于妊娠不足36周或估计胎儿体重小于2300g，阴道流血量不多，胎儿存活者。

2. 终止妊娠　适用于入院时出血性休克者，或期待疗法中发生大出血或出血量虽少，但妊娠已近足月或已临产者。

五、护理措施

1. 需立即终止妊娠者，孕妇取去枕侧卧位，开放静脉，作好输血准备。在抢救休克的同时，作好术前准备。

2. 接受期待疗法孕妇的护理　①绝对卧床休息，左侧卧位，定时、间断吸氧。进行腹部检查时动作要轻柔，禁做阴道检查及肛诊。②纠正贫血。③监测病情变化。严密观察并记录孕妇生命体征，阴道流血的量、色，监测胎儿宫内状态。④预防产后出血和感染。

考题答案

序号	1	2	3											
答案	C	B	E											

第十节　胎儿宫内窘迫病人的护理

一、临床表现

胎儿窘迫的主要表现为胎心音改变、胎动异常及羊水胎粪污染或羊水过少，严重者胎动消失。急性胎儿窘迫多发生在分娩期，主要表现为胎心率加快或减慢，宫缩压力试验出现频繁的晚期减速或变异减速；羊水胎粪污染和胎儿头皮血pH下降，出现酸中毒。慢性胎儿窘迫多发生在妊娠末期，主要表现为胎动减少或消失，胎心监护基线平直，胎儿生长受限，胎盘功能减退，羊水胎粪污染等。羊水胎粪污染可分为3度：Ⅰ度为浅绿色，Ⅱ度为黄绿色并混浊，Ⅲ度为棕黄色，稠厚。

考题1 急性胎儿窘迫最早出现的症状是（　）

A. 胎动减少　　　B. 胎动消失　　　C. 胎心率加快　　　D. 胎儿生长受限　　　E. 胎盘功能减退

二、治疗原则

急性胎儿窘迫者，如宫颈未完全扩张，胎儿窘迫情况不严重者，给予吸氧，嘱产妇左侧卧位，如胎心率变为正常，可继续观察；如宫口开全，胎先露部已达坐骨棘平面以下3cm，应尽快助产经阴道娩出胎儿。慢性胎儿窘迫者，应根据孕周、胎儿成熟度和窘迫程度决定处理方案。首先应指导孕妇采取左侧卧位，间断吸氧，积极治疗各种合并症或并发症，密切监护病情变化。

三、护理措施

1. 一般护理　孕妇左侧卧位，间断吸氧。严密监测胎心变化，每15分钟听1次胎心或进行胎心监护。

2. 作好术前准备，如宫口开全、胎先露部已达坐骨棘平面以下3cm，应尽快助产娩出胎儿。

3.作好新生儿抢救和复苏的准备。

考题答案

序号	1												
答案	C												

第十一节　胎膜早破病人的护理

胎膜早破是指在临产前胎膜自然破裂。（亲：正常情况下，胎膜多在宫口近开全时破裂哦）。

一、临床表现

1.孕妇突感有较多液体自阴道流出，继而少量间断性排出。

2.行肛诊检查，触不到羊膜囊，上推胎儿先露部可见到流液量增多。

二、治疗原则

1.住院待产，严密注意胎心音变化。胎先露部未衔接者应绝对平卧，采取左侧卧位。避免不必要的肛诊和阴道检查。

2.妊娠28周以下者，视情况决定是否继续妊娠；妊娠28~32周者，应治疗并维持妊娠至33周以上分娩；妊娠33~35周者，若无产兆及感染征象等待自然分娩；若胎儿已足月而未临产又无感染征象，可观察12~18小时，若仍未临产则作好引产或剖宫产术准备。

3.破膜12小时以上者应预防性应用抗生素。严密观察产妇的生命体征，白细胞计数，了解感染的征象。给予糖皮质激素促进胎肺成熟。

三、护理措施

1.住院待产期间　严密注意胎心音及胎动变化。胎先露部未衔接者绝对卧床休息，抬高臀部，以防脐带脱垂。（亲：胎膜早破者，产妇应取左侧卧位，臀部抬高或者头低脚高位）。

2.破膜12小时以上者应预防性使用抗生素。

3.若有脐带先露或脐带脱垂应在数分钟内结束分娩；孕期达35周以上有临产先兆，可令其自然分娩；若孕龄<37周，已临产，或孕龄达37周，在破膜12~18小时后尚未临产者，尽快结束分娩。

4.宫颈内口松弛者，应卧床休息，并于妊娠14~16周行宫颈环扎术。

考题1　孕妇，26岁，孕36周。2小时前阴道流出液体，有宫缩痛。入院后诊断为胎膜早破。查体：脐带脱垂，宫口开大3cm。护士应首先采取的措施是（　　）

A. 做好剖宫产准备，迅速结束分娩　　　B. 促进子宫收缩，加快产程　　　C. 等待自然分娩

D. 勤听胎心音　　　E. 观察羊水性状

考题2　36岁孕妇，产前检查漏斗骨盆。现足月妊娠，胎膜早破来诊。查体：胎头未入盆。医嘱：入院行各项检查，拟次日行剖宫产术。护士对其进行健康教育，不正确的内容是（　　）

A. 说明产道异常对母儿的影响　　　B. 说明剖宫产的必要性　　　C. 解释剖宫产术前、术后注意事项

D. 嘱其保持会阴清洁　　　E. 鼓励术前适当下床活动

考题答案

序号	1	2											
答案	A	E											

第十二节　妊娠期合并症病人的护理

一、妊娠合并心脏病病人的护理

（一）心脏病与妊娠的相互影响

1.妊娠对心脏病的影响

（1）妊娠期：孕妇总循环血量于妊娠第6周开始逐渐增加，32~34周达高峰。

（2）分娩期：是心脏负担最重的时期，极易诱发心力衰竭。

（3）产褥期：产后3天内，子宫收缩和缩复使大量血液进入体循环，仍需预防心衰的发生。

总之，妊娠32~34周、分娩期及产后的最初3天内，是患有心脏病的孕妇最危险的时期。

2.心脏病对妊娠的影响　流产、早产、死胎、胎儿生长受限、胎儿宫内窘迫及新生儿窒息的发生率明显增加，围生儿死亡率增高。

根据病人所能耐受的日常体力活动将心功能分为四级：

心功能Ⅰ级：一般体力活动不受限。

心功能Ⅱ级：一般体力活动稍受限制，休息时无自觉症状。

心功能Ⅲ级：心脏病病人体力活动明显受限，休息时无不适，轻微日常活动即感不适，心悸，呼吸困难或继往有心力衰竭病史者。

心功能Ⅳ级：不能进行任何体力活动，休息状态下即出现心衰症状，体力活动后加重。

（亲：心功能Ⅰ～Ⅱ级的产妇可以妊娠，产后可以哺乳；心功能Ⅲ～Ⅳ级的产妇不宜妊娠，产后不宜哺乳）。

（二）临床表现

1. 早期心力衰竭　表现为：①轻微活动后即有胸闷、心悸、气短；②休息时心率超过110次/分；③夜间常因胸闷而需坐起；④肺底部出现少量持续性湿啰音，咳嗽后不消失。

2. 左心衰竭　肺淤血及心排出量降低。

3. 右心衰竭　体静脉淤血。

（三）治疗原则

1. 非孕期　根据孕妇所患心脏病类型、病情及心功能状态，确定是否可以妊娠。

2. 妊娠期　①决定能否继续妊娠：凡不宜妊娠却已怀孕者，应在妊娠12周前行人工流产术；妊娠超过12周者应密切监护。②定期产前检查：及早发现心衰的早期症状。

3. 分娩期　心功能Ⅰ～Ⅱ级，胎儿不大，胎位正常，宫颈条件良好者，在严密监护下可经阴道分娩，第二产程时需助产。心功能Ⅲ～Ⅳ级，胎儿偏大，宫颈条件不佳，合并其他并发症者，可选择剖宫产终止妊娠。

4. 产褥期　产后3天内，尤其24小时内，产妇应充分休息且需严密监护。按医嘱应用广谱抗生素，产后1周无感染征象时停药。心功能Ⅲ级或以上者不哺乳。不宜再妊娠者，建议1周后行绝育术。

（四）护理措施

1. 妊娠期　①加强孕期保健，定期进行产前检查或家庭访视。心功能Ⅰ～Ⅱ级者，应在妊娠36~38周入院待产。②预防心力衰竭，保证孕妇每天至少10小时的睡眠且中午宜休息2小时，休息时采取左侧卧位。③预防诱发心力衰竭的各种因素，尤其是上呼吸道感染等。④发生急性心力衰竭时，病人应取坐位，双腿下垂；立即高流量加压吸氧，可用50％的乙醇湿化。

2. 分娩期　①严密观察产程进展，防止心力衰竭的发生。上半身抬高。观察子宫收缩、胎头下降及胎儿宫内情况，第一产程，每15分钟测血压、脉搏、呼吸、心率各1次，每30分钟测胎心率1次。第二产程每10分钟测1次上述指标或持续监护。严格无菌操作，给予抗生素治疗持续至产后1周。缩短第二产程。③预防产后出血。胎儿娩出后，立即在产妇腹部放置沙袋，持续24小时。静脉或肌内注射缩宫素（禁用麦角新碱）。

3. 产褥期　①产后72小时内严密监测生命体征，产妇应半卧位或左侧卧位，保证充足休息，必要时镇静，在心功能允许时，鼓励早期下床适度活动。②心功能Ⅰ～Ⅱ级的产妇可以母乳喂养；Ⅲ级或以上者，应及时回乳。

二、妊娠合并糖尿病病人的护理

（一）糖尿病与妊娠的相互影响

巨大儿、胎儿畸形、早产和胎儿生长受限发生率明显增高。新生儿呼吸窘迫综合征发生率增加，而且容易出现新生儿低血糖。

（二）辅助检查

1. 血糖测定　2次或2次以上空腹血糖≥5.8mmol/L者。

2. 葡萄糖耐量试验　禁食12小时后，口服葡萄糖75g。血糖值诊断标准为：空腹5.6mmol/L，1小时10.3mmol/L，2小时8.6mmol/L，3小时6.7mmol/L，若其中有2项或2项以上达到或超过正常值，即可诊断GDM。如1项高于正常则诊断为糖耐量受损。

（三）护理措施

1. 无论新生儿体重大小均按早产儿提供护理。在新生儿娩出30分钟后定时滴服葡萄糖液防止低血糖。糖尿病产妇，即使接受胰岛素治疗，哺乳也不会对新生儿产生不良影响。

2. 产褥期　分娩后24小时内胰岛素减至原用量的1/2，48小时减少到原用量的1/3。

三、贫血

（一）辅助检查

1. 血象　呈小细胞低色素性贫血。血红蛋白<100g/L，血细胞比容<0.30或红细胞计数<3.5×10^{12}/L。

2. 血清铁测定　孕妇血清铁<6.5μmol/L。

（二）护理措施

1. 妊娠期

（1）饮食护理：多食富含铁的食物，如瘦肉、动物肝脏等。

（2）正确服用铁剂：铁剂的补充应**首选口服制剂**，补充铁剂的同时服**维生素C及稀盐酸可促进铁的吸收**。指导饭后或餐中服用铁剂。血红蛋白在7g/L以下者应全休，以减轻机体对氧的消耗，避免因头晕而发生意外。（亲：小儿、成人缺铁性贫血，孕妇合并缺铁性贫血治疗均首选口服硫酸亚铁，成人、孕妇服用时间为餐后，小儿为两餐之间）。

（3）加强产前检查和母儿监护措施，并积极预防感染。

2. 分娩期　临产前给止血药维生素K等并备新鲜血。严密观察产程，第二产程酌情给予阴道助产。预防产后出血。**胎儿前肩娩出时，给予宫缩剂**。

第十三节　产力异常病人的护理

一、临床表现

1. 子宫收缩乏力

（1）协调性子宫收缩乏力：子宫收缩具有正常的节律性、对称性和极性，但**收缩力弱、持续时间短、间歇期长且不规律**。

（2）不协调性子宫收缩乏力：子宫收缩的极性倒置，宫缩的兴奋点不是起自两侧子宫角部，而是来自子宫下段的一处或多处，但宫缩时宫底部不强，中段或下段强，宫缩间歇期子宫壁不能完全松弛。这种宫缩易使*产妇自觉宫缩强，持续腹痛，拒按，精神紧张*，体力消耗，产程延长或停滞。

（3）产程曲线异常

1）**潜伏期延长**：从临产规律宫缩开始至活跃期起点（6cm）称为潜伏期。初产妇>20小时、经产妇>14小时称为潜伏期延长。

2）**活跃期延长**：从活跃期起点（6cm）至宫颈口开全称为活跃期。活跃期宫颈口扩张速度<0.5cm/h称为活跃期延长。

3）**活跃期停滞**：当破膜且宫颈口扩张≥6cm后，若宫缩正常，宫颈口停止扩张≥4小时；若宫缩欠佳，宫颈口停止扩张≥6小时称为活跃期停滞。

4）**第二产程延长**：初产妇>3小时，经产妇>2小时（硬膜外麻醉镇痛分娩时，初产妇>4小时，经产妇>3小时），*产程无进展（胎头下降和旋转），称为第二产程延长*。

5）胎头下降延缓：第二产程初产妇胎头先露下降速度<1cm/h，经产妇<2cm/h，称为胎头下降延缓。

6）胎头下降停滞：第二产程胎头先露停留在原处不下降>1小时，称为胎头下降停滞。

7）**滞产：指总产程超过24小时**。

2. 子宫收缩过强

（1）协调性子宫收缩过强：子宫收缩的节律性、对称性和极性均正常，仅子宫收缩力过强、过频。分娩在短时间内结束，**总产程不足3小时称为急产**。产妇往往有痛苦面容，大声叫喊。

（2）不协调性子宫收缩过强

1）强直性子宫收缩：产妇持续性腹痛、拒按腹部、烦躁不安。胎位触诊不清，胎心音听不清。有时可在脐下或平脐处见一环状凹陷，**即病理缩复环**。

2）子宫痉挛性狭窄环：产妇持续性腹痛，烦躁，宫颈扩张缓慢，胎先露部下降停滞，胎心率不规则，阴道检查可触及狭窄环。此环特点是不随宫缩上升。

二、治疗原则

1. 子宫收缩乏力

（1）**协调性子宫收缩乏力**：①鼓励多进食，**给予镇静剂**；②加强子宫收缩：**人工破膜、静脉滴注缩宫素**；③第二产程：如无头盆不称，可加强宫缩，双顶径已通过坐骨棘平面，行产钳助产；④第三产程：预防产后出血。

（2）不协调性子宫收缩乏力：可酌情给镇静剂，**禁用缩宫素**。伴有胎儿宫内窘迫或伴有头盆不称，应行剖宫产。

2. 子宫收缩过强

（1）协调性子宫收缩过强：①**有急产史的产妇，预产期前1~2周不宜外出，提前住院待产**；②对于已发生产程进展过快的产妇，应指导产妇不要向下屏气，减缓分娩速度；③若急产来不及消毒及新生儿坠地者，**新生儿肌注维生素K1**、破伤风抗毒素和抗生素。产后仔细检查宫颈、阴道、外阴，如有撕裂应及时缝合，并给予抗生素预防感染。

（2）不协调性子宫收缩过强：①**强直性子宫收缩**：及时给予**宫缩抑制剂**，若属梗阻性原因，应立即行剖宫产术；②子宫痉挛性狭窄环：及时给予纠正；使用镇静剂消除异常宫缩，若不能缓解，宫口未开全，胎先露部高或伴有胎儿窘迫征象，应行剖宫产术。

三、护理措施

1. 子宫收缩乏力

（1）加强产程监护，及早发现异常；对使用缩宫素的产妇，要持续评估以了解产程进展。

（2）缩宫素的静脉使用：将缩宫素2.5U加于5%葡萄糖液500ml内，从4~5滴/分开始静脉滴注并观察反应，根据宫缩的强弱进行调节，**通常不超过40滴/分**。若出现10分钟内宫缩超过5次、宫缩持续1分钟以上或胎心率有变化，应立即停止滴注。

2. 子宫收缩过强

（1）预防宫缩过强对母儿的损伤。

（2）密切观察宫缩与产程进展：鼓励做深呼吸，提供背部按摩。给予宫缩抑制剂。

（3）正确处理分娩期：分娩时尽可能做会阴侧切术，新生儿按医嘱给维生素K1肌注，预防颅内出血。

第十四节　产后出血病人的护理

胎儿娩出后24小时内出血量超过500ml者为产后出血。为分娩期的严重并发症，在我国居产妇死亡原因的首位。

考题1　产后出血是指胎儿娩出后24小时内出血量超过（　　）

A. 100ml　　　　　B. 200ml　　　　　C. 300ml　　　　　D. 400ml　　　　　E. 500ml

一、病因

1. 子宫收缩乏力　是产后出血的最主要原因。
2. 软产道裂伤　常因急产、子宫收缩过强、产程进展过快、胎儿过大等引起。
3. 胎盘因素　胎盘剥离不全、胎盘嵌顿、胎盘粘连、胎盘植入、胎盘和（或）胎膜残留。
4. 凝血功能障碍。

二、临床表现

1. 宫缩乏力　出现失血性休克表现，检查腹部时往往感到子宫轮廓不清，松软如袋状，摸不到宫底或宫底升高。
2. 软产道裂伤　阴道壁血肿的产妇会有尿频或肛门坠胀感，且有排尿疼痛。体征：子宫收缩良好，检查宫颈有裂伤，个别可裂至子宫下段，阴道裂伤多在阴道壁、后壁和会阴部。
3. 胎盘因素　胎盘和（或）胎膜残留时，可在胎盘娩出后仔细检查胎盘、胎膜时，发现胎盘母体面有缺损或胎膜有缺损而边缘有断裂的血管。

> 锦囊妙记：当题干中提到子宫软，出血的原因可判断为宫缩乏力；当题干中提到急产、阴道大量出血，查体子宫收缩良好提示软产道裂伤；当题干中提到胎盘、胎膜不完整提示胎盘因素引起产后出血。

考题2　孕妇，25岁，妊娠足月临产，胎盘娩出后，产妇出现持续性阴道流血，量达800ml。查体：子宫体柔软。其出血原因最可能是（　　）

A. 子宫收缩乏力　　　B. 软产道损伤　　　C. 胎盘剥离不全　　　D. 子宫破裂　　　E. 凝血功能障碍

三、治疗原则

1. 对子宫收缩乏力造成的大出血，可以通过使用宫缩剂、按摩子宫、宫腔内填塞纱布条等方法止血。按摩子宫为常用有效的方法。
2. 软产道撕裂伤造成的大出血　及时准确地修复缝合。
3. 胎盘因素导致的大出血　要及时将胎盘取出，并作好必要的刮宫准备。

> 锦囊妙记：关于产后出血的治疗原则，考生可简单地记为：子宫收缩乏力——按摩；软产道裂伤——缝合；胎膜残留——"刮"；胎盘植入——"切"；胎盘嵌顿——"麻（醉）"。

四、护理措施

（一）预防产后出血

1. 产时预防　第一产程密切观察产程进展，必要时给予镇静剂以保证产妇的休息，防止产程延长；第二产程指导产妇正确使用腹压，适时适度做会阴侧切，胎头、胎肩娩出要慢，胎肩娩出后立即肌注或静脉滴注缩宫素；第三产程正确处理胎盘娩出，胎盘未剥离前，不可过早牵拉脐带或按摩、挤压子宫，待胎盘剥离征象出现后，及时协助胎盘娩出，并仔细检查胎盘、胎膜是否完整。
2. 产后预防　胎盘娩出后2小时内，产妇仍需留在产房接受监护。密切观察产妇的子宫收缩、阴道出血及会阴伤口情况。督促产妇及时排空膀胱，以免影响宫缩致产后出血；早期哺乳，可刺激子宫收缩，减少阴道出血量。

（二）迅速止血，纠正失血性休克及控制感染

1. 针对原因迅速止血
（1）产后宫缩乏力者：可通过腹壁节律性按摩子宫底、给予宫缩剂、纱布条填塞子宫腔等方法达到止血的目的。
（2）软产道裂伤者：及时准确地修补、缝合裂伤。
（3）胎盘因素造成出血者：采取取、挤、刮、切。取：取出宫腔内的胎盘；挤：从腹部挤压宫底，使胎盘排出；刮：刮出小的残留的胎盘；切：植入性胎盘应作子宫次全切除术。
2. 失血性休克的护理　应及早补充血容量；严密观察病人的意识状态、皮肤颜色、血压、脉搏、呼吸及尿量；观察子宫收缩情况，阴道出血量等。

考题3 产妇，妊娠39周分娩，在会阴部左侧切开顺产一活婴，胎盘胎膜娩出完整。产后30分钟阴道出血增多，测血压90/60mmHg，P90次/分。宫底位于脐上3横指，子宫软，按压宫底排出血液及血块约500ml。首要的处理原则是（　　）

A. 抗休克　　　　　B. 抗感染　　　　　C. 检查软产道　　　　　D. 加强宫缩　　　　　E. 清理宫腔

考题答案

序号	1	2	3								
答案	E	A	D								

第十五节　羊水栓塞病人的护理

一、临床表现

1. 心、肺功能衰竭和休克　在分娩过程中，尤其是刚刚破膜不久，产妇突然发生寒战、呛咳、气急、烦躁不安等症状，随后出现发绀、呼吸困难、心率加快、抽搐、昏迷、血压下降。

> 锦囊妙记：羊水栓塞时→羊水经破裂的静脉窦进入母体血液循环→肺栓塞→病人出现呼吸困难、发绀。

2. DIC引起的出血　大量阴道流血、血液不凝固，切口及针眼大量渗血，全身皮肤、黏膜出血。
3. 急性肾衰竭　由于全身循环衰竭，最后可致肾衰竭。

考题1 某产妇，孕1产0，28岁，妊娠29周，阴道有液体流出，在保胎治疗过程中，突发寒战、恶心、呕吐和气急等症状，继而出现呛咳、呼吸困难和发绀，进入昏迷状态，继而皮肤上出现血斑。应考虑为（　　）

A. 胎盘早剥　　　　　B. 胎膜早破　　　　　C. 羊水栓塞　　　　　D. 先兆子宫破裂　　　　　E. 早产

二、护理措施

（一）羊水栓塞的预防

加强产前教育，注意诱发因素，及时发现前置胎盘、胎盘早剥等并发症并及时处理；严密观察产程进展，正确掌握催产素的使用方法，防止宫缩过强，严格掌握破膜时间，人工破膜宜在宫缩的间歇期，破口要小并注意控制羊水的流出速度。

（二）羊水栓塞病人的处理配合

1. 首先是纠正缺氧；解除肺动脉高压；防止心衰；抗过敏；抗休克。
2. 抗休克。
3. 防治DIC。

考题2 产妇发生羊水栓塞时，首要的处理措施是（　　）

A. 纠正酸中毒　　　　　B. 解除肺动脉高压　　　　　C. 加压给氧　　　　　D. 抗休克　　　　　E. 抗过敏

考题答案

序号	1	2									
答案	C	C									

第十六节　子宫破裂病人的护理

一、临床表现

（一）先兆子宫破裂

先兆子宫破裂的四大主要临床表现是：子宫形成病理性缩复环、下腹部压痛、胎心率改变及血尿出现。

产妇表现为烦躁不安，呼吸、心率加快，下腹剧痛难忍；膀胱受压充血，出现排尿困难、血尿。胎心率改变或听不清。

（二）子宫破裂

1. 不完全性子宫破裂　子宫破裂肌层部分或全部断裂，浆膜层尚未穿破，宫腔与腹腔未相通，胎儿及附属物仍在宫腔内。在不全破裂处有明显压痛，不完全破裂累及子宫动脉，可导致急性大出血。

2. 完全性子宫破裂　子宫肌壁全层破裂，宫腔与腹腔相通。子宫破裂常发生于瞬间，产妇突感腹部撕裂剧烈疼痛，子宫收缩骤然停止，腹痛可暂时缓解，随后即出现面色苍白，出冷汗，脉搏细数，呼吸急促，血压下降等休克征象。体检：全腹有压痛和反跳痛，可在腹壁下清楚地扪及胎体，胎动和胎心消失。

二、治疗原则

1. **先兆子宫破裂**　立即采取措施抑制子宫收缩，吸氧，立即备血的同时，尽快结束分娩。

2. **子宫破裂**　在输液、输血、吸氧和抢救休克的同时，一旦确诊，无论胎儿是否存活，均应尽快手术治疗。

第十七节　产褥感染病人的护理

一、病因

产妇生殖道内有大量的病原体。以厌氧菌为主

二、临床表现

1. **急性外阴、阴道、宫颈炎**　外阴伤口感染病人有局部的疼痛、可有低热、下坠感、切口边缘硬、红肿并有脓性分泌物。阴道、宫颈感染表现为黏膜充血、水肿、溃疡、分泌物增多并呈脓性。

2. **急性子宫内膜炎、子宫肌炎**　产妇可有轻度发热、畏寒、脉速等全身症状。下腹压痛、低热、恶露多有臭味。

3. **急性盆腔结缔组织炎、急性输卵管炎**　病人有高热、寒战、腹胀。全身不适，子宫复旧差，出现单侧或双侧下腹部疼痛和压痛。

4. **急性盆腔腹膜炎及弥漫性腹膜炎**　病人出现严重的全身症状及腹膜炎症状和体征，如高热、恶心、呕吐、腹胀、腹部压痛、反跳痛，因产妇腹壁松弛，腹肌紧张多不明显。腹膜面分泌大量渗出液，纤维蛋白覆盖引起肠粘连，也可在子宫直肠凹陷形成局限性脓肿。如脓肿波及肛管和膀胱可有腹泻、里急后重、排尿困难。

5. **血栓性静脉炎**　病人多于产后1~2周继子宫内膜炎后出现反复发作寒战、弛张热，持续数周。若为下肢血栓性静脉炎，病人除有弛张热外，还有下肢持续性疼痛，局部静脉压痛或触及硬条索状物，血液回流受阻引起下肢水肿、皮肤发白称"股白肿"。

三、护理措施

1. **采取半卧位**或抬高床头，促进恶露引流。（亲：盆腔腹膜吸收能力较差，取半卧位有利于减轻中毒症状和炎症局限）。

2. 给予高蛋白、高热量、高维生素饮食。

3. 做好会阴部护理，及时更换会阴垫。

第十八节　晚期产后出血病人的护理

分娩24小时后，在产褥期内发生的子宫大量出血，称晚期产后出血。以产后1~2周发病最常见。

一、病因

胎盘、胎膜残留是最常见的原因，多发生于产后10天左右。

二、临床表现

1. **胎盘、胎膜残留**　血性恶露持续时间延长，以后反复出血或突然大量流血。检查发现子宫复旧不全，宫口松弛，有时可触及残留组织。

2. **蜕膜残留**　蜕膜多在产后1周内脱落，并随恶露排出。宫腔刮出物病理检查可见坏死蜕膜。

3. **子宫胎盘附着面感染或复旧不全**　表现为突然大量阴道流血，检查发现子宫大而软，宫口松弛，阴道及宫口有血块堵塞。

4. **剖宫产术后子宫伤口裂开**　多发生在产后2~3周左右，出现大量阴道流血。

三、治疗原则

1. **药物治疗**　少量或中等量阴道流血，应给予足量广谱抗生素、子宫收缩剂、支持疗法及中药治疗。

2. 疑有胎盘、胎膜、蜕膜残留或胎盘附着部位复旧不全者，应行刮宫术。

第八章　新生儿和新生儿疾病的护理

　　本章内容非常重要，历年考试每年约考查8题。主要考查了新生儿的室温，新生儿假月经、新生儿乳腺肿大的处理，新生儿缺氧缺血性脑病的康复护理和亚低温治疗，新生儿黄疸的表现、治疗和重点观察的内容，新生儿寒冷损伤综合征的表现、关键治疗措施，复温的原则，新生儿脐炎的判断，新生儿低血钙的判断和药物护理（葡萄糖酸钙）等。

考点预测

第一节　正常新生儿的护理

　　新生儿是指从脐带结扎到生后28天内的婴儿。正常足月儿是指胎龄≥37周并≤42周，出生体重≥2500g并≤4000g，无畸形或疾病的活产婴儿。

（一）根据胎龄分类

　　1.足月儿　37周≤胎龄<42周（259~293天）的新生儿。
　　2.早产儿　胎龄<37周（<259天）的新生儿。
　　3.过期产儿　胎龄≥42周（≥294天）的新生儿。

（二）根据出生体重分类

　　1.正常体重儿　出生体重≥2500g并≤4000g的新生儿。
　　2.低出生体重儿　出生体重<2500g的新生儿。其中出生体重<1500g称极低出生体重儿；出生体重<1000g称超低出生体重儿。
　　3.巨大儿　出生体重>4000g者。

> 锦囊妙记：新生儿分类时，考生只需要记住足月儿和正常体重儿的范围即可。在足月儿范围以下的即为早产儿，在足月儿范围以上的即为过期产儿；在正常体重范围以上的即为巨大儿，在正常体重范围以下的即为低出生体重儿。

一、新生儿喂养

新生儿出生后应鼓励母婴皮肤接触，早吸吮，早开奶（出生半小时内），实行母婴同室，鼓励按需哺乳。

二、皮肤护理

新生儿沐浴：新生儿应每天沐浴，检查室温在26℃~28℃以上，关闭门窗，水温39℃~41℃左右，先放凉水，后放热水。

三、新生儿保暖

　　1.分娩室新生儿保暖
　　（1）分娩室室温应该在26℃~28℃之间，新生儿出生后放在辐射台上保暖。
　　（2）出生后将新生儿放在温暖、干净、干燥的布单上，用干毛巾擦干新生儿的全身和头发。
　　2.母婴同室新生儿的保暖
　　（1）保持室温在22℃~24℃为宜。
　　（2）皮肤接触后立即给新生儿穿上衣服，包裹被子，戴上帽子给新生儿保暖。
　　（3）每4小时检查一次新生儿，并评价保暖情况，如果新生儿体温不能保持在正常范围内（36.5℃~37.5℃），加盖毯子，或让产妇拥抱新生儿。
　　（4）应在出生6小时后给新生儿洗澡。沐浴室温度26℃~28℃以上。沐浴的水温39℃~41℃为宜。洗澡后立即擦干新生儿，继续保暖。

考题1　新生儿室的室温应保持在（　）
A.18℃~20℃　　　　B.20℃~22℃　　　　C.22℃~24℃　　　　D.24℃~26℃　　　　E.28℃~30℃

四、正常儿臀部护理

　　1.选用柔软吸水性良好、大小适中的尿布，每次喂奶前排便后及时更换。
　　2.大便后用温水洗净臀部，或用婴儿护肤湿巾从前向后擦拭干净，并涂护臀膏。

3. 保持臀部干燥，尿布必须包裹整个臀部和外阴。

4. 尿布不可过紧、过松，**不宜垫橡胶单或塑料布**。

五、新生儿的特殊生理状态

1. 生理性体重下降 **一般不超过10%，生后10日左右**，恢复到出生时体重。

考题2 某新生儿，日龄5天。出生体重3kg，目前体重2.8kg。妈妈很担心孩子的体重会继续降低，护士向妈妈解释孩子的体重将会恢复正常，下列解释正确的是（ ）

A. 3天内恢复正常　　　B. 7天内恢复正常　　　C. 10天内恢复正常　　　D. 2周内恢复正常　　　E. 3周内恢复正常

2. 生理性黄疸 大部分新生儿在**生后2~3日即出现黄疸，5~7日最重**，足月儿最迟2周内，早产儿可延迟到3~4周消退。

考题3 某新生儿，出生5天，面部黄染，血清胆红素5mg/dl，吃奶好，大小便正常，家属询问出现黄疸的原因，护士正确的回答是（ ）

A. 生理性黄疸　　　B. 新生儿肝炎　　　C. 新生儿败血症　　　D. 新生儿溶血症　　　E. 新生儿胆道闭锁

3. 乳腺肿大 男女足月新生儿出生后3~5日，乳腺可触到蚕豆到鸽蛋大小的肿块，因胎内母体的孕酮和催乳素经胎盘至胎儿体内，出生后这些激素影响突然中断所致。

4. 假月经 部分女婴在生后5~7日，可见阴道流出少量的血液。是因母体**雌激素**在孕期进入胎儿体内，出生后突然消失引起，**一般不必处理**。

5. "马牙" 新生儿上颚中线和齿龈切缘上常有黄白色小斑点，民间称"马牙"，是上皮细胞堆积或黏液腺分泌物积留所致，又称"上皮珠"，数周后可自然消失，**不需处理**。

> 锦囊妙记：生理性体重下降、生理性黄疸、乳腺肿大、假月经、马牙等均属于正常的生理状态，所以不需要处理。

考题4 一健康女婴，足月顺产后五天，因出现阴道血性分泌物被父母送来医院，该现象最可能是（ ）

A. 假月经　　　B. 阴道直肠瘘　　　C. 尿道阴道瘘　　　D. 会阴损伤　　　E. 血友病

考题5 新生儿女，日龄4天。出生后第三天发现乳腺肿大。目前应采取的护理措施为（ ）

A. 立即报告医生，及时诊疗　　　　　　　　B. 将内容物挤出，以免病情变化

C. 预防性使用抗生素　　　　　　　　　　　D. 无需处理，并告知家长正确认识

E. 对患儿乳房进行常规消毒

考题答案

序号	1	2	3	4	5							
答案	C	C	A	A	D							

第二节　早产儿的护理

1. 环境 早产儿室内温度应保持在24℃~26℃，晨间护理时，提高到27℃~28℃，相对湿度55%~65%。

2. 保暖 一般体重小于2.0kg者，应尽早置于婴儿培养箱保暖。**维持体温在36.5℃~37℃**。头部应戴绒布帽。

3. 合理喂养

（1）开奶时间：出生体重在1.5kg以上而无青紫的患儿，可出生后2~4小时喂10%葡萄糖水2ml/kg，无呕吐者，可在6~8小时喂乳。出生体重在1.5kg以下或伴有青紫者，可适当延迟喂养时间。

（2）喂养方式：最好用母乳喂养，无法母乳喂养者以早产婴配方奶为宜。

（3）喂养方法：有吸吮无力及吞咽功能不良者，可用滴管或鼻饲喂养。喂养后，患儿宜取右侧卧位，并注意观察有无青紫、溢乳和呕吐的现象发生。

4. 维持有效呼吸 有缺氧症状者给予氧气吸入，经皮血氧饱和度维持在85%~93%。

5. 预防出血 早产儿易缺乏维生素K依赖凝血因子，出生后应补充维生素K，肌内注射维生素K1，连用3日，预防出血症。

6. 预防感染 沐浴后，保持脐部皮肤清洁、干燥。

第三节　新生儿窒息的护理

一、临床表现

1. 轻度（青紫）窒息 1分钟Apgar评分4~7分。新生儿面部与全身皮肤呈青紫色；呼吸表浅或不规律；心跳规则且有力，**心率减慢（80~120次/分）**；对外界刺激有反应；喉反射存在；**肌张力好；四肢稍屈**。

2. 重度（苍白）窒息 1分钟Apgar评分0~3分。新生儿皮肤苍白；口唇暗紫；无呼吸或仅有喘息样微弱呼吸；心跳不规则；**心率<80次/分且弱**；对外界刺激无反应；喉反射消失；**肌张力松弛**。

二、治疗原则

如果发生了窒息，要及时按A（清理呼吸道）、B（建立呼吸，增加通气）、C（维持正常循环）、D（药物治疗）、E（评价）步骤进行复苏。

三、护理措施

1. 配合医生按ABCDE程序进行复苏

A（清理呼吸道）： 胎头娩出后用挤压法清除口鼻咽部黏液及羊水，胎儿娩出断脐后，继续用吸痰管吸出新生儿咽部黏液和羊水。

B（建立呼吸）： 对无呼吸或心率<100次/分的新生儿应进行正压人工呼吸，一般采用自动充气式气囊进行。正压人工呼吸的频率是40~60次/分。

C（维持正常循环）： 胸外按压：使新生儿仰卧于硬垫上，垫上肩垫，颈部轻度仰伸，用拇指法或双指法有节奏地**按压胸骨下1/3部位，每分钟按压90次（每按压3次，正压通气1次），按压深度为胸廓前后径的1/3。** 按压与通气比为3∶1。

D（药物治疗）： 建立有效静脉通道，保证药物应用。

E（评价）： 复苏过程中要每30秒评价新生儿情况，以确定进一步采取的抢救方法。

2. 保暖 在整个抢救过程中必须注意保暖，应在30℃~32℃的抢救床上进行抢救，胎儿出生后立即揩干体表的羊水及血迹，减少散热。

第四节　新生儿缺氧缺血性脑病的护理

一、病因

围生期窒息是最主要的病因。 另外，出生后肺部疾患、心脏疾患及严重失血或贫血也可引起脑损伤。

二、临床表现

常见的主要表现为**意识改变及肌张力变化。**

三、辅助检查

CT扫描有助于了解水肿范围、颅内出血类型，对预后的判断有一定的参考价值，**最适合的检查时间为生后2~5日。**

四、治疗原则

1. 支持疗法 给氧、改善通气，纠正酸中毒、低血糖；维持血压稳定。

2. **控制惊厥** 首选苯巴比妥，20mg/kg，于15~30分钟静脉滴入；若不能控制惊厥，1小时后可加用10mg/kg，12~24小时后给维持量，每日3~5mg/kg。肝功能不全者改用苯妥英钠，顽固性抽搐者加用地西泮或水合氯醛。

3. 治疗脑水肿 控制入量，可用**呋塞米（速尿）静脉推注**，严重者可用20%甘露醇。

4. 亚低温治疗 采用人工诱导方法将体温下降2℃~4℃，减少脑组织的基础代谢，保护神经细胞。目前亚低温治疗新生儿缺氧缺血性脑病，仅适用于足月儿，对早产儿不宜采用。

五、护理措施

1. 保持呼吸道通畅，选择适宜的给氧方式，维持血氧饱和度的稳定。

2. 观察神志、肌张力、前囟张力、瞳孔、体温、呼吸、心率、血压、尿量和窒息所致各系统症状。遵医嘱应用脱水药物，避免外渗，观察用药反应。

3. 合理喂养，保证足够的热量供给，不能经口喂养者，可鼻饲喂养。保证患儿的生理需要量。

4. 有功能障碍者，固定肢体在功能位，病情平稳后，早期开展动作训练，给予感知刺激的护理干预措施，促进脑功能恢复。

考题1 患儿男，10天，新生儿缺氧缺血性脑病后出现后遗症，出院时护士应重点给予的指导是（　　）

A. 合理喂养，保证足够热量　　　　　　B. 避免上呼吸道感染

C. 定期随访　　　　　　　　　　　　　D. 进行功能训练和智力开发的意义

E. 多晒太阳预防佝偻病

5. 亚低温治疗的护理 ①降温：亚低温治疗时采用循环水冷却法进行选择性头部降温，至体温35.5℃开启体部保暖，使脑温下降至34℃的时间应控制在30~90分钟。②亚低温治疗的同时必须注意保暖，同时要注意亚低温的温度要求，患儿给予持续的肛温测试，维持体温在35.5℃左右。③复温：复温宜缓慢，时间大于5小时，保证体温上升速度不超过0.5℃/小时。因此复温过程中仍须监测肛温。④监测：给予持续动态心电监测、**肛温监测**、血氧饱和度监测、呼吸监测及每小时测量血压，同时观察患儿的面色、反应、末梢循环情况，总结24小时出入液量。

考题2 某胎龄38周的新生儿，围生期窒息出现嗜睡、肌张力低下，拥抱、吸吮反射减弱，诊断为缺血缺氧性脑病，进行亚低温（头部降温）治疗。此时，护士应持续监测的是（　　）

A. 头罩温度　　　B. 暖箱温度　　　C. 腋下温度　　　D. 肛门温度　　　E. 环境温度

考题答案

序号	1	2									
答案	D	D									

第五节　新生儿颅内出血的护理

一、临床表现

症状、体征与出血部位及出血量有关，一般生后数小时至一周左右出现。中枢神经以兴奋症状为主时。出现易激惹、烦躁不安、双目凝视、呕吐、脑性尖叫等；可有全身强直性或阵发性痉挛、肌张力增高；中枢神经以抑制症状为主时，出现表情淡漠、嗜睡、昏迷、肌张力低下、拥抱反射消失、呼吸不规律、呼吸暂停并出现青紫等。

二、辅助检查

1. 脑脊液检查　急性期为均匀血性和皱缩红细胞，蛋白含量明显增高，严重者出生24小时内脑脊液糖定量降低。
2. CT和B超　可提供出血部位和范围。

三、护理措施

1. 减少刺激，保持安静　所以护理操作和治疗集中进行，动作要轻、稳、准，尽量减少对患儿移动和刺激，以防止加重颅内出血。
2. 体位　抬高头肩部15°~30°使患儿侧卧位或头偏向一侧。
3. 喂养不能进食者，应给予鼻饲。少量多餐，保证患儿热量及营养物质的供给，准确记录24小时出入量。
4. 15~30分钟巡视病房1次，每4小时测T、P、R、BP并记录。密切观察患儿生命体征、神志、瞳孔的变化，出现脉搏减慢、呼吸节律不规则、瞳孔不等大等圆、对光反射减弱或消失等症状，立即报告医生，并做好抢救准备工作。

第六节　新生儿黄疸的护理

一、临床表现

1. 生理性黄疸　一般情况良好；足月儿出生后2~3天出现黄疸，4~5天达高峰，5~7天消退，最迟不超过2周，早产儿多于出生后3~5天出现黄疸，5~7天达高峰，7~9天消退，最长延迟到3~4周，每日血清胆红素升高小于85μmol/L（5mg/dl）。
2. 病理性黄疸　生后24小时内出现黄疸；血清胆红素足月儿>221μmol/L（12.9mg/dl），早产儿>257μmol/L（15mg/dl）或每日上升>85μmol/L（5mg/dl）或每小时>8.5μmol/L（0.5mg/dl）；黄疸持续时间足月儿大于2周，早产儿大于4周；黄疸退而复现；血清结合胆红素>34μmol/L（2mg/dl），有以上任何一项者均可视为病理性黄疸。（亲：病理性黄疸包含高胆红素血症哦）。

> 锦囊妙记：生理性黄疸的特点是出现晚、程度轻、消退快，病理性黄疸的特点是出现早、程度重、消退慢、退而复现。

二、护理措施

1. 密切观察病情
（1）观察皮肤颜色：根据皮肤黄染的部位、范围和深度，估计血清胆红素增高的程度。
（2）观察生命体征：体温、脉搏、呼吸及有无出血倾向，观察患儿哭声、吮吸力、肌张力的变化，判断有无核黄疸发生。
（3）观察排泄情况：大小便的次数、量及性质，如有胎粪延迟排出，应给予灌肠处理。
2. 尽早开始喂养，促进胎便排出。少量多次，保证患儿营养及热量摄入的需要。
3. 光照疗法　按光照疗法护理。（亲：蓝光照射时应注意保护患儿的眼睛哦）。
4. 遵医嘱用药　给予补液和白蛋白治疗，纠正酸中毒和防止胆红素脑病的发生。

考题1　患儿女，生后7天，诊断为新生儿黄疸收入院行蓝光照射治疗，光疗时，护士应特别注意的是（　）
A. 保护眼睛　　　B. 及时喂养　　　C. 监测血压　　　D. 保持安静　　　E. 皮肤清洁

◎2~4题共用题干

新生儿男，生后3天。体重3200g，皮肤巩膜发黄，血清胆红素280μmol/L。

考题2　根据该新生儿的临床表现，应考虑为（　）
A. 正常新生儿　　　B. 生理性黄疸　　　C. 高胆红素血症　　　D. 新生儿低血糖　　　E. 新生儿颅内出血

考题3　应立即采取的处理措施是（　）
A. 换血疗法　　　B. 光照疗法　　　C. 验全血　　　D. 输血浆　　　E. 输白蛋白

考题4 对该新生儿最主要的观察重点是（　　）

A.尿量　　　　B.瞳孔　　　　C.体重　　　　D.体温变化　　　　E.皮肤、巩膜黄染的程度

三、健康教育

讲解黄疸病因及临床表现，使家长了解病情的转归。胆红素脑病后遗症，应给予康复治疗和护理指导。<u>母乳性黄疸的患儿，母乳喂养可暂停1~4日</u>，或改为隔次母乳喂养，黄疸消退后再恢复母乳喂养。<u>红细胞G6PD缺陷者，需忌食蚕豆及其制品</u>。患儿衣物保管时勿放樟脑丸，并注意药物的选用，以免诱发溶血。

考题5 关于新生儿黄疸健康教育的叙述，**错误**的是（　　）

A.保管患儿衣服时勿放樟脑丸

B.保持患儿大便通畅

C.母乳性黄疸的患儿须中断母乳喂养

D.红细胞G6PD缺陷的患儿，禁食蚕豆

E.有后遗症的患儿，给予康复治疗和功能锻炼

考题答案

序号	1	2	3	4	5							
答案	A	C	B	E	C							

第七节　新生儿寒冷损伤综合征的护理

一、病因

<u>寒冷、早产、低体重、感染和窒息</u>可能是其致病因素。

二、临床表现

一般以生后1周内新生儿和早产儿多见。表现为<u>食欲缺乏或拒乳，反应差，哭声低</u>，心音低钝，心率减慢，尿少，<u>体温常低于35℃</u>，重者患儿低于30℃。皮肤发凉、硬肿，颜色暗红，不易捏起，按之如硬橡皮，<u>硬肿发生顺序为：下肢—臀部—面颊—上肢—全身</u>，严重者可导致肺出血、循环和呼吸衰竭及肾脏等多脏器损害，合并弥散性血管内凝血而危及生命。（亲：硬肿症的临床表现可概括为"三不"，即不吃、不哭、体温不升）。

三、护理措施

1.复温　是治疗护理的**关键**措施，复温的原则是循序渐进，逐步复温。如<u>肛温>30℃</u>，腋-肛温差为正值的轻、中度硬肿的患儿可放入30℃暖箱中，根据体温恢复的情况逐渐调整到30℃~34℃的范围内，<u>6~12小时恢复正常体温</u>。如肛温<30℃，腋-肛温差为负值的重度患儿，先将患儿置于<u>比肛温高1℃~2℃的暖箱中</u>，并逐步提高暖箱的温度，<u>每小时升高1℃</u>，每小时监测肛温、腋温1次，<u>于12~24小时恢复正常体温</u>。（亲：不同肛温患儿箱温设定值、复温时间不同，考生应注意比较，详细情况见表1-8-1）。

表1-8-1　不同肛温患儿箱温设定值、复温时间

肛温	暖箱温度	复温时间
>30℃	30℃	6~12小时
<30℃	比肛温高1℃~2℃	12~24小时

2.观察病情　详细记录护理单，<u>监测体温</u>，每2小时测体温1次，体温正常6小时后改为4小时1次，监测心率、呼吸及硬肿范围。

◎考题1~2题共用题干

新生儿女，出生第5天。因全身冰冷，拒奶24小时入院。查体：T35℃，反应差，皮肤呈暗红色，心音低钝，双小腿皮肤如硬橡皮样，脐带已脱落。

考题1 最可能的诊断是（　　）

A.新生儿水肿　　　　B.新生儿红斑　　　　C.新生儿寒冷损伤综合征

D.新生儿败血症　　　E.新生儿皮下坏疽

考题2 应首先采取的护理措施（　　）

A.指导母乳喂养　　B.复温　　　　C.加强脐部护理　　　　D.给氧气吸入　　　　E.遵医嘱用抗生素

考题3 患儿女，日龄4天，足月顺产。现该患儿反应低下，拒乳，哭声低弱，下肢及臀部皮肤暗红、发硬，压之凹陷，拟诊为寒冷损伤综合征。在进一步收集的评估资料中，对判断病情最有价值的是（　　）

A.体重　　　　B.体温　　　　C.呼吸　　　　D.脉搏　　　　E.血压

考题4 某患儿因"新生儿硬肿症"入院，家长可能出现的心理反应中不包括（　　）

A.焦虑不安　　　　B.否认疾病　　　　C.角色紊乱　　　　D.害怕担忧　　　　E.自我责怪

考题答案

序号	1	2	3	4										
答案	C	B	B	C										

第八节　新生儿脐炎的护理

一、病因

多由断脐时或生活处理不当而引起的细菌感染，常见**金黄色葡萄球菌**，其次为大肠埃希菌、铜绿假单胞菌、溶血性链球菌等。

考题1 新生儿脐炎最常见的病原体是（　）

A. 大肠埃希菌　　　　　　　　B. 铜绿假单孢菌　　　　　　　　C. 溶血性链球菌

D. 金黄色葡萄球菌　　　　　　E. 破伤风杆菌

二、临床表现

轻者脐轮与**脐部周围皮肤轻度发红**；可有少量浆液。重者脐部及脐周**皮肤明显红肿发硬，脓性分泌物多并带有臭味**。

考题2 患儿女，足月新生儿。出生后10天，吃奶差，精神欠佳。脐部出现红肿、渗液，最可能的诊断是（　）

A. 新生儿感染　　　　B. 新生儿脐炎　　　　C. 新生儿湿疹　　　　D. 新生儿破伤风　　　　E. 新生儿败血症

考题答案

序号	1	2												
答案	D	B												

三、护理措施

1. 彻底清除感染伤口，从脐的根部由内向外环形彻底清洗消毒。轻者可用安尔碘或0.5%碘伏及**75%酒精**，每日2~3次；重度感染者，遵医嘱应用抗生素。

2. **洗澡时，注重不要洗湿脐部**，洗澡完毕，用消毒干棉签吸干脐窝水，并用75%酒精消毒，保持局部干燥。

3. 炎症明显者可外敷抗生素软膏或遵医嘱选用抗生素治疗。

第九节　新生儿低钙血症的护理

一、临床表现

症状多出现在生后5~10天，主要是**神经、肌肉兴奋性增高**，表现为烦躁不安、肌肉抽动及震颤，可见惊跳、手足搐搦，常伴有不同程度呼吸改变，心率增快和青紫等，严重时呼吸暂停、喉痉挛等。

二、辅助检查

血清总钙<1.8mmol/L（7mg/dl）或血清游离钙<0.9mmol/L（3.5mg/dl），血清磷>2.6mmol/L（8mg/dl），碱性磷酸酶多正常。

考题1 患儿男，生后10天，人工喂养，进食后，出现烦躁不安、肌肉抽动及震颤，3分钟后好转，1日出现数次，发作期间，身体状况良好。查体：精神良好，眼睛能随物转动，实验室检查：血清游离钙<0.9mmol/L（3.5mg/dl），血清磷>2.6mmol/L（8mg/dl），该患儿可能是（　）

A. 新生儿低血糖　　　　　　　　B. 新生儿颅内出血　　　　　　　　C. 新生儿低钙血症

D. 新生破伤风　　　　　　　　　E. 新生儿寒冷损伤综合征

三、护理措施

1. 迅速提高血清总钙水平，降低神经肌肉的兴奋性。**发生惊厥**，遵医嘱稀释后静脉缓慢注射或滴注稀释的10%葡萄糖酸钙。**如心率低于80次/分，应暂停注射**。

2. 尽量选择粗直、避开关节、易于固定的静脉，穿刺成功后，连接注射含钙液体进行滴注或推注，完毕后，用生理盐水注射器连接头皮针冲洗后再拔针，以保证钙剂完全进入血管。**一旦发生药液外渗，应立即停止注射，给予25%~50%硫酸镁湿纱布局部湿敷**，以免造成组织坏死。

3. 口服氯化钙溶液时，可稀释后服用，较小婴儿服用此药一般不超过1周。

考题2 某新生儿确诊为低钙血症，医嘱：静脉注射10%葡萄糖酸钙。护士要注意观察的是（　）

A. 防止心动过缓，保持心率>80次/分　　　　　　　　B. 防止心动过缓，保持心率>90次/分

C. 防止心动过缓，保持心率>100次/分　　　　　　　D. 防止心动过速，保持心率<80次/分

E. 防止心动过速，保持心率<100次/分

考题答案

序号	1	2													
答案	C	A													

第九章　泌尿生殖系统疾病病人的护理

本章内容较为重要，历年考试均有涉及，每年约考查12题，重点考查了慢性肾小球肾炎的病情观察、饮食，肾病综合征的病理生理改变、首要并发症、首要护理问题，糖皮质激素的用药反应，慢性肾衰竭的临床表现、补液量和饮食护理，急性肾衰竭的临床表现、饮食护理和病情观察，尿路感染的途径、清洁中段尿标本的采集，前列腺增生的临床表现、术后出血的预防，膀胱冲洗的护理、健康教育，外阴炎的局部治疗，滴虫性阴道炎的临床表现和冲洗液的选择，慢性宫颈炎的临床表现、急性宫颈炎的治疗，痛经的临床表现和护理措施，围绝经期综合征的治疗原则和饮食指导，子宫脱垂的分期等。

考点预测

第一节　肾小球肾炎病人的护理

一、急性肾小球肾炎病人的护理

（一）病因

本病是由 β 溶血性链球菌"致肾炎菌株"感染引起的一种免疫复合物性肾小球肾炎。

（二）临床表现

本病好发于儿童，以5~14岁高发，男性多见。前驱病常为链球菌所致的上呼吸道感染。

1.典型表现　前驱链球菌感染后经1~3周无症状间歇期而急性起病，表现为水肿、血尿、高血压。

（1）水肿　是最常见的症状，初期仅累及眼睑及颜面，晨起重；重者波及全身，呈非凹陷性。

（2）镜下血尿为主，肉眼血尿时尿色可呈洗肉水样。

考题1　关于急性肾小球肾炎的叙述，正确的是（　）

A.女性多见　　　　　　　　B.大量蛋白尿多见　　　　　　　C.镜下血尿多见

D.血压明显升高　　　　　　E.常发生于感染后1周

（3）高血压　系因水钠潴留血容量扩大所致，一般为轻或中度增高。

2.并发症　严重循环充血、高血压脑病和急性肾功能衰竭。

（三）辅助检查

1.尿液检查　肉眼血尿或镜下血尿。尿沉渣还常见肾小管上皮细胞、白细胞、大量透明和颗粒管型。尿蛋白通常为（＋）~（＋＋）。

2.血补体测定　早期血总补体及C3均明显下降，8周内恢复正常。

（四）护理措施

1.休息　急性期需卧床休息，至水肿消退、血压正常、肉眼血尿消失，可在室内轻度活动。

2.饮食管理　给予高糖、高维生素、适量蛋白质和脂肪的低盐饮食。急性期1~2周内，应控制钠的摄入，每日1~2g，水肿消退后每日3~5g。水肿严重、尿少、氮质血症者，应限制水及蛋白质的摄入。水肿消退、血压恢复正常后，逐渐由低盐饮食过渡到普通饮食。

3.观察病情

（1）尿量：每周测体重2次，水肿严重者，每天测体重一次，观察水肿的变化程度。

（2）血压：每天测血压2次，定时巡视病房，观察病人有无剧烈头痛、呕吐、眼花，视物不清等症状。

二、慢性肾小球肾炎病人的护理

（一）病因

少数病人由急性肾炎迁延不愈转变而来。发病的起始因素是免疫介导炎症，多数病例肾小球内有免疫复合物沉积。

（二）临床表现

1.尿液改变　①蛋白尿：＋~＋＋＋，24h尿蛋白量常在1~3g。②血尿：大多为镜下血尿。③尿量一般在每日1000ml以下；肾小管功能损害明显者，夜尿增多。

> 锦囊妙记：慢性肾小球肾炎和肾病综合征都有蛋白尿，但慢性肾小球肾炎蛋白尿在+~+++，24h尿蛋白量常在1~3g，肾病综合征24小时尿蛋白定量测定>3.5g。

2. 轻、中度水肿，晨起多为眼睑、颜面水肿，下午双下肢水肿明显。

3. 轻度或持续中度以上的高血压，严重可致高血压脑病、高血压性心脏病及高血压危象。

4. 肾功能呈进行性损害，可因感染、劳累、血压升高或肾毒性药物而急剧恶化，早期可逐渐出现夜尿增多，进一步发展则出现疲倦、乏力、头痛、头晕、失眠、恶心、呕吐、食欲减退、营养不良、贫血等表现。

考题2 慢性肾小球肾炎必有的临床表现是（　　）

A. 血尿　　　　　B. 蛋白尿　　　　　C. 水肿　　　　　D. 高血压　　　　　E. 贫血

（三）辅助检查

1. 尿检查

蛋白尿，+~+++，有肉眼血尿或镜下血尿及管型尿。24小时尿蛋白定量常在1~3g；尿中多形性红细胞及管型尿（颗粒管型、透明管型）等；尿比重多在1.020以下，晚期常固定在1.010。

2. 血液检查

（1）晚期血浆白蛋白降低，血脂升高，内生肌酐清除率下降，血尿素氮、血肌酐上升，血红蛋白下降至中度正色素性贫血，血沉增快，血免疫复合物阳性，补体正常或下降。

（2）肾功能检查：酚红排泄试验及尿浓缩稀释功能减退。

（3）B超检查：双肾对称性缩小。

（4）肾活组织检查：可确定慢性肾炎的病理类型。

（四）治疗原则

1. 应避免体力活动、受凉，防止感染，避免用对肾有损害的药物。

2. 低蛋白、低磷饮食，应选优质蛋白食物。

3. 水肿、高血压病人应限制盐（<3g/d）的摄入。

4. 利尿、降压、抗凝治疗。

（五）护理措施

1. 一般护理

（1）休息：可减轻肾脏负担，减少蛋白尿及水肿。

（2）饮食

1）蛋白质的摄入量为每日每千克体重0.6~0.8g，其中60%以上为优质蛋白质。

2）饱和脂肪酸和非饱和脂肪酸比例为1：1，其余热量由糖供给。

3）摄盐每天1~3g，并补充多种维生素。

（3）控制及预防感染

1）遵医嘱给予抗生素，连续使用1~2周。

2）避免感染，注意个人卫生；注意保暖，预防感冒。

2. 病情观察

（1）观察水肿、高血压及贫血的程度。

（2）观察尿液改变和肾功能减退程度。

（3）观察各种征象

1）注意有无慢性肾衰竭早期征象，如头痛、嗜睡、食欲减退、恶心、呕吐、尿少和出血倾向等。

2）注意有无心脏损害的征象，如心悸、脉率增快、交替脉、心律失常，严重时可出现呼吸困难，夜间不能平卧、烦躁不安等心力衰竭表现。

3）注意有无高血压脑病征象，如剧烈头痛、呕吐、黑矇和抽搐等，须定时测血压。

考题3 患者男，30岁，因慢性肾小球肾炎收入院。目前主要临床表现为眼睑及双下肢轻度水肿，血压150/100mmHg，护士在观察病情中应重点关注

A. 精神状态　　　B. 水肿情况　　　C. 血压变化　　　D. 心率变化　　　E. 营养状况

3. 用药指导

（1）指导病人遵照医嘱坚持长期用药，以延缓或阻止肾功能恶化。

（2）使用降压药时不宜降压过快、过低。

（3）避免伤肾药物的使用。

考题答案

序号	1	2	3													
答案	C	B	C													

第二节　小儿肾小球肾炎的护理

一、小儿尿量异常

新生儿出生后2日内正常尿量一般为1~3ml/（kg·h），平均尿量为30~60ml/d。各年龄段小儿正常尿量见表9-2-1。新生儿尿量<1.0ml/（kg·h）为少尿，<0.5ml/（kg·h）无尿。婴幼儿每日尿量<200ml，学龄前儿童每日尿量<300ml，学龄期儿童每日尿量<400ml为少尿；每日尿量<50ml为无尿。

表9-2-1　各年龄段小儿正常尿量

年龄	正常尿量/（ml·d-1）	年龄	正常尿量/（ml·d-1）
3~10d	100~300	3~5岁	600~700
2个月	250~400	5~8岁	600~1000
2个月~1岁	400~500	8~14岁	800~1400
1~3岁	500~600	>14岁	1000~1600

> 锦囊妙记：考生在记忆异常尿量时，可将小儿与成人进行对比。对成人而言，24小时尿量<400ml或每小时尿量<17ml，称为少尿；24小时尿量<100ml，称为无尿；24小时尿量>2500ml，称为多尿；每晚尿量>750ml，称夜尿增多。

二、临床表现

1. 新生儿　多由血行感染引起。一般局部泌尿系症状不明显，以全身症状为主。症状轻重不一，可为无症状性细菌尿或呈严重的败血症表现，可有发热、体温不升、体重不增、拒奶、腹泻、黄疸、嗜睡和惊厥等。

2. 婴幼儿　仍以全身症状为主，局部症状轻微或缺如。主要表现为发热、呕吐、腹痛、腹泻等。部分患儿可有尿路刺激症状如尿线中断、排尿时哭闹、夜间遗尿等。

三、严重并发症

1. 严重循环充血　轻者仅有轻度呼吸增快，肝大；严重者表现明显气急、端坐呼吸、咳嗽、咳泡沫痰甚至带粉红色，两肺布满湿啰音，心脏扩大，心率增快。

2. 高血压脑病　血压骤升，学龄前儿童血压≥120/80mmHg，学龄儿童≥130mmHg，临床上出现头痛、烦躁不安、恶心、呕吐、一过性失明，严重者突然出现惊厥和昏迷。

3. 急性肾衰竭　一般持续3~5日，在尿量逐渐增多后，病情好转。

四、护理措施

一般起病2~3周应卧床休息，待水肿消退、血压降至正常、肉眼血尿消失后，可下床轻微活动或户外散步；1~2个月内活动量宜加限制，3个月内避免剧烈活动；尿内红细胞减少、血沉正常可上学，但需避免体育活动；Addis计数正常后恢复正常生活。（亲：这一部分是考查重点，考生应掌握急性肾小球肾炎患儿何时可下床活动，何时可上学，何时可恢复正常生活）。

第三节　肾病综合征病人的护理

一、病因

1. 大量蛋白尿　由于肾小球滤过膜通透性增加，大量血浆蛋白漏出，形成大量蛋白尿。
2. 低白蛋白血症　血浆蛋白从尿中丢失，及肾小管对重吸收的白蛋白进行分解，出现低白蛋白血症。
3. 高脂血症　当肝脏代偿合成蛋白质时，脂蛋白合成亦随之增加，导致高脂血症。
4. 水肿　低白蛋白血症导致血浆胶体渗透压减低，水分外渗。

> 锦囊妙记：考生应理解肾病综合征的临床表现。肾小球滤过膜受损，通透性增大形成蛋白尿→血浆蛋白丢失引起低蛋白血症→血浆胶体渗透压下降→水分外渗，形成水肿。同时低蛋白血症所致的胶体渗透压降低及（或）尿内丢失一种调节因子而引起肝脏对胆固醇、甘油三酯及脂蛋白的合成增加→高脂血症。口诀：肾病综合征，"三高一低"征；血中蛋白降，尿中蛋白升；浮肿不减轻，血中血脂升。

考题1　肾病综合征最根本的病理生理改变是（　）

A. 水肿　　　　　B. 高血压　　　　　C. 低蛋白血症　　　　　D. 大量蛋白尿　　　　　E. 高胆固醇血症

考题2 某肾病综合征患者入院治疗，查体：双下肢水肿。实验室检查：尿蛋白4.5g/d，血浆白蛋白20g/L。该患者水肿的主要原因是（　　）

A. 醛固酮增多　　　　　　　　B. 球-管失衡　　　　　　　　C. 饮水过多

D. 肾小球滤过率下降　　　　　E. 血浆胶体渗透压下降

二、临床表现

1. 水肿　为最常见症状，且较重。晨起眼睑、头枕部及腰骶部水肿较显著，起床后则逐渐以下肢为主，呈可凹性。
2. 高血压　部分病人有高血压，水肿明显者可随水肿消退而降为正常。
3. 其他　面色苍白，疲乏无力，头晕，易晕厥，与低蛋白血症致血容量不足、低血压有关。

考题3 肾病综合征患者最突出的体征是（　　）

A. 高血压　　　　B. 水肿　　　　C. 肾区叩击痛　　　　D. 嗜睡　　　　E. 昏迷

4. 并发症

（1）感染：是主要并发症。常发生呼吸道、泌尿道、皮肤感染。

（2）血栓及栓塞：多数肾病综合征病人血液呈高凝状态，常可自发形成血栓，多见于肾静脉、下肢静脉。

（3）动脉粥样硬化：常见冠心病，与长期高脂血症有关。

（4）肾功能不全：是肾病综合征导致肾损伤的最终后果。

三、辅助检查

1. 尿检查　尿常规检查示大量蛋白尿，24小时尿蛋白定量测定>3.5g，尿沉渣常见颗粒管型及红细胞。
2. 血液检查　血清白蛋白低于30g/L，血清胆固醇及三酰甘油可升高。
3. 肾功能　肌酐清除率可正常或降低，血尿素氮、肌酐可正常或升高。

四、治疗原则

1. 休息　严重水肿、体腔积液时需卧床休息。
2. 饮食　采用优质蛋白（富含必需氨基酸的动物蛋白），热量要保证充分。水肿时应低盐（食盐<3g/d）。除肾病综合征应摄取优质蛋白以外，其他肾脏疾病均为低蛋白饮食。
3. 利尿消肿。
4. 减少尿蛋白　血管紧张素转换酶抑制剂能直接降低肾小球内高压，从而减少尿蛋白排泄，并延缓肾功能损害。
5. 药物治疗

（1）激素治疗　糖皮质激素应用一定要遵从下列用药原则：①起始用量要足。②减撤药物要慢。③维持用药要久，服半年至1年或更久。（亲：肾病综合征是一种免疫性疾病，治疗药物首选糖皮质激素）。

（2）细胞毒药物　环磷酰胺，不良反应有骨髓抑制、中毒性肝炎、出血性膀胱炎及脱发等。

五、护理问题

1. 体液过多　与血浆清蛋白下降引起血浆胶体渗透压下降有关。
2. 营养失调　低于机体需要量与大量蛋白丢失，食欲下降有关。
3. 有感染的危险　与抵抗力下降及使用激素和免疫抑制剂有关。

六、护理措施

（一）一般护理

1. 适当的休息和活动，减轻肾脏负担。
2. 饮食护理

（1）蛋白质为高生物效价的优质蛋白。

（2）脂肪占供能的30%~40%，饱和脂肪酸和非饱和脂肪酸比为1：1，其余热量由糖供给。

（3）钠的摄入量不超过3g/d。

（4）水的摄入量应根据病情而定，高度水肿而尿量少者应严格控制入量。

3. 皮肤护理

（1）保持皮肤清洁、干燥。

（2）避免皮肤长时间受压，经常更换体位，并有适当支托，预防水肿的皮肤受摩擦或损伤。

（二）用药护理

1. 激素和细胞毒药物　应用环孢素的病人，观察有无不良反应的出现，如肝肾毒性、高血压、高尿酸血症、高血钾、多毛及牙龈增生等。
2. 利尿药物　观察是否出现低钾、低钠、低氯血症性碱中毒等。使用大剂量呋塞米时，应注意观察有无恶心、直立性眩晕、口干、心悸等。

3.输注血浆制品 不可过多过频，因长时间的肾小球高滤过及肾小管高重吸收，有可能造成肾小球及肾小管上皮细胞的损伤，从而损害肾功能。

（三）预防感染

1.使用激素期间应限制探视，房间每日紫外线消毒1小时，病人应戴口罩。

2.病室定时通风，每次20~30分钟，每日2次。

考题4 患儿男，5岁。因"肾病综合征"以肾上腺皮质激素治疗5个月，出现浮肿减轻、食欲增加、双下肢疼痛，最应关注的药物副作用是

A.高血压 　　　　B.骨质疏松 　　　　C.白细胞减少 　　　　D.消化道溃疡 　　　　E.库欣综合征

◎ 考题5~7题共用题干

患儿男，8岁。双眼睑浮肿、尿少3天，以肾病综合征入院。查体：双下肢水肿明显。实验室检查：血浆白蛋白27g/L，尿蛋白定性（+++）。

考题5 目前患儿最主要的护理问题是（ 　 ）

A.焦虑 　　　　　　　　B.知识缺乏 　　　　　　　　C.体液过多

D.有感染的危险 　　　　E.有皮肤完整性受损的危险

考题6 最常见的并发症是（ 　 ）

A.感染 　　　　B.电解质紊乱 　　　　C.血栓形成 　　　　D.急性肾衰竭 　　　　E.生长延迟

考题7 最主要的护理措施是（ 　 ）

A.绝对卧床休息 　　　　　　B.给予高蛋白饮食 　　　　　　C.增加钠盐、水的摄入量

D.加强皮肤护理 　　　　　　E.限制热量的摄入

考题答案

序号	1	2	3	4	5	6	7							
答案	D	E	B	E	C	A	D							

第四节　慢性肾衰竭病人的护理

一、临床表现

1.<u>食欲减退、腹部不适</u>，是<u>最早、最常</u>出现的症状。此外病人多有恶心、呕吐、呃逆、腹泻、消化道出血、口腔尿臭味。

2.心血管系统

（1）高血压：大部分病人有不同程度的高血压，主要与水钠潴留有关。

（2）心力衰竭：与高血压、水钠潴留、贫血等有关。

（3）慢性肾衰竭性心包炎：表现为胸痛、心前区可听到心包摩擦音，<u>多与慢性肾衰竭毒素沉着有关</u>。

3.呼吸系统 <u>酸中毒时呼吸深而长</u>。代谢产物潴留可引起尿毒症性支气管炎、胸膜炎、肺炎。（<u>亲：慢性肾衰竭引起尿毒症时患者呼吸气呈尿素味</u>）。

考题1 尿毒症晚期患者的呼气中可有（ 　 ）

A.尿味 　　　　B.樱桃味 　　　　C.大蒜味 　　　　D.甜味 　　　　E.烂苹果味

4.血液系统 贫血主要是由于<u>红细胞生成减少</u>和破坏增加，并有出血现象。（亲：肾脏除了排泄代谢废物以外，还具有分泌促红细胞生成素功能。当肾衰竭时，红细胞生成减少，导致病人出现贫血）。

考题2 患者男，46岁，患尿毒症2年，血常规提示RBC2.35×10^{12}/L，Hb70g/L。导致该患者贫血的最主要原因是（ 　 ）

A.出血 　　　　　　　　B.低蛋白 　　　　　　　　C.促红细胞生成素缺乏

D.缺铁 　　　　　　　　E.叶酸缺乏

5.皮肤表现 皮肤失去光泽，干燥、脱屑，尿素随汗在皮肤排出，可形成<u>尿素霜，刺激皮肤引起瘙痒</u>。

6.继发感染 与免疫系统功能低下、白细胞功能异常有关。以<u>肺部及泌尿系统感染多见</u>。

7.水、电解质和酸碱平衡失调

（1）多尿、夜尿多：常有畏食、呕吐或腹泻，易引起脱水，晚期病人尿量可少于400ml/d。引起水、钠潴留，出现水肿、高血压甚至心力衰竭。

（2）<u>高血钾及低血钾</u>：由于利尿、呕吐、腹泻、摄入不足可出现低血钾。终末期病人常发生高血钾，主要因进食水果、肉类多，尿量少及使用保钾利尿药造成。

（3）<u>酸中毒</u>：慢性肾衰竭病人都有轻重不等的代谢性酸中毒。

（4）<u>低钙血症与高磷血症</u>：由于尿磷排出减少，高磷低钙刺激甲状腺分泌增加，终末期时尿磷排出不增加，甲状旁腺激素分泌增加，导致骨钙脱出，血钙增加。

> 锦囊妙记：肾衰竭少尿期的水、电解质、酸碱平衡失调可简单地记为"三高、三低"，三高即高钾、高磷、高镁，三低为低钠、低钙、低氯。多尿期水、电解质、酸碱平衡失调为低钠、低钾。

考题3 患者男，45岁。慢性肾衰竭尿毒症期。因酸中毒给予5％碳酸氢钠250ml静滴后出现手足抽搐，最可能的原因是发生了（ ）

A. 低血钾　　　　　B. 低血钙　　　　　C. 高钠血症　　　　　D. 碱中毒　　　　　E. 脑出血

二、辅助检查

1. 血常规　血红蛋白多在80g/L以下，最低达20g/L。

2. 尿常规　尿蛋白+~+++，晚期可阴性。<u>尿沉渣有管型，蜡样管型</u>对诊断有意义。尿量可正常但夜尿多，尿比重低，严重者尿比重固定在1.010~1.012。

3. 肾功能检查　血肌酐、尿素氮、尿酸增高；<u>内生肌酐清除率降低，是肾衰竭的敏感指标</u>；血钙偏低，血磷增高。血清钾、钠浓度可正常、降低或增高，有代谢性酸中毒等。

三、治疗原则

（一）治疗原发病和纠正加重肾衰的可逆因素

饮食选用<u>优质低蛋白</u>如鸡蛋、牛奶、瘦肉、鱼等，应保证供给充足的热量，并补充多种维生素，限盐。<u>每日液体入量为前1天出液量加不显性失水</u>（呼吸、大便等）<u>500ml来计算</u>。高钾血症者应限制含钾高的食物，当血钾>7mmol/L时，输液中加入胰岛素，促进钾离子流向细胞内，或透析治疗。

（二）对症治疗

1. 高血压容量依赖型病人，限水钠、配合利尿药及降压药等综合治疗；对肾素依赖型高血压，应首选血管紧张素转换酶抑制剂。

2. 应积极控制感染，避免使用肾毒性药物。

3. 纠正水、电解质、酸碱平衡失调。

4. 纠正贫血。

四、护理措施

（一）一般护理

1. 休息　慢性肾衰竭期应卧床休息以减轻肾脏负担。

2. 给予<u>高维生素、高热量、优质低蛋白，低磷高钙饮食</u>。

（二）对症护理

1. 胃肠道症状　注意口腔护理和饮食调节。

2. 少尿、高钾血症

（1）观察血钾检验报告和心电图情况，及时与医师取得联系。

（2）采集血钾标本时针筒要干燥，采血部位结扎勿过紧，血取出后沿试管壁注入，以防溶血。

（3）忌进含钾量高的食物和药物。

（4）忌输库血。

◎考题4~5题共用题干

患者男，55岁。慢性肾小球肾炎10年，1周前受凉后出现食欲减退。恶心、呕吐晨起最明显，夜尿增多。内生肌酐清除率为30ml/min。

考题4 患者饮食中蛋白质的选择正确的是（ ）

A. 大量动物蛋白　　　B. 大量植物蛋白　　　C. 少量动物蛋白　　　D. 少量植物蛋白　　　E. 禁食蛋白质

考题5 为了维持水、电解质、酸碱平衡，下列护理措施**不正确**的是（ ）

A. 食用含钾高的食物　　　　　B. 限制磷的摄入　　　　　C. 补充活性维生素D_3

D. 限制钠、水摄入　　　　　E. 补充钙、铁

考题答案

序号	1	2	3	4	5						
答案	A	C	B	C	A						

第五节　急性肾衰竭病人的护理

一、病因

（一）肾前性急性肾衰竭

如呕吐腹泻，休克，大面积烧伤，充血性心力衰竭等。

（二）肾性急性肾衰竭

如急性挤压伤、急性肾毒性物质等。

（三）肾后性急性肾衰竭

如输尿管结石、尿道梗阻、膀胱颈梗阻等。

> 锦囊妙记：肾前性肾衰竭主要是因肾血流量减少引起；肾性肾衰竭主要是因肾脏本身疾病引起，肾后性肾衰竭主要是因梗阻因素引起。

考题1　患者男性，60岁，因消化道出血入院，入院后患者突然尿量减少，600ml/d，血压90/60mmHg，双肺闻及湿啰音，查血肌酐402μmol/L，尿素氮每日约上升36~71mmol/L，血钾轻度升高，诊断急性肾衰竭，可能的病因是（　）

A.休克　　　　　　　　　B.肾前性急性肾衰竭　　　　　　　C.双侧肾盂输尿管梗阻

D.肾性急性肾衰竭　　　　E.肾后性急性肾衰竭

二、临床表现

1.少尿期

（1）少尿或无尿期：一般持续1~2周。每日尿量持续少于400ml为少尿，少于100ml为无尿。

（2）进行性氮质血症。

（3）水、电解质和酸碱平衡失调：表现水过多，严重者可导致急性心衰、肺水肿或脑水肿；高钾血症可诱发各种心律失常，重者心室颤动、心搏骤停；代谢性酸中毒；可有高磷、低钙、低钠、低氯血症等。

高钾血症是急性肾衰竭最严重的并发症，是死亡最常见的原因。

考题2　患者男，70岁，因肾功能衰竭住院，护士观察其24小时尿量为360ml，该患者的排尿状况是（　）

A.正常　　　　　　B.尿量偏少　　　　　C.无尿　　　　　　D.少尿　　　　　　E.尿潴留

2.多尿期　尿量增加的速度较快，经5~7日左右达到多尿高峰，甚至每日尿量可达2000ml或更多。是肾功能开始恢复的标志，多尿期每日尿量超过400ml。多尿期早期仍可有高钾血症，后期则易发生低钾血症。此期持续1~3周。

3.恢复期　病人尿量正常，病情稳定。

三、治疗原则

少尿期保持液体平衡，一般采用"量出为入"的原则，每日进水量为一天液体总排出量加500ml。予以高糖、适量脂肪及限制蛋白饮食；注重钾平衡、纠正酸中毒、积极控制感染。

四、护理措施

1.一般护理　病人绝对卧床休息以减轻肾脏负担，注意活动下肢，防止静脉血栓形成；床铺、衣裤干燥平整、柔软，防止皮肤破损；操作尽量集中进行，避免影响病人的休息。

2.饮食护理

（1）**限制蛋白质摄入**：降低血尿素氮，减轻慢性肾衰竭症状，可给予正常量的高生物价优质蛋白（如瘦肉、鱼、禽、蛋、奶类）饮食，每日每千克体重1g；接受透析的病人给予高蛋白饮食，蛋白质摄入量为每日每公斤体重1.0~1.2g。

（2）保证热量供给：低蛋白饮食的病人需注意提供足够的热量，以减少体内蛋白质的消耗，保持机体的正氮平衡。

（3）维持水平衡：少尿期应严格计算24小时的出入量，按照"量出为入"的原则补充。

（4）减少钾的摄入：尽量避免食用含钾多的食物，如白菜、萝卜、榨菜、橘子、香蕉、梨、桃、葡萄、西瓜等。

3.用药护理　高血钾的紧急处理：①立即建立血管输液通道。②静脉滴注5％碳酸氢钠100~200ml，尤其适用于伴代谢性酸中毒者；或缓慢静脉注射10％葡萄糖酸钙10ml，以拮抗钾离子对心肌及其他组织的毒性作用；或静滴25％葡萄糖300ml＋胰岛素15IU，以促进糖原合成，使钾离子转入细胞内。③钠型离子交换树脂20~30g加入25％山梨醇100~200ml做高位保留灌肠。

考题答案

序号	1	2													
答案	B	D													

第六节 尿石症病人的护理

一、临床表现

1. 肾和输尿管结石

（1）**疼痛**：肾结石可引起<u>肾区疼痛伴肋脊角叩痛</u>。当<u>结石在肾盂输尿管处嵌顿</u>时，可出现<u>肾绞痛</u>，绞痛突然发生，并向肩部、输尿管、下腹部及会阴部放射。

（2）**血尿**：<u>多为镜下血尿，少数为肉眼血尿</u>。为<u>结石损伤黏膜所致</u>，<u>疼痛和血尿相继出现是肾和输尿管结石的特点</u>。

2. 膀胱结石

（1）**排尿突然中断**：是膀胱结石的**典型症状**，改变体位尿可继续排出。

（2）排尿困难和膀胱刺激征：结石堵塞尿道口，出现尿路不畅，结石损伤膀胱黏膜或合并感染，可出现血尿和尿频、尿痛和尿急的膀胱刺激症状。

二、辅助检查

泌尿系X线平片 90%以上的结石能在正、侧位平片中发现。

三、治疗原则

1. 非手术治疗 适用于结石<u>小于0.6cm，光滑、无尿路梗阻或感染、肾功能正常者</u>。

2. 体外冲击波碎石（ESWL） 大多数上尿路结石、结石以下输尿管通畅、无狭窄适用此法，<u>最适宜于直径<2.0cm的结石</u>。<u>两次治疗间隔时间至少10~14天</u>。

3. 手术治疗。

四、护理措施

（一）非手术治疗

1. 大量饮水，**每日饮水量2500~3000ml以上**，睡前应饮250ml，以增加尿量，保持每日尿量在2000ml以上。

> 锦囊妙记：泌尿系感染、尿路结石、腹泻、尿失禁、高热、痰液黏稠者、支气管扩张、支气管哮喘等均需多饮水。

2. **肾绞痛的病人**，应嘱其卧床休息、深呼吸、肌肉放松以减轻疼痛。**遵医嘱给予解痉止痛药物**。

3. 在病情允许的情况下指导病人进行适当跳跃活动，以助结石排出。

4. **体外冲击波碎石治疗后**应注意排尿情况及尿液性状的观察，**卧床休息1周**，注意碎石排出情况，宜用过滤网过滤尿液。

5. 根据结石部位，指导体外冲击波碎石治疗后的排石体位。<u>对于肾结石体外冲击波碎石治疗后嘱病人向患侧卧位48~72小时</u>，以后逐渐间断起立，以防碎石屑快速排出形成结石，造成输尿管梗阻。

> 锦囊妙记：肾结石体外冲击波碎石术后取患侧卧位，可减慢结石碎末流出的速度，防止结石碎末在流出过程中再次形成结石。

（二）手术治疗

手术后注意伤口及引流管的护理，肾盂造瘘者，不常规冲洗，以免引起感染。必须冲洗时，应严格无菌操作，低压冲洗，冲洗量不超过5~10ml。<u>肾实质切开取石及肾部分切除的病人，应绝对卧床2周，以减轻肾的损伤，防止再出血</u>。

五、健康教育

1. 饮水防石 常规每天需饮水3000ml以上，尤其是<u>睡前及半夜饮水效果更好</u>。为预防结石的复发，每天尿量应维持在2000~3000ml。

2. 饮食指导 含钙结石者宜食用含纤维丰富之食物，限制含钙、草酸成分多的食物。浓茶、菠菜、番茄、土豆、芦笋等含草酸量高。牛奶、奶制品、豆制品、巧克力、坚果含钙量高。**尿酸结石者不宜食用含嘌呤高的食物**，如**动物内脏**。

3. 按规定时间复诊，观察有无复发及残余结石情况。若出现腰痛、血尿等症状，及时就诊。<u>放置输尿管支架的可根据病情术后1~3个月拔管</u>。

第七节　泌尿系统损伤病人的护理

一、肾损伤

（一）临床表现

1. <u>血尿</u>　是肾损伤的常见症状，轻微肾损伤仅见镜下血尿，肾挫伤或严重肾部分裂伤则呈明显肉眼血尿。（亲：血尿是肾损伤、膀胱癌、肾癌等疾病的常见症状）。

2. 疼痛　由于肾实质损伤及肾包膜张力增加所致。

3. 腰腹部肿块　肾周围血肿和尿外渗使局部形成肿块。

4. 休克　肾有裂伤时，休克为进行性。<u>肾蒂裂伤易发生休克，甚至危及生命</u>。

（二）辅助检查

1. 实验室检查　<u>血尿是诊断肾损伤的重要依据</u>。

2. B超　能提示肾损伤的部位和程度，对肾周血肿、尿外渗有诊断意义。

3. 排泄性尿路造影　明确肾损伤的程度与范围。

（三）治疗原则

1. 紧急处理　伴休克者，应迅速给予输血、输液。

2. 非手术治疗　<u>绝对卧床休息</u>，<u>一般休息2~4周</u>，过早下地活动可能再度出血。

3. 手术治疗　包括肾修补、肾部分切除或肾切除术、肾周引流术等。

（四）护理措施

1. 休息　<u>绝对卧床休息2~4周，待病情稳定，血尿消失后可离床活动</u>。

锦囊妙记：肾脏损伤的病人应绝对卧床休息，防止出血。除此之外，肝癌术后、门静脉高压症分流术后也应绝对卧床休息。

---

2. 严密监测血压、脉搏、呼吸、神志。

3. 观察疼痛的部位及程度　尿液、血液渗入腹腔或同时有腹腔内脏损伤，可出现腹部疼痛及腹膜刺激症状。

（五）健康教育

1. 肾损伤病人应绝对卧床休息，是因为肾组织比较脆弱，损伤后4~6周肾挫裂伤才趋于愈合，<u>过早活动易使血管内凝血块脱落，发生继发性出血</u>。出院后3个月不宜从事重体力劳动，不宜做剧烈运动。

2. <u>多饮水，保持尿路通畅</u>，减少尿液对损伤创面的刺激。

3. 经常注意尿液颜色、排尿通畅程度及伤侧肾局部有无胀痛感觉。

4. 血尿停止，肿块消失，五年内定期复查，以便及时发现并发症。

5. <u>严重损伤致肾脏切除后，病人应注意保护对侧肾脏</u>。

二、膀胱损伤

（一）临床表现

1. 休克　骨盆骨折合并大出血，膀胱破裂致尿外渗或腹膜炎，常发生休克。

2. 腹痛和腹膜刺激症状　腹膜内破裂时，尿液流入腹腔引起<u>全腹压痛、反跳痛及肌紧张，并有移动性浊音</u>。腹膜外破裂时，<u>下腹部疼痛，压痛及肌紧张</u>。膀胱壁轻度挫伤仅有下腹部疼痛和少量终末血尿。

3. 血尿和排尿困难　有尿意，但不能排尿或仅排出少量血尿。

4. 尿瘘　膀胱破裂与体表、直肠或阴道相通时，引起伤口漏尿、膀胱直肠瘘或膀胱阴道瘘。

（二）辅助检查

1. <u>膀胱造影是确诊膀胱破裂的主要手段</u>。可显示膀胱周围造影剂外溢或造影剂进入腹腔。

2. 导尿检查　怀疑膀胱破裂的病人可进行导尿，膀胱破裂时导尿管可顺利插入膀胱，但仅流出少量血尿或无尿流出。

3. <u>膀胱注水试验</u>　从导尿管注入灭菌生理盐水200ml，片刻后吸出。<u>若液体进出量差异很大，提示膀胱破裂</u>。

（三）治疗原则

1. 紧急处理　对严重损伤、出血导致休克者，积极抗休克治疗。

2. 非手术治疗　膀胱挫伤或早期较小的膀胱破裂，<u>留置导尿管持续通畅引流尿液7~10天</u>。

（四）护理措施

1. 生命体征的观察　密切观察病人体温、脉搏、呼吸和血压的变化。

2. 耻骨上膀胱造瘘的护理

（1）保持引流管通畅。

（2）冲洗导管：术后如出血量多需冲洗，**冲洗速度每分钟60滴**，每隔30分钟开放导管1次，待血色变淡时，可改为间断冲洗或每日2次。**每次冲洗量不宜超过100ml**，膀胱部分切除术者每次冲洗量应少于50ml。

（3）拔管时间：**一般留置14天左右**。拔管前先留置尿管引流尿液，再拔除膀胱造瘘管，待膀胱造瘘口完全愈合后拔除尿管。长期留置者应每隔4周，在无菌的条件下更换造瘘管。

三、尿道损伤

（一）病因

1. 开放性损伤　因弹片、锐器伤所致。

2. 闭合性损伤　**会阴部骑跨伤可引起尿道球部损伤，是最多见的尿道损伤**。**骨盆骨折引起膜部尿道撕裂或撕断，是后尿道损伤最常见的原因**。经尿道器械操作不当可引起球膜部交界处尿道损伤。

（二）临床表现

1. 休克　骨盆骨折所致后尿道损伤，可引起休克。

2. 疼痛　尿道球部损伤时会阴部肿胀、疼痛，排尿时加重。**后尿道损伤表现为下腹部疼痛，可放射至肛门周围、耻骨后，局部肌紧张、压痛**。

3. 尿道出血　前尿道破裂时可见尿道外口流血，后尿道破裂时可无尿道口流血或仅少量血液流出。

4. 排尿困难　排尿困难程度与尿道损伤程度有关。尿道挫裂伤后因局部水肿或疼痛性括约肌痉挛，发生排尿困难。

5. 血肿及尿外渗　尿道骑跨伤或后尿道损伤引起尿生殖隔撕裂时，会阴、阴囊部出现血肿及尿外渗。

（三）辅助检查

1. **导尿**　在严格无菌操作下，**如能顺利插入导尿管并有尿液流出，则说明尿道连续而完整**。一旦插入导尿管，应留置导尿以引流尿液并支撑尿道。

2. 逆行尿道造影　是确定尿道损伤程度的主要方法，可确定尿道损伤的部位，尿道断裂可有造影剂外渗，尿道损伤则无外渗征象。

（四）治疗原则

1. 紧急处理　合并休克者首先应抗休克治疗。尿潴留不宜导尿或未能立即手术者，可行耻骨上膀胱穿刺或造瘘术。

2. 非手术治疗　闭合性损伤应首先在严格无菌条件下试插导尿管，如试插成功，应**留置导尿管5~10天作为支架**，以利于尿道的愈合。

3. 手术治疗　试插导尿管不成功者可考虑手术治疗。

（五）护理措施

1. 密切观察生命体征，防治休克。

2. **术后常规留置导尿管2~4周**，应做好引流管的护理，以预防泌尿系统感染。

3. 因病人卧床时间较长，为保持大便通畅，术后第3天开始服用缓泻剂。

4. **尿道狭窄者需定期进行尿道扩张**。（亲：尿道损伤术后应定期做尿道扩张术，间隔时间不少于3天，以防止尿道狭窄）。

第八节　尿路感染病人的护理

一、病因

（一）致病菌

以**大肠埃希菌最为多见**，其次为副大肠埃希菌、变形杆菌等。（亲：下列几种疾病的主要致病菌是大肠杆菌：急性肾盂肾炎、继发性腹膜炎、细菌性肝脓肿等）。

（二）感染途径

上行感染是最常见的感染途径，血行感染较少见。**女性尿道宽短直，后方邻近肛门等原因，因而易患尿路逆行感染**。（亲：肾盂肾炎多见于女性，由于女性的尿道口邻近阴道、肛门，所以上行感染是肾盂肾炎最常见的感染途径）。

考题1　尿路感染女性发病率高于男性，是因为女性尿道较男性尿道（　）

A. 短而宽　　　　B. 长而窄　　　　C. 扁而平　　　　D. 宽而长　　　　E. 短而窄

考题2　患者女，37岁。出租车司机，每天工作10小时。今日以尿频、尿急、尿痛1天，诊断为肾盂肾炎入院。护士向其进行健康宣教时，应说明最可能的感染途径是（　）

A. 上行感染　　　B. 下行感染　　　C. 血液感染　　　D. 直接感染　　　E. 淋巴感染系统播散

二、临床表现

1. 膀胱炎　主要表现为**尿频、尿急、尿痛**，伴有耻骨弓上不适。

2. **急性肾盂肾炎** 起病急骤、<u>畏寒</u>、<u>发热</u>、体温可达40℃。泌尿系统表现有尿频、尿急、尿痛及下腹部不适，可有<u>腰痛</u>、<u>肾区叩击痛，肋脊角有压痛</u>。

3. 慢性肾盂肾炎 临床表现多不典型，病程长，迁延不愈，反复发作。急性发作时可有全身及尿路刺激症状。部分病人仅有低热乏力，多次尿细菌培养阳性，称为"无症状性菌尿"。

三、辅助检查

1. 尿常规 尿蛋白少量，尿沉渣白细胞、红细胞增多，其中以<u>白细胞最常见>5个/HP</u>。<u>若见白细胞（或脓细胞）管型，对肾盂肾炎有诊断价值</u>。

2. 尿细菌定量培养 尿细菌定量培养的临床意义为：<u>菌落计数≥105/ml为有意义</u>，$10^4 \sim 10^5$/ml为可疑阳性，$<10^4$/ml则可能是污染。（亲：做细菌培养时要收集中段尿哦。）

四、治疗原则

（一）膀胱刺激征明显者

除鼓励多饮水外，可应用丙胺太林、阿托品等药物。

（二）应用抗菌药物

1. 急性肾盂肾炎的疗程通常是症状完全消失，尿检查阴性后，继续用药3~5天，然后停药观察，以后<u>每周复查尿常规和尿细菌培养1次，共2~3周，若均为阴性</u>，可认为临床治愈。

2. 慢性肾盂肾炎急性发作者，按急性肾盂肾炎治疗。反复发作者，在急性发作控制后应积极寻找易感因素加以治疗。

3. 碱化尿液。

考题3 患者女，28岁。因尿频、尿急、尿痛入院。入院后需收集尿标本做细菌培养，但患者入院前服用了抗生素，护士应在患者使用抗生素治疗后多少天留取尿标本（ ）

A.1天 B.2天 C.3天 D.5天 E.7天

考题4 患者，女，60岁。近2天出现尿频、尿急、尿痛、耻骨弓不适，且有肉眼血尿，初诊为急性膀胱炎。最适宜的口服药物是（ ）

A.红霉素 B.氧氟沙星 C.甲硝唑 D.氨苄西林 E.碳酸氢钠

五、护理措施

（一）一般护理

1. 急性发作期的第1周应卧床休息，慢性肾盂肾炎病人一般也不宜从事重体力活动。

2. 进食清淡并含丰富营养的食物，补充多种维生素。<u>多饮水，一般每天饮水量要在2500ml以上</u>。

好礼相送 哪些疾病应多饮水

1. 尿路感染 每天饮水量要在2500ml以上。

2. 尿路结石 每日饮水量在3000ml以上，睡前饮250ml，以增加尿量。

3. 支气管扩张 每天饮水量在1500ml以上，帮助稀释痰液。

4. 支气管哮喘 每天饮水量在2500ml以上，补充丢失的水分，稀释痰液。

5. 尿失禁 每日白天摄入2000~3000ml液体，以促进排尿反射，预防泌尿系感染。

6. 高热、痰液黏稠、腹泻病人也应鼓励多饮水。

（二）疼痛的护理

卧床休息，采用屈曲位，尽量不要站立或坐位，因为站立时肾脏受到牵拉，会加重疼痛。

（三）清洁中段尿培养标本的采集

1. 留取标本前用肥皂水清洗外阴，<u>不宜使用消毒剂</u>。

2. 宜在使用抗生素药物前或<u>停药后5天收集标本，不宜多饮水</u>，并保证尿液在膀胱内停留6~8小时，以提高阳性率。

3. 指导病人<u>留取中间一段尿置于无菌容器内，于1小时内送检</u>，以防杂菌生长。

六、健康教育

教育病人避免尿路感染反复发作，<u>注意个人卫生，每天清洗会阴部</u>，局部有炎症时要及时诊治。避免过度劳累，<u>多饮水、少憋尿</u>，清淡饮食，保持大便通畅，<u>禁止盆浴</u>。如果与性生活有关，可在性生活后排尿，并口服抗生素。

考题5 对尿路感染患者的健康教育中，<u>错误</u>的是（ ）

A. 鼓励患者多饮水 B. 长期预防性服用抗生素 C. 及时治疗尿路结石

D. 及时治疗尿损伤 E. 保持会阴部清洁

考题答案

序号	1	2	3	4	5					
答案	A	A	D	B	B					

第九节　前列腺增生病人的护理

一、临床表现

1.**尿频**　是**最初出现的症状**。早期仅表现为夜尿次数明显增多。

2.**进行性排尿困难**　是**前列腺增生病人的典型症状**。表现为排尿迟缓、断续、尿后滴沥。尿路梗阻严重时排尿费力、射程缩短，尿线细而无力，终呈滴沥状。

3.继发症状　合并感染时出现膀胱刺激征；合并膀胱结石表现为尿流中断；**长期排尿困难易导致肾积水、肾衰竭**。

考题1　良性前列腺增生的典型症状是（　）

A.尿频　　　　　　　B.尿痛　　　　　　　C.进行性排尿困难　　　　D.尿潴留　　　　　E.血尿

二、护理措施

（一）术前护理

嘱病人食用粗纤维、易消化食物，以防便秘；忌饮酒及辛辣食物；鼓励病人多饮水，严禁憋尿，以免诱发急性尿潴留。

（二）术后护理

1.手术后**利用三腔气囊尿管控制出血**，将30~50ml生理盐水注入气囊内，稍牵引尿管并将尿管固定在大腿内侧，将**水囊放在前列腺窝处**，导尿管固定在大腿的内侧并稍加牵引，需告知病人不可自行移开，直至解除牵引为止。

考题2　前列腺切除术后早期的护理重点是（　）

A.观察和防治出血　　B.防止血栓和栓塞　　C.防止尿道狭窄　　　D.防止膀胱痉挛　　E.防止尿潴留

考题3　患者男，71岁。因前列腺增生行前列腺切除术。术后留置气囊导尿管的主要目的是（　）

A.引流膀胱　　　　　B.防止感染　　　　　C.膀胱冲洗　　　　　D.观察尿量　　　　E.压迫前列腺窝

2.术后6小时病人无恶心、呕吐，可进流质，鼓励多饮水，1~2天后无腹胀即可恢复正常饮食。

3.维持膀胱冲洗通畅　术后常规用**生理盐水持续膀胱冲洗1~3天**，以防血块堵塞尿管。冲洗速度可根据尿色而定，**色深则快、色浅则慢**。若尿色深红或逐渐加深，说明有活动性出血，应及时通知医师处理。若引流不畅应及时施行高压冲洗，抽吸血块，以免造成膀胱充盈、膀胱痉挛而加重出血。（亲：颜色深提示膀胱出血量多，因此应加快冲洗速度，防止血凝块堵塞尿管口）。

考题4　患者男，60岁。行前列腺肥大摘除术。术后进行膀胱冲洗时，应选择的溶液是（　）

A.0.02%呋喃西林　　　　　　B.3%硼酸　　　　　　　　C.0.9%氯化钠溶液

D.0.1%氯霉素　　　　　　　E.5%葡萄糖溶液

考题5　患者男，56岁。前列腺切除术后行膀胱冲洗，冲洗液引流不畅。护士应首先采取的护理措施是（　）

A.夹闭冲洗管，暂停冲洗　　B.继续冲洗　　　　　　　C.加快冲洗速度

D.检查引流管是否通畅　　　E.通知医生

考题6　患者男性，50岁，患前列腺增生。入院后经尿道行前列腺电气切术，术后给予膀胱冲洗，现患者膀胱出血鲜红，护士应该（　）

A.遵医嘱给予止血药　　　　B.给冰盐水冲洗　　　　　C.加快冲洗速度

D.夹闭输尿管　　　　　　　E.加快引流速度

4.不同手术方式的护理

（1）经尿道前列腺切除术（TURP）：观察有无**TURP综合征**，原因是**术中大量的冲洗液被吸收使血容量急剧增加，形成稀释性低钠血症**，病人可在术后几小时内出现烦躁、恶心、呕吐、抽搐、昏迷等。此时应减慢输液速度，给高渗盐水利尿剂、脱水

剂，对症处理。**TURP术后3~5天尿液颜色清澈，即可拔除导尿管。**

（2）开放手术：耻骨后引流管术后3~4天待引流量很少时拔除；**耻骨上前列腺切除术后7~10天、耻骨后前列腺切除术后7~9天拔除导尿管**；术后10~14天拔除膀胱造瘘管。若膀胱造瘘口有漏尿，可用凡士林填塞瘘口，随时换药处理，保持膀胱造瘘口干燥。

三、健康教育

1. 生活指导　①采用药物或其他非手术疗法者，应避免因受凉、劳累、饮酒、便秘而引起急性尿潴留。②术后进易消化、含纤维多的食物，预防便秘，必要时可服缓泻剂；术后1~2个月内避免剧烈活动，如提重物、跑步、骑自行车、性生活等，防止继发性出血。

2. 康复指导　①术后前列腺窝的修复需3~6个月，因此术后可能仍会有排尿异常现象，应多饮水，定期化验尿、复查尿流率及残余尿量。②如有尿失禁现象，应指导病人进行肛提肌锻炼，以尽快恢复尿道括约肌功能。

3. 心理指导　前列腺切除术后常会出现逆行射精，不影响性交。经尿道前列腺电切术后1个月，经膀胱前列腺切除2个月后可恢复性生活。

考题7 患者男，50岁。因前列腺增生症入院，行经尿道前列腺电切术治疗。术后健康教育措施中，**错误**的是（　）

A. 进食高纤维食物　　　　　　B. 多饮水　　　　　　　　　C. 尽早锻炼如跑步等

D. 进行盆底部肌肉锻炼　　　　E. 2个月后可行性生活

考题答案

序号	1	2	3	4	5	6	7						
答案	C	A	E	C	D	C	C						

第十节　外阴炎病人的护理

外阴炎主要指外阴部皮肤与黏膜的炎症。

一、病因

1. 由于体液如月经血、阴道分泌物、尿液、粪便的长期刺激，局部经常处在潮湿的环境中。

2. 内衣过紧或穿化纤内裤及经期使用卫生巾造成会阴部通透性差。

二、临床表现

1. 症状　外阴瘙痒、疼痛、红肿、烧灼感，性交、排尿、排便后加重。

2. 体征　外阴部充血、肿胀、糜烂，有抓痕，重者溃疡或湿疹；慢性病人外阴皮肤或黏膜增厚、粗糙、皲裂。

三、治疗原则

1. 病因治疗　寻找病因，积极治疗糖尿病；及时对尿瘘、粪瘘的病人进行修补。保持外阴部清洁、干燥、透气。

2. 局部治疗　**使用1∶5000的高锰酸钾溶液坐浴，每日2次，每次15~30分钟。**

3. 物理治疗　急性期局部照射微波或红外线。

考题1 治疗外阴炎时，使用1∶5000高锰酸钾溶液坐浴的最主要作用是（　）

A. 杀菌　　　　　　B. 止痒　　　　　　C. 止痛　　　　　　D. 消肿　　　　　　E. 除臭

四、护理措施

（一）一般护理

1. 针对病因指导病人保持外阴清洁、干燥、消除刺激的来源。

2. 患病期间减少辛辣食物的摄入。

3. 避免局部使用刺激性药物或清洗液。

（二）疾病护理

1. 治疗指导　教会病人坐浴方法及注意事项。

（1）局部使用**1∶5000的高锰酸钾溶液**坐浴，水温在40℃左右，每次20分钟左右，每日2次。

（2）坐浴时应将会阴部浸没于浸泡液中。

（3）月经期间禁止坐浴。

2. 指导病人做好外阴部的护理，减少局部摩擦和混合感染的发生。

考题2 患者，女，52岁。外阴瘙痒5年。双侧大、小阴唇及其外周皮肤充血肿胀，局部呈点片状湿疹样变；阴道分泌物无异常。医嘱高锰酸钾溶液坐浴，其浓度应是（　）

A. 1∶20　　　　　B. 1∶100　　　　　C. 1∶500　　　　　D. 1∶1000　　　　　E. 1∶5000

考题答案

序号	1	2											
答案	A	E											

第十一节 阴道炎病人的护理

一、滴虫性阴道炎

（一）病因

引起此病的病原体为阴道毛滴虫。**滴虫适宜在pH5.2~6.0中生存**，温度25℃~40℃的环境中生长繁殖。滴虫性阴道炎可通过**性交直接传播**或经公共浴池、浴盆、毛巾、坐便器等间接传播；也可通过污染的器械、敷料等发生医源性传播。

（二）临床表现

1. 症状　**稀薄的泡沫状白带**增多及外阴瘙痒，可伴有烧灼感、疼痛和性交痛。
2. 体征　阴道黏膜充血；严重者有散状出血斑点。

考题1 滴虫性阴道炎分泌物的典型特点是（　）

A. 干酪样　　　　B. 豆渣样　　　　C. 稀薄泡沫状　　　　D. 血性　　　　E. 脓性

（三）护理措施

1. 一般护理　保持外阴阴道卫生，避免不洁性生活。避免进食辛辣等刺激性的食物。教会病人**将内裤煮沸消毒5~10分钟以消灭病原体**。
2. 疾病护理
（1）治疗期间勤换内裤，避免性生活。
（2）指导病人注意局部用药前、后手的卫生，减少感染的机会。
（3）指导阴道用药的病人在放药前，**用酸性溶液灌洗阴道**后再采取下蹲位将药片送入阴道后穹窿部。

考题2 患者女性，25岁，患滴虫性阴道炎。护士应指导患者选择哪种阴道灌洗液是（　）

A. 0.5%醋酸溶液　　　　　　B. 1：5000高锰酸钾　　　　　　C. 2%~4%碳酸氢钠
D. 生理盐水　　　　　　　　E. 0.02%淀粉酶

（4）**指导病人配偶同时进行治疗**。口服甲硝唑或替硝唑2g顿服，并告知病人口服上述药物后需24小时或72小时禁酒。
（5）因甲硝唑可透过胎盘到达胎儿体内，故**孕20周前禁用此药**。
（6）**服药期间及服药后6小时内不宜哺乳**。

（四）健康教育

1. 告知病人治愈的标准是：滴虫性阴道炎易于月经期后复发，应在**月经干净后复查**，**连续三次滴虫检查阴性者为治愈**。
2. 告知病人复查白带前24~48小时禁止阴道用药和同房。

二、外阴阴道念珠菌病

（一）病因

病原体为**白色念珠菌**。外阴阴道念珠菌病可**通过自身传染**，性交直接传染，接触被污染的衣物间接传染。（亲：在阴道炎中除外阴阴道假丝酵母菌病通过内源性途径传播外，其余均通过性途径传播）。

（二）临床表现

1. 症状　外阴瘙痒，灼痛，**白带呈豆渣样**。
2. 体征　外阴有抓痕，黏膜有白色膜状物，急性期可见糜烂及浅表溃疡。

（三）治疗原则

1. 消除诱因　积极治疗糖尿病，及时停用广谱抗生素、雌激素。
2. 局部用药　**首选2%~4%碳酸氢钠溶液**坐浴。（亲：在三种阴道炎中，除外阴阴道假丝酵母菌病用碳酸氢钠灌洗外，其余两种均用醋酸灌洗）。

（四）护理措施

1. 一般护理
（1）温水清洗外阴，避免使用刺激性洗液。
（2）保持外阴清洁干燥，非月经期不使用卫生护垫，选择棉质且通透性好的内裤。
（3）饮食指导：患病期间避免进食辛辣等刺激性的食物。
（4）治疗期间勤换内裤，避免性生活。

2.疾病护理

（1）指导阴道用药的病人在放药前，用2%~4%碳酸氢钠溶液灌洗阴道后再采取下蹲位将药片送入阴道后穹窿部。

（2）妊娠期合并感染者，应坚持局部治疗。

（3）病人治疗同时性伴侣也应进行念珠菌的检查和治疗。

（五）健康教育

1.告知病人复查白带前24~48小时禁止阴道用药和同房。

2.告知病人随访的要求是：该病容易在月经前复发，经过治疗后应在月经前复查阴道分泌物。

三、细菌性阴道病

（一）病因

细菌性阴道病为阴道内菌群失调所致的一种混合感染，当阴道内的优势菌乳酸杆菌减少，其他细菌大量繁殖，破坏了正常阴道菌群之间的相互平衡时将引起阴道疾病。

（二）临床表现

1.症状 10%~50%病人无任何症状，有症状者主诉白带增多并有难闻的臭味或鱼腥味。可有轻度外阴瘙痒或烧灼感。

2.体征 白带为均匀一致的量较多的稀薄白带，阴道黏膜无红肿或充血等炎症表现。

（三）辅助检查

线索细胞检查 将阴道分泌物涂抹在玻片上，滴1滴生理盐水混合后，高倍显微镜下寻找线索细胞，当线索细胞>20%时为阳性。

考题3 患者，女，35岁。已婚。主诉近日白带增多，外阴瘙痒伴灼痛1周。妇科检查：阴道内多量灰白色泡沫状分泌物，阴道壁散在红斑点。有助于诊断的检查是（　　）

A.阴道分泌物涂片检查　　　　　B.宫颈刮片　　　　　C.盆腔B超

D.诊断性刮宫　　　　　E.阴道镜检查

（四）治疗原则

1.全身用药 口服甲硝唑连续服药7天。

2.局部用药 甲硝唑置于阴道内，连续7天。

3.性伴侣治疗 对于反复发作或难治性细菌性阴道病病人给予性伴侣方治疗。

4.妊娠妇女的治疗 因本病在妊娠期有合并上生殖道感染的可能，故对于有无症状的孕妇都应给予治疗。口服甲硝唑连续服药7天。

（五）护理措施

1.一般护理

（1）注意性卫生：避免过频或无保护的性生活。

（2）孕期注意个人卫生，保持外阴阴道卫生。

（3）教会病人自我护理的方法，保持外阴清洁干燥，避免交叉感染。

2.疾病护理

（1）治疗期间勤换内裤，减少性生活。

（2）指导病人注意局部用药前、后手的卫生，减少感染的机会。

（3）指导阴道用药的病人在放药前，用酸性溶液灌洗阴道后再采取下蹲位将药片送入阴道后穹窿部。

（4）指导病人配偶同时进行治疗，如：口服甲硝唑或替硝唑2g顿服，并告知病人口服上述药后需24小时或72小时禁酒。

（5）因甲硝唑可透过胎盘到达胎儿体内，故孕20周前禁用此药。

（6）哺乳期全身用药，因甲硝唑可通过乳汁排泄，服药期间及服药后6小时内不宜哺乳。

四、老年性阴道炎

1.症状 阴道分泌物增多，白带呈稀薄淡黄色或血性白带，外阴瘙痒，灼热感及尿频、尿痛、尿失禁等。

2.体征 阴道上皮萎缩；皱襞消失；上皮平滑；菲薄；阴道黏膜充血；常有小出血点。

表9-11-1 三种阴道炎的区别

阴道炎	传播途径	白带特点	阴道灌洗液	是否夫妻同治
滴虫性阴道炎	性交	稀薄泡沫状	醋酸	是
外阴阴道念珠菌病	自身传染	呈豆渣样	碳酸氢钠溶液	否
老年性阴道炎	—	稀薄淡黄色	醋酸	否

考题答案

序号	1	2	3										
答案	C	A	A										

第十二节　宫颈炎和盆腔炎病人的护理

一、宫颈炎病人的护理

宫颈炎根据病理改变可分为：宫颈糜烂、宫颈肥大、宫颈息肉、宫颈腺囊肿、宫颈管炎五种，其中以宫颈糜烂最为常见。

（一）临床表现

1. **急性宫颈炎**　大量脓性白带、腰酸、下腹坠痛、尿频、尿急，体温升高，检查见宫颈充血、肿大，有脓性白带从宫口流出。

2. 慢性宫颈炎

（1）症状：白带增多，腰骶部疼痛，性交后出血、盆腔部下坠痛，尿路刺激症状。

（2）体征：宫颈糜烂，肥大，有时质较硬，有时可见息肉、裂伤，外翻及宫颈腺囊肿。

考题1　子宫颈炎症的主要症状是（　）

A. 外阴皮肤瘙痒　　　B. 阴道分泌物稀薄　　　C. 白带增多　　　D. 泡沫状白带　　　E. 腹痛

3. 宫颈糜烂分度和分型

轻度：糜烂面积小于整个宫颈面积的1/3。

中度：糜烂面积占整个宫颈面积的1/3~2/3。

重度：糜烂面积占整个宫颈面积2/3以上。

考题2　患者，女，25岁，因"白带增多7天"就诊。妇科检查：外阴阴道正常，宫颈糜烂，糜烂面积占宫颈面积的1/2，护士评估该患者宫颈糜烂的程度是（　）

A. 轻度　　　B. 重度　　　C. 中度　　　D. 重度　　　E. 特重度

（二）治疗原则

1. 急性宫颈炎　给予全身抗生素治疗，同时禁止性生活。

2. **慢性宫颈炎**　以**局部治疗为主**。包括**物理治疗**，如激光、冷冻、微波；手术治疗，如息肉摘除或宫颈锥切术。

二、急性盆腔炎症病人的护理

（一）临床表现

（1）症状：**下腹痛伴发热**，严重者可出现高热、寒战等，消化系统症状（腹膜炎时），膀胱刺激症状或直肠刺激症状。

（2）体征：病人呈急性病容，体温升高，心率加快，下腹有压痛、反跳痛，宫颈充血有举痛，**子宫体增大，有压痛**，活动受限，双侧附件压痛明显。

（二）治疗原则

（1）支持疗法：卧床休息，**取半坐卧位**以利于脓液积聚于直肠子宫陷凹，给予高热量、高蛋白、高维生素流食，高热者给予物理降温。

（2）**抗生素药物治疗**。（亲：治疗厌氧菌引起的盆腔炎应选用甲硝唑）。

考题3　治疗厌氧菌感染的急性盆腔炎时需使用的抗生素是（　）

A. 四环素　　　B. 甲硝唑　　　C. 万古霉素　　　D. 克拉霉素　　　E. 阿奇霉素

（三）护理措施

1. 一般护理

（1）评估生命体征，尤其是体温、观察热型及伴随症状。

（2）评估下腹疼痛的程度，有无压痛及反跳痛

（3）给予高蛋白、高热量、高维生素、易消化的饮食。

（4）禁止经期性生活、热敷、按摩腹部等。**禁止阴道灌洗及不必要的妇科检查，防止炎症扩散。**

2. 疾病护理

（1）协助病人保持半卧位，以促进脓液局限，减少炎症扩散。（亲：盆腔腹膜抗感染性较强，吸收性能差。急性盆腔炎取半卧位，可减少炎症的扩散和毒物的吸收，从而减轻中毒反应）。

（2）每4小时测量体温、脉搏和呼吸。

（3）遵医嘱静脉给予足量抗生素。

（4）对高热病人给予物理降温，注意观察体温变化及不适。

（5）预防炎症扩散，禁止阴道冲洗，尽量避免阴道检查。

考题答案

序号	1	2	3													
答案	C	C	B													

第十三节　功能失调性子宫出血病人的护理

功能失调性子宫出血简称"功血"。功血可分为排卵性功血和无排卵性功血。**无排卵性功血，多发生于青春期与绝经过渡期妇女**。**青春期下丘脑-垂体-卵巢轴间的调节功能尚未发育成熟**，与卵巢间尚未建立稳定的协调关系；绝经过渡期妇女则因卵巢功能衰退，剩余卵泡对垂体促性腺激素反应低下，不能发育成熟而无排卵。**排卵性功血，多发生于生育年龄妇女**。常见有两种类型：黄体功能不足与子宫内膜不规则脱落。

一、临床表现

（一）无排卵性功血

（1）**不规则的子宫出血，月经周期紊乱，经期长短不一。**
（2）月经淋漓不净，经量过多，可出现贫血。
（3）经期无下腹疼痛或其他不适。

（二）有排卵性功血

1. **月经周期缩短，月经频发或月经周期正常，而经期延长。**
2. 生育年龄妇女可出现不孕或孕早期流产。

二、辅助检查

1. 妇科检查　盆腔检查无器质性病灶发现。
2. 诊断性刮宫　简称**诊刮：通过诊刮达到止血及明确子宫内膜病理诊断的目的。**
3. 宫腔镜检查　可直视病变部位取活检以诊断宫腔病变。
4. **基础体温测定　了解有无排卵。**（亲：孕激素有升高体温的作用，因此有排卵者的基础体温曲线呈双相型，无排卵者基础体温始终处于较低水平）。

三、治疗原则

（一）无排卵性功血

1. 支持治疗　加强营养，保证休息，防止感染，纠正贫血。
2. 药物治疗
（1）**青春期病人以止血、调整月经周期、促使卵巢排卵**为原则。
（2）**绝经过渡期病人以止血、调整月经周期、减少经血量、防止子宫内膜恶变**为原则。
3. 手术治疗　刮宫术、子宫内膜切除术、子宫切除。

（二）有排卵性功血

1. 促进卵泡发育，刺激黄体功能和黄体功能替代。常用**雌激素**、人绒毛膜促性腺激素和黄体酮。
2. 调节下丘脑-垂体-卵巢轴的功能，促进黄体萎缩。常用孕激素和人绒毛膜促性腺激素。

第十四节　痛经病人的护理

痛经常在月经前后或月经期出现**下腹部疼痛、坠胀、腰酸**或其他不适如头痛、头晕、乏力、恶心等。

考题1　痛经患者疼痛的性质主要是（　　）
A. 针刺样疼痛　　　　B. 刀割样疼痛　　　　C. 坠胀感　　　　D. 烧灼样疼痛　　　　E. 牵扯痛

一、病因

1. 子宫收缩异常　子宫收缩不协调造成子宫血流减少，缺血引起痛经。
2. **前列腺素合成和释放异常**　主要与月经时子宫内膜前列腺素增高，刺激子宫收缩有关。（亲：子宫肌瘤主要与雌激素有关，痛经主要与前列腺素有关，乳腺癌主要与雌激素、孕激素有关）。
3. 血管紧张素和缩宫素的作用　经期血管紧张素增高可使子宫过度收缩和缺血。
4. 恐惧、焦虑、精神过度紧张、寒冷刺激、经期剧烈运动等可引起痛经。

二、临床表现

1. 原发性痛经多发生于青春期，初潮1~2年内。

2. 主要表现为**阵发性**、**痉挛性下腹疼痛**。疼痛可放射到外阴、肛门、腰骶部、大腿内侧。最早出现疼痛为经前12小时，第一天来潮最剧烈，2~3天后缓解。

3. 常伴有恶心、呕吐、腹泻、乏力、头痛等症状。

三、治疗原则

1. 以精神治疗为主　避免精神刺激或过度疲劳。

2. 对症治疗　给予镇痛、镇静、解痉类药物。

3. 病因治疗　口服避孕药抑制子宫内膜生长，减少子宫内膜前列腺素含量；也可用前列腺素合成酶抑制剂以减少前列腺素的释放，达到减轻疼痛的目的。

四、护理措施

（一）一般护理

1. 为病人提供有关经期生理卫生知识，消除病人恐惧心理。

2. 鼓励病人积极锻炼身体，改善不良生活习惯。

（二）疾病护理

1. 缓解症状　遵医嘱给予止痛药、镇静剂；腹部热敷或进食热饮。

2. 经期经常服用止痛剂的病人，应注意观察药物依赖症状的出现。

3. 避孕药物治疗　适用于有避孕要求的痛经妇女。

`考题2` 13岁女生，因月经初潮来门诊咨询。该女生自述对月经初潮来临很紧张，害怕身体出现疾病，近期情绪难以控制，心神不定，烦躁不安，常与他人争吵。护士针对其进行保健指导，以下**不正确**的是（　　）

A. 告知其月经是女性的正常生理现象
B. 嘱其月经期以卧床休息为主
C. 讲授有关青春期生理知识、性教育
D. 鼓励其多与他人交流，适当参与文娱活动
E. 月经期注意保暖，最好不游泳

考题答案

序号	1	2									
答案	C	B									

第十五节　围绝经期综合征病人的护理

一、病因

由于卵巢功能衰退，致**雌激素水平下降**，使下丘脑-垂体-卵巢轴之间平衡失调，从而引发一系列自主神经功能失调的症状。

二、临床表现

1. 月经改变　**主要症状为月经紊乱**、闭经。主要表现为月经频发、月经稀发、不规则子宫出血和闭经。

2. 全身症状　血管舒缩症状和精神神经症状，如**阵发性潮热**、出汗、情绪不稳、激动易怒、情绪低落、不能自我控制、记忆力减退、行动迟缓、性欲下降等。

三、治疗原则

1. 一般治疗

（1）精神心理治疗：针对不同的心理状态给予相应的治疗。

（2）对症治疗：给予镇静剂改善睡眠，谷维素调节自主神经功能；加强体育锻炼预防骨质疏松。

（3）**补充钙剂、维生素D、降钙素**等预防骨质疏松。

2. 激素替代治疗　适用于因性激素缺乏而出现或将要出现健康问题的妇女。

`考题1` 患者女性，48岁，因午后燥热，心悸等症状就诊。入院后诊断为骨质疏松症，采取激素替代疗法的同时应补充（　　）

A. 钙剂　　　　B. 维生素A　　　　C. 维生素C　　　　D. 铁剂　　　　E. 维生素B_{12}

`考题2` 患者女，51岁，主诉"月经紊乱半年伴潮热、焦虑、睡眠差"就诊，医嘱给予激素治疗。患者询问激素替代疗法的主要目的，护士的正确回答是（　　）

A. 调整周期
B. 纠正与性激素不足有关的健康问题
C. 促使卵巢功能的恢复
D. 减少月经量
E. 防止子宫内膜病变

四、护理措施

（一）一般护理

1.饮食指导 注意补充足够蛋白质，多食富含钙的食物，鼓励多晒太阳以利于钙的吸收。
2.心理护理 使病人理解围绝经期是一个正常的心理阶段。

（二）疾病护理

1.指导病人正确用药 告知病人激素治疗的目的、剂量、用药方法及可能出现的不良反应。
2.协助医生做好术前术后的护理 对围绝经期异常阴道出血的妇女，应取子宫内膜活检以排除恶性病变。

考题答案

序号	1	2										
答案	A	B										

第十六节　子宫内膜异位症病人的护理

一、临床表现

1.疼痛：为本病的主要症状。病人多为继发性痛经且呈进行性加重，疼痛部位多在腰骶及下腹部，可放射到会阴、肛门及阴道等部位。常于月经来潮开始一直持续到月经结束。
2.不孕。
3.月经异常 表现为月经淋漓不尽、经量增加、经期延长。

二、辅助检查

腹腔镜检查：是诊断子宫内膜异位症最佳方法。

考题1 患者，女，45岁，因"继发性痛经逐渐加重10年"就诊，双侧卵巢囊性增大，考虑为子宫内膜异位症，既能诊断又能治疗该疾病的最佳方法是（　）

A. 双合诊　　　　　　B. 三合诊　　　　　　C. 腹腔镜　　　　　　D. GA125　　　　　　E. 盆腔B超

考题答案

序号	1											
答案	C											

三、治疗原则

1.期待治疗 病人每3~6个月随访一次。适用于症状较轻、有生育要求的病人。
2.药物治疗 ①采用性激素抑制治疗使病人假孕或假绝经；②抑制疼痛的对症治疗。
3.手术治疗 腹腔镜为首选手术方法。

第十七节　子宫脱垂病人的护理

一、临床表现

1.腰背酸痛及下坠感 常发生在走路、长时间站立、下蹲及重体力劳动后。
2.肿物自阴道中脱出 常在腹压增加时出现，严重者需要用手将子宫还纳至阴道内。子宫脱垂分为3度：

Ⅰ度：宫颈外口距处女膜缘<4cm，未达处女膜缘，称为轻型；当宫颈外口已达处女膜缘，但未超出该缘，称为重型。

Ⅱ度：宫颈已脱出阴道口，宫体仍在阴道内，称为轻型；宫颈和部分宫体已脱出阴道口，称为重型。

Ⅲ度：宫颈及宫体全部脱出阴道口外。

考题1 患者女，50岁。G3P1，主诉腰骶部酸痛，有下坠感。妇检：患者平卧向下屏气用力时宫颈脱出阴道口，宫体仍在阴道内，其子宫脱垂为（　）

A. Ⅰ度轻型　　　　　　B. Ⅰ度重型　　　　　　C. Ⅱ度轻型　　　　　　D. Ⅱ度重型　　　　　　E. Ⅲ度

二、护理措施

（一）一般护理

1. 加强营养，鼓励病人进食高蛋白、高维生素膳食。
2. 保持外阴清洁干燥，局部脱出组织每日用 1：5000 的高锰酸钾溶液坐浴。**禁止使用酸性或碱性等刺激性药液**。
3. 会阴冲洗后嘱病人更换干净的棉质紧内裤，或用清洁丁字带，以有效地支托下垂的子宫。
4. 鼓励多饮水，多喝果汁，保持尿液呈酸性。
5. 及时就医并将脱出物还纳，避免长时间摩擦。不能还纳者需卧床休息，减少下地活动次数及时间。

（二）疾病护理

1. 使用子宫托病人的护理
（1）保持子宫托及阴道的清洁。**子宫托应每天早上放入阴道，睡前取出消毒后备用**。
（2）定期复查：上托后应于第1、3、6个月时到医院复查1次，以后每3~6个月到医院检查1次。
2. 手术前护理
（1）阴道准备：术前5日开始，Ⅰ度脱垂病人应用1：5000的高锰酸钾溶液坐浴，每日2次。
（2）胃肠准备：按清洁灌肠准备。
（3）皮肤准备：常在术前1天进行，其范围上至耻骨联合上10cm，下包括外阴部、肛门周围、臀部及大腿内侧上1/3。
（4）术晨用消毒液行阴道和宫颈消毒。必要时宫颈涂甲紫。
3. 术后护理
（1）**术后卧床7~10天，保留尿管3~5天**，按保留尿管常规护理。
（2）注意观察阴道流血量及阴道分泌物和外阴伤口情况，防止感染的发生。
（3）遵医嘱禁食1天，高热流食或无渣半流食1~2天，后改普食。
（4）**子宫脱垂术**后病人宜采取平卧位，可降低外阴、阴道张力，促进切口的愈合。

三、健康教育

1. 做好出院指导
（1）**术后休息3个月，避免重体力劳动半年，禁止性生活及盆浴**。
（2）告知病人复诊时间为出院后1、3个月。
（3）告知病人性生活恢复前须经医生检查后，确认已完全恢复后方可开始。
2. 预防指导
（1）实行计划生育，避免多孕、多胎。
（2）进行产后体操锻炼，帮助机体恢复。
（3）产后避免过早从事重体力劳动，以免影响盆底支持组织的恢复。
（4）盆底肌肉组织的锻炼：每日做收缩肛门的运动，用力收缩放松盆底肌肉2~3次，每次10~15分钟。
（5）积极治疗使腹压增加的疾病，如咳嗽、便秘等；避免长时间的站立、行走及久蹲。
（6）更年期及绝经期的妇女在医生的指导下使用激素替代疗法，并定期复查。
（7）注意饮食结构，保证营养物质及粗纤维的摄入，防止便秘。

考题答案

序号	1												
答案	C												

第十八节　急性乳腺炎病人的护理

急性乳腺炎是乳腺的急性化脓性感染，**好发于产后3~4周**，病人多是**产后哺乳**的妇女，以**初产妇多见**。

一、病因

1. **乳汁淤积是最常见的原因**。
2. 细菌入侵　多为**金黄色葡萄球菌**感染所致。（亲：致病菌主要为金黄色葡萄球菌的疾病包括急性血源性骨髓炎、急性乳腺炎、疖、痈、手部感染、化脓性关节炎、急性细菌性心内膜炎、新生儿脐炎等）。

二、临床表现

1. 局部　患侧乳房胀痛，局部红、肿、发热、压痛，常有患侧淋巴结肿大和压痛。患侧乳房可同时存在数个炎性病灶而先后形成多个脓肿。
2. 全身　高热、寒战，脉率加快。感染严重者，可并发脓毒症。

三、治疗原则

1. 一般处理　<u>患乳停止哺乳</u>，并排空乳汁，局部热敷或理疗以利于早期炎症消散；水肿明显者可用25%硫酸镁溶液湿热敷。

2. 脓肿处理　<u>脓肿形成后及时做脓肿切开引流。切口呈放射状至乳晕处</u>；<u>乳晕部脓肿可沿乳晕边缘做弧形切口</u>；<u>深部脓肿</u>明确诊断后再<u>在乳房下缘做弓形切口</u>。

四、护理措施

1. 一般护理　提供高蛋白、高热量、高维生素、低脂肪食物。

2. 疾病护理

（1）病情观察：定时测量体温、脉搏、呼吸，了解血白细胞计数及分类变化。

（2）防止乳汁淤积：<u>患乳暂停哺乳</u>，定时用吸乳器吸空乳汁。

（3）促进局部血液循环：局部热敷或用宽松的胸罩托起两侧乳房，以减轻疼痛、促进血液循环。

五、健康教育

<u>避免乳汁淤积</u>，<u>告知病人此乃预防的关键。</u>

好礼相送　　　　　　　　　　　急性乳腺炎口诀

　　初产妇，没经验，容易得上乳腺炎；*葡萄菌*，淋巴侵，*乳汁淤积是主因*；

　　红肿热痛是主症，中间波动是脓肿；脓肿切开很重要，*放射切口要记牢*。

第十章 精神障碍病人的护理

考情分析

　　本章内容较为重要，历年考试均有涉及，每年约考查5~7题，重点考查了精神分裂症的遗传方式、临床表现、首要护理问题和康复护理，抑郁症的核心症状、护理措施，焦虑症的临床表现和护理措施，强迫症的临床表现和护理措施，阿尔茨海默病的早期症状、首选药物和护理措施等。

考点预测

第一节　精神障碍症状学

一、常见精神症状

（一）感觉障碍

1.**感觉过敏**　对外界一般强度的**刺激产生强烈的感觉体验**。
2.**感觉减退**　对外界一般的刺激产生轻微的感觉体验或完全不能感知。
3.**内感性不适**　是躯体内部产生的各种不舒适和（或）难以忍受的异样感觉，如牵拉、挤压、游走、蚁爬感等。**性质难以描述，没有明确的定位**。

（二）知觉障碍

1.**错觉**　指对**客观事物歪曲的知觉**。如将地上的一条绳索看成一条蛇。

> 锦囊妙记：错觉是对客观事物的刺激产生了错误的认识，如小的时候走夜路，看见前面有个人，走近一看不是一个人，是一棵树即为错觉；如果走近一看，连一棵树都没有，即为幻觉。杯弓蛇影、草木皆兵、风声鹤唳为错觉的典型例子。

　　2.**幻觉**　指**没有现实刺激作用于感觉器官时出现的知觉体验**，是一种虚幻的知觉。
　　（1）幻听：最常见，病人可听到单调的或复杂的声音。**最具有诊断意义的是言语性幻听**。其中评论性幻听、议论性幻听和命令性幻听为诊断精神分裂症的重要症状。有时幻听的内容就是病人心里想的事，**病人体验到自己的思想同时变成了言语声，自己和他人均能听到**，称为思维化声。多见于精神分裂症。
　　（2）内脏幻觉：是病人对**躯体内部某一部位或某一脏器虚幻的知觉体验**，如感到肠扭转、肝破裂、腹腔内有虫爬行等。

> 锦囊妙记：内脏幻觉与内感性不适的主要区别是：内脏幻觉病人能说出具体部位或脏器，而内感性不适的病人说不出具体部位。

　　3.**感知综合障碍**　病人对客观事物整体的感知是正确的，但对这一事物的某些个别属性，如形状、大小、位置、距离空间及颜色等的感知与实际情况不符。（亲：如病人感觉自己眼睛一大一小，大的如鸡蛋，小的如绿豆，即为感知综合障碍）。

（三）思维障碍

　　1.思维形式障碍
　　（1）联想障碍
　　1）**思维奔逸**：指联想速度加快、数量增多、内容丰富生动。病人表现为健谈，说话滔滔不绝，自述脑子反应快，特别灵活，好像机器加了"润滑油"，思维敏捷，概念一个接一个地不断涌现出来，**说话的主题极易随环境而改变**（随境转移）。多见于**躁狂症**。
　　2）**思维迟缓**：即联想抑制，联想速度减慢、数量减少和困难。病人表现**言语缓慢、语量减少，语声甚低，反应迟缓，但思维内容并不荒谬，能够正确反映现实**。多见于抑郁症。
　　3）**思维贫乏**：指联想数量减少，概念与词汇贫乏，脑子空洞无物。病人表现为沉默少语，**答话时内容大致切题，但单调空洞或词穷句短**，常回答"不知道"、"什么也没想"。
　　4）**思维散漫**：是指病人在意识清晰的情况下，思维的目的性、连贯性和逻辑性障碍。思维活动缺乏主题思想，内容和结构都散漫无序，不能把联想集中于他所要解释的问题上。表现为**说话东拉西扯，对问话的回答不切题**。
　　5）**思维破裂**：指概念之间联想的断裂，建立联想的各种概念内容之间缺乏内在联系。表现为病人的言语或书写内容的句子之间含义互不相关，变成**语句堆积**，令人不能理解。严重时，**言语支离破碎，成了语词杂拌**。多见于精神分裂症。
　　6）**病理性赘述**：思维活动停滞不前，迂回曲折，联想枝节过多，做不必要的过分详尽的累赘的描述，无法使他讲得扼要一点，一定要按他原来的方式讲完，进行速度缓慢，但最终可以表达其意。见于癫痫、脑器质性及老年性精神障碍。

> 锦囊妙记：说话滔滔不绝，但一会儿讲这，一会儿讲那即为思维奔逸，讲话缓慢但回答问题正确即为思维迟缓，讲话缓慢，回答问题大致正确即为思维贫乏，回答问题东扯西拉即为思维散漫，讲话言语支离破碎，别人不能理解，就像忐忑里面的歌词，即为思维破裂。

（2）思维逻辑障碍

1）象征性思维：以无关的具体概念或行动代表某一抽象概念，不经病人解释，旁人无法理解。（亲：如精神病人吃骨头，说是硬骨头精神，拿头撞汽车的轮胎说是投胎，这都属于象征性思维）。

2）语词新作：指概念的融合、浓缩以及无关概念的拼凑。病人自创一些新的符号、图形、文字或语言并赋予特殊的概念，不经病人本人解释，别人难以弄清其含义。

3）逻辑倒错性思维：推理缺乏逻辑性，既无前提也无根据，或因果倒置，推理离奇古怪，不可理解。如一病人说："因为电脑感染了病毒，所以我要死了"。

（3）异己体验

1）思维中断：病人在意识清晰的情况下，谈话中思路突然中断，思维变成空白，停顿片刻再开口时已经换成另一个全新的主题。

2）强制性思维：又称思维云集，指病人头脑中出现了大量的不属于自己的思维，这些思维不受病人意愿的支配，强制性地在大脑中涌现，好像在神奇的外力作用下别人思想在自己脑中运行。

3）思维被揭露感或被洞悉感：病人觉得自己的思想还未表达就已被人知道，尽管病人说不清自己的思想是如何被探知的。

> 锦囊妙记：考生应注意思维化声和思维被洞悉感的区别：思维化声是指自己的思想变成了语言，被自己和他人听见，思维被洞悉感是指自己的思想未表达别人已经知道了。

2. 思维内容障碍　妄想是一种病理性的歪曲信念，具有以下特征：①妄想无关于事实存在与否，而在于信念偏离常理或专业知识的程度；②病人对自己的想法坚信不疑，不能被事实所纠正；③内容为个人所独有，与亚文化或亚文化群体的某些共同信念不同，如迷信观念。

（1）被害妄想：是最常见的妄想。病人无中生有地坚信周围某些人或某些集团对病人进行打击、陷害、谋害、破坏等不利的活动。

（2）关系妄想：病人认为环境中与他无关的事物都与他有关。如认为别人吐痰是在蔑视他。

（3）物理影响妄想：病人觉得他自己的思想、情感或意志行为受到某种外界力量，如电波、超声波，或某种先进仪器的控制而不能自主。如病人觉得自己的大脑已被电脑控制，自己已是机器人。

（4）夸大妄想：指自我夸耀和自视过高的妄想，才智、容貌、体力、财富、名誉、权势和血统等都可以是夸大的内容。

（5）罪恶妄想：又称自罪妄想。病人毫无根据地坚信自己犯了严重错误、不可宽恕的罪恶，应受严厉的惩罚，要求劳动改造以赎罪。（亲：如有病人用了单位的一个信封后认为自己犯了滔天大罪，不可饶恕，即为罪恶妄想）。

（6）疑病妄想：病人毫无根据地坚信自己患了某种严重躯体疾病或不治之症，因而到处求医。

（7）钟情妄想：病人坚信自己被异性钟情。（亲：一男性精神分裂症患者看《粉红女郎》发现陈好眼睛会"放电"，坚信陈好爱上自己，即为钟情妄想）。

（8）嫉妒妄想：病人无中生有地坚信自己的配偶对自己不忠诚，另有外遇。

（四）注意障碍

注意是指个体的精神活动集中地指向于一定对象的过程。注意障碍分为以下几型：

1. 注意增强　即主动注意的增强。在某种精神病态情况下，患者特别容易注意某些事物。如有被害妄想的患者，对环境保持高度警惕，过分地注意别人的一举一动；有嫉妒妄想的患者时刻关注配偶的活动与行踪；有疑病观念的患者高度关注身体的各种细微变化。见于焦虑症、偏执型精神分裂症、抑郁症等。

2. 注意减退　指主动、被动注意兴奋性减弱。注意的广度缩小、注意稳定性下降。患者注意力难以长时间集中在一件事上。多见于焦虑症、器质性精神障碍及伴有意识障碍时。

3. 注意涣散　指主动注意的不易集中，注意的稳定性降低。多见于焦虑症、精神分裂症和儿童多动症。

4. 注意转移（随境转移）　指主动注意不能持久，注意稳定性降低，很容易受外界环境影响而注意的对象不断转换。患者表现为兴奋状态，注意随境转移，不能持久，做事忙忙碌碌。见于躁狂症。

5. 注意狭窄　指注意范围的显著缩小，当注意集中于某一事物时，不能再注意与之有关的其他事物。见于意识障碍患者。

（五）记忆障碍

记忆在感知觉和思维基础上建立起来的精神活动，为既往事物或经验的重视，包括识记、保持、再认或回忆。识记是指对事物的反复感知在大脑内留下痕迹的过程；保持是指避免识记留下的痕迹消失，识记的内容在头脑中巩固的过程；再认是指把现实刺激与以往的痕迹联系的过程；回忆是指脑中痕迹重新再现的过程。人不可能把所有感知与体验都记住，越是新近识记的事物越易发生遗忘，遗忘总是由近事遗忘逐渐向远事遗忘发展。临床上常见的记忆障碍包括：

1.记忆增强 病态的记忆增强,对病前不能够且不重要的事都能回忆起来。见于躁狂发作、轻躁狂或偏执性精神障碍患者。

2.记忆减退 是指记忆的三个基本过程普遍减退。轻者表现近记忆的减弱,严重时远记忆也减退。可见于正常老年人、神经衰弱及痴呆患者。

3.遗忘 指部分或全部地不能回忆以往的经历。一段时间的全部经历的丧失称完全性遗忘,仅仅是对部分经历或事件不能回忆称部分遗忘。按遗忘发生的时间阶段将遗忘主要分为:①顺行性遗忘:紧接着疾病发生后一段时间的经历不能回忆。②逆行性遗忘:指回忆不起疾病发生前某一阶段内的事件。③进行性遗忘,指记忆的丧失随着病情的发展而发展,而不仅仅是存在某一时间阶段的遗忘。④界限性遗忘(选择性或阶段性遗忘):指对生活中某一特定阶段的经历完全遗忘,通常与这一阶段发生的不愉快事件有关。

4.错构 是记忆的错误。对过去曾经历过的事件,在发生的地点、情节、特别是在时间上出现错误回忆,并坚信不移。多见于老年性、动脉硬化性、脑外伤性痴呆和酒精中毒性精神障碍。

5.虚构 是指由于遗忘,患者以想象的、未曾亲身经历过的事件来填补记忆缺损。多见于各种原因引起的痴呆。当虚构和近事遗忘、定向障碍合并存在时称为柯萨可夫综合征,又称遗忘综合征。多见于酒精所致精神障碍和颅脑外伤所致精神障碍等。

(六)智能障碍

智能(又称智力),一般是指接受知识、运用知识、解决新问题、形成新概念的能力。智能是一个复杂的综合的精神活动,包括观察力、注意力、记忆力、想象力、分析综合能力、判断力、一般知识的保持和计算力等。临床上将智能障碍分为精神发育迟滞和痴呆两大类。

1.精神发育迟滞 是指先天或在生长发育成熟以前(18岁以前)由于各种致病因素,如遗传、感染、中毒、头外伤、内分泌异常或缺氧等因素,使大脑发育不良或受阻,智能发育停留在一定的阶段。随年龄增长智能明显低于正常同龄人。

2.痴呆 是一种综合征,是后天获得的智能、记忆和人格的全面受损,但没有意识障碍。主要表现为创造性思维受损,抽象、理解、判断推理能力、记忆力、计算力下降。后天获得的知识丧失,工作和学习能力下降或丧失。

临床上可见在强烈的精神创伤后可产生一种类似痴呆的表现,而大脑组织结构无器质性损害,经治疗后智能可完全恢复正常,称假性痴呆。

(1)心因性假性痴呆:即对简单问题给予近似而错误的回答,给人以故意做作或开玩笑的感觉。如一位20岁的患者,当问到她一只手有几个手指时,答"4个",对简单的计算如2+3=6以近似回答。

(2)童样痴呆:以行为幼稚、模仿幼儿的言行为特征。即成人患者表现为类似一般儿童稚气的样子,学着幼童讲话的声调,自称自己才3岁,逢人就喊阿姨、叔叔。

(3)抑郁性痴呆:指严重的抑郁患者在精神运动性抑制的情况下,出现认知能力的降低,表现为痴呆早期的症状,如计算能力、记忆力、理解判断能力的下降、缺乏主动性。

(七)定向力障碍

定向力是指一个人对时间、地点、人物以及自身状态的认识能力。包括对周围环境的认识和对自身状况的认识两方面。

(八)情感障碍

1.情感高涨 情感活动明显增强,表现为与环境不相符的自我感觉良好,过分地兴高采烈、喜笑颜开、眉飞色舞。常见于躁狂状态。

2.欣快 病人经常面带微笑,似乎十分满意和幸福愉快,但说不清高兴的原因,表情单调刻板,难以引起周围人的共鸣,给人以痴笑的感觉。

3.情感低落 病人情绪低沉,整日忧心忡忡,愁眉不展,唉声叹气,重则忧郁沮丧,悲观绝望,感到自己一无是处,以致生趣索然,大有"度日如年"、"生不如死"之感,甚至出现自杀观念和自杀企图。情感低落是抑郁障碍的主要症状。

4.焦虑 在缺乏相应的客观因素情况下,病人表现为顾虑重重、紧张恐惧、搓手顿足,似有大祸临头,惶惶不可终日,伴有心悸、出汗、手抖、尿频等自主神经功能紊乱症状。

5.情感淡漠 病人对外界任何刺激均缺乏相应情感反应,即使一般能引起的极大悲伤或高度愉快的事件,如生离死别、久别重逢等也泰然处之,无动于衷。

6.情感爆发 这是一种在精神因素作用下突然发作的、爆发性的情感障碍。病人表现哭笑无常、叫喊吵骂、打人毁物等,有时捶胸顿足、手舞足蹈、狂笑不已,有时则又满地打滚,整个过程显得杂乱无章。

(九)意志障碍

1.木僵 指动作行为和言语的抑制或减少。病人经常保持一种固定姿势,不语、不动、不食、面部表情固定,大小便潴留,对刺激缺乏反应,如不予治疗,可维持很长时间。

2.蜡样屈曲 在木僵的基础上出现。病人的肢体任人摆布,即使是不舒服的姿势,也较长时间似蜡塑一样维持不动。如将病人头部抬高似枕着枕头的姿势,病人的头部也可以维持很长时间不落下,称之为"空气枕头"。

(十)自知力

自知力又称内省力,是指病人对自己精神疾病认识和判断能力。自知力缺乏是精神病特有的表现。精神病病人一般均有不同程度的自知力缺失,他们不认为有病,更不承认有精神病,因而拒绝治疗。自知力完整是精神病病情痊愈的重要指标之一。

第二节　精神分裂症病人的护理

一、病因

遗传因素在本病的发生中起重要作用。（亲：在所有的精神性疾病中，精神分裂症的遗传度是最高的，遗传方式是多基因遗传）。

考题1 精神分裂症的遗传方式最可能的是（　　）

A. 单基因遗传　　　　B. 双基因遗传　　　　C. 多基因遗传

D. 常染色体显性遗传　E. 常染色体阴性遗传

二、临床表现

五维症状：即阳性症状、阴性症状、攻击敌意、认知损害、情感症状。

（一）阳性症状群

1. **幻觉**　精神分裂症最突出的感知觉障碍是**幻觉**。最常见的是**幻听**，主要是**言语性幻听**。有时声音重复病人的思想，病人想什么，幻听就重复什么（**思维鸣响**）。

2. **妄想**　内容以关系妄想、被害妄想最多见。

3. **被动体验**　精神分裂症的联想过程可在无外界因素影响下突然中断（思维中断），或涌现大量的强制性思维（思维云集），有时思维可突然转折。

被动体验常会与被害妄想联系起来。病人对这种完全陌生的被动体验赋予种种妄想性解释（影响妄想），甚至认为有**某种特殊的仪器、电波、电子计算机或一种莫名其妙的力量在控制自己**（物理影响妄想）。

有的病人坚信自己的内心体验或所想的事已尽人皆知（内心被揭露感）。

（二）阴性症状群

阴性症状包括情感平淡、言语贫乏、意志缺乏、无快感体验等。

1. **情感迟钝或平淡**　情感淡漠、情感反应与思维内容以及外界刺激不配合，**是精神分症的重要特征**。

2. 思维贫乏　语量贫乏，缺乏自主言语，回答问题时异常简短，多为"是"、"否"。

3. 意志减退　病人生活懒散，不修边幅，不注意个人卫生。

4. 兴趣减退与社交缺乏　病人很少再有感兴趣的事，对娱乐活动甚至性活动的兴趣都有下降。

（三）情感症状群

主要包括病人情感的不协调、情感倒错、情感平淡或淡漠等。

（四）行为症状群

1. 冲动攻击行为　病人可以在精神病性症状支配下出现反复谩骂、威胁或破坏性行为。

2. 紧张综合征　以病人全身肌张力增高而得名，包括紧张性木僵和紧张性兴奋两种状态。

3. 行为障碍　行为障碍的病人可表现为退缩、无故发笑、独处、发呆或出现冲动行为。

（五）认知症状群

包括智力的损害，学习与记忆功能的损害，注意的损害，运动协调性的损害和言语功能的损害。

（六）临床分型

1. **偏执型**　是最常见的类型。其临床表现以持久的妄想为主，往往伴有幻觉，以幻听较多见。妄想内容以关系妄想、被害妄想、影响妄想和夸大妄想最多见。幻觉和妄想内容多较奇怪、抽象、脱离现实，而情感和行为则常受幻觉、妄想的支配。该型发病较晚，病程缓慢，人格变化较轻，精神衰退常不明显。对抗精神病药物反应较其他型好，预后较好。

2. **青春型**　症状特征为情感肤浅、不协调，常伴傻笑，**思维破裂**，**言语松散且不连贯**，片断性和不稳定的妄想及幻觉，行为缺乏目的，不负责任的和不可预测的行为及作态。本型分裂症多始发于18~25岁之间，即通常应在青春期或成年早期。本型预后一般不佳。

3. **单纯型**　常见，主要表现为潜隐起病**进行性加重的持续性病程，社会功能明显受损，使其不能满足社会的需求**。总体表现变得很差。在典型残留型分裂症的阴性症状（即情感迟钝，意志丧失）出现之前，无任何显著的精神病性症状。随着社交活动的日益贫乏，患者可表现社会退缩、自我专注、懒散及无目的地漫游，病程持续2年以上。

4. **紧张型**　多起病于青少年或中年，急性起病，表现为**紧张性木僵或与短暂的紧张性兴奋交替出现**。患者**肌张力增高，缄默不语，不饮不食（木僵状态），肢体可任人摆放于某固定姿势长时间不动称蜡样屈曲**。紧张性兴奋时患者突然起床，可出现冲动，毁物行为，后又躺下呈木僵状态。此型部分患者可自行缓解，治疗效果较好。

锦囊妙记：偏执型临床表现突出一个"疑"字，青春型临床特点突出一个"乱"字，单纯型临床表现突出一个病态的"懒"字，紧张型临床表现突出一个病态的"僵"字。

三、治疗原则

1. 精神分裂症的早期干预　在药物治疗方面，应强调早期、低剂量起始，逐渐加量、足量、足疗程的"全病程治疗"的原则。一般急性期6~8周。巩固期治疗3~6个月。**第一次发作维持治疗1~2年**，第2次或多次发作维持治疗时间应更长一些。

2. 对于出现**极度兴奋躁动、冲动伤人、拒食、违拗和紧张性木僵者**，精神药物治疗无效或对药物不能耐受的病人可以选择**无抽搐电休克治疗，以其快速控制症状**。

四、护理问题

1. **有暴力行为的危险（对自己或他人）**
2. **不合作**
3. **思维过程改变**
4. **有受伤的危险**

五、护理措施

（一）基础护理

1. 维持正常的营养代谢，保证病人每日入量2500~3000ml。
2. 帮助病人建立自理模式，对兴奋不合作的病人，护理人员要帮助完成晨晚间护理。生活懒散，行为退缩的病人要与病人一起制定生活计划，必要时进行协助。木僵病人要定时为其更衣、沐浴，做好口腔护理和皮肤护理。
3. 创造良好的睡眠环境，保证8小时的睡眠时间。
4. 做好排泄的护理。对于便秘的病人，要鼓励病人多活动、多饮水、多吃水果和含粗纤维的蔬菜。

（二）安全护理

1. **重点病人心中有数，尤其要注意那些受幻觉妄想支配**，但思维内容不暴露的病人。发现病人的异常表现，及时阻止，防止意外发生。
2. 每30分钟巡视一次，确保病人安全。**对自伤、自杀、伤人、兴奋冲动的病人应安置在重点病室**。对严重自杀的病人设专人护理，24小时在护理人员视线范围内活动。对极度兴奋，有可能造成意外的病人必要时要进行保护性约束。
3. 加强病房设施的检查，发现问题及时处理。加强病房设施的管理　办公室、治疗室、饭厅、浴室、杂物间要随时锁门。病人入院、探视、返院后，要认真做好安全检查，防止病人将危险物品带入病房。要在每日扫床时做好床单位的检查，要及时清除危险物品。

（三）康复护理

1. 指导病人参加各种工娱治疗、行为矫正治疗、音乐治疗。在治疗过程中要鼓励病人多与其他病友进行交流，从而增强治疗信心。
2. 康复期病人主要以技能训练为主，为回归社会打下基础，可安排病人参加职业技能训练、社交技能训练、家居技能训练等。

◎ 考题2~3题共用题干

患者男，43岁。因"失眠、纳差、凭空闻语3月余，加重1个月"来诊，以精神分裂症收入院。患者病前性格内向，多疑。入院时神志清醒，接触差，多问少答。

考题2 针对该患者失眠，**错误**的护理措施是（　　）

A. 白天适当参加娱乐活动　　　　B. 睡前不喝浓茶、咖啡　　　　C. 临睡前排尿

D. 睡前访谈患者　　　　E. 创造良好的睡眠环境

考题3 患者住院治疗1个月后，病情好转准备出院。正确的出院指导是（　　）

A. 低盐低脂饮食　　　　　　　　　　　　　B. 鼓励家人照顾患者日常生活

C. 症状消失后可停止药物治疗　　　　　　　D. 鼓励患者增加人际交往，回归社会生活

E. 出院1年后再复查

考题4 患者男，28岁，精神分裂症。第2次复发住院治疗后拟于明日出院，护士在对患儿进行出院指导时，应首先重点强调的是（　　）

A. 规律生活　　　B. 锻炼身体　　　C. 加强营养　　　D. 维持药物治疗　　　E. 参与社会工作

考题5 患者女，44岁。敏感多疑，怀疑单位同事有意和她作对，故意给其工作和生活设置障碍。近期经常听到耳边有人说话，对其行为进行评论。护士对其心理护理中，正确的是（　　）

A. 经常与患者讨论单位同事对她的评价

B. 明确告诉患者没有人陷害她

C. 与患者争辩其说话的对象不存在

D. 耐心倾听患者诉说，尽量满足患者合理要求

E. 在患者面前低声交谈，以免引起患者猜疑

考题答案

序号	1	2	3	4	5								
答案	C	D	D	D	D								

第三节　抑郁症病人的护理

一、临床表现

抑郁发作的表现可分为核心症状、心理症状群与躯体症状群三个方面。

1. 核心症状　包括**心境或情绪低落、兴趣缺乏以及乐趣丧失**三主征。

（1）情绪低落：病人体验到情绪低，悲伤。病人常常诉说自己<u>心情不好，高兴不起来</u>。在抑郁发作的基础上病人会感到绝望、无助与无用。

（2）兴趣减退：是指病人对各种以前喜爱的活动缺乏兴趣，如文娱、体育活动，业余爱好等。

（3）乐趣丧失：是指病人无法从生活中体验到乐趣，或称为快感缺失。

考题1　抑郁症患者的核心表现是（　　）

　　A. 情绪低落　　　　　B. 思维迟缓　　　　　C. 情感淡漠　　　　　D. 睡眠障碍　　　　　E. 自责自杀

2. 心理症状群

（1）焦虑：焦虑与抑郁常常伴发，经常是抑郁症的主要症状之一。

（2）自责自罪：病人对自己既往的一些轻微过失或错误痛加责备，认为自己的一些作为让别人感到失望。

（3）精神病性症状：主要是妄想或幻觉。

（4）认知症状：主要是注意力和记忆力的下降。

（5）**自杀观念和行为**：抑郁症病人半数左右会出现自杀观念。

（6）精神运动性迟滞或激越：精神运动性迟滞病人在心理上表现为思维发动的迟缓和思流的缓慢。同时会伴有注意力和记忆力的下降。在行为上表现为运动迟缓，工作效率下降。严重者可以达到木僵的程度。

（7）自知力：大部分抑郁症病人自知力完整，主动求治。

3. 躯体症状群

（1）**睡眠紊乱**：是抑郁状态最常伴随的症状之一，<u>早醒</u>也是不少病人的主诉。

（2）食欲紊乱：食欲下降和体重减轻。

（3）精力丧失：无精打采，疲乏无力，懒惰，不愿见人。

（4）**晨重夜轻**：即情绪在晨间加重，在下午和晚间则有所减轻。

考题2　抑郁症患者情绪低落的表现在一天中的规律是（　　）

　　A. 晨轻夜重　　　　　B. 晨重夜轻　　　　　C. 晨轻夜轻　　　　　D. 晨重夜重　　　　　E. 无规律

二、治疗原则

（一）药物治疗

1. 新型抗抑郁药物　**SSRIs（选择性5-羟色胺再摄取抑制剂）**　如氟西汀、帕罗西汀、舍曲林等已成为一线用药。这类药物的起效时间需要2~3周。

2. 其他新型抗抑郁药物　如万拉法新，米氮平等。

要判断一次抗抑郁治疗疗效，需要采用足量足疗程的治疗。<u>只有当一种药物足量治疗6~8周后仍无效，方可考虑换药。</u>

（二）心理治疗

一般性心理治疗如支持、鼓励、保证、解释、倾听等，认知行为方面也可以对病人的负性认知进行调整。

三、护理问题

1. 自杀的危险

考题3　患者，女，30岁，近3年来出现情绪低落，食欲、性欲减退，觉得自己患了不治之症，给家人带来许多麻烦，生不如死，近2周症状加重，诊断为抑郁症。对该患者进行健康评估的重点是（　　）

　　A. 抑郁心境评估　　　B. 自杀行为评估　　　C. 认知行为评估　　　D. 意志活动评估　　　E. 睡眠质量评估

2. 有暴力行为的危险

3. 睡眠型态紊乱

四、护理措施

（一）一般护理原则

1. 保护病人避免自我伤害行为的发生。

2.维持足够的营养、休息和卫生。

3.提供适宜的环境保证睡眠。

4.增加病人参与活动的积极性。

5.增进及充分利用支持系统。

6.指导病人正确认识心理社会压力。

7.重建或学习适应性应对方法。

8.指导病人学习有关药物知识。

（二）心理护理

1.建立良好的治疗性护患关系，**鼓励其诉说自己感受的痛苦和想法**，帮助其分析、认识精神症状。

2.了解病人的兴趣爱好，鼓励其参与易完成、有趣味的活动，引导病人关注周围及外界的事情。充分利用家庭资源，增进家属对疾病的认识，引导家属共同面对病人问题，调整家庭的适应能力。

（三）对有自伤、自杀倾向病人的护理

1.**严密观察病情变化及异常言行**　抑郁症自杀的危险因素：①严重的抑郁情绪，顽固而持久的睡眠障碍；②伴有自罪妄想、严重自责及紧张激越；③家庭支持系统缺乏；④有抑郁和自杀家族史；⑤有强烈的自杀观念，或曾经有过自杀史。

2.自杀迹象　①写遗书；②整理旧物；③突然关心他人；④了断社会关系；⑤收藏药品，刀、绳等。

3.连续评估自杀危险，对有自杀计划的病人，详细询问方法、地方、时间，如何获得自杀工具和发生自杀行为的可能性大小。

4.一旦发生自杀、自伤，应立即隔离病人实施抢救。

锦囊妙记：抑郁症患者自我评价低，易产生无望、无助、无用的心理，并产生自杀的念头。因此在护理抑郁症患者时，护士要重点评估患者有无自杀的行为，并引导患者从负性情绪中走出来。

◎ 考题4~5题共用题干

患者男，35岁。因失眠、乏力、少语、少动3个月，加重2周就诊。查体：意识清，精神疲倦，消瘦，语音低，情绪低落，诉"不想活了"。诊断为抑郁症收入院。

考题4 评估该患者时首先要注意的问题是（　）

A.躯体的营养状况　　　B.认知与感知状况　　　C.有无自伤、自杀行为

D.睡眠与休息状况　　　E.注意安慰开导

考题5 针对该患者首要的心理护理是（　）

A.鼓励患者抒发自己的内心情感　　B.调动患者的积极情绪　　C.帮助患者学习新的应对技巧

D.与患者建立良好的护患关系　　　E.劝阻患者的自杀想法

考题6 护士对抑郁症患者进行健康宣教时，患者表示不耐烦，此时护士的最佳反应是（　）

A."你该认真听讲，不然你的病会更重的"　　　　　B."如果你不想听，我陪您坐一会儿吧"

C."你这样孤独对你没有好处，这是为你好"　　　　D."不听可不行，护士长会来检查的"

E."不想听也行，我把宣传材料放在这里，您一会自己看吧"

考题答案

序号	1	2	3	4	5	6				
答案	A	B	B	C	E	B				

第四节　焦虑症病人的护理

一、临床表现

1.**广泛性焦虑症**　可见于任何年龄阶段，较多见于40岁之前。缓慢起病，以泛化且持久、无明显对象的烦恼、过分担心和紧张不安为特征。主要表现为：①精神方面：**过分担心而引起的焦虑体验，是广泛性焦虑症的核心症状**，患者不能明确意识到他担心的对象或内容，而只是一种提心吊胆、惶恐不安的强烈的内心体验；②躯体方面：运动不安（患者小动作增多、不能静坐、搓手顿足、或自感战栗），肌肉紧张（多表现为紧张性疼痛），自主神经功能紊乱，表现为**心跳加速、胸闷气短、皮肤潮红或苍白、口干、便秘或腹泻、出汗、尿急尿频**等；部分患者可出现阳痿、早泄、月经紊乱；③警觉性增高；表现为对外界过于敏感、注意力难以集中、易受干扰、难以入眠、睡眠中易于警醒、情绪激惹、易出现惊跳反应；④其他症状：广泛性焦虑症患者常合并疲劳、抑郁、强迫、惊恐发作及人格解体等症状。

考题1 患者女，43岁，以广泛性焦虑障碍入院，广泛性焦虑障碍的症状**不包括**（　）

A. 坐卧不安　　　　　　B. 出汗、心跳加快　　　C. 尿频、尿急　　　　D. 莫名恐惧　　　　E. 濒死感

2. **惊恐障碍**　又称急性焦虑发作，伴濒死感和自主神经功能紊乱症状，突然出现，历时5~20分钟，自行缓解。发作后一切正常、不久后可再发作。包括三方面症状：**惊恐发作**：患者在进行日常各种活动时，**突然出现强烈的恐惧感**，感到自己马上就要失控（失控感）、即将死去（濒死感），这种感觉是患者痛苦万分、难以承受，有时伴有冷汗、头晕、震颤、面部潮红或苍白、手脚麻木、胃肠道不适等自主神经症状，患者会呼救、惊叫或逃离所处环境。②回避及求助行为：在发作时的极度恐惧感使得患者做出各种求助行为。包括向周围人群和医疗机构求救。患者在发作间期因为担心再次发作时无人在侧，或发作时被围观的尴尬，而采取明显的回避行为，如不去热闹的地方，不能独处，甚至不愿乘坐公共交通工具。③预期焦虑：大多数患者会一直担心是否会再次发作、什么时间会再次发作、下次发作在什么地点等，从而在发作间期表现紧张不安、担心害怕等明显的焦虑情绪。

考题2 焦虑性神经症发作有两种形式，一种为广泛性焦虑障碍，另一种为（　）

A. 恐惧症　　　　　B. 惊恐发作　　　　　C. 强迫症　　　　D. 疑病症　　　　E. 癔症

二、治疗原则

1. 药物治疗
（1）苯二氮䓬类：常用的药物有**地西泮，阿普唑仑、罗拉，氯硝西泮**。
（2）丁螺环酮：对广泛焦虑障碍有效。
（3）抗抑郁药物：对负性情绪和认知症状较苯二氮䓬类为佳。

考题3 常规治疗焦虑症的药物不包括（　）

A. 地西泮　　　　　B. 咪达唑仑　　　　　C. 阿普唑仑　　　　D. 劳拉西泮　　　　E. 奋乃静

2. 心理治疗
（1）心理教育：教给病人本病的性质，让病人对疾病具有一定的自知力。
（2）认知行为疗法：包括焦虑控制训练和认知重建。采用想象或现场诱发焦虑，然后进行放松训练。对导致焦虑的认知成分，则运用认知重建，矫正病人的歪曲认知，进行矫治。
（3）生物反馈疗法：利用生物反馈信息训练病人放松，以减轻焦虑，对治疗广泛焦虑障碍有效。

三、护理措施

1. 建立信任的护患关系　护士对病人既要尊重、同情、关心，又要保持沉着、宁静的态度。
2. 改善环境对病人的不良影响，准备好接受治疗的住院环境，尽量排除其他病人的不良干扰，满足病人的合理需求，帮助其尽快适应新的环境，减少压力。
3. **教导放松技巧**　①鼓励病人以语言表达的方式疏泄情绪，表达病人的焦虑感受；②督导病人进行放松调适，如：在光线柔和的环境里，随着护士的指导语和音乐进行肢体放松、深呼吸或是慢跑等；③鼓励其多参加工娱治疗活动，从而转移注意力，减轻焦虑情绪。
4. 帮助病人认识焦虑时所呈现的行为模式，护士要接受病人的病态行为，不加以限制和批评；在良好的治疗关系前提下，可用说明、解释、分析、推理等技巧使病人认识其病态症状。
5. 做好基础护理，关注其睡眠环境，尽量满足其合理要求。

考题答案

序号	1	2	3							
答案	E	B	E							

第五节　强迫症病人的护理

一、病因

1. 遗传　强迫行为的某些素质是可以遗传的。
2. 生化证据　提示5-羟色胺（5-HT）系统功能增高与强迫症发病有关。
3. 解剖　强迫症的发病可能与选择性基底节功能失调有关。
4. 心理　弗洛伊德学派认为由于防御机制不能处理好强迫性格形成的焦虑，于是产生强迫症状。

考题1 强迫人格患者的主要特点为（　）

A. 犹豫不决，追求完美　　　　　B. 以自我为中心，富于幻想　　　　　C. 情感体验肤浅，易感情用事
D. 违法乱纪，冷酷无情　　　　　E. 情绪不稳，易激惹

二、临床表现

强迫障碍的基本症状是强迫观念和强迫行为。

1. 强迫观念　一些字句、话语、观念或信念，反复进入病人意识领域，干扰了正常思维过程，但又无法摆脱。

（1）强迫怀疑：病人对自己言行的正确性反复产生怀疑；明知毫无必要，但又不能摆脱。

（2）**强迫性穷思竭虑**：病人对日常生活中的一些事情或自然现象，寻根究底，反复思索，明知缺乏现实意义，没有必要，但又不能自我控制。（亲：病人长期反复思考"先有鸡，还是先有蛋"即为强迫性穷思竭虑）。

（3）**强迫联想**：病人脑子里出现一个观念或看到一句话，便不由自主地联想起另一个观念或语句。由于观念的出现违背病人的主观意愿，常使病人感到苦恼。（亲：病人一想到"和平"立即想到"战争"即为强迫联想）。

（4）**强迫表象**：在头脑里反复出现生动的视觉体验（表象），常具有令人厌恶的性质，无法摆脱。

（5）**强迫回忆**：病人经过的事件，不由自主地在意识中反复呈现，无法摆脱，感到苦恼。

2. 强迫情绪　表现为对某些事物的担心或厌恶，明知不必要或不合理，自己却无法摆脱。

3. **强迫意向**　病人反复体验到想要做某种违背自己意愿的动作或行为的强烈内心冲动。病人明知这样做是荒谬的，不可能的，努力控制自己不去做，但却无法摆脱这种内心冲动。（亲：病人一想念自己的孩子，本来想抱抱孩子，却想去掐他，即为强迫意向）。

考题2　患者男，20岁。自述"在天桥上看到火车开过来，就出现想跳下去自杀的念头"。虽不伴有相应的行动，但却因此感到焦虑、紧张。护士评估时考虑为（　）

A. 强迫怀疑　　　　B. 强迫性穷思竭虑　　　C. 强迫情绪　　　　D. 强迫意向　　　　E. 强迫行为

4. **强迫行为**　是指反复出现的、刻板的仪式动作；病人明知不合理，但又不得不做。

（1）强迫检查：是病人为减轻强迫性怀疑引起的焦虑所采取的措施。

（2）强迫清洗：是为了消除对受到脏物、毒物或细菌污染的担心。

考题3　患者女，20岁。在日常生活中会反复检查是否锁门或不停地洗手，这最可能属于哪类疾病的症状（　）

A. 强迫症　　　　B. 焦虑症　　　　C. 自闭症　　　　D. 恐惧症　　　　E. 抑郁症

5. 强迫询问　是病人常常不相信自己，为了消除疑虑或穷思竭虑给病人带来的焦虑，常反复要求他人不厌其详地给予解释或保证。

6. **强迫性仪式动作**　是一些重复出现的动作，他人看来是不合理的或荒谬可笑的，但却可减轻或防止强迫观念引起的紧张不安。（亲：如一病人每次进门要先进两步，再退一步，即为强迫性仪式动作）。

7. 强迫性迟缓　可因仪式动作而行动迟缓；这类病人往往并不感到焦虑。

三、治疗原则

（一）药物治疗

1. **氯米帕明**　对强迫症状和伴随的抑郁症状都有治疗作用。2~3周显效，治疗时间不少于6个月。

2. 选择性5-HT重摄取阻滞剂　氟西汀、氟伏沙明、帕罗西汀、舍曲林。

（二）心理治疗

1. 支持性心理治疗　对强迫障碍病人进行耐心细致的解释和心理教育，使病人了解其疾病的性质，指导病人把注意力从强迫症状转移到日常生活、学习和工作中去。

2. 行为疗法　采用暴露法和反应防止法。暴露疗法的目的在于减轻强迫症状伴随的焦虑；反应防止法的目的在于减少仪式动作和强迫思维出现的频度。

四、护理措施

1. 护士要同情、关心、充分理解病人，尽量避免其他病人的不良干扰。满足病人的合理要求，赢得信任；在此基础上密切观察病人的症状及其情绪变化，耐心倾听病人对疾病体验的诉说。

2. 让病人共同参与护理计划的制订，能够使病人感受到被关注、被信任和支持，会减少其焦虑情绪和无助感。

3. 以预防法、自我控制法、阳性强化法等行为治疗理论为指导，帮助病人减少和控制症状。

（1）在病人自愿的前提下，当病人出现强迫症状之前向护士汇报。

（2）**护士可帮助病人分析此时的心态和不良感受，而后转移其注意力，引导其参与使其愉悦的活动。**

（3）**当病人按计划执行，立即给予奖励和强化**，使病人及时体验成功。

（4）第一次的尝试很重要，并且治疗中护士一定要始终陪伴病人，给予支持和鼓励。

（5）重视了解病人的体验，根据具体情况及时调整护理措施，尽量避免给予病人过大压力。

4. 做好安全护理

（1）密切观察强迫症状行为对躯体的损害情况，采取相应的保护措施。

（2）对自身伤害严重时，立即给予制止，对伤害部位及时进行处理。

（3）掌握病人的心理状况，避免激惹病人，尊重病人的行为模式，采取有效的保护措施，及时疏导和安慰。

（4）对有自杀和伤害他人行为的病人，要严密看护，必要时清除危险物品。

考题4　患者女，19岁，主诉因"怕脏反复洗手，双手变得粗糙皲裂，明知没必要却无法控制"来就诊。最佳的治疗方案是（　）

A. 药物治疗+心理治疗　　　　B. 抗精神病药物治疗　　　　C. 工娱治疗

D. 电休克治疗　　　　E. 精神分析治疗

序号	1	2	3	4											
答案	A	D	A	A											

第六节 癔症病人的护理

一、病因

1. **精神因素** 特别是**精神紧张、恐惧是引发本病的重要因素**。情绪不稳定、易接受暗示、常自我催眠、文化水平低、迷信观念重、青春期或更年期的女性，较一般人更易发生分离（转换）性障碍。

2. 遗传学 是一种多因素遗传模式。

3. 神经生理学解释 认为意识状态改变是分离（转换）性障碍发病的神经生理学基础。

4. 病理心理学解释 转换是泛指通过躯体症状表达心理痛苦的病理心理过程。分离是一种积极的防卫过程，它的作用在于令人感到痛苦的情感和思想从意识中排除掉。

考题1 影响癔症发病最主要因素是患者的（ ）

A. 器质性病变 B. 心理因素 C. 血型 D. 年龄 E. 经济状况

二、临床表现

（一）解离性障碍

起病常与精神因素密切相关，病前往往有较明显的人格缺陷，大多数患者的症状是无意识的，但表现出的症状常与其有密切关系的亲友所具有的躯体或精神症状类似，而且会给旁人一种患者通过患病获得同情、帮助、摆脱困境等的感觉。

1. 分离性遗忘 在没有器质性病变或损伤的基础上，突然丧失对某些事件的记忆，被遗忘的事件往往与患者的精神创伤有关，遗忘常具有选择性，也有部分患者表现为丧失全部记忆。

2. 分离性漫游 发生在觉醒状态下，突然离开日常生活环境进行旅行。患者给人清醒正常的感觉，能自我照顾、进行简单的人际交往，有明确的目的地，有些病例甚至采取新的身份去完成旅行。往往持续几天，突然结束，若与患者深入接触可以发现其意识范围缩小，自我身份识别障碍等，且事后均有遗忘。

3. 分离性身份识别障碍 患者表现为两种或两种以上的人格交替出现，不同人格间的转换很突然，常遗忘身份而以另一身份进行日常活动，每种人格都较完整，甚至可与患者的病前人格完全对立，首次发作常与精神创伤关系密切。

4. 分离性精神病 包括分离性木僵和分离性附体障碍。

（1）分离性木僵：往往发生于精神创伤或创伤体验后，呈木僵或亚木僵状态，但姿势、肌张力等无明显异常，数十分钟可缓解。

（2）分离性附体障碍：发病时患者意识范围缩小，往往只局限于当前环境的一两个方面，处于自我封闭状态。常见亡灵、鬼神附体，从言谈到举止都似被外界力量控制，这个过程是患者不能控制的，有别于迷信活动的鬼神附体。

（二）转化性障碍

患者的躯体症状没有任何可以证实的相应的器质性改变。旁人可以明确感到患者症状带有的情绪性，如逃避冲突、对内心欲求或怨恨的指向等，但患者一概予以否认，有时还会伴寻求他人关注的行为。

1. 运动障碍 临床可表现为肢体瘫痪、肢体震颤、起立或步行不能、缄默症或失音症。肢体瘫痪可以使单瘫、截瘫或偏瘫，**没有相应的神经系统阳性体征**，慢性病例可以出现失用性肌肉萎缩。肌肉震颤可以是肌肉粗大阵挛、不规则抽动。有些患者不能站立，或不能行走，或行走时双足并拢呈雀式跳行。不能用语言而用手势或文字表达的症状成为缄默症；想说话但不能发声，或只能用耳语、用嘶哑声音交谈，检查无发声系统障碍，称为失音症。

2. 抽搐发作 一般在受到暗示或情绪激动时突然发生，或缓慢躺倒不语不动，或翻滚扭动，或撕衣揪发、捶胸咬人，数十分钟后可自行缓解。

3. 感觉障碍 临床可表现为感觉缺失、感觉过敏、感觉异常、视觉障碍和听觉障碍。感觉缺失可以是半身痛觉缺失、也可以表现为手套或袜套式感觉消失。感觉过敏一般是局部皮肤对触摸特别敏感，很轻的触摸都会感觉到疼痛不堪。视觉障碍可表现为失明、弱视、管状视野、单眼复视等，可突然发生突然恢复，视诱发电位正常。听见异常多数表现为听觉突然消失，而电测听、和听诱发电位无异常。

三、护理措施

1. 接纳病人并接受其症状，建立良好的关系，运用良好的沟通技巧，保持不批判的态度来接纳病人躯体症状，要给予恰当的关心和照顾，需耐心倾听病人的诉说和感受。

2. 在病人疑病的相关问题上，医、护一定要保持高度一致，防止医源性的不良影响。

3. 帮助病人寻找与症状出现的相关心理因素和生活事件，分析这些事件对病人心理的影响；引导病人学会放松，调试心态的方法，减轻压力造成的焦虑情绪。

4. 保证病人的入量和营养；协助病人料理生活，但要以暗示法逐渐训练病人自身的生活能力。

5. 鼓励其多参加工娱治疗活动，发泄过多的精力，转移注意力，转移对躯体的注意力。

考题2 癔症病人抽搐发作时，紧急处理最常用的药物是（　　）

A. 地西泮　　　　　B. 氯氮平　　　　　C. 奋乃静　　　　　D. 百忧解　　　　　E. 丙咪嗪

考题答案

序号	1	2												
答案	B	A												

第七节　阿尔茨海默病病人的护理

一、临床表现

1. **记忆障碍**　是AD的早期**突出症状或核心症状**。其特点是**近事遗忘先出现**，记不住新近发生的事，对原有工作不能胜任。主要累及短时记忆、记忆保存和学习新知识困难。

考题1 阿尔茨海默病患者的首发症状是（　　）

A. 妄想　　　　　B. 人格改变　　　　　C. 记忆障碍　　　　　D. 语言功能障碍　　　　　E. 视空间技能障碍

2. **言语障碍**　首先出现语义学障碍，表现为找词困难、用词不当或张冠李戴。讲话絮叨，病理性赘述。可以出现阅读和书写困难，进而出现命名困难。

3. **失认和失用**　失认是指感觉功能正常，但不能认识或鉴别物体，如不能识别物体、地点和面容（不认识镜中自己像）。失用是指理解和运动功能正常，但不能执行运动，表现为不能正确完成系列动作，如先装好烟斗再打火；不能按照指令执行可以自发完成的动作，如不会穿衣，把裤子套在头上，不会系鞋带、系裤带等。

4. **智力障碍**　**全面的智力减退**，包括理解、推理、判断、抽象概括和计算等认知功能。

5. 人格改变　多见。病人变得孤僻，不主动交往，自私，行为与身份与原来的素质与修养不相符合，情绪变化：变得容易波动，易激惹。

6. 进食、睡眠和行为障碍　病人常食欲减退，约半数病人出现正常睡眠节律的紊乱或颠倒，白天卧床，晚上则到处活动，干扰他人。动作刻板重复、愚蠢笨拙，或回避交往，表现得退缩、古怪、纠缠他人。

二、治疗原则

1. 促智药或改善认知功能的药物

（1）乙酰胆碱酯酶抑制剂（AchE）：①多奈哌齐（安理申）：改善认知功能，服用6个月治疗期间，可见到症状无进一步恶化，主要不良反应为：腹泻、肌肉痉挛、乏力、恶心及失眠等。②艾斯能：是选择性地作用于脑皮质和海马的乙酰胆碱酯酶抑制剂。艾斯能治疗可以延缓阿尔茨海默病病人症状的进展速度，病情可在6个月内没有恶化。

（2）促脑代谢及推迟痴呆进程：二氢麦角碱，有扩张血管作用，促进大脑对葡萄糖和氧的作用，提高大脑神经细胞代谢功能，对痴呆病人警觉性，焦虑抑郁等有一定改善作用。

2. 对症治疗　主要针对痴呆伴发的各种精神症状。

（1）抗焦虑药物：如有焦虑、激越、失眠症状，可考虑应用短效苯二氮䓬类，以劳拉西泮、奥沙西泮、阿普唑仑最常用。

（2）抗抑郁药：约20%~50%的AD病人可出现抑郁症状。首先予以心理社会支持、改善环境，必要时应用抗抑郁药。

（3）抗精神病药：有助于控制病人的行为紊乱、激越、攻击性和幻觉妄想等。

三、护理措施

1. 基础护理

（1）生活护理：协助病人洗澡、更衣、修剪指（趾）甲，保持皮肤清洁，防止皮肤感染。

（2）维持正常的营养代谢：提供软食或流质饮食，维持机体水、电解质的平衡。暴饮、暴食病人要控制其进食量；拒绝进食病人，鼓励与他人一起进餐，以增进食欲；进食量不够或完全不能进食者，协助喂食。

（3）排泄护理：训练定时排泄习惯，二便失禁病人需及时处理。

（4）睡眠护理：创造睡眠环境，晚餐不宜过饱，晚餐后不宜多饮水，不宜参加引起兴奋的娱乐活动；日间增加活动时间，保证夜间睡眠，必要时给予药物辅助。

2. 安全护理

（1）建立舒适安全的病房环境，确保病人安全，使其获得安全感和归属感。

（2）增加现实感：不随意变更病人病室内的物品陈设。

（3）建立良好的护患关系：介绍病房环境，帮助病人确认周围环境；尊重病人其原有的生活习惯，以便记忆。

（4）床位的安置：安排在重点病室重点照顾，并提供方便病人自理生活的设施；病室布置注意保持对病人适当的感觉刺激，室内采光柔和无危险物品。

（5）环境的安全：注意预防跌倒、骨折、外伤等。提供病人穿着轻便、防滑的软底鞋。

（6）专人陪护：病人外出时须有人陪伴。给病人佩带身份识别卡（姓名、地址、联系人、电话等），走失方便寻找。

3.症状护理

（1）协助病人制定日常生活时间表，尽量保持规律性生活方式，鼓励病人做力所能及的事，以延缓功能退化。

（2）观察病情变化，长期卧床病人，定时翻身、按摩、进行肢体功能活动，预防压力性损伤发生。

（3）帮助病人日常活动和个人卫生料理，穿衣、洗澡、入厕等，对自理能力不足者，按严重程度分别进行生活料理操作训练，由简而繁，重复强化，帮助病人保持现有的自理能力。

（4）对行为退缩懒散的病人进行行为训练，鼓励病人参加工娱治疗活动，促使病人记忆和行为等有不同程度的改善。

（5）对有自杀、自伤或攻击行为的病人，密切观察其情绪反应，及时发现轻生观念和暴力倾向，去除危险因素，严禁单独活动；必要时采取保护性约束，必要时专人护理。

考题2 在护理阿尔茨海默病患者时，**错误的**做法是（ ）

A.促进病人多料理自己的生活，积极维持自理能力

B.反复强化训练病人用脑，维持大脑活力

C.多鼓励病人回忆往事，锻炼记忆力

D.患者回忆出现错误并坚持己见时，要坚持说服其接受正确的观点

E.保证夜间休息，保证充足的睡眠

考题答案

序号	1	2														
答案	C	D														

第十一章 损伤、中毒病人的护理

考情分析

本章内容较为重要，历年考试均有涉及，每年约考查13题，重点考查了创伤的分类、软组织闭合性创伤的护理（局部冷敷），烧伤病人发生休克和死亡的原因，烧伤面积、烧伤深度，吸入性烧伤的首要护理问题，腹部损伤时损伤脏器的判断，CO中毒的给氧方式，有机磷农药中毒阿托品治疗的原则及阿托品化的表现，细菌性食物中毒时抗生素的选择，破伤风的治疗原则、用过敷料的处理，多根多处肋骨骨折的临床表现和处理，骨折的病因，骨折专有体征等。

考点预测

第一节 创伤病人的护理

一、分类

根据皮肤完整性可分为闭合伤和开放伤两类。

（一）闭合伤

受伤部位皮肤、黏膜仍保持完整。

1. 挫伤 钝性暴力所致皮下组织、肌肉和小血管损伤。
2. 扭伤 外力使关节异常扭转引起关节囊、韧带、肌腱损伤，出现关节疼痛、肿胀和活动障碍。
3. **挤压伤** 人体肌肉丰富部位，遭受重物较长时间、较大范围的挤压造成受压部位肌肉广泛缺血坏死，严重者可发生以肌红蛋白尿和高血钾为特征的**急性肾衰竭**及休克，临床称为挤压综合征。
4. 爆震伤 是由爆炸产生的冲击波造成的损伤，体表多无明显伤痕，可引起内脏损伤。

（二）开放伤

受伤部位皮肤、黏膜的完整性遭到破坏，有伤口和出血。

1. 擦伤 皮肤被粗糙物摩擦，造成浅层组织损伤。
2. 刺伤 尖锐物体刺入人体所造成的损伤。
3. 切割伤 由锐利器械所造成的损伤。
4. 裂伤 钝物打击引起软组织、皮肤裂开。
5. 撕脱伤 暴力的卷拉或撕扯，造成皮肤、皮下组织、肌肉、肌腱等组织的剥脱。
6. 火器伤 由枪、炮等武器的发射物所致的损伤。

> 锦囊妙记：除扭挫了、挤爆了，即扭伤、挫伤、挤压伤、爆震伤为闭合伤外，其余均属于开放伤。

考题1 患者男，20岁。因工程塌方被石板压迫4小时，伤肢严重肿胀，组织广泛坏死。该损伤属于（ ）

A. 扭伤 　　 B. 挤压伤 　　 C. 挫伤 　　 D. 冲击伤 　　 E. 撕裂伤

二、治疗原则

1. 全身治疗 积极抗休克、保护器官功能、加强营养支持、预防继发性感染等。
2. 局部治疗
（1）闭合性损伤：如骨折脱位，及时复位固定；如颅内血肿、内脏破裂等，应紧急手术。
（2）开放性损伤：清洁伤口及早清创缝合、应用抗生素，伤后12小时内使用破伤风抗毒素。清创术应争取在伤后6~8小时内施行。

三、护理措施

（一）急救

1. 抢救生命 **优先处理危及生命的紧急情况**，如心搏骤停、窒息、活动性大出血、**张力性**或开放性气胸、休克、腹腔内脏脱出等。
2. 判断伤情 经紧急处理后，迅速进行全面、有重点的检查，注意有无内脏损伤情况。
3. 迅速有效止血 用压迫法、肢体加压包扎、止血带或器械迅速控制伤口大出血。使用**止血带止血时，一般每隔1小时放松2~3分钟**，避免引起肢体缺血性坏死。

4.安全转运病人　待伤情稳定，专人迅速护送病人到医院。搬动前四肢应妥善固定，**疑有脊柱骨折，应三人以平托法或滚动法将病人平卧于硬板床上**，防止脊髓损伤；胸部损伤重者，宜取伤侧向下的低斜坡卧位，以利健侧呼吸；**运转途中病人的头部应朝后**（与运行方向相反），避免脑缺血突然死亡。

（二）软组织闭合性创伤的护理

1.观察病情　密切观察生命体征的变化，注意有无深部组织损伤。

2.局部制动　**抬高患肢15°～30°，以减轻肿胀和疼痛**。伤肢选用夹板、绷带等方法固定制动。（亲：下肢损伤或手术，除骨筋膜室综合征、毒蛇咬伤时患肢应降低外，其余均抬高患肢）。

3.配合局部治疗　**小范围软组织创伤后早期局部冷敷**，以减少渗血和肿胀。**24小时后可热敷和理疗**，促进吸收和炎症消退。

考题2　患者女，70岁。今日下楼时不慎致踝关节扭伤1小时来院就诊，目前应进行的处理措施是（　）

A.热敷　　　　　　B.冷敷　　　　　　C.冷、热敷交替　　　D.热水足浴　　　　E.按摩推拿

（三）软组织开放性创伤的护理

1.对污染伤口进行清创缝合。

2.感染伤口应加强换药，积极控制感染。伤口换药顺序**先清洁伤口、再污染伤口、最后感染伤口**。

3.浅表肉芽伤口的处理　①肉芽生长健康：以生理盐水棉球拭去分泌物后，外敷生理盐水纱布或凡士林纱布即可。②肉芽生长过度：可将其剪平，以棉球压迫止血。③肉芽水肿：可用5%氯化钠溶液湿敷。④伤面脓液多而稀薄：可用0.1%依沙吖啶或0.02%呋喃西林溶液纱布湿敷。⑤伤面脓液稠厚且坏死组织多时，用含氯石灰硼酸溶液（优琐）等湿敷。

考题答案

序号	1	2									
答案	B	B									

第二节　烧伤病人的护理

一、临床分期

1.急性体液渗出期（休克期）　**休克是烧伤后48小时内导致病人死亡的主要原因**。体液渗出多自烧伤后2~3小时开始，6~8小时最快，至36~48小时达高峰。

2.感染期　创面及组织中的毒素和坏死组织分解产物吸收入血，引起中毒症状。

3.修复期　烧伤后，在炎症反应的同时，创面已开始了修复过程。

4.康复期　深度创面愈合后可形成瘢痕，严重者影响外观和功能，需通过锻炼、工疗、体疗和整形加以恢复；深Ⅱ度和Ⅲ度创面愈合后，常有瘙痒或疼痛，反复出现水疱，甚至破溃，并发感染，形成残余创面，持续时间较长；严重大面积深度烧伤愈合后，由于大部分汗腺被毁，机体散热调节体温能力下降，夏季多感全身不适，常需2～3年的调整与适应。

考题1　患者女，38岁，大面积烧伤后5小时入院。心率120次/分、血压70/50mmHg，尿少。发生上述状况最可能的原因是（　）

A.大量红细胞丧失造成肺换气障碍　　　　　　　B.大量水分蒸发造成脱水

C.疼痛所致的生理反应　　　　　　　　　　　　D.大量体液从血管内渗出引起低血容量性休克

E.创面细菌感染造成感染性休克

考题2　大面积烧伤后2天内，最主要的全身改变是（　）

A.急性呼吸衰竭　　B.脓毒血症　　　　C.低血容量性休克　　D.急性肾功能衰竭　　E.应激性溃疡

二、临床表现

（一）烧伤面积

1.中国新九分法（表11-2-1）

表11-2-1　成人体表面积中国九分法

部位	成人各部分面积（%）	小儿各部分面积（%）
头颈	9×1=9（头部3面部3颈部3）	9+（12-年龄）
双上肢	9×2=18（双手5双前臂6双上臂7）	9×2
躯干	9×3=27（腹侧13背侧13会阴1）	9×3
双下肢	9×5+1=46（双臀5双大腿21双小腿13双足7）	46-（12-年龄）

2.手掌法　以病人本人五指并拢的1个手掌面积约为1%计算。

> 锦囊妙记：烧伤面积可归纳为：三三三，五六七；十三，十三，二十一；双臀占五会阴一；小腿十三双足七。

（二）烧伤深度

1. Ⅰ度烧伤　仅伤及表皮浅层。表面红斑状、干燥，烧灼感，3~7日脱屑痊愈。
2. 浅Ⅱ度烧伤　伤及表皮的生发层及真皮乳头层。局部红肿明显，水疱形成，内含淡黄色澄清液体，水疱皮如剥脱，创面红润、潮湿，疼痛剧烈。2周左右愈合，有色素沉着。
3. 深Ⅱ度烧伤　伤及真皮层，可有小水疱，疱壁较厚、基底苍白与潮红相间、创面湿润，痛觉迟钝，3~4周愈合，常有瘢痕增生。
4. Ⅲ度烧伤　伤及皮肤全层，甚至达到皮下、肌肉及骨骼。痛觉消失，创面无水疱，呈蜡白或焦黄色甚至炭化成焦痂。

考题3 患儿女，3岁。不慎被蜡烛烧伤左手。烫伤部位局部红肿，有一个约2cm×2cm大水疱，其周边有3~5个小水疱。该患儿的烧伤程度为（　）

A. Ⅰ°烧伤　　　　　B. Ⅱ°烧伤　　　　　C. Ⅲ°烧伤　　　　　D. 重度烧伤　　　　　E. 特重度烧伤

三、护理问题

1. 有窒息的危险　与吸入性呼吸道烧伤有关
2. 体液不足　与创面大量渗出有关

考题4 患者男，22岁，因火灾致面部烧伤入院，体检发现，病人声音嘶哑，口鼻处有黑色分泌物，鼻毛烧焦。该患者目前最主要的危险是（　）

A. 呼吸衰竭　　　　　B. 肺部感染　　　　　C. 肺水肿　　　　　D. 窒息　　　　　E. 呼吸性碱中毒

四、护理措施

（一）现场救护

1. 迅速脱离热源　如火焰烧伤应尽快灭火，脱去燃烧衣物，就地翻滚或跳入水池，熄灭火焰。热液浸渍的衣裤，可冷水冲淋后剪开取下，以免强力剥离而撕脱水疱皮。酸、碱烧伤，即刻脱去或剪开沾有酸、碱的衣服，以大量清水冲洗为首选。如系生石灰烧伤，可先去除石灰粉粒，再用清水长时间地冲洗，以避免石灰遇水产热加重损伤。磷烧伤时立即将烧伤部位浸入水中或用大量清水冲洗，同时在水中拭去磷颗粒。电击伤时迅速使病人脱离电源，呼吸心跳停止者，立即行口对口人工呼吸和胸外心脏按压等复苏措施。
2. 抢救生命　是急救的首要原则，配合医生首先处理窒息、心跳骤停、大出血、开放性气胸等危急情况。
3. 尽快转送　大面积烧伤早期应避免长途转运，休克期最好就近抗休克，待病情平稳后再转运。途中应持续静脉输液，保持呼吸道通畅。转运前和转运中避免使用冬眠药物和呼吸抑制剂。抬病人上下楼时，头朝下方；用汽车转运时，病人应横卧或取头在后、足在前的卧位，以防脑缺血。

（二）静脉输液的护理

1. 早期补液方案　我国常用的烧伤补液量计算公式：第一个24小时补液量＝体重（kg）×烧伤面积（　%）×1.5ml，另加每日生理需水量2000ml，即为补液总量。晶体和胶体溶液的比例一般为2∶1，深度烧伤为1∶1。伤后第二个24小时补液量为第一个24小时计算量的一半，日需量不变。
2. 液体的种类与安排　晶体液首选平衡盐液。胶体液首选血浆。因为烧伤后第1个8小时内渗液最快，应在首个8小时内输入上述总量的1/2。
3. 观察指标　尿量是判断血容量是否充足的简便而可靠的指标。成人每小时尿量大于30ml，有血红蛋白尿时要维持在50ml以上。

考题5 患者女，烧伤后休克期。护士调整补液速度最有效的观察指标为（　）

A. 意识　　　　　B. 脉搏　　　　　C. 血压　　　　　D. 末梢循环　　　　　E. 尿量

◎6~11题共用题干

患者女，16岁。因煤气泄漏爆炸致头面部、双上肢烧伤入院。查体：烧伤部位有大量水疱，痛觉迟钝。

考题6 采用中国九分法估计该患者的烧伤面积约为（　）

A. 54%　　　　　B. 21%　　　　　C. 24%　　　　　D. 27%　　　　　E. 18%

考题7 患者的烧伤严重程度是（　）

A. 轻度　　　　　B. 中度　　　　　C. 特重度　　　　　D. 重度　　　　　E. 中重度

考题8 根据患者烧伤部位的特点，护士应重点观察（　）

A. 呼吸功能　　　　　B. 血压　　　　　C. 意识　　　　　D. 疼痛程度　　　　　E. 上肢血液循环

考题9 不正确的补液方案是（　）

A. 先晶后胶　　　　　B. 见尿补钾　　　　　C. 尽早开始　　　　　D. 先糖后盐　　　　　E. 先快后慢

考题10 患者入院第5天出现发热。体温39.2℃，创面有黄绿色分泌物伴恶臭味，引起感染的细菌考虑为（　）

A. 溶血性链球菌　　　B. 梭形芽孢杆菌　　　C. 金黄色葡萄球菌　　　D. 铜绿假单胞菌　　　E. 大肠杆菌

考题11 患者经1个月的治疗拟于近日出院，由于烧伤部位瘢痕严重，患者自觉不愿见人，不想离开医院，对其心理护理措施不妥的是（　）

A. 理解患者并倾听其诉说　　　　B. 动员尽快出院　　　　　　　C. 不回避问题，尽量稳定情绪

D. 鼓励自理，增强独立性　　　　E. 介绍后期整形美容治疗方法

考题答案

序号	1	2	3	4	5	6	7	8	9	10	11			
答案	D	C	B	D	E	C	B	A	D	D	B			

第三节　咬伤病人的护理

一、毒蛇咬伤病人的护理

（一）临床表现

毒蛇咬伤后出现**局部疼痛，肢体肿胀**，并向肢体近端蔓延，伤口周围有大片瘀斑、血疱，甚至局部组织坏死，有淋巴结肿大。

（二）治疗原则

立即在伤口近端环形缚扎伤肢，延缓毒素吸收扩散；尽快局部清创排毒，全身应用蛇药、抗蛇毒血清等中和蛇毒。

（三）护理问题

1.恐惧　与毒蛇咬伤、生命受到威胁有关。

2.**潜在并发症**　休克、弥散性血管内凝血、呼吸衰竭、肾衰竭。

考题1 患者，女，16岁，在野外玩耍时被蛇咬伤，该患者**不可能**出现的并发症是

A. 休克　　　　B. 病毒性脑膜炎　　　　C. DIC　　　　D. 呼吸衰竭　　　　E. 肾衰竭

（四）护理措施

1. 现场急救

（1）镇静：病人切勿惊慌奔跑，以免加速蛇毒的吸收和扩散。

（2）环形缚扎：立即在伤口的近心端10cm用止血带或布带等环形结扎。

（3）伤口排毒：大量冷水冲洗伤口，用手自上而下向伤口挤压，排出伤口内蛇毒。伤口冲洗后，用锐器在咬痕处挑开，深达真皮下，扩大创口排出蛇毒。血液毒蛇咬伤者禁忌切开，防止出血不止。

（4）转送病人：转运途中注意病情变化，伤肢不宜抬高。

2. 急诊护理

（1）病情观察：密切监测生命体征、意识、呼吸循环功能、尿量等；注意肢体肿胀、伤口引流情况等。

（2）伤口处理：患肢下垂，用尖刀在伤口周围多处切开，用拔火罐、吸乳器等方法抽吸残余蛇毒。用3%过氧化氢溶液或1：5000高锰酸钾溶液冲洗伤口。局部降温可减少毒素吸收速度。（亲：各种原因引起的下肢损伤，除骨筋膜室综合征、毒蛇咬伤病人应放低以外，其余均抬高患肢）。

（3）解毒措施：静脉输液，促进蛇毒排出。应用单价和多价抗蛇毒血清，用前须做过敏试验，结果阳性应用脱敏注射法。胰蛋白酶有直接分解蛇毒作用，可取2000U加入0.05%普鲁卡因20ml，在伤口四周做局部浸润或在伤口上方作环状封闭。

二、犬咬伤病人的护理

狂犬病是狂犬病毒引起的急性传染病，人兽共患，多见于犬、狼、猫等肉食动物，人多因被病兽咬伤而感染。临床表现为特有的恐水、怕风、咽肌痉挛、进行性瘫痪。因恐水症状比较突出，故本病又称恐水症。我国的狂犬病主要由犬传播，家犬可成为无症状携带者，所以表面"健康"的犬对人的健康危害很大，故应加强预防措施。

（一）病因病理

主要由狂犬病毒通过动物传播给人致病。狂犬病毒的糖蛋白能与乙酰胆碱结合，决定了狂犬病毒的嗜神经性。传染源主要为病犬、其次为病猫及病狼等。人被患病动物咬伤后，动物唾液中的病毒通过伤口进入人体发病，少数患者也可因眼结膜被病兽唾液污染而患病。

狂犬病病毒进入人体后首先感染肌细胞，于伤口附近肌细胞内小量增殖，而后病毒沿周围神经的轴索向中枢神经作向心性扩散，并不沿血液扩散，主要侵犯脑干和小脑等处的神经元。沿神经下行到达唾液腺、角膜、鼻黏膜、肺、皮肤等部位。

考题2 狂犬病毒感染机体后，侵犯的主要器官是

A. 唾液腺　　　　B. 血管内皮　　　　C. 肌肉　　　　D. 中枢神经系统　　　　E. 肝脏

（二）临床表现

潜伏期长短不一，多数在3个月以内，潜伏期长短与年龄（儿童较短）、伤口部位（头面部咬伤的发病较早）、伤口深浅（伤

口深者潜伏期短）、入侵病毒数量及毒力等有关。其他如清创不彻底、外伤、受寒、过度劳累等，均可能使疾病提前发生。典型表现分为3期：

1. 前驱期或侵袭期

在兴奋症状出现之前，大多数患者有低热、食欲不振、恶心、头痛、倦怠、全身不适等，酷似"感冒"；继而出现恐惧不安，对声、光、风、痛等较敏感，并有喉咙紧缩感。**较有诊断意义的早期症状是伤口及其附近感觉异常，有麻、痒、痛及蚁走感**等，此乃病毒繁殖时刺激神经元所致，持续2~4日。

考题3 狂犬病最有意义的早期症状是

A. 喉头紧缩感   B. 恐惧   C. 高度兴奋

D. 发热   E. 愈合的伤口及其神经支配区有痒、痛、麻及蚁走等异样感觉

2. 兴奋期

患者逐渐进入高度兴奋状态，突出表现为**极度恐惧、恐水、怕风、发作性咽肌痉挛、呼吸困难、排尿排便困难及多汗流涎**等。本期持续1~3日。**恐水是狂犬病的特殊症状**，典型者见水、饮水、听流水声甚至仅提及饮水时均可引起严重咽喉肌痉挛。怕风也是常见症状之一，微风或其他刺激如光、声、触动等，均可引起咽肌痉挛，严重时全身疼痛性抽搐。

3. 麻痹期

痉挛停止，患者逐渐安静，但出现迟缓性瘫痪，尤以肢体软瘫为多见。眼肌、颜面肌肉及咀嚼肌也可受累，表现为斜视、眼球运动失调、下颌下坠、口不能闭、面部缺少表情等，本期持续6~18小时。

狂犬病的整个病程一般不超过6日，偶见超过10日者。此外，尚有已瘫痪为主要表现的"麻痹型"或"静型"，也称哑狂犬病，该型患者无兴奋期及恐水现象，而以高热、头痛、呕吐、咬伤处疼痛开始，继而出现肢体软弱、腹胀、共济失调、肌肉瘫痪、大小便失禁等。病程长达10日，**最终因呼吸肌麻痹与延髓性麻痹而死亡**。吸血蝙蝠啮咬所致的狂犬病常属此型。

考题4 关于狂犬病临床表现的描述，**错误的是**

A. 前驱期表现为低热、烦躁不安   B. 伤口及其附近皮肤有异常感觉

C. 兴奋期极度兴奋、恐惧、恐水、咽肌痉挛   D. 少数患者无兴奋期表现，而出现发热、进行瘫痪，昏迷等临床经过

E. 兴奋期主要有高热、抽搐、意识障碍等临床表现

（三）治疗原则

1. **单室严格隔离**，专人护理嘱，患者卧床休息，**防止一切音、光、风等刺激，一旦发生痉挛，立即遵医嘱使用巴比妥类镇静药**等。

2. 对症处理，防治各种并发症

（1）神经系统 有恐水现象者禁食禁饮，尽量减少各种刺激。痉挛发作给予苯妥英钠、地西泮等。脑水肿给予甘露醇及呋塞米等脱水剂，无效时行侧脑室引流。

（2）垂体功能障碍 抗利尿激素过多者应限制水分摄入，尿崩症者静脉补液，用垂体后叶素。

（3）呼吸系统 保持呼吸道通畅，呼吸困难者气管切开，机械通气辅助呼吸。

（4）心血管系统紊乱多数为室上性心动过速，低血压者给予血管收缩剂及扩容补液。心力衰竭者限制水分，应用地高辛等强心剂。心脏骤停者立即实施心肺复苏术。

（5）其他 贫血及胃肠出血者给予输血。

考题5 狂犬病的主要治疗措施是

A. 严格隔离，对症处理和维持呼吸、循环功能   B. 使用抗病毒药物

C. 使用免疫增强剂   D. 使用免疫抑制剂

E. 使用抗狂犬病毒免疫血清

（四）护理问题

1. **恐惧** 与犬咬伤所致恐水有关。

2. **潜在并发症** 窒息。

（五）护理措施

1. 避免发生窒息，保持气道通畅

（1）保持病室安静，避免光、声、风的刺激，防止痉挛发作。

（2）尽量集中或在应用镇静药后进行各项护理操作。

（3）保持呼吸通畅：气道分泌物多时及时用吸引器吸出，必要时气管切开或插管。

2. 输液和营养支持护理 发作期病人因不能饮水和多汗，常呈缺水状态，需静脉输液，维持体液平衡。

3. 预防感染

（1）加强伤口护理：早期患肢下垂，严格执行无菌操作规程，保持伤口清洁和引流。

（2）抗感染：遵医嘱按时使用抗菌药物并观察用药效果。

（3）加强隔离防护：医护人员须戴口罩及手套、穿隔离衣。患者分泌物、排泄物及其污染物，均须严格消毒。

三、健康教育

1.加强宣传，**对被允许豢养的犬，定期进行疫苗注射**，注射后登记、挂牌。

2.教育儿童不要接近、抚摸或挑逗犬，防止发生意外。

3.**若被犬抓伤但无明显伤痕，或被犬舔，或疑与病犬有密切接触者，尽早注射疫苗。**

4.犬咬伤后，尽早处理伤口及注射疫苗。

（1）浅小伤口常规消毒处理；深大伤口需立即彻底清创，用大量生理盐水或稀释的碘伏冲洗伤口，再用3%过氧化氢溶液充分清洗；伤口应开放引流，不予缝合或包扎。

（2）**及时到正规医院继续处理创面和注射狂犬病疫苗。**

考题6 关于狂犬病的预防措施，**错误**的是

A.捕杀野犬

B.病犬、病猫、病兽击毙深埋或焚烧

C.正确处理被咬伤口

D.被狂犬咬伤后接种狂犬疫苗

E.易感人群应在未被咬伤前即应预防性接种狂犬疫苗

考题答案

序号	1	2	3	4	5	6							
答案	B	D	E	E	A	E							

第四节　腹部损伤病人的护理

一、病因与分类

腹部损伤根据腹部有无伤口分为开放性和闭合性两类。在闭合性腹部损伤中，**常见受损脏器依次是脾、肾、小肠、肝、肠系膜等**。（亲，脾在左边，肝在右边哦）。

考题1 患者男，25岁。因外伤被家人送至急诊。查体：面色苍白，意识模糊；腹部膨隆，右上腹有一刀刺伤口不断流血，如图所示，该患者最可能受伤的腹腔脏器是（　　）

A.肝　　　　　　　　B.脾　　　　　　　　C.胃

D.胰　　　　　　　　E.结肠

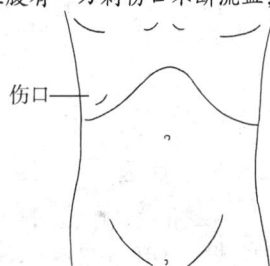

伤口——

二、临床表现

1.单纯腹壁损伤　局限性肿胀、疼痛和压痛，有时可见皮下瘀斑。

2.腹腔内脏器损伤

（1）实质性脏器破裂和血管损伤：肝、脾、肾等**实质性脏器**和大血管**破裂时，主要表现为腹腔内出血**。

（2）**空腔脏器破裂**：临床上以**腹膜炎**的表现为主。主要表现为持续性剧烈腹痛和全身中毒症状；重要的体征是明显的**腹膜刺激征**。

三、辅助检查

1.实验室检查　血尿是泌尿器官损伤的重要标志。胰腺损伤时多有血/尿淀粉酶值升高。

2.影像学检查　立位腹部平片可观察到膈下游离气体（穿孔性病变）。

考题2 患者男，40岁。近几天来上腹部疼痛不适反复发作，2小时前在睡眠中突感上腹刀割样疼痛，继之波及全腹。既往有十二指肠溃疡病史，根据临床表现和辅助检查结果，拟诊为十二指肠穿孔。肠穿孔的重要诊断依据为（　　）

A.既往病史　　　　　　　　B.腹膜炎和腹腔积液体征　　　　　　　　C.B超示腹腔液性暗区

D.X线示膈下游离气体　　　　E.患者自觉症状

3.诊断性腹腔穿刺及灌洗　**诊断性腹腔穿刺**对判断腹腔内脏器有无损伤和哪一类脏器损伤有很大帮助。（亲：腹腔穿刺抽出不凝血是诊断腹腔脏器损伤的主要标准）。

四、护理措施

（一）急救

应先抢救威胁生命的伤情，如呼吸心搏骤停、窒息、开放性气胸等应迅速予以处理。

伤员应**禁食、胃肠减压**，及早应用抗生素、破伤风抗毒素。当发现腹部有伤口时，应立即予以包扎，对有内脏脱出者，一般不可回纳腹腔以免污染，可用消毒或清洁碗盖住脱出之内脏，防止受压，外面再加以包扎。

（二）对疑有腹腔内脏损伤病人的护理

病人应绝对卧床，不随意搬动，尽量取半卧位；并做到"四禁"，即**禁食禁饮、禁忌灌肠、禁用泻药、禁用吗啡等止痛药**物。严密观察生命体征，腹痛范围、程度及腹膜刺激症状。

（三）手术治疗病人的护理

1. 手术前护理　严密观察病情，建立静脉输液通道，遵医嘱输液输血，胃肠减压等。

2. 手术后护理

（1）体位：待全麻清醒或硬膜外麻醉平卧6小时后，**血压平稳者改为半卧位。**

（2）禁食、胃肠减压：**术后禁食2~3天**，并做好胃肠减压的护理。

（3）手术切口护理：不同部位缝合伤口愈合时间不同，一般头面颈部拆线时间可在手术后4~5日，**下腹部及会阴部6~7日拆线，胸部、上腹部和背臀部7~9日拆线，四肢10~12日拆线，减张伤口14日拆线。**

（4）鼓励早期活动：手术后病人多翻身，及早下床活动，预防肠粘连。

（四）腹腔脓肿的防治

1. **盆腔脓肿**　最为常见。主要表现为**直肠**或膀胱刺激症状，如下腹坠胀不适、**里急后重**、大便频而量少、黏液便、尿急、尿频、排尿困难等。（亲：盆腔脓肿、溃疡性结肠炎和直肠癌病人均可出现里急后重的症状，溃疡性结肠炎还可出现左下腹疼痛，直肠癌还可出现脓血便）。

考题3　患者男，38岁。阑尾穿孔合并腹膜炎。手术后第7天，体温39℃，伤口无红肿，大便次数增多，混有黏液，伴里急后重。该患者可能并发了（　）

A. 肠炎　　　　　　B. 肠粘连　　　　　　C. 盆腔脓肿

D. 膈下脓肿　　　　E. 细菌性痢疾

2. **膈下脓肿**　以右膈下脓肿多见。一般多在原发病后又出现明显的全身中毒症状，**患侧季肋部持续性钝痛，深呼吸时加重，并向肩背部放射，可伴有呃逆。**

3. 肠间脓肿　发热、腹胀、腹痛、腹部压痛或扪及有压痛包块，B超、CT检查可显示脓肿的范围和大小。

肠间脓肿多数经全身应用抗生素、物理透热及支持疗法，脓肿能吸收消散。若非手术治疗无效或发生肠梗阻时应剖腹探查并进行引流术。

考题答案

序号	1	2	3										
答案	A	D	C										

第五节　一氧化碳中毒病人的护理

一、病因

一氧化碳经呼吸道进入血液，与红细胞内血红蛋白结合形成稳定的碳氧血红蛋白（COHb），从而造成碳氧血红蛋白在体内的蓄积。COHb不能携氧，而且还影响氧合血红蛋白正常解离，从而导致组织和细胞的缺氧。CO中毒时，**脑、心对缺氧最敏感，常最先受损。**

二、临床表现

1. 轻度中毒　病人感头痛、头晕、四肢无力、胸闷、耳鸣、眼花、恶心、呕吐、心悸、嗜睡或意识模糊。

2. 中度中毒　除上述症状加重外，病人常出现浅昏迷、脉快、皮肤多汗、**面色潮红、口唇呈樱桃红色。**

3. 重度中毒　病人进入**深昏迷、抽搐**、呼吸困难、呼吸浅而快、面色苍白、四肢湿冷、周身大汗，可有大小便失禁、血压下降。

4. **迟发性脑病**（神经精神后发症）　重度中毒病人抢救清醒后，经过约2~60天的"假愈期"，可出现**迟发性脑病的症状**，如精神意识障碍等症状，去大脑皮质状态、帕金森综合征、肢体瘫痪、癫痫、周围神经病变。**多在急性中毒后1~2周内发生。**昏迷时间超过48小时者，迟发性脑病发生率较高。

考题1　患者女性，48岁。晨起发现其浅昏迷症状、心率130次/分、皮肤多汗、面色潮红，急救120送至医院。经检查家中煤气总开关未关，煤气灶管道老化，考虑为中度煤气中毒。其典型体征是（　）

A. 瞳孔缩小　　　　B. 瞳孔扩大　　　　C. 黄疸　　　　D. 血红蛋白尿　　　　E. 口唇呈樱桃红色

考题2　关于社区开展预防一氧化碳中毒的健康教育，正确的叙述是（　）

A. 关闭门窗　　　　　　　　B. 煤气淋浴器安装在浴室里　　　　　　C. 定期检查管道安全

D. 使用不带有自动熄火装置的煤灶　　　E. 通气开关可长期开放

三、辅助检查

血液碳氧血红蛋白测定　轻度中毒时血液碳氧血红蛋白浓度为10%~30%，中度中毒时血液碳氧血红蛋白浓度为30%~50%，重度中毒时为50%以上。**血液碳氧血红蛋白测定是对确诊有价值的指标。**

四、治疗原则

1. 立即将病人转移到空气新鲜处，松解衣服，注意保暖，保持呼吸道通畅。

2.纠正缺氧 轻、中度中毒病人鼻导管高流量吸氧,**8~10L/min**;**严重中毒病人给予高压氧治疗**,可加速碳氧血红蛋白解离,促进一氧化碳排出。

3.对症治疗。急性CO中毒病人苏醒后,应该休息观察2周,以防迟发性脑病和心脏并发症的发生。

考题3 患者女,50岁。一氧化碳中毒2小时入院。患者深昏迷,呼吸规则,血碳氧血红蛋白(COHb)55%。为促进一氧化碳的排出,最佳的措施是( )

A.应用呼吸机　　　　B.高压氧舱治疗　　　　C.间断高浓度给氧　　　　D.持续低流量给氧　　　　E.应用呼吸兴奋剂

五、护理措施

1.病情观察 定时测量生命体征,观察神志变化。观察病人有无头痛、喷射性呕吐等脑水肿征象。

2.迅速给病人吸**高浓度(>60%)面罩吸氧(5~10L/min)**,有条件可用**高压氧舱治疗**。

(亲:一氧化碳中毒时,只有通过高浓度、甚至高压给氧才能将血红蛋白从碳氧血红蛋白中置换出来,从而缓解缺氧的症状)。

3.高热惊厥应遵医嘱给地西泮,并给予物理降温,头带冰帽,体表大血管处放置冰袋。

好礼相送　　　　　　　　　　　　　　**CO中毒口诀**

　　煤气中毒,脑先受损;樱桃红色,典型体征;碳氧测定,最能确诊;一旦发生,脱离环境;导管给氧,八至十升;清醒以后,休息两周;以免发生,迟发脑病。

考题答案

序号	1	2	3										
答案	E	C	B										

第六节　有机磷中毒病人的护理

一、发病机制

有机磷与乙酰胆碱酯酶的酯解部位结合成磷酰化胆碱酯酶,后者比较稳定,且无分解乙酰胆碱能力;从而使**乙酰胆碱积聚引起胆碱能神经先兴奋后抑制**的一系列毒蕈碱样、烟碱样和中枢神经系统症状。

考题1 有机磷中毒时,代谢失常的神经递质是( )

A.多巴胺　　　　B.乙酰胆碱　　　　C.5-羟色胺　　　　D.肾上腺素　　　　E.去甲肾上腺素

二、临床表现

1.急性中毒全身损害

(1)**毒蕈碱样症状**:主要是**副交感神经末梢兴奋所致**。其表现为腺体分泌增加及平滑肌痉挛。表现为头晕、头痛、多汗、流涎、恶心、呕吐、腹痛、腹泻、**瞳孔缩小**、视力模糊、支气管分泌物增多、呼吸困难。

(2)**烟碱样症状**:主要是横纹肌运动神经过度兴奋,表现为**肌纤维颤动**。常先从眼睑、面部、舌肌开始,逐渐发展至四肢,全身肌肉抽搐。

(3)中枢神经系统症状:早期可有头晕、头痛、乏力,逐渐出现烦躁不安、谵妄、抽搐及昏迷。

急性严重中毒症状消失后2~3周,极少数病人可发生**迟发性多发神经病**,主要表现为**下肢瘫痪、四肢肌肉萎缩**等症状。急性中毒症状缓解后,迟发性神经病发生前,多在急性中毒后24~96小时突然发生死亡,**称"中间综合征"**。

2.局部损害 过敏性皮炎,皮肤可红肿及出现水疱。眼内溅入有机磷农药可引起结膜充血和瞳孔缩小。

三、辅助检查

全血胆碱酯酶活力测定:是诊断有机磷杀虫药中毒、判断中毒程度、疗效及预后估计的**主要指标**。正常人血胆碱酯酶活力为100%,低于80%则属异常。

有机磷农药接触史,典型症状和体征,**特殊大蒜气味**及全血胆碱酯酶活力测定均为诊断重要依据。(亲:呼吸气有大蒜味提示有机磷中毒,呼吸气有烂苹果味提示糖尿病酮症酸中毒)。

1.轻度中毒 全血胆碱酯酶活力一般在50%~70%。

2.中度中毒 全血胆碱酯酶活力降至30%~50%。

3.重度中毒 全血胆碱酯酶活力降至30%以下。

考题2 有机磷农药中毒患者的尿液气味呈( )

A.蒜臭味　　　　B.烂苹果味　　　　C.粪臭味　　　　D.氨臭味　　　　E.腥臭味

四、治疗原则

1. 迅速清除毒物 口服中毒者要反复洗胃，可用清水、**2%碳酸氢钠（敌百虫禁用）**或1：5000高锰酸钾溶液（对硫磷忌用）进行洗胃，直至洗清至无大蒜味为止。**皮肤黏膜吸收中毒者应立即脱离现场，脱去污染衣服**，用肥皂水反复清洗污染皮肤、头发和指甲缝隙部位，**禁用热水或酒精擦洗**。眼部污染可用2%碳酸氢钠溶液、生理盐水或清水连续冲洗。

2. 解毒药物的使用

（1）抗胆碱药：最常用药物为阿托品。**阿托品使用原则是早期、足量反复给药**，直到毒蕈碱样症状明显好转或有"阿托品化"表现为止。**阿托品化表现为：病人瞳孔较前扩大、颜面潮红、口干、皮肤干燥、肺部湿啰音减少或消失、心率加快等**。当出现阿托品化，则应减少阿托品剂量或停药。用药过程中，若出现阿托品中毒表现：瞳孔扩大、烦躁不安、意识模糊、谵妄、抽搐、昏迷和尿潴留等，应及时停药观察。

（2）胆碱酯酶复能剂：**此类药物能使抑制的胆碱酯酶恢复活性**，改善烟碱样症状。目前常用药物有碘解磷定、氯解磷定和双复磷。

3. 对症治疗 有机磷中毒的死因主要为**呼吸衰竭**，其原因是肺水肿、呼吸肌瘫痪或呼吸中枢抑制。

考题3 急性有机磷农药中毒患者使用胆碱酯酶复能剂的原则，正确的是（ ）

A. 应该尽量地少用 　B. 应该尽早地使用 　C. 不与阿托品合用 　D. 只用于轻度中毒 　E. 只用于重度中毒

考题4 患者，女，60岁，诊断为"有机磷农药中毒"，已经给予洗胃等处理，遵医嘱给予阿托品药物治疗。当患者出现下列哪种情况时应及时通知医师给予停药（ ）

A. 颜面潮红 　　　B. 皮肤干燥、口干 　　C. 体温37.2℃ 　　　D. 心率110次/分 　　E. 烦躁不安、抽搐

考题答案

序号	1	2	3	4										
答案	B	A	B	E										

第七节　酒精中毒病人的护理

一、临床表现

1. 急性中毒

（1）**兴奋期**：血乙醇浓度达到11mmol/L（50mg/dl）即感头痛、欣快、兴奋。血乙醇浓度超过16mmol/L（75mg/dl），健谈、饶舌、情绪不稳定、自负、易激怒，可有粗鲁行为或攻击行动，也可能沉默、孤僻。浓度达到22mmol/L（100mg/dl）时，驾车易发生车祸。

（2）**共济失调期**：血乙醇浓度达到33mmol/L（150mg/dl），**肌肉运动不协调，行动笨拙**，言语含糊不清，眼球震颤，视力模糊，复视，步态不稳，**出现明显共济失调**。浓度达到43mmol/L（200mg/dl），出现恶心、呕吐、困倦。

（3）**昏迷期**：血乙醇浓度升至54mmol/L（250mg/dl），病人**进入昏迷期**，表现昏睡、瞳孔散大、体温降低，**血乙醇超过87mmol/L（400mg/dl）病人陷入深昏迷**，心率快，血压下降，呼吸慢而有鼾音，可出现呼吸、循环麻痹而危及生命。

2. 戒断综合征。

3. 慢性中毒

（1）神经系统

1）Wernicke脑病：眼部可见眼球震颤、外直肌麻痹。有类似小脑变性的**共济失调和步态不稳**。维生素B₁治疗效果良好。

2）Korsakoff综合征：**近记忆力严重丧失，时空定向力障碍**，对自己的缺点缺乏自知之明，用虚构回答问题。病情不易恢复。

（2）消化系统：胃肠道疾病和酒精性肝病。

二、治疗原则

1. 急性中毒 严重急性中毒时可用血液透析促使体内乙醇排出。透析指征：**血乙醇含量>108mmol/L（500mg/dl）**，伴酸中毒或同时服用甲醇，或可疑药物时。静脉注射50%葡萄糖100ml，肌注维生素B₁、B₆各100mg，以加速乙醇在体内氧化。

2. 戒断综合征 病人应安静休息，保证睡眠。加强营养，给予维生素B₁、B₆。有低血糖时静脉注射葡萄糖。重症病人宜选用短效镇静药控制症状，而不致嗜睡和共济失调。**常选用地西泮**。症状稳定后，可给予维持镇静的剂量，每8~12小时服药一次。**有癫痫病史者可用苯妥英钠。有幻觉者可用氟哌啶醇**。

考题1 患者男，20岁。因"饮酒后昏迷，抽搐3小时"急诊入院。患者于3小时前饮白酒800ml后逐渐胡言乱语，昏睡，继之昏迷，伴有剧烈抽搐，口吐白沫，无双眼上翻，未咬破舌尖。最可能的诊断是（ ）

A. 癫痫 　　　　　B. 中风 　　　　　C. 脑水肿 　　　　　D. 酒精中毒 　　　E. 食物中毒

序号	1														
答案	D														

第八节 中暑病人的护理

一、临床表现

中暑是指在**高温环境下或受到烈日暴晒引起体温调节功能紊乱、汗腺功能衰竭和水、电解质过度丧失所致的疾病**。临床上分为先兆中暑、轻度中暑和重度中暑，重度中暑可分为热射病、热衰竭和热痉挛三种类型。

考题1 患者男，60岁，烈日下从事田间劳动约1小时后，感觉口渴、头晕、胸闷、恶心、四肢无力，紧急送往医院治疗。查体温37.8℃，脉搏100次/分，未发现其他异常，休息约半小时后症状消失。该患者出现上述症状，应首先考虑的原因是（ ）

　　A.过度劳累　　　　B.睡眠不足　　　　C.高温环境　　　　D.身体虚弱　　　　E.饮食过饱

先兆中暑出现大汗、口渴、头晕、胸闷、乏力、体温基本正常；轻度中暑除上述症状外，有面色潮红、大汗、脉搏快速，体温在38℃以上，重度中暑有下列表现：

1.**热衰竭（又称中暑衰竭）** 多由于大量出汗导致失水、失钠，血容量不足而引起周围循环衰竭。主要表现为头痛、头晕、口渴、皮肤苍白、出冷汗、脉搏细速、**血压下降**、昏厥或意识模糊，体温基本正常。

2.**热痉挛（又称中暑痉挛）** 大量出汗后口渴而**饮水过多，盐分补充不足，使血液中钠、氯浓度降低而引起肌肉痉挛**。

3.**热射病（又称中暑高热）** 热射病又称中暑高热，以**高热、无汗、意识障碍"三联征"为典型表现**。早期表现头痛、头昏、全身乏力、多汗，继而体温迅速升高，可达40℃以上，出现皮肤干热，无汗、谵妄和昏迷。

> 锦囊妙记：热衰竭是大量失水、失钠导致血容量不足而发生周围循环衰竭；热痉挛是大量出汗后补充大量水分，未补充盐分导致血液低渗而出现肌肉痉挛；热射病是由于体温中枢功能障碍导致散热不足、热蓄积而出现高热。

考题2 患者男性，48岁，炎热夏天，在外高空作业3h，出现头痛、头晕、口渴、皮肤苍白、出冷汗，体温37.2℃，脉搏110次/分，血压90/50mmhg，最可能的诊断是（ ）

　　A.热衰竭　　　　B.轻度中暑　　　　C.热痉挛　　　　D.日射病　　　　E.热射病

二、治疗原则

1.**热衰竭** 纠正血容量不足，静脉补充生理盐水及葡萄糖液、氯化钾。

2.**热痉挛** 给予含盐饮料。

3.**热射病** 迅速采取各种降温措施。

（1）物理降温用冰袋或酒精擦浴；头部戴冰帽，颈、腋下、腹股沟等处放置冰袋。**体核温度降至38℃时应暂停降温**。

（2）药物降温可与物理降温并用，降温效果会更佳。常用**药物为氯丙嗪**。

（3）对症治疗：抽搐时可肌内注射地西泮10mg或用10%水合氯醛10~20ml保留灌肠。昏迷者应保持呼吸道通畅并给氧。脱水、酸中毒者应补液纠正酸中毒。**中暑高热伴休克时的降温措施是动脉快速推注4℃5%葡萄糖盐水**。

序号	1	2													
答案	C	A													

第九节 淹溺病人的护理

一、辅助检查

动脉血气分析显示低氧血症和酸中毒。**淡水淹溺者的血钠、钾、氯化物可有轻度降低，有溶血时血钾往往增高**，尿中出现游离血红蛋白。**海水淹溺者，其血钙和血镁增高**。

胸部X线检查有肺间质纹理增粗，肺野中有大小不等的絮状渗出或炎症改变，或有两肺弥漫性肺水肿的表现。

二、救护原则与护理措施

（一）现场救护

1.迅速将病人救离出水。

2. 保持呼吸道通畅　立即清除口、鼻腔内淤泥、杂草及呕吐物，确保呼吸道通畅。

3. 倒水处理　采用头低脚高的体位将肺内及胃内积水排出。

4. 心肺复苏　对呼吸和心跳停止的病人应立即进行心肺复苏术。

（二）医院内救护

1. 维持呼吸、循环功能。

2. 复温和保温　注意保持室内的温度，使病人体温在较短时间内升至正常。

3. 对症处理　①纠正血容量：**对淡水溺水者可静脉滴注3%氯化钠溶液500ml**，或输入全血，减轻肺水肿；**对海水淹溺者可予5%葡萄糖溶液或低分子右旋酐纠正血液浓缩**。②防治脑水肿：可静滴地塞米松和脱水剂连续2~3天，冰帽头部降温。③及时应用保护肝肾功能、促进脑功能恢复的药物。

第十节　细菌性食物中毒病人的护理

一、病因

1. **沙门菌属**　是引起胃肠型食物中毒最常见的病原菌之一。此菌不耐热，在56℃煮沸25~30分钟，可将其灭活。

2. 副溶血性弧菌。

3. 金黄色葡萄球菌　以A型最常见。

4. 大肠埃希菌　①产肠毒素大肠埃希菌，是导致婴幼儿、旅游者腹泻的主要原因。②致病性大肠埃希菌，是引起婴儿腹泻、**大规模食物中毒主要致病菌**。③侵袭性大肠埃希菌，可引起类似细菌性痢疾。④肠出血性大肠埃希菌，可导致出血性肠炎。

二、临床表现

潜伏期短，沙门菌感染为4~24小时，副溶血性弧菌感染为6~12小时，金黄色葡萄球菌感染为1~5小时，大肠杆菌感染为2~20小时。

起病急，主要表现为**腹痛、腹泻、呕吐**等症状，先腹部不适，继而出现上腹部或脐周疼痛，呈阵发性或持续性绞痛，上腹部、脐周有轻度压痛，肠鸣音亢进，多伴有恶心、呕吐症状。呕吐物为食用的食物，严重者可呕出胆汁、胃液，甚至可含有血液。**金黄色葡萄球菌性食物中毒呕吐最严重**。腹泻可每日多次甚至数十次，常为黄色稀水便或黏液便。

三、治疗原则

沙门菌感染食物中毒者可用喹诺酮类或氯霉素等，副溶血性弧菌感染食物中毒可选用氯霉素和四环素或喹诺酮类等，**大肠杆菌感染食物中毒可选用阿米卡星**等。

四、护理措施

1. 皮肤护理　每日沐浴，保持病人会阴部、肛周清洁。每次排便后清洗肛周，并涂以润滑剂，减少刺激。每日可用温水或1：5000高锰酸钾溶液坐浴，防止感染。

2. 对症护理　①对于腹痛病人应注意腹部保暖，禁用凉食、冷饮。必要时可遵医嘱使用解痉剂。②对于呕吐者**一般不主张止吐处理，因呕吐有助于清除胃肠道的毒素**。病人呕吐后应帮助病人及时清除呕吐物、清水漱口，保持病人口腔清洁及床单位整洁，给予易消化、清淡流质或半流质饮食，呕吐严重者可暂时禁食。③腹泻是有助于清除胃肠道内毒素，**早期不用止泻剂**。④为补充丢失的水和电解质，要**鼓励病人多饮水或饮淡盐水**。有脱水症状者要及时口服补盐液或遵医嘱静脉补充生理盐水和葡萄糖盐水。

第十一节　小儿气管异物的护理

一、临床表现

1. 异物进入气管和支气管，即发生**剧烈呛咳、喘憋、面色青紫**和不同程度的呼吸困难，片刻后缓解或加重。

2. **阵发性、痉挛性咳嗽**是气管、支气管异物的一个典型症状。

二、护理措施

1. **减少患儿哭闹，以免因异物变位，发生急性梗阻，出现窒息危及生命**。

2. 做好手术宣教，使家长了解气管异物的治疗方法，减轻家长焦虑情绪。

3. 术前护理

（1）准备氧气、气管切开包、负压吸引器、急救药品等。

（2）密切观察患儿病情，如有烦躁不安、呼吸困难加重，三凹征明显，口唇发绀等情况应及时通知医生。

（3）**内镜下取出异物，是唯一有效的治疗方法**。支气管镜检查前需禁食6~8小时，吃奶的婴儿为4小时。

4. 术后护理　观察有无喉头水肿、纵隔气肿、皮下气肿引起的呼吸困难。**内镜检查取出异物后，患儿需在4小时后方可进食**。

考题1 10岁男孩，因误吸笔帽入院。术前患儿活动时突然剧烈咳嗽，口唇及颜面发绀明显。护士应立即采取的措施是（　　）

A. 通知医生 　　　　　　　　B. 吸氧 　　　　　　　　　C. 将患儿扶回病床

D. 用力叩击患儿背部 　　　　E. 进行心电监测

考题答案

序号	1									
答案	D									

第十二节　破伤风病人的护理

破伤风杆菌是一种革兰染色阳性厌氧芽孢杆菌。破伤风杆菌经体表破损处侵入人体组织，并在缺氧的环境中生长繁殖，产生毒素引起感染。

一、临床表现

1. 潜伏期　通常为3~12天，多数在10天左右。
2. 前驱症状　全身乏力、头晕、头痛、失眠、多汗、咀嚼无力、烦躁不安等。以张口不便为特点。
3. 典型症状　在肌肉紧张性收缩的基础上，呈阵发性强烈痉挛。起始表现为咀嚼不便、张口困难，随后牙关紧闭，全身肌群出现痉挛和抽搐。呼吸肌痉挛可导致面唇发绀、呼吸困难，甚至呼吸暂停，以致危及生命。

锦囊妙记：破伤风又称"七日风、锁口风"，因此其潜伏期和典型症状就不难理解和记忆。

二、治疗原则

1. 清除毒素来源　彻底清除坏死组织和异物，用3%过氧化氢溶液冲洗伤口，充分引流。
2. 中和游离毒素　①注射破伤风抗毒素：尽早使用，用药前应作过敏试验。②深部肌内注射破伤风人体免疫球蛋白1次。
3. 控制并解除痉挛　是治疗的重要环节。目的是使病人镇静，减少对外界刺激的敏感性而控制并解除痉挛。
4. 防治并发症　保持呼吸道通畅，应用抗生素，首选的抗生素是青霉素。（亲：肺炎链球菌肺炎、猩红热、梅毒、破伤风、小儿肾小球肾炎合并链球菌感染等疾病均首选青霉素）。

考题1 破伤风病人注射破伤风抗毒素目的是（　　）

A. 控制痉挛 　　　　　　　　B. 抑制破伤风杆菌生长 　　　　C. 中和血液中的游离毒素

D. 中和与神经结合的毒素 　　E. 杀死破伤风杆菌

三、护理问题

1. 有窒息的危险　与呼吸肌痉挛、误吸、痰液堵塞气道有关
2. 有受伤的危险　与强烈的肌痉挛有关

四、护理措施

1. 一般护理
（1）环境要求：将病人安置于隔离病室，保持安静，减少一切刺激，遮光，防止噪声，温度15℃~20℃，湿度约60%。治疗、护理等各项操作尽量集中，可在使用镇静剂30分钟内进行，以免刺激病人而引起抽搐。（亲：破伤风、癫痫和子痫病人病室宜暗，防止引起抽搐）。
（2）协助病人大小便、穿衣、进食定期帮病人活动四肢关节。
（3）保持静脉输液通路通畅：在每次抽搐发作后检查静脉通路，防止因抽搐致静脉通路堵塞、脱落而影响治疗。
（4）严格隔离消毒：所有器械、敷料均需专用，使用后器械用0.5%有效氯溶液浸泡30分钟，敷料应焚烧，用过的大单布类等包好，送环氧乙烷室灭菌后再送洗衣房清洗、消毒，病人的用品和排泄物均应消毒。（亲：被破伤风病人、气性坏疽病人、肺结核病人痰液污染的敷料均可采用焚烧的方法处理）。

考题2 护士为破伤风患者处理伤口后，换下的敷料应（　　）

A. 统一填埋 　　　B. 高压灭菌 　　　C. 集中焚烧 　　　D. 日光暴晒 　　　E. 浸泡消毒

2. 呼吸道管理
（1）保持呼吸道通畅：如发生呼吸道梗阻，应立即通知医生行气管切开。
（2）在痉挛发作控制后，给予雾化吸入，协助病人翻身、叩背，以利排痰。
（3）病人进食时注意避免呛咳、误吸。

3.加强营养　给予高热量、高蛋白、高维生素的饮食；进食应少量多次，以免引起呛咳、误吸。

4.保护病人，防止受伤　使用带护栏的病床，防止病人坠床。

5.严密观察病情变化　设专人护理，每4小时测量体温、脉搏、呼吸1次，体温超过39℃时，可用冰敷、醇浴等物理方法进行降温，半小时后复测体温。

考题3 患者男，20岁，铁钉扎伤1周后，出现张口受限，苦笑面容、角弓反张，抽搐频繁，护理措施**不正确**的是（　）

A.注射破伤风抗毒素　　　　　　B.保持病室安静避光　　　　　　C.病情严重时少食多餐

D.密切观察病情　　　　　　　　E.做好消毒隔离

五、健康教育

1.宣传破伤风的发病原因和预防知识，指导公众加强自我保护意识，避免皮肤受伤。普及科学分娩知识，**避免不洁接产**。

2.创伤后预防破伤风最有效、最可靠的方法是**注射TAT**，儿童应定期注射破伤风类毒素，以获得自动免疫。

考题答案

序号	1	2	3							
答案	C	C	C							

第十三节　肋骨骨折病人的护理

一、病因病理

肋骨骨折的好发部位为第4~7肋骨。单根或数根肋骨单处骨折，其上、下有完整的肋骨支持胸廓，对呼吸功能的影响不大。多根、多处骨折因前后端失去支撑，使该部胸廓软化，产生反常呼吸运动，即吸气时，胸腔内负压增高，软化部分向内凹陷；呼气时，胸腔内负压减低，该部胸壁向外凸出，又称连枷胸。

> 锦囊妙记：正常情况下，吸气时胸廓外展，呼气时胸廓回缩。多根多处肋骨骨折时，胸壁失去了支撑，产生反常呼吸运动。其机制为：吸气时→胸腔内压下降→低于胸壁外的大气压→导致胸廓内陷；呼气时→胸廓内压增大→高于胸壁外的大气压→胸壁向外鼓出。

考题1 肋骨骨折多见于（　）

A.第1~3肋骨　　B.第4~7肋骨　　C.第7~9肋骨　　D.第8~10肋骨　　E.第11~12肋骨

二、临床表现

局部疼痛，深呼吸、咳嗽或转动体位时疼痛加剧。连枷胸的病人，出现**胸壁反常呼吸运动**，病人常伴有明显的呼吸困难。

考题2 多根多处肋骨骨折的特征性表现是（　）

A.胸部疼痛　　B.妨碍正常呼吸　　C.痰不易咳出　　D.反常呼吸　　E.骨折端摩擦

三、治疗原则

1.闭合性单处肋骨骨折　重点是镇痛、**固定胸廓**和防治并发症。

2.**闭合性多根多处肋骨骨折**　病人危重者，要保持呼吸道通畅，对咳嗽无力、不能有效排痰或呼吸衰竭者，需行器官插管或器官切开，以利于吸痰。**软化区应用包扎、牵引和内固定法固定软化的胸壁**。

3.开放性肋骨骨折　清创胸壁伤口，固定骨折断端，如胸膜腔已穿破，行闭式胸腔引流。

考题3 闭合性单处肋骨骨折的处理重点是（　）

A.骨折对线　　B.骨折对位　　C.应用抗生素　　D.功能锻炼　　E.固定胸廓

四、护理措施

对于出现**反常呼吸**的病人，可用厚棉垫加压包扎以减轻或消除胸壁的反常呼吸运动。

考题答案

序号	1	2	3							
答案	B	D	E							

第十四节　常见四肢骨折病人的护理

一、骨折概述

（一）病因及分类

1.病因

（1）直接暴力：外力作用部位发生骨折。

（2）间接暴力：着力点以外的部位发生骨折，如从高处坠下足部着地引起脊椎骨折。

（3）肌肉牵拉：肌肉突然猛烈收缩拉断其附着部位的骨折，如投掷手榴弹用力不当引起肱骨结节撕脱骨折。

（4）疲劳性骨折：骨质持续受到轻度劳损引起的骨折，如长途行军导致第2、3跖骨骨折。

（5）**病理性骨折**：**骨骼本身患有病变，当受到轻微外力即发生骨折**，如骨肿瘤、骨结核等引起的骨折。

考题1　患者男，65岁，原发性支气管肺癌骨转移，今晨起床时，左小腿疼痛，肿胀，不能行走，X线示左侧胫腓骨骨干双骨折。导致该患者骨折最可能的原因是（　）

A.直接暴力　　　　B.间接暴力　　　　C.肌肉牵拉　　　　D.疲劳性骨折　　　　E.病理性骨折

2.分类

（1）按骨折端与外界是否相通分为闭合性骨折和开放性骨折。

（2）按骨折的程度及形态分类：①**不完全骨折**：骨骼连续性没有完全中断，依据骨折形态又分为青枝骨折、裂缝骨折等。②**完全骨折**：骨骼连续性完全中断，按骨折形态又分为横形骨折、斜形骨折、螺旋形骨折、粉碎性骨折、嵌插骨折、压缩骨折、凹陷骨折和骨骺分离等。

（3）按骨折处的稳定性分为：①**稳定性骨折**：骨折端不易移位或复位后不易再移位的骨折，如不完全性骨折及横形骨折、嵌插骨折等。②**不稳定性骨折**：骨折端易移位或复位后易再移位的骨折，如楔形骨折、螺旋形骨折、粉碎性骨折等。

（二）临床表现

1.全身表现

（1）休克：较大的骨折或多发性骨折，可引起失血性休克和神经性休克，如**骨盆骨折**及大腿骨折。

（2）发热：当骨折大量出血后吸收可引起低热，开放性骨折感染发热。

2.局部表现

（1）一般表现：疼痛和压痛、肿胀和瘀斑、功能障碍等。

（2）骨折专有体征：畸形、假关节活动（异常活动）、骨擦音或骨擦感。

考题2　患儿男，5岁。摔倒后左肘关节着地送来急诊。分诊护士判断该患儿是否发生骨折的最重要依据是（　）

A.左上臂疼痛　　　　B.局部肿胀　　　　C.左上臂畸形　　　　D.局部压痛　　　　E.肘关节活动度减少

（三）骨折的并发症

1.早期并发症

（1）休克：股骨干骨折、骨盆骨折出血量较大易引起失血性休克。

（2）血管、神经损伤。

（3）脏器损伤：颅骨骨折引起脑损伤，肋骨骨折可损伤肺，**骨盆骨折可损伤膀胱、尿道和直肠**等。

（4）骨筋膜室综合征：**常见于前臂和小腿骨折**，主要表现为**肢体剧痛、肿胀、指（趾）呈屈曲状、活动受限、局部肤色苍白或发绀**，常由骨折血肿、组织水肿或石膏管过紧引起。

（5）脂肪栓塞：骨折端血肿张力大，使骨髓腔内脂肪微粒进入破裂的静脉内，可引起肺栓塞，病情危急甚至突然死亡。

（6）感染：开放性骨折易造成化脓性感染和厌氧菌感染，以化脓性骨髓炎多见。

2.晚期并发症

（1）关节僵硬。

（2）骨化性肌炎。

（3）愈合障碍。

（4）畸形愈合。

（5）创伤性关节炎：发生在**关节内骨折**易引起。

（6）缺血性骨坏死：如**股骨颈骨折时的股骨头坏死**。

（7）缺血性肌挛缩：如发生在前臂掌侧即"**爪形手**"畸形。

（四）治疗原则

1.复位　复位是骨折治疗的首要步骤。

2.固定

（1）外固定：①**小夹板固定**：主要适用于**四肢长骨的较稳定骨折**，固定范围不包括骨折处的上下关节，利于早期功能锻炼。②石膏绷带固定：可按肢体形状塑形，干固后固定可靠，固定范围大，不易发生再移位，但不利于功能锻炼。

（2）持续牵引固定：皮牵引和骨牵引。

（3）**内固定**：复位准确且固定牢靠但具有创伤的缺点。

3. 功能锻炼　功能锻炼早期（伤后1~2周）主要进行患肢肌肉的收缩和舒张练习，中期（伤后3~6周）进行骨折部位上、下**两个关节的活动**，晚期（伤后6~8周）骨折已达临床愈合标准，进行患肢全面功能锻炼。（亲：骨折病人术后早期锻炼患肢肌肉；中期锻炼骨折处的远近关节；晚期锻炼患肢）。

考题3　患者女，34岁。肱骨干骨折术后3天。护士指导患者进行功能锻炼，正确的方法是（　）

A. 患者运用握力器进行前臂肌肉舒缩运动　　　　　B. 患肢爬墙运动，以活动上臂肌肉

C. 用手推墙运动，以活动胸大肌、三角肌　　　　　D. 运篮球动作，以活动上肢各肌群

E. 提重物练习，以促进骨痂愈合

（五）护理措施

1. 促进神经、循环功能的恢复

（1）预防和纠正休克：根据医嘱输液、输血；及时处理出血。

（2）保暖：注意室温和躯体保暖，以改善微循环。

（3）取合适体位，促进静脉回流：休克病人取平卧位，**患肢肿胀时抬高患肢**，使之高于心脏水平，以促进静脉回流和减轻水肿。但若兼有**骨筋膜室综合征**发生时，则避免患肢高于心脏水平，以免局部血供受影响。患肢制动后，固定关节于功能位；股骨转子间骨折牵引治疗者，患肢需取外展内旋位，足踝保持于功能位，避免受压，造成足下垂畸形。

2. 减轻疼痛

（1）药物镇痛：按医嘱给予镇痛药物。

（2）物理方法止痛：可用**局部冷敷、抬高患肢**等方法减轻疼痛。热疗和按摩可减轻肌痉挛引起的疼痛。

3. 牵引的护理

（1）观察病情：**观察肢体血管、神经功能**，防止操作不当或牵引压迫引起血管、神经损伤，注意肢体远端颜色、温度、感觉和运动功能。

（2）对抗牵引：一般床脚抬高15~30cm以对抗牵引力量。

（3）保持有效牵引：随时观察牵引的有效性，注意牵引绳是否脱轨，滑轮是否灵活，牵引重锤是否拖地等现象。

考题4　患儿，男，8岁。跌倒后右手掌撑地，少量出血。当时除手掌擦伤外右腕剧痛，逐渐肿胀，活动障碍，诊断为桡骨下端骨折。骨折部位行石膏固定。该患儿最重要的健康教育要点是（　）

A. 不需要换石膏　　　　　B. 患侧前臂抬高，注意血液循环　　　　　C. 随时进行腕关节活动

D. 随时进行肩关节活动　　　　　E. 饮食教育

4. 并发症的护理

（1）皮肤破溃、压力性损伤：皮肤牵引之前涂安息香酸酊保护皮肤，出现水疱及时处理，必要时改骨牵引。

（2）牵引针滑脱：预防方法：选好钻孔部位和注意深度，重量不要过大，颅骨牵引每日检查并拧紧牵引弓螺母。

（3）牵引针孔感染：保持牵引针孔周围皮肤清洁，防止牵引针左右滑动，**在针孔处滴75%乙醇**，每日2次。

（4）定时测量：**每日测量肢体长度，两侧对比，防止牵引力量不足或过度牵引**。

（5）足下垂：**牵引时足部保持功能位**，卧位时足部不要压重物，盖棉被要有护架。

（6）关节僵硬：骨折复位固定后，要遵循循序渐进的原则进行功能锻炼。

（7）坠积性肺炎：鼓励病人深呼吸，有效咳嗽，协助翻身，给予拍背、雾化吸入等。

（8）泌尿系感染和结石：鼓励病人多饮水，增加尿量，预防泌尿系感染和结石。

5. 石膏的护理

（1）石膏干固前护理：禁止搬动和压迫：打好石膏后用软枕垫好，在干固前易折断和变形，**搬动时用手掌托起，严禁用手指托扶和压迫，以防局部向内凹陷**。（亲：石膏在未干固前，如用手指托扶，会造成石膏凸凹不平，会引起病人不舒适甚至压力性损伤的发生）。

（2）保持石膏清洁：会阴部易受大小便污染，在包扎石膏时开窗应大小适宜。在换药之前，用纱布将换药窗口围好，防止换药或冲洗伤口时污染石膏。**石膏如轻微污染，可用湿布擦拭，但不要浸湿石膏**。

（3）观察血液循环和神经：包好石膏后，患肢抬高，以利于静脉回流，注意观察肢体远端颜色、温度、感觉和运动。**如有疼痛、苍白、冰冷、发绀、麻木时，要警惕石膏过紧**。

（4）并发症的预防及护理

1）压力性损伤：包扎石膏前，加好衬垫，尤其骨突起处加较厚棉垫，**包扎石膏时严禁指尖按压，要用手掌托扶**。协助病人翻身，更换体位。**嘱病人和家属不可向石膏内塞垫**，必要时更换石膏。

2）骨筋膜室综合征：两种原因可引起骨筋膜室综合征。**一是骨筋膜内肿胀、出血**，压力增高，此种常见于前臂或小腿骨折，**另一种肢体包扎过紧**，尤其石膏包扎。预防方法是石膏包扎不要过紧，密切观察，及时发现，**迅速减压**。

3）**石膏综合征**：**大型石膏或包扎过紧，导致病人呼吸费力、进食困难、胸部发憋**，腹部膨胀。预防方法是包扎石膏时适当留有余地，食量不要过多，上腹开窗等。

6. 指导功能锻炼

肢体固定部位进行肌肉等长收缩，未规定部位进行主动或被动的关节活动，鼓励病人生活自理。

二、四肢骨折病人的护理

（一）肱骨干骨折

肱骨干骨折是发生在肱骨外科颈下1~2cm至肱骨髁上2cm段内的骨折。常见于青年和中年人。

1. 临床表现 伤侧上臂疼痛、肿胀、畸形、皮下瘀斑及功能障碍。体检有假关节活动、骨擦感、患肢短缩等。主要并发症是桡神经损伤和肱动脉损伤。合并桡神经损伤时可出现垂腕、各手指掌指关节不能背伸，拇指不能伸，前臂旋后障碍；手背桡侧皮肤感觉减弱或消失等表现。

2. 治疗原则与护理 一般采取手法复位，复位后可用石膏或小夹板固定。切开复位后用加压钢板螺钉或带锁髓内钉作内固定。

（二）肱骨髁上骨折

肱骨髁上骨折是发生在肱骨干与肱骨髁交界处的骨折。多见于5~12岁儿童。

1. 临床表现 肘关节明显肿胀、压痛，功能障碍；有时可出现皮下淤血或皮肤水疱。伸直型骨折时，鹰嘴与远侧骨折端向后方突出，近侧骨折端向前移，外形如肘关节脱位，但保持正常的肘后三角，可有骨擦音、反常活动等；可伴有正中、桡、尺神经损伤，表现为手的感觉、运动功能障碍。肱动脉挫伤或受压者因发生血管痉挛可致前臂缺血，出现剧痛、手部皮肤苍白、发凉、麻木、被动伸指疼痛，桡动脉搏动减弱或消失等表现。

2. 治疗原则与护理 肘部肿胀较轻、桡动脉搏动正常者，可行手法复位和后侧石膏托固定。伸直型骨折复位后固定肘关节于90°~60°屈曲或半屈位。对受伤后时间较长、肘部肿胀严重并有水疱形成但末梢血运良好者，可行尺骨鹰嘴牵引，牵引重量1~2kg；待3~5天后肿胀消退，即可进行手法复位。伤后第1周，患侧肢体避免活动，1周后逐渐开始握拳、伸指、腕关节屈伸及肩关节活动；4~5周后在去除外固定后，进行肘关节屈伸功能锻炼。

（三）桡骨远端伸直型骨折（Colles骨折）

发生于桡骨远端约3cm内的骨折，以老年人多见，由间接暴力所致。跌倒时前臂旋前，腕关节背伸，手掌着地。

1. 临床表现 局部疼痛、肿胀、压痛、功能障碍，典型的畸形表现为侧面观"餐叉样"畸形，正面观"枪刺样"畸形。

2. 治疗原则与护理 主要采用手法复位，小夹板或石膏固定在屈腕、尺偏、旋前位2周，之后改用中立位固定2周。

（四）股骨颈骨折

1. 病因和分类

（1）按骨折线部位分类可分成：①头下骨折；②经颈骨折；③基底骨折。

头下骨折和经颈骨折属于关节囊内骨折，由于股骨头的血液循环大部分中断，因而骨折不易愈合和易造成股骨头缺血坏死。基底骨折由于两骨折段的血液循环良好而较易愈合。

（2）按骨折线角度（X线片表现）分类：①内收骨折：远端骨折线与两髂嵴连线的延长线所形成的角度（Pauwels角）大于50°，属于不稳定骨折。②外展骨折：Pauwels角小于30°，属于稳定骨折。

2. 临床表现 老年人跌倒后髋部疼痛，移动患肢时疼痛更明显，不敢站立或行走；患肢有短缩，呈45°~60°外旋畸形；髋部有压痛，叩击足跟部或大粗隆部时髋部疼痛，大转子明显突出。

3. 护理和健康教育

（1）保持适当的体位，防止骨折移位。

1）患肢制动、矫正鞋固定：患肢制动，卧床时两腿之间放一枕头，使患肢呈外展中立位，可穿防旋矫正鞋固定，防止髋关节外旋或脱位。

2）卧硬板床：卧硬板床休息，经医师允许后方可患侧卧位。更换体位时，应避免患肢内收、外旋或髋部屈曲，防止骨折移位。

3）正确搬运病人：尽量避免搬运或移动病人，必须搬运移动时，注意将髋关节与患肢整个托起，防止关节脱位或骨折断端造成新的损伤。

（2）指导病人正确活动。

考题答案

序号	1	2	3	4									
答案	E	C	B	B									

第十五节 骨盆骨折病人的护理

一、病因

骨盆骨折多由直接暴力挤压骨盆所致，多伴有合并症和多发伤。年轻人骨盆骨折主要是由于交通事故和高处坠落引起。老年人骨盆骨折最常见的原因是摔倒。

二、临床表现

局部肿胀、压痛、畸形、会阴部瘀斑，肢体长度不对称，若膀胱和尿道损伤可出现血尿，腹内器官损伤可出现急腹症症状和休克症状。严重者伴大量出血时，常合并休克。

骨盆分离试验和骨盆挤压试验阳性。

三、辅助检查

X线和CT检查能直接反映是否存在骨盆骨折及其类型。

四、治疗原则

首先处理休克和各种危及生命的合并症，再处理骨折。

1. 非手术治疗

（1）卧床休息：骨盆边缘骨折、骶尾骨骨折应根据损伤程度卧硬板床休息3~4周，以保持骨盆的稳定。

（2）复位与固定：不稳定性骨折可用**骨盆兜悬吊牵引**、髋人字石膏、骨牵引等。

2. 手术治疗

（1）骨外固定架固定术：适用于骨盆环两处骨折病人。

（2）切开复位钢板内固定术：适用于骨盆环两处以上骨折病人，以保持骨盆的稳定。

五、护理措施

1. 补充血容量和维持正常的组织灌注

（1）观察生命体征：**骨盆骨折常合并静脉丛及动脉出血，易出现低血容量性休克。**应注意观察病人的意识、脉搏、血压和尿量。

（2）建立静脉输液通路：及时按医嘱输血和补液，补充血容量。

（3）及时止血和处理腹腔内脏器损伤：若经抗休克治疗仍不能维持血压，应及时通知医师，并协助做好手术准备。

2. 维持排尿、排便通畅

（1）观察：注意病人尿量、色泽及有无排尿困难；有无腹胀和便秘。

（2）导尿护理：对于尿道损伤致排尿困难者，予以留置导尿，并加强尿道口和导尿管的护理；保持导尿管通畅。

（3）饮食：鼓励病人多食富含膳食纤维的食物、新鲜水果和蔬菜，多饮水，以防便秘。

（4）通便：便秘的病人可根据医嘱给予开塞露等通便。

3. 皮肤护理

（1）保持个人卫生清洁：注意卧床病人的皮肤护理，保持皮肤清洁和床单平整干燥。

（2）体位：协助病人更换体位，骨折愈合后方可向患侧卧位。

第十六节　颅骨骨折病人的护理

一、临床表现

1. 颅盖骨折　线形骨折常合并头皮损伤，骨折本身依靠触诊很难发现。凹陷范围较大的骨折者，软组织出血不多时，触诊多可确定，但小的凹陷骨折需经X线摄片才能发现。

2. 颅底骨折　常伴有硬脑膜破裂，引起脑脊液外漏（表11-16-1）。

表11-16-1　颅底骨折的临床表现

骨折部位	瘀斑部位	脑脊液漏	可能损伤的脑神经
颅前窝	**眼睑、球结膜下（熊猫眼或眼镜征）**	**鼻漏**	**嗅神经**
颅中窝	**耳后乳突区**	**耳、鼻漏**	**面神经、听神经**
颅后窝	耳后及枕下部、咽后壁	无	第Ⅸ~Ⅻ对脑神经

二、治疗原则

颅盖骨线形骨折或凹陷性骨折下陷较轻，一般不需处理；骨折凹陷范围超过3cm、深度超过1cm，兼有脑受压症状者，则需手术治疗。**颅底骨折本身无特殊处理，重点是预防颅内感染，脑脊液一般在2周内愈合。脑脊液漏4周不自行愈合者，可考虑做硬脑膜修补术。**

> 锦囊妙记：颅前窝靠近眼眶，因此颅前窝骨折可导致眼眶淤血、青紫，即出现熊猫眼或眼镜征。颅中窝靠近乳突，因此颅中窝骨折可引起耳后乳突区瘀斑。

三、护理措施

1. 预防颅内感染，促进漏口早日闭合

（1）体位：嘱病人采取半坐位，头偏向**患侧**，维持特定体位至停止漏液后3~5日，借重力作用使脑组织移至颅底硬脑膜裂缝处，促使局部粘连而封闭漏口。（亲：脑脊液漏、咯血、胸膜炎、碎石术后病人均取患侧卧位）。

（2）保持局部清洁：每日2次清洁、消毒外耳道、鼻腔或口腔，注意棉球不可过湿，以免液体逆流入颅。劝病人勿挖鼻、抠耳。注意不可堵塞鼻腔。

（3）避免颅内压骤升：嘱病人勿用力屏气排便、咳嗽、擤鼻涕或打喷嚏等，以免颅内压骤然升降导致气颅或脑脊液逆流。

（4）对于脑脊液鼻漏者，不可经鼻腔进行护理操作，严禁从鼻腔吸痰或放置鼻胃管，禁止耳、鼻滴药、冲洗和堵塞，禁忌作腰穿。

2.病情观察

（1）准确估计脑脊液外漏量：在鼻前庭或外耳道口松松地放置干棉球，随湿随换，记录24小时浸湿的棉球数，以估计脑脊液外漏量。

（2）注意颅内低压综合征：若脑脊液外漏多，可使颅内压过低而导致颅内血管扩张，出现剧烈头痛、眩晕、呕吐、厌食、反应迟钝、脉搏细弱、血压偏低。

第十二章　肌肉骨骼系统和结缔组织疾病病人的护理

考情分析

　　本章内容较为重要，历年考试均有涉及，每年约考查4~6题，重点考查了腰椎间盘突出症的好发部位、术后功能锻炼，脊柱骨折的搬运方法、常见并发症，系统性红斑狼疮的治疗原则和护理措施，类风湿性关节炎的临床表现和护理措施，骨质疏松症的临床表现和健康教育等。

考点预测

第一节　腰腿痛和颈肩痛病人的护理

一、颈椎病病人的护理

　　颈椎病是指颈椎间盘退行性变及其继发椎间关节退行改变，所致相邻神经、脊髓、椎动脉、食管等受累，产生了相应的临床症状和体征。好发部位依次在颈5~6、颈4~5节段。

（一）临床表现

　　1. 神经根型颈椎病　此型最常见，约占50%~60%。临床表现颈、肩部疼痛，可向上肢放散，颈部僵硬，上肢麻木。

　　2. 脊髓型颈椎病　此型约占10%~15%。此型症状最重。据脊髓受压部位和程度不同，可产生不同临床症状，如上肢表现有手部麻木，活动不灵，精细活动失调，握力减退；或下肢麻木，行走不稳，有踩棉花样感觉，足尖拖地；躯干部可有束缚感。

　　3. 椎动脉型颈椎病　主要表现颈性眩晕、头痛，突然猝倒，视觉障碍，耳鸣，听力降低，颈部压痛，活动受限。

　　4. 交感神经型颈椎病　中年妇女多发。由于颈椎结构退行性病变刺激颈交感神经，表现出一系列交感神经兴奋或抑制的症状。特点是临床症状多而客观体征少，呈神经官能症的表现。如表现面部、或躯干麻木，痛觉迟钝；易出汗或无汗；感心悸，心动过速或过慢，心律不齐；血压升高或降低；耳鸣，听力下降；视力下降或眼部胀痛，干涩或流泪；失眠，记忆力下降等症状。

（二）护理措施

　　1. 手术前护理　作好骨科手术前常规准备；指导适应手术卧位的练习，如低枕平卧或俯卧位；前路手术者，手术前2~3天练习推移气管训练。

　　2. 手术后护理

　　（1）注意颈部伤口渗血及引流情况　保持引流畅通，当渗出液浸透伤口敷料时应及时更换。引流条一般在手术后2~3天拔除。

　　（2）观察呼吸变化　尤其前路手术在手术后1~3天应严密观察其呼吸情况，注意呼吸频率，一旦出现憋气、面色发绀，及时报告医生，必要时拆线清除血肿或作气管切开。所以，手术后常规床头备气管切开包，以备急用。

> 锦囊妙记：甲状腺切除术后、颈椎病前路手术后均需在床旁放置气管切开包，以便血肿压迫气管时，紧急行气管切开。

　　（3）防治喉头水肿，手术后2~3天作超声雾化吸入，每日1~2次。

　　（4）避免受凉感冒，卧床期间鼓励病人深呼吸，多咳嗽、咳痰。定时翻身，翻身时保持头颈躯干中立位，以预防发生并发症。

　　（5）防止植骨块脱落移位。骨块脱落移位多发生在术后5~7天。手术后保持稳定的头颈部体位，颈部用颈围或颈托制动，头颈两侧垫枕或沙袋。避免头颈过多屈伸，控制旋转活动。在用力咳嗽、喷嚏，或用力排便时，用手轻按颈部切口处，以防植骨块脱落移位。

　　（6）鼓励早期进行四肢功能锻炼，防止肌萎缩和静脉血栓形成。

二、腰椎间盘突出症病人的护理

（一）病因

　　1. 年龄因素　好发年龄为20~50岁，男性多于女性，临床表现多在腰4~5与腰5~骶1间隙。

　　2. 急、慢性损伤史　病人多数有弯腰猛力抬（抱）重物，或扭转腰部猛力投物等急性腰部损伤史。

　　考题1　腰椎间盘突出最易发生的部位是（　　）

　　A. 胸1~2腰1　　　　　B. 腰1~2　　　　　C. 腰2~3　　　　　D. 腰3~4　　　　　E. 腰4~5

　　考题2　腰椎间盘突出好发于腰4~5及腰5~骶1，是因为该部位（　　）

　　A. 椎间盘较厚　　　　B. 韧带松弛　　　　C. 血供差　　　　D. 活动度大　　　　E. 肌肉松弛

（二）临床表现

腰痛及坐骨神经痛：早期病人表现仅有腰痛，可呈急性剧痛或慢性隐痛，以后逐渐发生坐骨神经痛；部分病人腰痛与坐骨神经痛表现同时出现。

（三）护理措施

1.非手术治疗的护理

（1）卧床休息：为减轻脊柱负荷，缓解或消除疼痛，急性期需绝对卧硬板床休息，要求病人吃饭、排便排尿均在卧床体位下进行。翻身时嘱病人张口呵气，并给予协助。在生活方面给予病人以良好的照顾。卧床时间须4周或至疼痛症状缓解，然后带腰围下床活动，3个月内不作弯腰持物活动。

（2）持续骨盆水平牵引的护理：根据个体差异牵引重量在7~15kg，床的足端抬高15~30cm以作反牵引，持续2周。

2.手术病人的护理

（1）体位：手术后平卧硬板床，根据手术创伤情况，一般需卧床1~3周。（亲：椎间盘突出症病人卧硬板床可减轻对神经的压迫，缓解疼痛）。

（2）伤口及引流的护理：注意观察伤口渗血、渗液情况，以及引流管是否通畅，引流液量、质，有无脑脊液漏出。一般手术后24小时后拔除引流管。如渗出量多，或疼痛加剧，下肢感觉、运动障碍加重，应及时报告医生处理。

（3）功能活动：手术后要求病人坚持深呼吸练习。定时进行四肢、尤其是双下肢活动（避免神经根粘连），给予小腿、大腿肌肉按摩，每日温水洗脚1次，预防静脉血栓形成及静脉炎的发生。手术后2~3天后指导并督促、鼓励病人进行腰背肌锻炼，预防肌萎缩，增强脊柱稳定性。

考题3 护士指导腰椎间盘突出症患者在手术后早期即进行直腿抬高练习，其目的是为了预防（　　）

A.神经根粘连 　　 B.血肿形成 　　 C.骨质疏松 　　 D.伤口感染 　　 E.肌肉萎缩

考题答案

序号	1	2	3							
答案	E	D	A							

第二节　骨和关节化脓性感染病人的护理

一、化脓性骨髓炎病人的护理

化脓性骨髓炎是指骨膜、骨密质、骨松质及骨髓由化脓菌感染引起的炎症。依据感染途径可分血源性骨髓炎、创伤后骨髓炎、外来性骨髓炎。临床上多见于儿童，以急性血源性骨髓炎多见。

（一）病因

致病菌最多见的是金黄色葡萄球菌，其次是乙型溶血性链球菌。（亲：致病菌主要为金黄色葡萄球菌的疾病有：急性血源性骨髓炎、急性乳腺炎、疖、痈、手部感染、化脓性关节炎、新生儿脐炎、急性感染性心内膜炎等）。

（二）临床表现

起病急，出现寒战、高热，达39℃以上。患儿可烦躁、惊厥，严重时发生休克或昏迷。患处持续性剧痛及深压痛，患肢活动受限。当骨膜下脓肿形成或已进入软组织中，患肢局部红、肿、热、痛或有波动感。

（三）辅助检查

X线检查：早期X线检查无改变，至少2周后才有所表现，病骨干骺区骨质破坏，之后骨密质破坏变薄，后期可见密度很高的死骨形成。

（四）护理措施

1.一般护理　卧床休息，多饮水，给营养丰富、易消化的饮食。抬高患肢，以利于淋巴和静脉回流，减轻肿胀。

2.术后护理

（1）切口观察及引流护理　保持引流通畅，防止阻塞和扭曲。滴入瓶高于床面60~70cm，引流瓶低于床面50cm，引流速度为术后第1日快速滴入，以后维持50~60滴/分。

> 锦囊妙记：灌肠筒距离肛门的距离为40~60cm；膀胱冲洗时冲洗溶液距床面60cm；阴道灌洗时灌洗筒与床沿的距离不超过70cm；急性骨髓炎时滴入瓶高于床面60~70cm。

（2）患肢护理　防止疼痛、挛缩、畸形和病理性骨折。患肢制动，但制动肢体可进行肌肉等长收缩，未制动部位进行功能锻炼。

二、化脓性关节炎病人的护理

化脓性关节炎指发生在关节腔内的化脓性感染。好发于髋关节和膝关节。多见于小儿，尤以营养不良的小儿居多。

（一）病因

致病菌为**金黄色葡萄球菌**。

（二）临床表现

1. 症状　起病急骤，全身不适，乏力，食欲缺乏，寒战高热，体温可达39℃以上；可出现谵妄与昏迷，小儿多见惊厥。全身中毒症状严重。**病变关节处疼痛剧烈**。

2. 体征

（1）浅表关节病变者：可见关节红、肿、热，局部压痛明显；**浮髌试验可为阳性**。病人为缓解疼痛，关节多处于半屈曲位。

（2）深部关节病变者：如髋关节，因有皮下组织和周围肌覆盖，局部红肿、热不明显。由于疼痛，关节常处于屈曲、外展、外旋位，病人为避免疼痛，常拒绝做相关关节的检查。

第三节　脊柱与脊髓损伤病人的护理

一、脊柱骨折病人的护理

脊柱骨折以**胸腰段骨折多见**，颈椎骨折常伴有脱位、脊髓损伤，易致残或危及生命。

（一）临床表现

局部疼痛、肿胀、脊柱活动受限，骨折处棘突有明显压痛和叩击痛；胸腰椎骨折常有后突畸形；合并截瘫时，损伤脊髓平面感觉、运动、反射障碍，高位截瘫可出现呼吸困难，甚至呼吸停止。

（二）护理措施

1. 急救搬运　脊柱骨折、脱位搬运不当很容易引起脊髓损伤，正确的搬运方法：三人平托病人，同步行动，将病人放在脊柱板、木板或门板上；也可将病人保持平直体位，整体滚动到木板上。**严禁弯腰、扭腰**。如有**颈椎骨折、脱位，需要另加一人牵引固定头部，并与身体保持一致**，同步行动。（亲：颈椎骨折的病人应采用四人搬运法，将病人平放在木板上，严禁肩扛、背驮，防止引起脊神经损伤）。

2. 保持皮肤的完整性，预防压力性损伤发生。

（1）轴式翻身：间歇性解除压迫是有效预防压力性损伤的关键，故在损伤早期应每2~3小时翻身一次，分别采用仰卧和左、右侧卧位。

（2）保持病床清洁干燥和舒适：有条件的可使用特制翻身床、波纹气垫等。注意保护骨突部位，使用气垫或棉圈等使骨突部位悬空，定时对受压的骨突部位进行按摩。

（3）避免营养不良：保证足够的营养素摄入，提高机体抵抗力。

二、脊髓损伤病人的护理

（一）病因

脊髓损伤是脊椎骨折、脱位的严重并发症，移位的椎骨或突入椎管内的骨折片，可压迫或损伤脊髓或马尾神经，引起瘫痪。若损伤平面以下的感觉、运动、反射及括约肌功能部分丧失，为不完全瘫痪；若功能完全丧失为完全瘫痪。胸腰椎骨折引起脊髓损伤出现下肢瘫痪，称为截瘫；如颈髓损伤后，双上肢也有神经功能障碍，称为四肢瘫痪，简称四瘫。脊髓损伤后出现瘫痪，但由于损伤的程度不同，用截瘫指数将瘫痪程度量化，截瘫指数分别用"0"、"1"、"2"表示，**"0"代表没有或基本没有瘫痪；"1"代表功能部分丧失；"2"代表完全或接近完全瘫痪**；一般记录**肢体的自主运动、感觉及两便的三项功能**，最后数字相加即是该病人的截瘫指数。

（二）临床表现

1. **脊髓震荡**　损伤后短暂的功能障碍，表现为弛缓性瘫痪，损伤平面以下的感觉、运动、反射及括约肌功能丧失，**数分钟、数小时或稍长时间逐渐恢复**。

2. **脊髓挫伤和脊髓受压**　伤后出现损伤平面以下的感觉、运动、反射及括约肌功能部分或完全丧失，可以是单侧，也可是双侧，双侧多在同一平面。其预后决定于脊髓损伤的程度、受压解除的时间。一般2~4周后逐渐演变为痉挛性瘫痪，肌张力增高、腱反射亢进，出现病理性锥体束征。胸段脊髓损伤表现为截瘫，颈段损伤表现为四肢瘫，上颈段损伤表现为四肢痉挛性瘫痪，下颈段损伤表现为上肢弛缓性瘫痪，下肢为痉挛性瘫痪。

3. **脊髓半切征**　损伤平面以下同侧肢体的运动和深感觉丧失，对侧肢体的痛觉和温度觉丧失。

4. **脊髓断裂**　损伤平面以下的感觉、运动、反射和括约肌功能完全丧失，又称脊髓休克期。

5. **脊髓圆锥损伤**　成人脊髓终止于第1腰椎体的下缘，当第12胸椎和第1腰椎骨折可损伤脊髓圆锥，表现为会阴部皮肤鞍状感觉消失、括约肌功能及性功能障碍，而双下肢的感觉和运动功能保持正常。

（三）常见并发症

1. 瘫痪　高位颈髓损伤可能来不及瘫痪已经死亡，低位颈髓损伤出现高位截瘫，即四肢瘫。

2. 呼吸系统并发症　脊髓损伤瘫痪病人长期卧床，呼吸道内大量分泌物不能排出，引起坠积性肺炎。若为颈髓损伤，呼吸功能直接受到影响，**呼吸道感染和呼吸衰竭是脊髓损伤的严重并发症**。

3. 泌尿系感染和结石　脊髓损伤后括约肌功能障碍，排尿异常、长期留置尿管，导致泌尿道的感染和结石。长期卧床又易发生骨质脱钙，尿中钙盐增加，促使泌尿系结石的形成。

4. 压力性损伤　脊髓损伤瘫痪病人长期卧床，皮肤感觉丧失，于是皮肤压在骨突起与床褥之间，长时间压迫发生局部神经营养障碍，供血不足，皮肤坏死形成压力性损伤。

5. 其他

（1）体温异常：颈髓损伤后体温调节中枢丧失调节功能，病人可出现体温过高或过低。

（2）腹胀、便秘：长期卧床胃肠功能受到抑制，出现腹胀和便秘。

（四）治疗原则

为防止脊髓进一步损伤，应**及早采取合适的固定**，尽早解除由椎骨骨折、脱位，以及血肿等因素对脊髓的压迫，以免发生不可恢复的损害，是保证脊髓功能恢复的关键。同时应用激素、脱水利尿药物减轻脊髓水肿，如地塞米松、甲泼尼龙或甘露醇等。尽早应用高压氧治疗效果较好。

（五）护理措施

1. 心理护理　加强心理支持，主动关心病人，使其正视现实，增强治疗信心。

2. 生活护理　满足病人生活需要，做好基础、皮肤和口腔护理，加强大、小便管理。逐步做到生活自理。外伤性截瘫病人3个月后，指导病人练习坐起，逐渐使用拐杖或轮椅下地活动。

3. 饮食护理　提供富有营养的易消化饮食，鼓励病人多吃水果蔬菜，多饮水。

4. 体温异常的护理

（1）高热护理：采用酒精擦浴、冰袋、冰帽等物理降温；药物降温；室内保持适宜的温、湿度；多饮水，给易消化饮食。

（2）低温护理：注意保暖，提高室温，物理升温，给予易消化营养丰富饮食。

5. 截瘫并发症护理

（1）呼吸道护理：鼓励病人深呼吸、有效咳嗽、翻身拍背，同时，可雾化吸入抗生素、地塞米松或糜蛋白酶，以稀释分泌物利于排出，必要时吸痰。对于应用呼吸机进行辅助呼吸的病人，做好呼吸机的监管。有气管切开的病人，保持呼吸道通畅，加强气管切开的护理。

（2）泌尿系统护理：做好留置尿管的护理。早期留置尿管持续引流，2~3周后定时开放，每4~6小时开放1次，以使膀胱充盈，防止膀胱萎缩及感染。鼓励病人多饮水，可预防泌尿系统感染和结石的发生。

（3）皮肤护理：截瘫长期卧床的病人，骨突起部位的皮肤长时间受压，易发生压力性损伤。预防的关键是间歇性解除压迫。防治方法是床褥平整、保持皮肤清洁、应用气垫或分区充气床垫、定时翻身，每2~3小时1次，24小时不间断。

◎ 考题1~3题共用题干

患者男，41岁。体重82kg，因车祸致T3~4骨折。四肢瘫痪、呼吸困难，对自己的病情非常担心。

考题1 导致呼吸困难的最主要原因是（　）

A. 腹胀导致膈肌上移　　　　　　　　B. 肺栓塞　　　　　　　　　　C. 呼吸肌麻痹

D. 痰液分泌过多堵塞气道　　　　　　E. 血块压迫气道

考题2 搬运该患者的方法是（　）

A. 单人背起患者搬运

B. 单人抱起患者搬运

C. 二人搬运，其中一人抬上身，一人抬脚

D. 三人搬运，其中二人平托患者躯干部，一人抬脚

E. 四人搬运，其中三人将患者平托到木板上，一人固定头部

考题3 在与患者的沟通中，会对患者的心理产生不良影响的是（　）

A. 向患者介绍脊髓损伤的手术并发症　　　　　　　B. 指导患者进行功能锻炼

C. 安排康复较好的患者与其进行交流　　　　　　　D. 建议患者听柔和的音乐放松心情

E. 与患者共同探讨缓解症状的护理方案

考题答案

序号	1	2	3														
答案	C	E	A														

第四节　关节脱位病人的护理

一、概述

（一）临床表现

1. 一般表现　脱位的关节疼痛、肿胀、压痛、关节功能障碍。

2. 特征表现　畸形、弹性固定、关节盂空虚。

（二）治疗原则

1. 复位　**手法复位为主**，早期进行手法复位效果好，最好在脱位3周内进行。

2. 固定　复位后固定有利于关节囊、韧带及周围软组织得以修复，但时间不可过长，**一般固定2~3周**。

3. 功能锻炼　**固定后即开始功能锻炼**，早期舒缩患部周围的肌肉及其他关节，去除固定后，逐渐活动患部关节，主动活动为主，被动为辅。

（三）护理措施

1. 受伤初期、复位与固定后或手术后　注意观察伤肢远端皮肤色泽、温度、感觉和指（趾）活动情况。

2. 遵医嘱给镇静、止痛药物。

3. 受伤关节**早期可冷敷**，以减轻局部组织渗血和肿胀。**2~3日后可热敷**，以促进积血和水肿吸收。

4. 维持受伤关节的功能位固定，执行外固定（石膏、牵引）的有关护理措施。

二、常见关节脱位

（一）肩关节脱位

1. 临床表现　肩部疼痛、肿胀，不能活动，以健手托扶患侧前臂，头部倾斜于患侧。三角肌塌陷，**呈"方肩"畸形，原关节盂处空虚。肩关节脱位后**，患侧手掌搭在健侧肩部时，肘部不能紧贴胸壁。

2. 治疗原则

（1）复位：以手法复位为主。

（2）固定：复位后将**肩关节固定于内收、内旋、屈肘90°** 用三角巾悬吊于胸前，固定3周。

（3）功能锻炼：固定期间活动手和腕，解除固定后逐渐活动肩关节。

（二）肘关节脱位

1. 临床表现　肘部疼痛、肿胀、活动障碍，明显畸形，肘部弹性固定在半屈位，**肘后空虚，可摸到凹陷，肘后三点关系失常**。

2. 治疗原则

（1）复位：尽早手法复位。

（2）固定：复位后用关节夹板或长臂**石膏托固定肘关节于屈肘90°**，前臂三角巾悬吊于胸前3周。

（3）功能锻炼：固定期间活动手指及肩部，去除固定后逐渐活动肘部，以主动活动为主，被动活动要轻柔。

第五节　风湿热病人的护理

一、病因

链球菌感染是诱发风湿热的病因。

```
好礼相送　　　　　　　　　　链球菌感染的疾病

1. 风湿性心瓣膜病　A族乙型溶血性链球菌。

2. 小儿急性肾小球肾炎　A族 β 溶血性链球菌。

3. 猩红热　A族乙型溶血性链球菌。

4. 风湿热　A族乙型溶血性链球菌。

5. 急性蜂窝织炎　溶血性链球菌。

6. 急性淋巴管炎和淋巴结炎　化脓性链球菌。

7. 亚急性细菌性心内膜炎　草绿色链球菌。
```

二、临床表现

（一）前驱症状

发病前2~5周，常有咽喉炎或扁桃体炎等上呼吸道链球菌感染的临床表现。

（二）典型的临床表现

1. **发热**　约50%~70%病人可有发热，热型不规则。

2. 关节炎　典型的关节炎呈**游走性、多发性**，同时侵犯数个大关节，以膝、踝、肘、腕、肩关节较常见。急性发作时受累关节表现为红肿、灼热、疼痛和压痛，活动受限制。

3. 心脏炎　典型的心脏炎病人常主诉心悸、气短、心前区不适。

4. **环形红斑**　为淡红色、环形、中央苍白，多分布在躯干、肢体的近端，大小不一，压之退色，不痒。（亲：系统性红斑狼疮皮肤损害的特点是蝶形红斑，小儿风湿热为环形红斑）。

5. 皮下结节　多发现于关节伸侧的皮下组织，尤其在肘、膝、腕、枕或胸腰椎棘突处，与皮肤无粘连，无红肿炎症，稍硬、无痛的小结节。

6.舞蹈病 多发生在儿童，在风湿热的后期出现。

三、治疗原则

（一）一般治疗

1.应注意保暖，避免潮湿、受寒。急性关节炎病人早期应卧床休息，待血沉、体温正常然后开始活动。

2.抗生素应用 青霉素是最有效的杀菌剂。常用剂量为80万~160万单位/日，分两次肌内注射，疗程为10~14天。（亲：小儿急性肾小球肾炎、小儿风湿热均与链球菌感染有关，因此，两种疾病均首选青霉素抗链球菌感染）。

（二）抗风湿治疗

首选药物为非甾体类抗炎药，常用乙酰水杨酸，剂量4~6g/d，分3~4次口服。

对心脏炎一般采用糖皮质激素治疗，常用泼尼松30~40mg/d，分3~4次口服。病情严重者可静脉滴注地塞米松5~10mg/d或氢化可的松200mg/d。

四、护理措施

1.心脏炎的护理 ①病情观察：注意心率、心律及心音，有无烦躁不安、面色苍白、多汗、气急等心力衰竭表现。②绝对卧床休息，无心脏炎者2周，有心脏炎时轻者4周，重者6~12周，伴心力衰竭者待心功能恢复后再卧床3~4周，血沉接近正常时方可逐渐下床活动。一般恢复至正常活动量所需时间，无心脏受累者1个月，轻度心脏受累者2~3个月，严重心脏炎伴心力衰竭者6个月。③加强饮食护理，给予易消化、高蛋白、高维生素食品，有心力衰竭者适当地限制盐和水，少量多餐，详细记录出入水量，并保持大便通畅。④遵医嘱用泼尼松抗风湿治疗，有心力衰竭者加用洋地黄制剂，同时配合吸氧、利尿、维持水电解质平衡等治疗。

2.关节炎的护理 关节痛时，可令病人保持舒适的体位，避免痛肢受压，移动肢体时动作轻柔。

3.正确用药并观察其副作用 抗风湿治疗疗程较长，重症病例泼尼松总疗程约8~12周，轻症病例用阿司匹林的总疗程约3~6周。服药期间应注意副作用。阿司匹林可引起胃肠道反应、肝功能损害和出血。饭后服用或同服氢氧化铝可减少对胃的刺激。加用维生素K防止出血。阿司匹林引起多汗时应及时更衣防受凉。泼尼松可引起满月脸、肥胖、消化道溃疡、肾上腺皮质功能不全、精神症状、血压增高、电解质紊乱、抑制免疫等。心力衰竭需用洋地黄治疗，心肌炎时对洋地黄敏感且易出现中毒，注意有无恶心呕吐、心律不齐、心动过缓等副作用，并应注意补钾。

五、健康教育

1.注意卫生，居室要通风、防潮、保暖，尤其对人口较集中的场所尤为注意，以避免链球菌的传播。

2.加强体育锻炼，提高抗病能力。

3.对咽喉部链球菌感染情况应积极控制。

4.预防风湿热复发，首选苄星青霉素120万单位/月，肌内注射。如有青霉素过敏可用红霉素或磺胺嘧啶。

5.局部病灶处理。对慢性扁桃体炎或咽喉炎应积极处理。

第六节　类风湿关节炎病人的护理

一、病因

一般认为，某些可疑病原体感染人体，在某些诱因作用下，侵及滑膜和淋巴细胞，引发自身免疫反应，产生一种自身抗体IgM，称类风湿因子（RF）。RF作为一种自身抗原与体内变性的IgM起免疫反应，形成抗原-抗体复合物沉积在滑膜组织上，激活补体，产生多种过敏因素，引起关节滑膜炎症，使软骨和骨质破坏加重。

> 好礼相送　　　　　　　　　　抗体知识知多少
>
> 1.IgA 婴幼儿体内分泌型IgA（sIgA）低下，故易患呼吸道感染。
>
> 2.IgE 外源性哮喘产生的抗体。
>
> 3.IgG 可通过胎盘，使新生儿不易感染一些传染性疾病。
>
> 4.IgM 不能通过胎盘，婴儿易患消化道疾病；与类风湿关节炎的发生密切相关（自身抗体IgM，也称为类风湿因子RF）。

二、临床表现

（一）全身表现

乏力，全身不适，发热，食欲减退，手足发冷等。

（二）关节症状

1.晨僵 病变的关节在静止不动后可出现半小时甚至更长时间的僵硬，活动受限，如胶黏着的感觉，适度活动后逐渐减轻，尤以晨起时最明显，称为晨僵。晨僵的程度和持续时间可作为判断病情活动度的指标。约95%以上的类风湿关节炎病人可出现晨僵。

考题1 类风湿关节炎活动期最常见的临床表现是（　　）

A.晨僵　　　　　　　　　　B.指关节畸形　　　　　　　　C.肘侧皮肤出现浅表结节

D.下肢皮肤有大片出血点　　　E.贫血

2.关节疼痛和肿胀　关节痛往往是最早的关节症状，最常出现的部位为**腕、掌指关节**，近端指关节。**多呈对称性、持续性。**

考题2 类风湿关节炎患者的特点是（　　）

A.主要侵犯大关节　　　　　　B.属于单系统性疾病　　　　　C.全身游走性疼痛

D.关节病变呈对称性改变　　　E.发病者男女之比为1：2

考题3 对类风湿关节炎的描述**不正确**的是（　　）

A.基本病变是滑膜炎　　　　　B.发病与自身免疫有关　　　　C.有皮下结节示病情活动

D.类风湿因子为阳性　　　　　E.不引起脏器损害

三、辅助检查

1.血液检查　轻到中度贫血。血沉增快，是滑膜炎症的活动性指标。

2.炎性标志物　C反应蛋白增高说明本病的活动性。

3.免疫学检查　**类风湿因子（RF）呈阳性**，其滴度与本病活动性和严重性成正比。

4.X线检查　以**手指和腕关节**的X片最有价值。

四、护理措施

1.注意活动与休息　活动期发热或关节肿胀明显时应卧床休息，并保持正确的体位，勿长时间维持抬高头部和膝部的姿势，以免屈曲姿势造成关节挛缩致残。**病情缓解时指导病人进行功能锻炼**。运动前可用热敷、热水浴、红外线等理疗方法改善血液循环，缓解肌肉痉挛。

2.疼痛的护理　关节肿胀，疼痛剧烈时，遵医嘱给予消炎止痛剂，缓解期帮助指导病人功能锻炼。采取解除或减轻疼痛的措施，如每日清晨起时进行15分钟温水浴或用热水泡手。也可用谈话、听音乐等形式分散疼痛注意力。

3.保持病人自理能力　改善类风湿关节炎病人的生活环境，为使病人自理创造条件，如穿防滑的鞋子、起床活动时提供拐杖以保证安全；提供稍高的轮椅，减少病人起立坐下时膝、脊髓关节的受力；在厕所内放置较高的马桶或便器，方便病人如厕，物品的码放应方便病人取用等。

考题4 在为预防类风湿关节炎患者发生晨僵而采取的护理措施中，**不正确**的是（　　）

A.鼓励多卧床休息　　　　　　　　　　　　　B.睡眠时使用弹力手套保暖

C.晨起后用温水泡僵硬的关节15分钟　　　　　D.遵医嘱服用抗炎药

E.避免关节长时间不活动

考题5 患者女，48岁。类风湿关节炎5年。双侧腕、指关节肿胀畸形。为保持关节的功能，正确的做法是（　　）

A.腕关节背伸、指关节背伸　　　　　　　　　B.腕关节背伸、指关节掌曲

C.腕关节掌曲、指关节侧曲　　　　　　　　　D.腕关节掌曲、指关节背伸

E.腕关节侧曲、指关节掌曲

考题答案

序号	1	2	3	4	5								
答案	A	D	E	A	B								

第七节　系统性红斑狼疮病人的护理

一、病因

在**病毒、性激素、环境因素（阳光照射）、药物**等因素作用下，易感机体丧失正常免疫耐受性，不能识别自身组织，继而出现**自身免疫反应**，导致组织炎症性损伤。（亲：系统性红斑狼疮、原发免疫性血小板减少症、肾病综合征等）。

二、临床表现

1.发热　初期仅有低热，急性活动期可有高热。

2.**皮肤黏膜损害**　常见于暴露部位出现对称的皮疹，典型者在双面颊和鼻梁部有深红色或紫红色蝶形红斑。

3.关节与肌肉疼痛　90％以上病人有关节受累，受累的关节常是**近端指间关节**、腕、足部、膝和踝关节，呈对称分布，较少引起畸形。

4.脏器损害　几乎所有SLE病人均有**肾脏损害**，约半数病人有狼疮性肾炎。一旦发展为尿毒症，则成为病人死亡的主要原因。

三、辅助检查

1. **抗核抗体（ANA）** 阳性率达95％，但特异性不高。
2. **抗Sm抗体** 抗Sm抗体是SLE的标志抗体。
3. 抗双链DNA抗体 特异性高达95％，敏感性仅70％，对确诊SLE和判断狼疮的活动性参考价值大。
4. 补体 CH50（总补体）C3、C4降低，有助于SLE的诊断，并提示狼疮活动。

四、治疗原则

1. **糖皮质激素** 是目前治疗SLE的首选药。通常采用泼尼松。

> **锦囊妙记**：系统性红斑狼疮、原发免疫性血小板减少症、肾病综合征三种疾病均为免疫性疾病，所以这三种疾病的治疗均首选糖皮质激素。

2. **抗疟药** 主要治疗盘状狼疮，通常用磷酸氯喹，每日250~500mg，其可引起视网膜退行性病变，故应定期查眼底。

考题1 糖皮质激素治疗系统性红斑狼疮的主要机制是（　）

A. 抗休克，改善微循环　　　　B. 抑制过敏反应　　　　C. 控制炎症，抑制免疫反应
D. 降低内毒素反应　　　　　　E. 抑菌，避免继发感染

五、护理措施

1. **做好皮肤护理** 病人应避免在烈日下活动，必要时穿长袖衣裤，戴遮阳帽、打伞，禁忌日光浴。保持皮肤的清洁卫生，可用清水冲洗皮损处，每日3次用30℃左右温水湿敷红斑处，每次30分钟。忌用碱性肥皂，避免化妆品及化学药品，防止刺激皮肤。保持口腔清洁及黏膜完整，坚持晨起、睡前、餐后用消毒液漱口，防止感染。有细菌感染者，用1：5000呋喃西林液漱口，局部涂以碘甘油；有真菌感染者用1％~4％碳酸氢钠液漱口。有口腔溃疡的病人，漱口后用中药冰硼散或锡类散涂敷。脱发的病人应减少洗头次数，每周2次为宜，边洗边按摩。忌染发、烫发、卷发。鼓励病人采用适当方法遮盖脱发，可戴帽子、假发等。

2. **饮食护理** 给予高蛋白、富含维生素、营养丰富、易消化的食物，避免食用刺激性食物。忌食含有补骨脂素的食物，如芹菜、香菜、无花果等。肾功能损害者，应给予低盐饮食，适当限水，并记录24小时出入量；尿毒症病人应限制蛋白的摄入；心脏明显受累者，应给予低盐饮食，消化功能障碍者应给予无渣饮食。

> **好礼相送**　　　　　　　　　　　　**系统性红斑狼疮口诀**
>
> 　　系统狼疮较少见，蝶形红斑脸上现，肾脏损害最难办，抗核抗体要化验，皮肤护理很关键，碱性肥皂不要用，化妆物品不要碰。

考题2 患者女，24岁。患系统性红斑狼疮入院，面部蝶形红斑明显。对该患者进行健康指导时，错误的是（　）

A. 用清水洗脸　　　　　　　　B. 不用碱性肥皂　　　　　C. 禁忌日光浴
D. 可适当使用化妆品　　　　　E. 坚持用消毒液漱口

考题答案

序号	1	2										
答案	C	D										

第八节　骨质疏松症病人的护理

骨质疏松症是以骨量减少、骨钙溶出、骨的强度下降、骨的微观结构退化为特征，致使骨的脆性增加以及易于发生骨折的一种全身性骨骼疾病。

一、临床表现

1. **疼痛** 是骨质疏松症最常见、最主要的症状。以腰背痛多见。
2. **椎体压缩** 是继腰背痛后出现的重要体征之一。
3. **骨折** 在扭转身体、持物等日常活动中，即使没有较大的外力作用也可发生骨折。
4. **呼吸系统障碍** 胸腰椎压缩性骨折导致脊椎后弯、胸廓畸形，可使肺活量和最大换气量显著减少，病人往往可出现胸闷、气短、呼吸困难等症状。

考题1 骨质疏松患者最常见的症状是（　）

A. 疼痛　　　　B. 身高缩短　　　　C. 驼背　　　　D. 骨折　　　　E. 呼吸困难

考题2 患者女，70岁。主诉轻微骨痛，劳累或活动后加重，诊断为骨质疏松。目前对患者生活影响最大的危险因素是（　）

A. 疼痛　　　　B. 营养失调　　　　C. 有受伤的危险　　　　D. 躯体活动障碍　　　　E. 焦虑

二、护理措施

1. 生活护理　注意保暖及寒冷刺激，平时洗用水宜温；冷暖交替时，注意衣服的添减，睡卧时盖好衣被，避免风寒侵袭；多走平地，勿持重物。睡硬板床，鼓励病人多进行户外活动，多晒太阳，注意减少和避免病人受伤的可能性。

2. 饮食护理　应进食高蛋白、高能量、高纤维素、高维生素饮食，摄入足够的钙。老年人一般每日摄入钙应不少于850mg。若已发生了骨质疏松症，则每日应不少于1000~2000mg。

3. 预防并发症的护理　对于卧床的病人要保持床单位整洁，定时翻身防止发生压力性损伤；鼓励病人做深呼吸和扩胸运动以防肺部感染；保持会阴部清洁，鼓励多喝水，以防泌尿系感染。对于患有股骨颈或股骨粗隆骨折的病人患肢置于外展中立位，防止外旋和内收。

4. 指导病人进行功能锻炼　如因骨痛需暂时卧床，也应鼓励在床上尽可能进行四肢和腹背肌肉的主动或被动运动。疼痛改善后，应早日争取起床行走锻炼。

5. 预防深静脉血栓形成　应密切观察伤肢疼痛、肿胀的程度及表浅静脉有无曲张，发现异常及时报告医生。

三、健康教育

1. 提高对本病的认识　养成良好的生活习惯，不吸烟、不酗酒、不饮浓茶、咖啡等。多吃含钙、蛋白质丰富的食物，如牛奶、虾皮、芝麻、豆制品等。

2. 加强体育锻炼　运动时肌肉收缩是增加骨质的重要因素，负重运动对发展和维持骨质量和骨密度很重要。

3. 促进体内钙的吸收　多晒太阳可促进肠钙吸收及肾小管对钙、磷的重吸收，因此增加户外活动、多晒太阳可生成更多可利用的维生素D，有利于防止骨质疏松症。

考题3　骨质疏松患者不宜食用的食物是（　　）
A. 牛奶　　　　　　B. 黄花菜　　　　　　C. 鸡蛋　　　　　　D. 浓茶　　　　　　E. 海带

考题答案

序号	1	2	3										
答案	A	A	D										

第十三章　肿瘤病人的护理

　　本章内容较为重要，历年考试均有涉及，每年约考查18题，重点考查了食管癌的转移途径、临床表现和术前饮食护理，胃癌术后病情的观察、出院指导，原发性肝癌的病因、临床表现，胰腺癌的好发部位、胰头癌的临床表现、皮肤护理，大肠癌的早期症状、造口的护理，膀胱癌的主要症状和确诊方法，子宫肌瘤的病因和临床表现，葡萄胎的健康教育，白血病的病因、临床表现和化疗药物的不良反应，乳腺癌的临床表现和伤口护理，肺癌的起源部位、临床表现和术后护理等。

考点预测

第一节　甲状腺癌病人的护理

甲状腺癌是内分泌系统常见的恶性肿瘤之一，位居头颈部肿瘤的首位。女性发病率高于男性。

一、病理及分类

按肿瘤的病理类型可分为：

1.**乳头状腺癌**　约占成人甲状腺癌的60%和儿童甲状腺癌的全部。

2.滤泡状腺癌　约占甲状腺癌的20%。多见于中年人，属中度恶性。

3.未分化癌　约占15%，多见于老年人，属高度恶性。

4.髓样癌　仅占7%，常伴家族史。

二、临床表现

　　发病初期多无明显症状，晚期癌肿除伴颈淋巴结肿大外，常因喉返神经、气管或食管受压而出现声音嘶哑、呼吸困难或吞咽困难等。

三、辅助检查

1.实验室检查　测定甲状腺功能和血清降钙素有助于髓样癌的诊断。

2.影像学检查

（1）B超检查：测定甲状腺大小。

（2）X线检查：可了解有无气管移位、狭窄、肿块钙化。

3.细针穿刺细胞学检查　可明确甲状腺结节性质的有效方法。

4.放射性核素扫描　甲状腺癌的放射性I^{131}或99mTc扫描多提示为冷结节。

四、治疗原则

手术切除是基本的治疗方式。

1.手术治疗　一般多行患侧腺体连同峡部全切除、对侧腺体大部分切除。

2.内分泌治疗　甲状腺癌行次全或全切除者应终身服用甲状腺素片，以预防甲状腺功能减退和抑制TSH。

3.放射性核素治疗　术后I^{131}治疗主要适用于45岁以上乳头状腺癌和滤泡状腺癌。

4.放射外照射治疗　主要适用于未分化型甲状腺癌。

五、护理问题

1.焦虑　与颈部肿块性质不明、环境改变、担心手术及预后有关。

2.潜在并发症　呼吸困难和窒息、喉返和（或）喉上神经损伤、手足抽搐等。

3.清理呼吸道无效　与咽喉部及气管受刺激、分泌物增多及切口疼痛有关。

六、护理措施

1.术前护理

充分而完善的术前准备和护理是保证手术顺利进行和预防术后并发症的关键。

（1）告知病人有关甲状腺肿瘤及手术方面的知识，说明手术治疗的必要性及术前准备的意义。

（2）多与病人交谈，消除其顾虑和恐惧。

（3）指导病人进行练习颈仰卧位。

（4）指导病人学会有效咳嗽的方法。

（5）对精神过度紧张或失眠者，遵医嘱适当应用镇静剂或安眠药物。

（6）协助完成手术前检查，了解甲状旁腺功能状态。

2．术后护理

（1）病情观察：密切监测病人生命体征的变化，观察切口渗血情况，注意引流液的量和颜色，及时更换浸湿的敷料，估计并记录出血量。

（2）体位和引流：**病人血压平稳或全麻清醒后取半坐卧位，以利呼吸和引流切口内积血。** 手术切口内引流管应正确连接引流装置，并观察切口内出血情况。

（3）活动和咳痰：指导病人在床上变换体位，指导有效咳嗽，亦可行超声雾化吸入，帮助病人及时排出痰液，保持呼吸道通畅，预防肺部并发症。

（4）饮食：术后6h清醒病人如无恶心、呕吐，先给予病人温或凉流质饮食。

（5）药物：对于甲状腺全切除的病人，应早期给予足够量的甲状腺素制剂。

（6）并发症的防治：

1）呼吸困难和窒息：

病人回病室后取平卧位，待其血压平稳或全麻清醒后取高坡卧位，以利呼吸和引流。

对因血肿压迫所致呼吸困难或窒息者，须立即配合进行床边抢救， 对喉头水肿所致呼吸困难或窒息者，应即刻遵医嘱应用大剂量激素，如地塞米松30mg静脉滴入。

2）喉返神经损伤：**一侧喉返神经损伤，多引起声音嘶哑；两侧返喉返神经损伤可导致两侧声带麻痹，引起失声、** 呼吸困难、导致窒息。

3）喉上神经损伤：**若外支损伤，引起声带松弛、声调降低。** 若**内支损伤，** 病人在进食、尤其饮水时，易发生**误咽和呛咳。**

4）手足抽搐：多在术后1~3d出现。多数病人症状轻且短暂。严重者可出现面肌和手足的疼痛性痉挛。**一旦发生抽搐，应立即遵医嘱静脉注射10%葡萄糖酸钙或氯化钙10~20ml。**

七、健康教育

1．心理调适　甲状腺癌病人术后存有不同程度的心理问题，指导病人调整心态，正确面对现实，积极配合治疗。

2．功能锻炼　为促进颈部功能恢复，术后病人在切口愈合后可逐渐进行颈部活动，直至出院后3个月。颈淋巴结清扫者，因斜方肌不同程度受损，功能锻炼尤为重要；故在切口愈合后即应开始肩关节和颈部的功能锻炼，并随时保持患侧上肢高于健侧的体位，以防肩下垂。

3．治疗甲状腺全切除者应遵医嘱坚持服用甲状腺素制剂，以预防肿瘤复发；术后需进行放射治疗者应遵医嘱按时治疗。

4．随访　教会病人颈部自行体检的方法；病人出院后须定期随访，复诊颈部、肺部和甲状腺功能等。若发现结节、肿块或异常应及时就诊。

第二节　食管癌病人的护理

食管癌以中胸段多见。绝大多数为鳞状上皮癌。淋巴转移是食管癌的主要转移途径。

考题1 食管癌最主要的转移途径是（　　）

A.血行转移　　　　　B.淋巴转移　　　　　C.直接扩散　　　　　D.种植转移　　　　　E.消化道转移

一、临床表现

早期症状多不明显， 偶有咽下食物梗噎感、停滞感或异物感；胸骨后闷胀不适或疼痛，疼痛多为隐痛、刺痛或烧灼样痛。中、晚期的典型症状为**进行性吞咽困难。**（亲：食管癌早期的症状是梗噎感，典型症状是进行性吞咽困难）。

考题2 食管癌患者最典型的临床表现是（　　）

A.疼痛　　　　　　　　　B.异物感　　　　　　　　　C.呕血

D.进行性吞咽困难　　　　E.声嘶

二、辅助检查

1．细胞学检查　带网气囊食管脱落细胞学检查是一种简便易行的普查筛选诊断方法。

2．内镜检查　在直视下观察病变形态，并可钳取活组织作病理学检查。（亲：食管镜是确诊食管癌的方法哦）。

三、治疗原则

以手术治疗为主， 配合放疗和化疗等综合治疗。

四、护理措施

（一）营养支持

向能进食者提供高蛋白、高热量、富含维生素的流质或半流质饮食。不能进食者提供肠内、肠外营养。

考题3　患者男，67岁。因食管癌入院准备手术。患者自述目前能进食米粥之类的食物，护士应指导患者的饮食为（　）

A.高热量、高蛋白、高脂肪半流食

B.低热量、低蛋白、低脂肪流食

C.高热量、高蛋白、高维生素半流食

D.高热量、低蛋白、高维生素半流食

E.高热量、高蛋白、高维生素普食

（二）放疗、化疗的护理

向病人解释治疗目的。**放疗2~3周时易出现放射性食管炎，表现为进食烧灼痛**，此时病人应避免进干、硬食物，以免发生食管穿孔。

（三）手术病人的护理

1.术前护理

（1）一般护理：吸烟者术前4周戒烟。训练病人深呼吸、有效咳嗽排痰的动作。

（2）胃肠道准备：①**饮酒者，术前4周戒酒**；无胃肠道动力障碍者，**术前禁食6小时、禁饮2小时**，有吞咽困难或梗阻的病人应延长禁食、禁饮时间，避免因进食导致麻醉中误吸；②食管癌出现梗阻和炎症者，**术前1周遵医嘱给予病人分次口服抗生素（如链霉素溶液）**，可起到局部抗感染作用；③进食后有滞留或反流者，术前1日晚，遵医嘱予**以生理盐水100ml+抗生素经鼻胃管冲洗食管及胃，可减轻局部充血水肿、减少术中污染、防止吻合口瘘**。④行结肠代食管者应做好肠道准备。术煎3~5日口服肠道抗生素，如甲硝唑或新霉素等，**术前2日进食无渣流质，术前晚行清洁灌肠或全肠道灌洗后禁饮禁食**。⑤手术日晨放置胃管及十二指肠营养管，**通过梗阻部位时不能强行插入，以免穿破食管**。通过有困难者，胃管置于梗阻部位上端，手术中由医生在直视下插入胃内。

2.术后护理

（1）一般护理：待病人麻醉清醒，**生命体征平稳后取半卧位**。术后2~3小时内每15~30分钟测量生命体征一次，记录24小时液体出入量。

（2）作好胸腔闭式引流管护理：**若每小时引流量超过200ml或4ml/（kg·h），连续3小时**，呈鲜红色并有较多血凝块，病人出现烦躁不安、血压下降、脉搏增快、尿少等血容量不足的表现，**应考虑有活动性出血；若引流液量多，由清亮渐转浑浊，则提示有乳糜胸**。

（3）胃肠减压护理：胃肠减压应保持胃管通畅，若引流不畅时，可用少量生理盐水低压冲洗。如胃管脱出后不应再盲目插入，**避免戳穿吻合口**。

（4）饮食的护理：**术后3~4日内严格禁饮禁食**，禁食期间持续胃肠减压。若留置十二指肠营养管的病人，先滴入少量温盐水，次日开始滴入38℃~40℃的营养液，每次200~300ml，如无不适可逐渐增加至2000~2500ml/d。**术后第10天拔除十二指肠营养管，开始经口进流食**，一般术后2周改半流食。若未留置十二指肠营养管者，**经食管5~6日可给全清流质**，每2小时给100ml，每日6次。**流食1周后改为半流食，半流食1周后可进普食**。

（5）并发症的观察与处理

1）**吻合口瘘：是最严重的并发症，多发生在术后5~10天**。表现为**持续高热、呼吸困难、胸痛、患侧胸膜腔积气、积液，全身中毒症状明显**。处理应立即禁食禁饮、胃肠减压、胸腔闭式引流、抗感染治疗等。

2）**乳糜胸**：乳糜胸多发生在术后2~10日。病人表现为**胸闷、气急、心悸，甚至血压下降**。**一旦发生乳糜胸，即置胸腔闭式引流**，及时排除胸腔内乳糜液，促使肺膨胀。

> **锦囊妙记**：吻合口瘘和乳糜胸均有呼吸困难、胸痛等症状，但吻合口瘘的病人由于食物漏入胸腔引起感染，所以病人会出现呼吸困难。

3.胃造瘘病人护理

（1）灌食前准备：选择合适的食物，如牛奶、果汁、米汤、肉沫汤、鸡汤等流质饮食。每天需要2000~2500ml流质饮食，每3~4小时灌一次，**每次300~500ml**。

（2）**灌食方法：病人取半卧位**。①按时分次给予：适用于喂养管尖端位于胃内和胃肠功能良好者；将配好的肠内营养液用注射器分次缓慢注入；每次200ml左右，在10~20分钟内完成，每次间隔2~3小时，每日6~8次。②间歇重力滴注：将营养液置于吊瓶或专用营养液输注袋中，经输注管与喂养管相连，借助重力缓慢滴注；每次250~500ml，在2~3小时内完成，间隔2~3小时，每日4~6次。③持续经泵输注：在间歇重力滴注的基础上，使用肠内营养泵持续12~24小时输注。

（3）造瘘管护理：**胃造瘘管每周更换1次**，1个月后可以拔除造瘘管，在灌食前插入导管即可。

考题答案

序号	1	2	3
答案	B	D	C

第三节 胃癌病人的护理

<u>胃癌是消化道常见的恶性肿瘤，胃癌多见于胃窦部，高发年龄为40~60岁。</u>

一、病因及分类

与胃溃疡、萎缩性胃炎、胃息肉恶变有关，幽门螺杆菌感染也是重要因素之一。

淋巴转移是胃癌的主要转移途径，发生较早，晚期最常见的是**肝转移**。

二、临床表现

1. 症状 早期无明显症状，<u>半数病人较早出现上腹隐痛。</u>
2. 体征 体检早期可仅有上腹部深压痛；晚期病人可扪及上腹部肿块。

三、辅助检查

1. 内镜检查 **纤维胃镜是诊断早期胃癌的有效方法。**（亲：纤维胃镜是诊断急慢性胃炎、胃十二指肠溃疡、胃癌、上消化道出血最有效的方法）。
2. 实验室检查 粪便隐血试验常呈持续阳性。

四、治疗原则

手术治疗是首选的**方法**，辅以化疗、放疗及免疫治疗等以提高疗效。

五、护理措施

1. 改善病人的营养状况
（1）术前营养支持：给予**高蛋白、高热量、高维生素、低脂肪、易消化和少渣的食物。**
（2）术后营养支持的护理
1）肠外营养支持：术后需及时补充病人所需要的水、电解质和营养素，必要时输血清白蛋白或全血。
2）早期肠内营养支持：术后早期实施肠内营养支持。护理应注意：①喂养管的护理：妥善固定喂养管，防止滑脱、移动、扭曲和受压；保持喂养管的通畅，防止营养液沉积堵塞导管，**每次输注营养液前后用生理盐水或温开水20~30ml冲管**，输液过程中每4小时冲管1次。②控制输入营养液的温度、浓度和速度：以接近体温为宜，营养液浓度过高易诱发倾倒综合征。③并发症的观察：观察有无恶心、呕吐、腹痛、腹胀、腹泻和水电解质紊乱等并发症的发生。
3）饮食护理：肠蠕动恢复后可拔除胃管，**拔胃管后当日可少量饮水或米汤；第2日半流质饮食，每日50~80ml；第3日进全量流质**，每次100~150ml，以蛋汤、菜汤、藕粉为宜；若进食后无腹痛、腹胀等不适，**第4日可进半流质饮食，如稀饭；第10~14日可进软食。**少食产气食物，忌生、冷、硬和刺激性食物。注意少量多次，开始时每日5~6餐，以后逐渐减少进餐次数并增加每次进餐量，逐步恢复正常饮食。
2. 采用有效措施，促进舒适感
（1）体位：<u>全麻清醒前去枕平卧位，头偏向一侧。</u>麻醉清醒后若血压稳定取低半卧位。
（2）保持有效胃肠减压：减少胃内积气、积液。
3. 并发症的观察、预防和护理
（1）术后出血
1）病情观察：严密观察血压、脉搏、心率、呼吸、神志和体温的变化。
2）禁食和胃肠减压：**观察胃肠减压引流液量和颜色。胃手术后24小时内可有少量暗红色或咖啡色液体从胃管引出，一般不超过100~300ml**，以后胃液逐渐转清。若术后短期内<u>从胃管引流出大量鲜红色血液，持续不止，应警惕有术后出血。</u>
3）<u>加强对腹腔引流的观察：</u>观察和记录腹腔引流液的量、颜色和性质；若术后持续从腹腔引流管引出大量新鲜性液体，应怀疑有腹腔内出血。

考题1 某患者因胃癌行胃大部切除术。术后第1天除生命体征外，护士最应重点观察的是（ ）

A. 神智 　　　B. 尿量 　　　C. 肠鸣音 　　　D. 腹胀 　　　E. 胃管引流液

◎ 考题2~4题共用题干

患者男，41岁。因胃癌收入院。今晨在全麻下行胃大部切除术。手术过程顺利，病人安返病房。

考题2 交接时，责任护士应向手术室护士重点了解的内容是（ ）

A. 术中病理结果 　　B. 术中出血量 　　C. 麻醉用药 　　D. 出入液量 　　E. 主刀医生

考题3 术后3天内最重要的护理措施是（ ）

A. 麻醉清醒6小时后予半流质饮食 　　B. 加强口腔护理 　　C. 鼓励病人尽早下床活动
D. 保持引流管通畅 　　E. 床上洗头，促进患者舒适

考题4 患者术后留置尿管3天，为防止发生尿路感染，最重要的护理措施是（ ）

A. 严密观察尿量 　　B. 严格限制饮水 　　C. 每日尿道口护理2次
D. 每日更换集尿袋2次 　　E. 每日行膀胱冲洗3次

（2）感染

1）完善术前准备：术前戒烟、进行有效咳嗽和深呼吸的训练。

2）体位：<u>全麻清醒前取去枕平卧位，头偏向一侧</u>，以免呕吐时发生误吸。<u>清醒后若血压稳定取低半卧位</u>。

3）保持腹腔引流通畅：①妥善固定引流管；②保持引流通畅；③观察和记录引流液的量、颜色和性质；④严格无菌操作，每日更换。

4）术后早期活动。

（3）吻合口瘘和残端破裂

1）维持有效胃肠减压：①妥善固定和防止滑脱；②保持通畅；③观察和记录引流液的量、颜色和性质。若胃管引流通畅而引流胃液量逐渐减少，则是胃肠蠕动恢复的标志。

2）加强观察和记录：注意观察病人的生命体征和腹腔引流情况。

3）保护瘘口周围皮肤。

4）支持治疗的护理：根据医嘱补液，维持水、电解质和酸碱平衡。

5）合理使用抗菌药：遵医嘱合理使用抗菌药物。

（4）**消化道梗阻**：若病人出现**恶心、呕吐、腹胀、甚至腹痛和停止肛门排便排气**，应警惕**消化道梗阻**和残胃蠕动无力所致的胃排空障碍。

1）禁食、胃肠减压，记录出入水量。

2）维持水、电解质和酸碱平衡，给予肠外营养支持，纠正低蛋白。

3）应用促胃动力药物，如多潘立酮等。

4）非手术无效，作好术前准备。

（5）倾倒综合征

1）早期倾倒综合征：主要指导病人通过饮食加以调整，包括**少量多餐，避免过甜、过咸、过浓的流质饮食；宜进低碳水化合物、高蛋白饮食**；餐时限制饮水喝汤；进餐后平卧10~20分钟。

2）晚期倾倒综合征：出现症状时稍进食，尤其是糖类即可缓解。饮食中减少碳水化合物含量，增加蛋白质比例，少量多餐可防止其发生。

3）碱性反流性胃炎：对轻者，遵医嘱口服胃黏膜保护剂、胃动力药；对重者，准备手术。

六、健康教育

1. 向病人及家属讲解胃癌相关的防治知识。

2. 对手术治疗的病人，讲解合理的饮食调理计划及注意的事项。讲解手术后并发症的表现及预防。

3. 对化疗的病人，解释化疗的必要性、药物的副作用及预防以及治疗期的注意事项。

4. <u>嘱病人出院后定期检查，并接受医护人员的康复指导。注意休息和适当的体育活动。</u>

考题5 患者男，45岁。因胃癌行胃大部切除术后13天，痊愈出院。正确的出院指导是（　）

　A.进流质饮食　　　B.绝对卧床休息　　　C.经常消毒伤口　　　D.定期回院复查　　　E.定期针灸理疗

考题答案

序号	1	2	3	4	5							
答案	E	B	D	C	D							

第四节　原发性肝癌病人的护理

一、病因及分型

原发性肝癌的病因可能<u>与病毒性肝炎</u>、肝硬化、黄曲霉菌、亚硝胺类致癌物等有关。肝癌病人常有<u>急性肝炎→慢性肝炎→肝硬化→肝癌</u>的病史。

考题1 在我国诱发原发性肝癌的主要疾病是（　）

　A.甲型肝炎　　　B.乙型肝炎　　　C.肝脓肿　　　D.中毒性肝炎　　　E.肝棘球蚴病

二、临床表现

1. **肝区疼痛**　为最常见和最主要症状，病人常以此为**首发症状**，多呈间歇性或**持续性钝痛**或刺痛。（亲：随着癌肿的增大，肝包膜内容物增多，压力增大，病人表现为持续性胀痛）。

2. **肝大**，为中、晚期肝癌的主要临床体征。晚期病人可出现黄疸和腹水。

考题2 原发性肝癌患者最常见和最主要的症状是（　）

　A.肝区疼痛　　　B.低热　　　C.腹胀、乏力　　　D.食欲不振　　　E.消瘦

三、辅助检查

1. 实验室检查　甲胎蛋白（AFP）测定：是目前诊断原发性肝癌最常用、最重要的方法。

2. 影像学检查　B型超声检查：能发现直径为1~3cm或更小的病变，是目前肝癌定位检查中首选的一种方法。CT和MRI检查：可检出直径1.0cm左右的小肝癌。

四、处理原则

肝切除术是目前治疗肝癌最有效的方法。

五、护理措施

1. 减轻或有效缓解疼痛：对术后疼痛剧烈者，应给予积极有效的镇痛。术后48小时，若病情允许，可取半卧位，以降低切口张力。

2. 改善营养状况

（1）术前：给予高蛋白、高热量、高维生素饮食。

（2）术后：术后禁食、胃肠减压，待肠蠕动恢复后逐步给予流质、半流质，直至正常饮食。

3. 并发症的预防和护理

（1）出血

1）术前：①改善凝血功能：术前3天给维生素K[1]肌内注射，以改善凝血功能。②癌肿破裂出血：是原发性肝癌常见的并发症。加强腹部体征的观察，若病人突然主诉腹痛，伴腹膜刺激征，应高度怀疑肿瘤破裂出血。

2）术后：①严密观察病情变化。②体位与活动：手术后病人血压平稳，取半卧位，为防止术后肝断面出血，一般不鼓励病人早期活动。术后1~2天应卧床休息，避免剧烈咳嗽，以免引起术后出血。③引流液的观察：手术后当日可从肝旁引流管引流出血性液体100~300ml，若血性液体增多，应警惕腹腔内出血。（亲：肝脏切面质脆，术后早期活动会导致切面出血，因此，肝癌病人术后应卧床休息）。

（2）肝性脑病：加强病情观察，吸氧，避免肝性脑病的诱因；禁用肥皂水灌肠，便秘者可口服乳果糖，促使肠道内氨的排出。

（3）膈下积液及脓肿

1）保持引流通畅：经胸手术放置胸腔引流管的病人，做好胸腔闭式引流管的护理。

2）加强观察：膈下积液及脓肿多发生在术后1周左右，若病人术后体温在正常后再度升高，或术后体温持续不降；应疑有膈下积液或膈下脓肿。若已形成膈下脓肿，应穿刺抽脓，对穿刺后置入引流管者，加强冲洗和吸引护理。

考题答案

序号	1	2									
答案	B	A									

第五节　胰腺癌病人的护理

胰腺癌是恶性程度很高的消化系统肿瘤，40岁以上好发，男性多于女性。胰腺癌好发于胰头部，早期即可发生淋巴转移。

考题1 胰腺癌的好发部位是（　）

A. 胰头　　　　　B. 胰尾　　　　　C. 胰体　　　　　D. 全胰腺　　　　　E. 胰体尾部

一、临床表现

1. 上腹痛和上腹饱胀不适　是最常见的首发症状。早期由于胰胆管梗阻，管腔内压增高，呈上腹钝痛、胀痛，可放射至后腰部。胰体部癌则以腹痛为主要症状，夜间较白天明显。晚期癌浸润神经丛，使腹痛加重，日夜腹痛不止，常取膝肘位缓解疼痛。

2. 黄疸　是胰头癌最主要的症状和体征。黄疸一般是进行性加重，可伴有瘙痒。大便呈陶土色。（亲：胰头靠近十二指肠乳头，当出现胰头癌时，癌肿压迫十二指肠乳头，导致胆汁排出受阻，病人出现黄疸）。

二、治疗原则

手术切除是胰头癌治疗的有效方法。

三、护理措施

（一）手术前护理

1. 改善营养状况　供给高蛋白高糖饮食，应大量补充维生素。

2. PTCD的护理　PTCD能有效缓解黄疸程度，改善手术前肝功情况。要妥善固定导管，始终保持通畅引流；一般置管2周为宜。

3. 积极采取保肝措施　至少在手术前1周执行保肝措施，手术前要使得凝血酶原时间正常。肌内注射维生素K1、维生素K₂。

4. 控制糖尿病　遵医嘱用胰岛素控制血糖。

5. 预防感染　遵医嘱手术前1天开始使用抗生素。有PTCD者，手术前2~3日即可用药。必要时手术前3天口服肠道抗生素，手术前1天清洁灌肠。

6. 皮肤护理　<u>黄疸致皮肤瘙痒者，指导病人涂抹止痒药物，避免指甲抓伤皮肤。</u>

考题2 患者男，45岁，以胰腺癌收入院。查体：皮肤、巩膜黄染。患者诉全身瘙痒。给予的护理措施**不包括**（　　）

A. 协助患者抓挠减轻瘙痒　　　　B. 涂抹止痒药物　　　　C. 用温水毛巾擦拭

D. 剪除患者指甲　　　　E. 注意观察患者皮肤情况

（二）手术后护理

1. 密切观察　术后监测体温、呼吸、脉搏、血压2~3天；监测尿量、血常规、肝肾功情况。

2. 补液治疗　静脉输液，维持水、电解质和酸碱平衡。

3. 预防感染　遵医嘱继续使用抗生素。

4. 引流护理　观察与记录每日引流量和引流液的色泽、性质，警惕胰瘘或胆瘘的发生。<u>腹腔引流一般需放置5~7天</u>，胃肠减压一般留至胃肠蠕动恢复，<u>胆管引流需2周左右；胰管引流在2~3周后可拔出。</u>

5. 预防并发症　消化道出血（吻合口出血、应激性溃疡）、腹腔内出血、切口感染或裂开、腹腔感染、胰瘘或胆瘘、继发性糖尿病等。

考题答案

序号	1	2												
答案	A	A												

第六节　大肠癌病人的护理

大肠癌包括直肠癌和结肠癌，是胃肠道常见的恶性肿瘤，发病率仅次于胃癌。好发于40~60岁。<u>在我国以直肠癌最为多见，乙状结肠次之。淋巴转移是大肠癌主要的转移途径。</u>

一、临床表现

1. 结肠癌　一般<u>右侧结肠癌以全身中毒症状、贫血、腹部肿块</u>为主要表现；<u>左侧结肠癌则以慢性肠梗阻、便秘、腹泻、血便</u>等症状为显著。

（1）<u>排便习惯和粪便性状改变：最早出现的症状</u>，多表现为排便次数增多、腹泻、便秘、粪便带脓血或黏液等。

（2）腹痛：是早期症状之一。

（3）腹部肿块：腹部可扪及肿块，质地坚硬，呈结节状。肿块固定，且有明显的压痛。

（4）肠梗阻：晚期可发生慢性不完全性结肠梗阻。左侧结肠癌有时以急性完全性结肠梗阻为首先表现。

> 锦囊妙记：结肠癌，经常见，分为左半和右半；右半结肠管腔粗，腹部肿块为常见；左半结肠管腔细，产生梗阻最容易。

2. 直肠癌　早期仅有少量便血或排便习惯改变。

（1）<u>直肠刺激症状</u>：癌肿溃烂或感染时病人可出现直肠刺激症状等表现，如便意频繁及排便习惯改变，肛门坠胀、<u>里急后重</u>、排便不尽感，粪便表面带血及黏液，甚至脓血便等。

（2）<u>黏液血便</u>：癌肿侵犯肠管致狭窄时，可出现粪便变形、变细。当造成肠腔部分梗阻后，有腹痛、腹胀、肠鸣音亢进等表现。

> 锦囊妙记：直肠癌，脓血便；大便性状有改变。里急后重常出现，大便变细亦常见。

考题1 直肠癌的早期症状是（　　）

A. 黏液血便　　　　B. 排便困难，便条变细　　　　C. 里急后重

D. 排便习惯改变　　　　E. 腹胀、腹痛

二、辅助检查

1. <u>直肠指检</u>　是直肠癌的首选检查方法。

2. <u>内镜检查</u>　是诊断大肠癌最有效、可靠的方法。

三、护理措施

（一）手术前护理

1. 加强营养支持　给予<u>高蛋白、高热量、富含维生素及易消化的少渣饮食。</u>

2. **肠道准备** 可减少手术中污染，防止手术后腹胀和切口感染，有利于吻合口愈合，**是大肠癌手术前护理的重点。**

3. **坐浴及阴道冲洗** 直肠癌病人手术前2日每晚用1：5000高锰酸钾溶液坐浴；女性直肠癌病人遵医嘱于手术前3日每晚冲洗阴道，以备手术中切除子宫及阴道。

4. **术晨准备** 手术日晨放置胃管和留置导尿管，（手术前常规放置胃管），有肠梗阻症状的病人应及早放置胃管，减轻腹胀；留置导尿管可排空膀胱，预防手术时损伤膀胱，并可预防手术后尿潴留。

（二）手术后护理

1. **严密观察病情** 每半小时观察病人的意识并测量血压、脉搏、呼吸1次。

2. **体位** **病情平稳时，宜改为半卧位**，以利引流。

3. **饮食** **禁饮食，持续胃肠减压**，通过静脉补充水、电解质及营养。准确记录24小时出入水量，防止体液失衡。**手术后2~3日肠蠕动恢复**、肛门或人工肛门排气后可拔除胃管，停止胃肠减压，**进流质饮食**。给流质后无不良反应，可逐步改为半流质饮食，**手术后2周左右可进普食**。食物以高蛋白、高热量、富含维生素及易消化的少渣食物为主。

4. **引流管及局部伤口护理** 大肠癌根治术后常规放置腹腔引流管，直肠癌根治术后常规放置骶前引流管，并予负压吸引。要保持引流管通畅，避免受压、扭曲、堵塞，防止渗血、渗液潴留于残腔；密切观察并记录引流液的色、质、量等，**一般骶前引流管放置5~7日**，当引流管引流量少、色清时，**方可拔除**。

5. **留置导尿管护理** 直肠癌根治术后，**导尿管一般放置1~2周**，必须保持其通畅，防止扭曲、受压，观察尿液情况，并详细记录；拔管前先试行夹管，每4~6小时或病人有尿意时开放，以训练膀胱舒缩功能。

6. **排便护理** 大肠癌手术后尤其是Dixon手术后病人，可出现排便次数增多或排便失禁，应指导病人调整饮食；进行肛门括约肌舒缩练习；便后清洁肛门，并在肛周皮肤涂抹氧化锌软膏以保护肛周皮肤。

7. **结肠造口护理** **造口护理是手术后护理的重点。**

（1）造瘘口局部护理：用凡士林或0.9%氯化钠溶液纱布外敷结肠造口，外层敷料渗湿后应及时更换，防止感染。**手术后1周或造口处伤口愈合后，每日扩张造瘘口1次，防止造口狭窄**。注意病人有无恶心、呕吐、腹痛、腹胀、停止排气排便等肠梗阻症状，若病人进食后3~4日未排便，可用液状石蜡或肥皂水经结肠造口作低压灌肠，注意橡胶肛管插入造口不超过10cm，压力不能过大，以防肠道穿孔。

（2）保护腹壁切口：手术后2~3日肠功能恢复后，结肠造口排出粪样物增多。**一般宜取造口侧的侧卧位**，并用塑料薄膜将腹壁切口与造口隔开，以防流出的稀薄粪便污染腹壁切口而引起感染。（亲：结肠造口通畅在左下腹，病人取左侧卧位，可防止流出的粪便污染伤口）。

（3）正确使用造口袋（肛袋）：应选择袋口合适的造口袋，袋口对准造口并与皮肤贴紧，袋囊朝下，用有弹性的腰带固定造口袋；**当造口袋的1/3~1/2容量被排泄物充满时，须及时倾倒**，每次更换新袋前先用**中性皂液或0.5%氯己定（洗必泰）溶液清洁造口周围皮肤**，再涂上氧化锌软膏。

考题2 患者男，45岁。直肠癌行根治术（Miles术）后，造口周围皮肤保护的健康指导**不包括**（ ）

A. 擦干后涂上锌氧油　　　　B. 注意有无红、肿、破溃　　　　C. 及时清洁皮肤

D. 常规使用乙醇消毒　　　　E. 防止粪水浸渍

（4）饮食指导：注意饮食卫生，避免食物中毒等原因引起腹泻；避免食用产气性食物、有刺激性食物，鼓励病人多吃新鲜蔬菜、水果。

考题3 结肠造口患者出院后可以进食的蔬菜是（ ）

A. 芹菜　　　　B. 韭菜　　　　C. 洋葱　　　　D. 辣椒　　　　E. 菜花

考题4 患者男，30岁。因外伤致骨盆骨折、直肠损伤，行切开复位内固定及结肠造口术，不正确的术后护理措施是（ ）

A. 多食粗纤维食物　　　　B. 置气垫床　　　　C. 平卧和患侧卧位相互交替

D. 保持造口周围皮肤清洁　　　　E. 进行上肢伸展运动

（5）结肠造口术后**心理护理**：鼓励病人及亲属说出对造口的感觉和接受程度，针对不同原因采取相应的教育措施，使病人能正视并接受造口的存在；鼓励亲属参与病人对造口的护理，与病人及亲属共同讨论有关造口自我护理的注意事项；鼓励病人逐渐适应造口并恢复正常生活，参加适量的运动和社交活动。

8. 并发症的防治

（1）切口感染及裂开：观察病人体温变化及局部切口情况，保持切口清洁、干燥。

（2）吻合口瘘：常发生于手术后1周左右。应注意观察病人有无腹膜炎的表现，有无腹腔内或盆腔内脓肿的表现，有无从切口渗出或引流管引流出稀粪样肠内容物等。对有大肠吻合口的手术后病人，**手术后7~10日内严禁灌肠**，以免影响吻合口的愈合。

考题5 患者男，65岁。因直肠癌入院治疗，择期行结肠造口。错误的宣教内容是（ ）

A. 术后5天开放造口　　　　B. 避免粪便污染切口　　　　C. 造口周围涂氧化锌软膏

D. 取左侧卧位　　　　E. 避免食用产气性、刺激性食物

考题答案

序号	1	2	3	4	5					
答案	D	D	E	A	A					

第七节　肾癌病人的护理

肾癌通常指肾细胞癌，也称为肾癌，高发年龄为60~70岁，占原发性肾肿瘤的80%~90%。

一、临床表现

1. 血尿　最早出现的症状，表现为无痛间歇性肉眼血尿或镜下血尿。肾癌出血堵塞输尿管可产生肾绞痛。（亲：血尿是肾损伤、肾癌和膀胱癌最主要的临床表现）。

2. 肿块　肿瘤较大时可在腹部或腰部发现肿块，质坚硬。

3. 腰痛　多为钝痛或隐痛。肿瘤侵犯周围脏器和腰大肌时疼痛较重且为持续性。

二、治疗原则

以手术为主，肾癌为T1a期，可以行保留肾组织的局部切除术。

三、术后护理措施

1. 观察生命体征：严密观察生命体征、出血倾向，保证输血、输液通畅。

2. 做好伤口引流管的观察和护理。

3. 根治性肾切除术病人术后麻醉期已过、血压平稳，可取半卧位。肾部分切除的病人应卧床3~5天，以防出血。（亲：实质性脏器部分切除术后应卧床休息，以防止残面发生出血。如肾部分切除、肝部分切除术后等）。

考题1 患者，男，52岁，肾癌行大部分切除术后2天。护士告知患者要绝对卧床休息，其主要目的是（　　）

A. 防止出血　　　　　　　　B. 防止感染　　　　　　　　C. 防止肿瘤扩散

D. 防止静脉血栓形成　　　　E. 有利于肾功能恢复

四、健康教育

1. 生活习惯　低脂饮食，戒烟，减肥，坚持运动，避免感冒。

2. 定期复查　包括B超、CT、实验室检查等，及时发现病情变化。

第八节　膀胱癌病人的护理

膀胱癌是最常见的泌尿系统肿瘤，好发于50~70岁，男性多于女性。

一、临床表现

1. 血尿　为膀胱肿瘤最常见和最早出现的症状，多数为全程无痛肉眼血尿。

2. 尿急、尿频、尿痛　属晚期症状。

3. 排尿困难和尿潴留　发生于肿瘤较大或堵塞膀胱出口时。

考题2 膀胱癌最主要的症状是（　　）

A. 排尿困难　　　　　　　　B. 膀胱刺激征　　　　　　　C. 无痛性肉眼血尿

D. 下腹部肿块　　　　　　　E. 尿潴留

二、辅助检查

1. B型超声检查　可发现直径0.5cm以上的膀胱肿瘤。

2. 尿脱落细胞检查　可找到肿瘤细胞。

3. 膀胱镜检查　最重要的检查手段，能直接观察肿瘤位置、大小、数目、形态、浸润范围等，并可取活组织检查。

> **好礼相送**　　　　　　　　　　恶性肿瘤确诊的方法
> 1. 支气管肺癌：纤维支气管镜；2. 胃癌：胃镜；3. 大肠癌：直肠镜或乙状结肠镜检查；4. 食管癌：食管镜；5. 膀胱癌：膀胱镜。对于恶性肿瘤的确诊方法，大多内镜检查。一方面内镜可以观察病变部位，另一方面内镜可直接钳取病变组织进行活检。

◎ 考题3~4题共用题干

患者，男，68岁，因间歇、无痛性肉眼血尿诊断为膀胱癌入院。

考题3 诊断膀胱癌最可靠的方法是（　　）

A. B超　　　　　　　　　　B. 双合诊　　　　　　　　　C. 血尿和膀胱刺激征

D. 尿脱落细胞学检查　　　　E. 膀胱镜和活组织检查

考题4 此患者经手术治疗后，在给患者留置导尿管的护理中，错误的是（　　）

A. 保持尿管通畅　　　　　　B. 定时观察尿量、颜色及性质　　　C. 定期行膀胱冲洗

D. 导尿管每日更换一次　　　E. 用带气囊尿管，以免脱落

三、治疗原则

以手术治疗为主的综合治疗。

四、护理措施

1.术前护理

（1）观察血尿程度：应每日观察尿的颜色、性状。观察有无膀胱刺激症状。

（2）饮食：给予高蛋白，易消化、营养丰富的食品，以纠正贫血，改善全身营养状况。多饮水可稀释尿液，以免血块引起尿路堵塞。

2.术后护理

（1）观察生命体征。

（2）膀胱肿瘤电切术后常规冲洗1~3天，应密切观察膀胱冲洗引流液的颜色，根据引流液颜色的变化，及时调整冲洗速度，防止血块堵塞尿管。停止膀胱冲洗后应指导病人多饮水，起到自家冲洗的作用。（亲：膀胱冲洗时，应做到色深则快，色浅则慢，以免血凝块堵塞尿管口）。

（3）膀胱肿瘤电切术后6小时病人即可进食，以营养丰富、粗纤维饮食为主，忌辛辣刺激性食物，防止便秘。

（4）膀胱全切术后应持续胃肠减压，密切观察胃液的性质、颜色、量并做好记录。待胃肠功能恢复后拔除胃管开始进食，从糖水、米汤开始，逐渐过渡到流食、半流食，直至普食。

（5）回肠膀胱术后，应密切观察造瘘口的大小、形状、颜色，手术后正常造瘘口肿胀、鲜红、潮湿，如果灰暗且发绀，则可能是由于血液供应障碍。保持伤口、造瘘口部位敷料清洁干燥。通常在造瘘口肿胀消退后，约手术后第7天即可测量造瘘口的大小，但在6~8周内造瘘口仍会持续地收缩。

（6）引流管的护理

1）各种引流管，应贴标签分别记录引流情况，保持引流通畅。回肠膀胱或可控膀胱因肠黏膜分泌黏液，易堵塞引流管，注意及时挤压将黏液排出，有贮尿囊者可用生理盐水每4小时冲洗1次。

2）拔管时间：回肠膀胱术后10~12天拔除输尿管引流管和回肠膀胱引流管，改为佩戴皮肤造口袋；可控膀胱术后8~10天拔除肾盂输尿管引流管，12~14天拔除贮尿囊引流管，2~3周拔除输出道引流管，训练自行排尿。

五、健康教育

1.术后适当锻炼，加强营养，增强体质。

2.禁止吸烟，对密切接触致癌物质者加强劳动保护。

3.用药指导　病情允许，术后半个月行放疗和化疗。膀胱保留术后病人能憋尿者，即行膀胱灌注化疗治疗，是预防或推迟肿瘤复发的措施。每周灌注1次，共6次，以后每月1次，持续两年。灌注时插导尿管，排空膀胱中的尿液，以蒸馏水或等渗盐水稀释的药液灌入膀胱后平、俯、左、右侧卧位，每15分钟轮换体位1次，共2小时。（亲：膀胱保留术后病人膀胱灌注后，应分别取平、俯、左、右侧卧位，以便药液与膀胱壁各面充分接触）。

4.自我护理　尿流改道术后腹部佩戴集尿袋者，应指导病人正确地使用集尿袋，学会自我护理，避免集尿袋的边缘压迫造口，保持清洁，定时更换尿袋。可控膀胱术后，开始每2~3小时导尿1次，逐渐延长间隔时间至每3~4小时1次，导尿时要注意保持清洁，定期用生理盐水或开水冲洗贮尿囊。

考题5　某膀胱癌患者行保留膀胱术，术后应用膀胱灌注法治疗预防肿瘤复发，常用的灌注药物为（　）

A.新洁尔灭　　　B.硼酸水　　　C.卡介苗　　　D.干扰素　　　E.抗生素

考题答案

序号	1	2	3	4	5
答案	A	C	E	D	C

第九节　宫颈癌病人的护理

宫颈癌是最常见的妇科恶性肿瘤，宫颈癌以鳞状细胞癌最为多见。宫颈癌病变多发生在宫颈外口的原始鳞-柱交接部与生理性鳞-柱交接部间所形成的移行带区。

好礼相送　　　　　　　　　　　　　　**"肿瘤之最"**

1.子宫肌瘤　妇科最常见的良性肿瘤。

2.宫颈癌　妇科最常见的恶性肿瘤。

3.卵巢癌　妇科中死亡率最高的肿瘤。

4.膀胱癌　最常见的泌尿系统肿瘤。

一、临床表现

（一）症状

1. **接触性出血**　早期表现为同房后出血，以后可出现月经间期出血或绝经后出血。
2. **排液**　早期量少，呈白色或淡黄色；晚期可出现脓性分泌物或米汤样恶臭排液。
3. **疼痛**　为晚期的症状，由于侵犯宫旁组织和神经，可出现严重持续性腰骶部或坐骨神经痛。

（二）体征

早期无明显症状，随着宫颈癌的生长发展，宫颈局部可出现以下4种体征：

（1）外生型：宫颈表面有息肉样或乳头样赘生物向外生长，形成菜花状。
（2）内生性：宫颈肥大、质硬，表面光滑或有轻度溃疡，宫颈段膨大如桶状。
（3）溃疡型：癌组织脱落出现凹陷性溃疡或如火山口样空洞。
（4）颈管型：病灶隐蔽在宫颈管，由特殊的浸润性生长扩散到宫颈管。病灶浸润阴道壁时可形成冰冻骨盆。

二、辅助检查

1. **宫颈脱落细胞学检查**　寻找癌细胞。
2. **宫颈和宫颈管活体组织检查**　是确定宫颈癌的最可靠方法。（亲：宫颈脱落细胞学检查是筛查宫颈癌的首选方法，宫颈活体组织检查是确诊宫颈癌的主要方法）。

三、护理措施

（一）疾病护理

1. 手术前护理

（1）皮肤准备：术前一日备皮，剃除自剑突下至大腿的上1/3处及会阴部，两侧至腋中线范围内的所有汗毛和阴毛。
（2）配血：术前常规备血800~1000ml，以备手术当中使用。
（3）阴道准备：术前1日用0.2‰的碘伏溶液冲洗阴道2次，冲洗时注意动作轻柔，防宫颈出血。术日当天清晨用0.2‰的碘伏溶液冲洗阴道，用碘酒消毒宫颈。
（4）肠道准备：术前3日按清洁灌肠要求或术前1日口服恒康正清散清洁肠道，晚上视排便的情况给予灌肠。术前1日晚十点以后禁水直至手术。
（5）留置尿管：术日晨插尿管。

2. 手术后护理

（1）体位：根据手术情况安置卧位，观察病人的神志、意识，保持呼吸道通畅，防止误吸。
（2）严密监测生命体征，常规使用心电监护。
（3）观察阴道出血量的颜色、性质、量。
（4）观察伤口渗血的情况。
（5）保持各种引流管的通畅，并观察记录引流液的颜色、性质和量。
（6）术后保留尿管1~2周，观察尿的颜色、性质和量及病人尿道口的情况。
（7）活动：手术后6~8小时后即可在床上翻身活动，术后第1日取半卧位，根据体力于下午或术后第2日下地活动。
（8）预防静脉血栓：术后穿着抗血栓压力带以促进下肢静脉的回流，减少静脉血栓的发生。

第十节　子宫肌瘤病人的护理

子宫肌瘤是由子宫平滑肌组织增生而形成的女性生殖系统中最常见的良性肿瘤。多见于育龄妇女。按肌瘤与子宫肌层的位置关系分为：肌壁间肌瘤、浆膜下肌瘤（可触及下腹包块）、黏膜下肌瘤（可造成出血量过大）3类。

一、病因

1. **雌激素**　可以使子宫肌细胞增生肥大，肌层变厚，子宫增大。
2. 孕激素可刺激子宫肌瘤细胞核分裂，促进肌瘤生长。
3. 神经中枢的调节控制也可影响卵巢功能及激素代谢，从而促进子宫肌瘤的发生和生长。

考题1　患者女性，40岁，因月经异常入院就诊。入院后诊断为子宫肌瘤。护士在询问病史时应着重询问（　　）
A. 性生活史　　　　　　　　　B. 孕产史　　　　　　　　　　C. 是否长期使用雌激素
D. 饮食习惯　　　　　　　　　E. 家族中是否有类似的疾病

二、临床表现

（一）症状

1. **月经异常**　小肌瘤一般无月经量的改变，大的肌壁间肌瘤可出现月经周期缩短，经期延长，月经量增大，不规则阴道出血等。

2.腹部肿块 病人可于下腹部扪及块状肿物。

3.白带增多 由于肌瘤使宫腔面积变大，腺体分泌物增多，盆腔充血，使白带增多。

4.疼痛 当肌瘤压迫盆腔脏器、神经、血管时可出现腰酸、腰痛、下腹坠胀，且经期加重。当浆膜下肌瘤发生蒂扭转时可出现急性腹痛。

5.贫血 因长期月经过多可出现继发性贫血。

（二）体征

肌瘤较大者在腹部可扪及。妇科检查时，肌壁间肌瘤者常可触及增大的子宫，表面不规则、呈结节状。浆膜下肌瘤者可扪及有蒂与子宫相连的质地较硬的球状物。黏膜下肌瘤的子宫多均匀增大，有时可在宫颈口或阴道内见到红色、表面光滑的肌瘤。（亲：浆膜下肌瘤主要表现为肿块，肌壁间肌瘤和黏膜下肌瘤会引起子宫内膜面积变大，月经增多）。

考题2 患者女，40岁。患有子宫肌瘤，引起月经增多。与经期延长最密切的因素是（　　）

A.肌瘤的大小　　　　　　　B.肌瘤的数目　　　　　　　C.肌瘤的生长部位

D.患者的年龄　　　　　　　E.肌瘤的变性

三、辅助检查

1.超声波检查 了解肌瘤大小、生长部位，数量。

2.宫腔镜检查 主要用于观察黏膜下肌瘤的大小、位置。

四、护理措施

（一）一般护理

1.营养支持 为病人提供高热量、高蛋白、高维生素、含铁丰富的食物。

2.为病人提供安静、舒适的休养环境，保障病人充足睡眠。

3.协助病人术后早期下床活动。

4.保持外阴部的清洁干燥，每日擦洗外阴2次。

（二）疾病护理

1.阴道出血量多的病人应住院观察和治疗。

2.严密观察生命体征变化，如有无面色苍白、脉搏细数等症状。

3.保留会阴垫以准确估计阴道流血量。大出血时，应及时与医师联系，及时处理。

4.注意观察手术后病人的体温、腹痛、手术切口及血常规的变化，及时发现感染征象。

5.药物治疗的病人要注意观察用药后的反应。

6.病人如出现急性腹痛，体温升高，应立即住院观察处理。

五、健康教育

1.宣传月经的有关知识，提高病人自我保护意识。

2.告知病人定期复诊。

3.指导病人出院后，应加强营养，适当活动，月经期间应多休息，避免疲劳。

4.全子宫切除的病人术后可有少量暗红色阴道流血，血量逐渐减少，若术后7~8天出现阴道流血，多为阴道残端肠线吸收所致，出血量不多者暂时观察；出血较多者可以明胶海绵压迫止血或缝合残端。术后1个月应到医院随访，检查伤口愈合情况。

考题答案

序号	1	2													
答案	C	C													

第十一节　绒毛膜癌病人的护理

一、病因

滋养细胞发生恶变，典型的病变为滋养细胞极度不规则增生，增生与分化不良的滋养细胞，排列成片状，侵入子宫内膜和肌层，并伴有大量出血和坏死，绒毛结构消失。绒毛膜癌多发生在子宫，早期可以通过血液转移至全身，常见的转移部位依次为肺、阴道、脑及肝等。

> 锦囊妙记：浸润性葡萄胎与绒毛膜癌最主要的区别是绒毛结构是否消失。浸润性葡萄胎可见变性的或完好的绒毛结构，而绒毛膜癌的绒毛结构消失。

二、临床表现

（一）原发灶表现

1. 阴道出血　葡萄胎清除后、流产或足月产后出现不规则阴道流血。
2. 子宫复旧不全或不均匀增大　葡萄胎排空后4~6周子宫未恢复正常大小，质软，也可表现为子宫不均匀性增大。
3. 卵巢黄素化囊肿　葡萄胎清除后、流产或足月产后，卵巢黄素化囊肿可持续存在。
4. 腹痛　若肿瘤组织穿破子宫，可引起急性腹痛和腹腔内出血症状。黄素化囊肿发生扭转或破裂时也可出现急性腹痛。

（二）转移灶表现

1. 肺转移　常见症状为咳嗽、血痰或反复咯血、胸痛、呼吸困难。常急性发作，少数情况下可出现肺动脉高压和急性肺功能衰竭。当转移灶较小时也可无任何症状。
2. 阴道、宫颈转移　转移灶常位于阴道前壁。局部呈现紫蓝色结节，破溃后可大出血。
3. 肝转移　表现为上腹部或肝区疼痛，若病灶穿破肝包膜可出现腹腔内出血。
4. 脑转移　预后凶险，为主要的死亡原因。

三、治疗原则

以化疗为主，手术和放疗为辅的综合治疗。

第十二节　葡萄胎及侵蚀性葡萄胎病人的护理

一、葡萄胎

（一）临床表现

1. 阴道流血　是最常见的症状，多数病人在停经12周左右发生不规则阴道出血。
2. 子宫异常增大、变软。
3. 卵巢黄素化囊肿。
4. 腹痛　由于子宫急速扩张而引起下腹隐痛，一般发生在阴道流血前。如果是黄素化囊肿急性扭转则为急腹痛。

（二）治疗原则

葡萄胎的诊断一经确定后，应立即给予清除（清宫术）。

（三）护理措施

1. 严密观察病情　严密观察病人腹痛及阴道流血情况，保留会阴垫。
2. 作好治疗配合　刮宫前配血，建立静脉通路并备好催产素、抢救物品，以防大出血。
3. 预防感染　保持会阴清洁干燥，每日冲洗会阴一次，监测体温，及时发现感染征兆。
4. 清宫术的术前护理　术前建立有效的静脉通路，备血，防止术中大出血。协助病人排空膀胱。
5. 术中护理　严密观察病人有无面色苍白、出冷汗、口唇发绀的表现，及时测量血压、脉搏，防止出血性休克发生。

（四）健康教育

1. 保持外阴清洁，以防感染。
2. 教育病人预防感染　保持外阴清洁，每日清洗外阴。葡萄胎清宫术后禁止性生活1个月。
3. 做好避孕宣教，告知病人应坚持避孕1年，选用工具避孕（阴茎套或阴道隔膜）。
4. 定期随访　①定期hCG测定，葡萄胎清宫后每周1次，直至连续3次阴性，以后每个月1次，共6个月，然后再每2个月1次，共6个月，自第一次阴性后共计1年；②询问病史，包括月经状况，有无阴道流血、咳嗽、咯血等症状；③妇科检查，必要时选择超声、X线胸片或CT检查等。

考题1　患者女性，28岁，因停经后发生不规则阴道流血就诊。入院后诊断为葡萄胎，行刮宫术。出院时护士应指导患者采取下列措施避孕（　　）

A. 口服避孕药　　　　B. 宫内节育器　　　　C. 针剂避孕药　　　　D. 避孕套　　　　E. 安全期避孕

考题2　葡萄胎患者清宫术后，护士对其健康教育，错误的是（　　）

A. 定期复查HCG　　　　　　B. 注意月经是否规则　　　　　　C. 观察有无阴道流血
D. 注意有无咳嗽、咯血等转移症状　　　E. 行安全期避孕

二、侵蚀性葡萄胎

（一）病因

侵蚀性葡萄胎来自良性葡萄胎，大多数侵蚀性葡萄胎发生在葡萄胎清除后6个月内。

（二）临床表现

1. 病史　侵蚀性葡萄胎病人均有葡萄胎病史，多发生在葡萄胎清除术后6个月以内。

2. **阴道出血**　是侵蚀性葡萄胎最常见的症状。

3. **转移灶表现**　最常见的转移部位是**肺**，其次是阴道、宫旁，脑转移较少见。

（三）治疗原则

化疗为主，手术和放疗为辅。

考题答案

序号	1	2										
答案	D	E										

第十三节　白血病病人的护理

一、急性白血病病人的护理

（一）病因

病因尚不完全清楚，可能与**病毒、放射、化学因素、遗传因素**等有关。

考题1　与白血病发病无关的是（　　）

A. 药物化学因素　　　　　　　B. 病毒因素　　　　　　　　　C. 物理因素

D. 免疫功能亢进　　　　　　　E. 遗传因素

（二）临床表现

1. **发热**　发热的主要原因是感染，发生感染最主要原因是**成熟粒细胞缺乏**。

2. **出血**　最主要原因是**血小板减少**。出血部位可遍及全身，**颅内出血最为严重**，常表现头痛、呕吐、瞳孔大小不等、瘫痪，甚至昏迷或突然死亡。

3. **贫血**　贫血常为首发症状，随病情发展而加重，贫血原因主要是**正常红细胞生成减少**。

4. **白血病细胞浸润不同部位的表现**

（1）肝脾及淋巴结肿大。

（2）骨骼和关节：胸骨下端局部压痛较为常见。四肢关节痛和骨痛以儿童多见。

（3）中枢神经系统白血病：化疗药物不易通过血−脑屏障，隐藏在中枢神经系统的白血病细胞不能被有效杀伤，导致**中枢神经系统白血病**。表现为**头痛、呕吐、颈强直，重者抽搐、昏迷**，但不发热，脑脊液压力增高。

考题2　急性白血病患者出血的主要原因是（　　）

A. 反复感染　　　　　　　　　B. 弥散性血管内凝血　　　　　C. 血小板质和量的异常

D. 白血病细胞浸润　　　　　　E. 感染毒素对血管的损伤

考题3　患者女，19岁。急性白血病。实验室检查：白细胞43×10^9/L，红细胞2.7×10^{12}/L，血红蛋白67g/L，血小板10×10^9/L。此时应着重观察患者的（　　）

A. 活动耐力　　　　B. 尿量　　　　C. 营养状况　　　　D. 月经周期　　　　E. 颅内出血征兆

（三）辅助检查

1. **血象**　白细胞计数增多，甚至可大于100×10^9/L。

2. **骨髓象**　骨髓检查是诊断白血病的重要依据，骨髓一般增生明显活跃或极度活跃，主要细胞为白血病原始细胞和幼稚细胞。

（四）治疗原则

1. 对症支持治疗

（1）防治感染：**严重感染是白血病病人主要死亡原因**。根据血培养和药敏试验结果应用广谱抗生素。

（2）控制出血：血小板计数<20×10^9/L而出血严重者，应输浓缩血小板悬液或新鲜血。

（3）纠正贫血：严重贫血可输浓缩红细胞或全血。**积极争取白血病缓解是纠正贫血最有效的方法**。

（4）预防尿酸肾病：要求病人多饮水，给予别嘌醇以抑制尿酸合成。

2. **化学治疗**　分为诱导缓解治疗及巩固强化治疗两个阶段。

（1）诱导缓解治疗：是指从化疗开始到完全缓解。

急淋白血病首选VP方案，即长春新碱1~2mg/周，静脉注射，**泼尼松**40~60mg/d，分次口服，可连续用药4~5周，若疗效不佳时，可改用VDP或VAP等方案。**急非淋白血病一般常用DA方案**，即柔红霉素40mg/d，静脉注射第1~3天，**阿糖胞苷**100~150mg/d，静脉注射，第1、5、7天，间隔1~2周，开始第二疗程。

（2）巩固强化治疗：巩固强化的目的是继续消灭体内残存的白血病细胞，防止复发，延长缓解期，争取治愈。急淋白血病共计治疗3~4年。急非淋白血病共计治疗1~2年。

3. **中枢神经系统白血病**的防治　**甲氨蝶呤**。

（五）护理措施

1.观察体温，口鼻腔、皮肤有无出血以及肺部等感染征象，贫血加重的征象及昏迷等颅内出血征象。

2.保证休息、活动和睡眠 据病人体力，活动与休息可以交替进行，以休息为主。

3.饮食护理 给予高蛋白、高维生素、高热量饮食。

4.化疗不良反应的护理

（1）局部反应：某些化疗药物可引起静脉炎，药物静注速度要慢，在<u>静注后要用生理盐水冲洗静脉</u>，以减轻其刺激。<u>若发生静脉炎需及时使用普鲁卡因</u><u>局部封闭，或冷敷</u>。静注时，注意血管要轮换使用。

（2）骨髓抑制：<u>在化疗中必须定期查血象、骨髓象</u>，以便观察疗效及骨髓受抑制情况（亲：化疗药物最常见的不良反应是骨髓抑制，因此在化疗过程中应定期复查血常规、骨髓象）。

考题4 患者男，10岁，患急性淋巴细胞白血病入院。治疗方案中有环磷酰胺。在化疗期间要特别加强监测的项目是（ ）

A.体温　　　　　　B.血压　　　　　　C.脱发　　　　　　D.血常规　　　　　　E.食欲

（3）胃肠道反应：化疗期间病人饮食要清淡、易消化和富有营养。

（4）其他：<u>长春新碱引起末梢神经炎</u>、手足麻木感，停药后可逐渐消失。<u>柔红霉素可引起心肌及心脏传导损害</u>，用药时要缓慢静滴，注意听心率、心律、复查心电图。<u>甲氨蝶呤可引起口腔黏膜溃疡</u>，可用0.5%普鲁卡因含漱，减轻疼痛，便于进食和休息。<u>环磷酰胺可引起脱发及出血性膀胱炎</u>所致血尿，嘱病人多饮水，有血尿必须停药。（亲：上述化疗药物的不良反应可记为"长炎"、"红心"、"溃甲"、"酰血"）。

考题5 患者女，42岁。白血病入院化疗3个周期后出现足趾麻木，腱反射消失等外周神经炎的表现，引起此副作用的化疗药物是（ ）

A.长春新碱　　　B.泼尼松　　　C.柔红霉素　　　D.青霉素　　　E.甲氨蝶呤

考题6 某急性白血病患者，因"乏力、食欲减退、消瘦1个月余，伴发热1周"收入院。行化疗后出现恶心，但无呕吐。血常规检查：白细胞2×10^9/L，血小板150×10^9/L，该患者的护理问题不包括（ ）

A.潜在的感染　　　　　　　　　B.营养失调：低于机体需要量　　　　　　C.活动无耐力

D.舒适的改变：发热、恶心　　　　E.潜在的颅内出血

考题7 患者男，35岁，急性髓系白血病，应用高三尖杉酯碱化疗。静脉滴注该药物时的最佳滴数是低于（ ）

A.20滴/分钟　　　B.40滴/分钟　　　C.50滴/分钟　　　D.60滴/分钟　　　E.70滴/分钟

◎8~10题共用题干

患者，女，30岁，因"无明显诱因出现乏力伴胸闷、气急，活动后症状加重3周"就诊，实验室检查：Hb77g/L，WBC61.8×109/L，PLT183×109/L，异常细胞88%，为进一步诊治收入血液科病房。

考题8 为明确诊断，需行骨髓穿刺术，护士对患者解释穿刺的注意事项时，错误的内容是（ ）

A.目的是帮助明确诊断　　　　　　　　　　　B.穿刺时需采取膝胸卧位

C.可以正常活动，不影响生活规律　　　　　　D.穿刺后2~3天内不宜洗澡

E.穿刺后可能会有酸胀的感觉

考题9 患者被确诊为急性单核细胞白血病，即予DAH方案化疗（D-柔红霉素、A-阿糖胞苷、H-三尖杉酯碱），应用化疗药物后，护士应重点观察的是（ ）

A.心脏毒性表现　　　B.骨髓抑制表现　　　C.神经毒性表现　　　D.膀胱毒性表现　　　E.注射部位局部表现

考题10 患者病情缓解拟于近日出院，护士为其进行健康教育，告知注意监测血常规指标，血小板开始低于多少时应限制活动（ ）

A.$<300 \times 10^9$/L　　　B.$<10 \times 10^9$/L　　　C.$<50 \times 10^9$/L　　　D.$<20 \times 10^9$/L　　　E.$<100 \times 10^9$/L

二、慢性粒细胞白血病病人的护理

（一）临床表现

1.慢性期 早期常无自觉症状。随着病情的发展，可出现乏力、消瘦、低热、多汗或盗汗等代谢亢进的表现。<u>脾大常为最突出体征</u>。多数病例可有胸骨中下段压痛。

2.加速期及急性变期 病后1~4年，病人可进入加速期。主要表现为不明原因的发热，骨关节痛，贫血、出血加重，脾脏迅速肿大。加速期从几个月至1~2年即进入急性变期，急性变期表现与急性白血病相似。

（二）辅助检查

1.血象 细胞计数明显增高，疾病早期白细胞计数多在50×10^9/L以下，晚期可达100×10^9/L以上。

2.骨髓象 呈现粒细胞系列增生明显至极度活跃，中幼粒、晚幼粒、杆状核粒细胞明显增多。

3.染色体检查及其他 90%以上慢粒病人血细胞中出现Ph染色体。

（三）治疗原则

1.化学治疗 首选白消安。

2.α干扰素 用干扰素治疗慢粒慢性粒细胞白血病慢性期病人效果较好，约70%病人可获缓解。

考题答案

序号	1	2	3	4	5	6	7	8	9	10				
答案	D	C	E	D	A	E	B	B	B	C				

第十四节 骨肉瘤病人的护理

一、临床表现

起初为间断性疼痛，渐转为持续性剧烈疼痛，尤以夜间为甚。骨端近关节处可见肿块，触之硬度不一，有**压痛，局部皮温高、静脉怒张**，可伴有病理性骨折。

二、辅助检查

X线检查骨质表现为成骨性、溶骨性或混合性骨质破坏，病变多起于**干骺端**。因肿瘤生长及骨膜反应可见三角状新骨，称**Codman三角**，或垂直呈放射样排列，称**日光射线现象**。

三、护理措施

1.增强耐力，加强化疗护理。

（1）改善营养状况 鼓励病人经口饮食，摄入蛋白质、能量和维生素丰富的食物。

（2）化疗病人的护理

1）化疗期间的护理：化疗药物一般经静脉给药，药物的剂量严格根据体重进行计算。**药物应现配现用**，以防药效降低。联合使用多种药物时，每种药物之间应用等渗溶液间隔。化疗药物对血管的刺激性较大，要注意保护血管，防止药液外渗。**一旦外渗，应立即停止静脉滴注，局部用50%硫酸镁湿敷**，防止皮下组织坏死。

2）化疗后的观察和护理：①胃肠道反应：**最常见**，可在化疗前半小时给予止吐药物。②骨髓抑制：**定期检查血常规**，一般用药后7~10天，即可有白细胞和血小板的下降。**若白细胞降至3.5×10^9/L、血小板降至80×10^9/L，应停止用药**。③皮肤及附件受损：化疗病人均有脱发，可**在头部放置冰袋降温**，预防脱发。④心、肝、肾功能：定期检查肝、肾功能以及心电图。鼓励病人多饮水，尿量保持在每日3000ml以上，预防泌尿系感染。

2.截肢术后的护理

（1）体位：**术后24~48小时应抬高患肢**，避免关节屈曲，预防肿胀。下肢截肢者，每3~4小时俯卧20~30分钟，并将残肢以枕头支托，压迫向下；仰卧位时，不可抬高患肢，以免造成膝关节的屈曲挛缩。

（2）观察和预防术后出血：注意观察截肢术后肢体残端的渗血情况，创口引流液的性质和引流量。对于渗血较多者，可用棉垫加弹性绷带加压包扎；若出血量较大，应立即扎止血带止血。故**截肢术后病人床旁应常规放置止血带**，以备急用。

（3）幻肢痛：疼痛多为持续性，尤以夜间为甚。应用放松疗法等心理治疗逐渐消除幻肢感。

（4）残肢功能锻炼：一般术后2周，伤口愈合后开始功能锻炼。

第十五节 乳腺癌病人的护理

一、临床表现

早期表现是患侧乳房出现无痛、单发的小肿块。常发生在乳房的**外上象限**。肿块质硬，表面不光滑，边缘不整齐，与周围组织分界不清。

若**癌块侵犯连接腺体与皮肤的Cooper韧带**，使之收缩，导致皮肤表面凹陷，称为**"酒窝征"**；如癌肿侵犯近乳头的大乳管，则可使乳头偏移、抬高或内陷，造成两侧乳头位置不对称；癌肿继续增大，与皮肤广泛粘连，当**皮内或皮下淋巴管被癌细胞堵塞**时，可出现皮肤淋巴水肿，在毛囊处形成许多点状凹陷，使皮肤呈**"橘皮样"**改变。

乳腺癌淋巴结转移多见于同侧腋窝。

考题1 根据乳腺癌转移的主要途径，护理评估应重点关注的部位是（ ）

A.腹股沟 　　 B.颌下 　　 C.颈后 　　 D.颈前 　　 E.腋窝

乳腺癌与其他疾病的鉴别见表13-15-1。

表13-15-1 几种常见乳房肿块的鉴别

项目	纤维腺瘤	囊性增生病	乳管内乳头状瘤	乳腺癌
年龄	20~25岁	25~40岁	40~50岁	40~60岁
病程	缓慢	缓慢	缓慢	快

续表

项目	纤维腺瘤	囊性增生病	乳管内乳头状瘤	乳腺癌
疼痛	无	周期性乳房胀痛	无	早期无
肿块数目	常为单个	大小不等结节状	常为单个	常为单个
肿块边界	清楚	不清	清楚	不清
乳头溢液	无	有	有	有
移动度	不受限	不受限	不受限	受限
转移病灶	无	无	无	淋巴结或血行转移

考题2 乳腺癌特征性的乳腺体征是（　　）

A.肿块　　　　　　B.酒窝征　　　　　　C.乳头内陷　　　　　　D.乳头溢液　　　　　　E.红肿热痛

二、治疗原则

以**手术治疗**为主，辅以化学药物、内分泌、放射治疗和生物治疗等综合治疗。

> 锦囊提醒：关于内外科、妇产科中恶性肿瘤的治疗，考生只要仔细一总结不难发现：只有浸润性葡萄胎、绒毛膜癌、白血病首选化疗，其他全部首选手术治疗。

三、护理措施

1.手术前护理

2.手术后护理

（1）卧位：待血压平稳后取半卧位，以利于引流和改善呼吸功能。

（2）观察病情：如有胸闷、呼吸窘迫，应判断是否因术中损伤胸膜而发生了气胸。注意观察患侧肢体远端的血液供应情况，伤口敷料有无渗血，以及引流液量和性质。

（3）预防患侧手臂水肿：术后患侧上肢用软枕垫高，并进行上肢远心端的按摩，以促进静脉和淋巴的回流。禁止在术侧手臂测血压、注射或抽血，以免加重循环障碍。

（4）伤口护理：①保持引流通畅。皮瓣下引流管作持续负压吸引，使皮瓣下的潜在间隙始终保持负压状态，有利于创面渗液的排出。更换敷料时发现皮瓣下积液，应在无菌操作下穿刺抽吸，然后再加压包扎。②防止皮瓣移动。术后伤口覆盖多层敷料并用胸带（或绷带）包扎，使胸壁与皮瓣紧密贴合。包扎松紧度要适当，包扎过紧会影响皮瓣血液循环，若患侧上肢脉搏摸不清、肢端发绀、皮温降低，提示腋部血管受压，应调整绷带松紧度。

考题3 患者女，39岁。行右侧乳腺癌根治术，术后生命体征平稳。家属探视时感觉伤口包扎过紧，问护士"为什么包的这么紧啊？"护士的正确解释是（　　）

A.防止感染　　　　B.保护伤口　　　　C.防止皮瓣坏死　　　　D.有利于引流　　　　E.利于肢体功能康复

四、健康教育

1.患侧上肢功能锻炼 术后24小时内患侧肩部制动，病人可作伸指、握拳、屈腕活动。术后1~3天，进行上肢肌肉等长收缩，开始肘关节伸屈活动；术后第4天病人应开始作肩关节小范围活动，开始病人练习患侧手摸对侧肩部及同侧耳朵的动作。

> 锦囊妙记：乳腺癌病人术后功能锻炼可记为："一（24小时）动手，三（1~3天）动肘，功能锻炼朝上走，4天可以动动肩，直到举手高过头。"

2.出院病人的指导 手术后5年内应避免妊娠，因妊娠可促使乳癌复发。（亲：葡萄胎术后应避孕1年哦）。

考题4 患者，女，28岁。乳腺扩大根治术后咨询护士可以妊娠的时间是术后，28岁。乳腺扩大根治术后咨询护士可以妊娠的时间是术后（　　）

A.1年　　　　　　B.2年　　　　　　C.3年　　　　　　D.4年　　　　　　E.5年

◎ 考题5~6题共用题干

患者女，47岁，发现右侧乳房内无痛性肿块2个月，体检：右侧乳房外上象限可扪及直径约4cm的肿块，边界不清，质地硬，局部乳房皮肤出现"橘皮样"改变，经活组织病理学检查证实乳腺癌。行乳腺癌改良根治术。

考题5 该患者乳房皮肤出现"橘皮样"改变，是由于（ ）

A. 癌细胞堵塞皮下淋巴管　　　　B. 癌肿侵犯乳房　　　　　　　　C. 癌肿与胸肌粘连

D. 癌肿与皮肤粘连　　　　　　　E. 癌肿侵犯乳管

考题6 术后第2天，对患者采取的护理措施**不正确**的是（ ）

A. 患侧垫枕以抬高患肢　　　　　B. 保持伤口引流管通畅　　　　　C. 观察患侧肢端血液循环

D. 指导患侧肩关节的活动　　　　E. 禁止在患侧手臂测血压、输液

考题答案

序号	1	2	3	4	5	6								
答案	E	B	B	C	E	A	D							

第十六节　子宫内膜癌病人的护理

子宫内膜癌是指子宫体内膜发生的癌，以腺癌为主，又称宫体癌。子宫内膜癌是女性生殖器官常见的三大恶性肿瘤之一，**多见于老年妇女**。

一、临床表现

1. 阴道流血　不规则阴道流血，量一般不多。**绝经后出现阴道流血**为典型症状。

2. 阴道排液　少数病人阴道排液增多，早期为浆液性或浆液血性白带，晚期合并感染时，可见脓性或脓血性排液，并有恶臭。

3. 疼痛　晚期癌肿浸润周围组织，压迫神经引起下腹部和腰骶部疼痛，并向下肢及足部放射。

二、辅助检查

分段诊断性刮宫（简称分段诊刮）是诊断子宫内膜癌**最可靠**的方法。

三、护理措施

1. 一般护理　为病人提供安静的休养环境，保证病人的休息和睡眠时间。

2. 饮食护理　要尊重病人的饮食习惯，多进食高蛋白、高热量、高维生素的食物。

3. 身体恢复后适当地进行功能锻炼。

4. 术后积极预防并发症的发生

（1）预防压力性损伤：术后帮病人勤翻身，可使用液体敷料涂抹。

（2）预防坠积性肺炎：术后勤翻身、采取半坐位、必要时雾化吸入，拍背促进病人排痰。

（3）预防下肢深静脉血栓：术后教给病人正确穿着抗血栓压力带，使用气压循环驱动泵按摩下肢，促进血液回流。

5. 化疗病人定期检查血常规、肝肾功能。

四、健康教育

1. 普及防癌知识、让病人了解普查的重要性。

2. 对绝经期有不规则阴道流血的高危妇女，合并高血压、糖尿病、肥胖的妇女应增加检查次数。

3. 严格掌握雌激素的使用指征，指导用药后的自我监护方法及随访措施。

4. 随访　治疗结束后应继续定期随访。随访时间：一般在术后2年内，每3~6个月1次；术后3~5年，每6~12个月1次；病人有不适感觉，应及时就诊检查。

第十七节　原发性支气管肺癌病人的护理

肺癌多数起源于支气管黏膜上皮或肺泡上皮，因此也称支气管肺癌。发病大多在40岁以上，以男性多见，男女之比约（3~5）：1。

考题1 原发性支气管肺癌的起源部位是（ ）

A. 毛细支气管　　　　　　　　　B. 支气管腺体或黏膜　　　　　　C. 主支气管

D. 纵隔黏膜　　　　　　　　　　E. 肺泡黏膜

一、病因与分类

（一）病因

长期大量吸烟、环境污染及化学和放射性物质、免疫状态、代谢活动、肺部慢性感染等。

（二）分类

1. 鳞状细胞癌（鳞癌）　50岁以上男性占大多数。与吸烟密切相关，中央型多见。

2. 小细胞癌（未分化小细胞癌） **恶性程度高**，生长快，较早出现淋巴和血行转移，**对放射和化学药物治疗虽较敏感**，但在各型肺癌中预后最差。（亲：小细胞癌恶性程度最高，对放化疗最敏感，即"小恶、小敏"）。

3. 腺癌 发病率明显上升，多为周围型，生长速度较慢，淋巴转移出现较晚。

4. 大细胞癌 较少见，周围型多见。

二、临床表现

1. 早期 多无症状。癌肿增大后，常出现**刺激性咳嗽**，**痰中带血点、血丝**。

2. 晚期 ①压迫或侵犯膈神经：同侧膈肌麻痹；②压迫或侵犯喉返神经：声带麻痹、声音嘶哑；③**压迫上腔静脉**：面部、颈部、上肢和**上胸部静脉怒张**，皮下组织水肿，上肢静脉压升高；④侵犯胸膜：胸膜腔积液；⑤癌肿侵犯胸膜及胸壁：有时可引起持续性剧烈胸痛；⑥侵入纵隔，压迫食管，引起吞咽困难；⑦上叶顶部肺癌：可以侵入纵隔和压迫位于胸廓上口的器官或组织，如颈交感神经等而产生剧烈胸肩痛、上肢静脉怒张、上肢水肿、臂痛和运动障碍，同侧上眼睑下垂、瞳孔缩小、眼球内陷、面部无汗等颈交感神经综合征（Horner征）。（亲：右心衰竭、缩窄性心包炎和肺癌病人会出现颈静脉怒张）。

考题2 患者，男，62岁，支气管肺癌手术切除病灶后准备出院。在进行出院健康指导时，应该告诉患者出现哪种情况时必须尽快返院就诊（　）

A. 鼻塞流涕　　　　B. 夜间咳嗽　　　　C. 伤口瘙痒　　　　D. 痰中带血　　　　E. 食欲下降

考题3 表示肺癌已有全身转移的表现是（　）

A. 痰中带血　　　　B. 持续性胸痛　　　　C. 股骨局部破坏　　　　D. 间歇性高热　　　　E. 持续性胸水

三、辅助检查

1. 胸部X线检查 在肺部可见块状阴影，边缘不清或呈分叶状，周围有毛刺。

2. 痰细胞学检查 **若痰中找到癌细胞即可明确诊断**。

3. **支气管镜检查** 可直接看到肿瘤大小、部位及范围，并可取或穿刺组织作病理学检查。（亲：支气管镜）

四、治疗原则

以手术治疗为主，结合放射、化学药物、中医中药以及免疫治疗等。

五、护理措施

（一）术前护理

1. 心理护理 认真耐心地回答病人所提出的任何问题，以减轻其焦虑不安的情绪。

考题4 患者女，45岁，小学文化。刚刚知晓自己被诊断为原发性支气管肺癌，询问护士："我是不是活不了多久了？"针对该患者的心理护理，**错误**的是（　）

A. 耐心倾听患者的诉说

B. 讲解有关疾病知识及治疗措施

C. 安排家庭成员和朋友定期看望患者

D. 指导患者立遗嘱安排后事

E. 安慰患者，保持积极情绪

2. 纠正营养和水分的不足 提供令人愉快的进食环境，提供色香味齐全的均衡饮食，注意口腔清洁，以促进食欲。

3. 改善肺泡的通气与换气功能、预防手术后感染。

（1）戒烟：应指导并劝告病人停止吸烟。

（2）保持呼吸道通畅：若有大量支气管分泌物，应先行体位引流。若痰液黏稠不易咳出，可行超声雾化，必要时经支气管镜吸出分泌物。

（3）口腔护理：注意口腔卫生，若有龋齿或上呼吸道感染应先治疗。

（4）预防感染：遵医嘱给予抗生素。

4. 术前指导

（1）指导病人练习腹式深呼吸、有效咳嗽和翻身。

（2）指导病人练习使用深呼吸训练器，以有效配合术后康复。

（3）指导病人在床上进行腿部运动以避免腓肠肌血栓的形成。

（4）手术侧手臂及肩膀运动练习，可维持关节全范围运动及正常姿势。

（二）术后护理

1. 维持呼吸道通畅。

（1）鼓励病人深呼吸，有效咳嗽、咳痰，必要时进行吸痰。

（2）观察病人呼吸频率、幅度及节律，以及双肺呼吸音；病人有无气促、发绀等缺氧征象。

（3）氧气吸入。常规给予鼻导管吸氧2~4L/min，根据血气分析结果调整给氧浓度。

（4）稀释痰液：若病人呼吸道分泌物黏稠，可用糜蛋白酶等药物行超声雾化。

考题5 患者男，62岁。支气管肺癌手术后3天。目前一般情况尚可，但有痰不易咳出。最适宜采取的排痰措施是（ ）

A. 指导深呼吸咳嗽 　　 B. 给予叩背 　　 C. 给予机械震荡 　　 D. 给予体位引流 　　 E. 给予吸痰

2. 维持生命体征平稳 术后2~3小时内每15分钟测生命体征一次；脉搏和血压稳定后改为30分至1小时测量一次。

3. 体位

（1）病人意识未恢复时取平卧位，头偏向一侧，以免误吸。血压稳定后，采用半坐卧位。

（2）肺叶切除者，可采用左右侧卧位。

（3）肺段切除术或楔形切除术者，应避免手术侧卧位，最好选择健侧卧位。

（4）全肺切除术者，应避免过度侧卧，可采取1/4患侧卧位。

（5）若有血痰或支气管瘘管，应取患侧卧位。

（6）避免采用垂头仰卧式，以防因横膈上升而妨碍通气。

4. 维持液体平衡和补充营养

（1）严格掌握输液的量和速度，防止导致肺水肿。全肺切除术后病人应控制钠盐摄入量，一般而言24小时补液量宜控制在2000ml内，速度以20~30滴/分为宜。（亲：急性左心衰竭病人、肺癌肺叶切除术后病人溶液滴速均为20~30滴/分）。

◎6~7共用题干

患者，男，45岁，汽车修理工，间断咳嗽3个月，无痰。近20天出现咳嗽加剧。痰中带血，无发热、寒战等症状。查体：T36.7℃，P78次/分，R19次/分，BP110/70mmHg，浅表未扪及淋巴结，高度怀疑肺癌。

考题6 在收集患者病史资料时，不能遗漏的重要信息是（ ）

A. 吸烟史 　　 B. 心理状态 　　 C. 婚姻状况 　　 D. 营养状况 　　 E. 服药史

考题7 患者确诊为肺癌，给予化疗。输注化疗药前需建立静脉通道，首选的液体为（ ）

A. 5%葡萄糖盐水 　　 　　 B. 10%葡萄糖溶液 　　 　　 C. 5%葡萄糖溶液

D. 生理盐水 　　 　　 E. 林格液（复方氯化钠溶液）

（2）记录出入水量，维持体液平衡。

（3）当病人意识恢复且无恶心现象，拔除气管插管后即可开始饮水。

（4）肠蠕动恢复后，即可开始进食清淡流质、半流质饮食；若病人进食后无任何不适可改为普食，饮食宜为高蛋白、高热量、丰富维生素、易消化。

5. 维持胸腔引流通畅

（1）密切观察引流液量、色、性状，当引流出多量血液（每小时>100ml），呈鲜红色，有血凝块，病人出现烦躁不安，血压下降等情况时，应考虑有活动性出血。

（2）全肺切除术后所置的胸腔引流管一般呈钳闭状态。每次放液量不宜超过100ml，速度宜慢。

◎8~11题共用题干

患者男，48岁，支气管肺癌，病理组织报告为"鳞状细胞癌"。

考题8 按照解剖部位分类，该癌肿最常见的类型是（ ）

A. 边缘型 　　 B. 混合型 　　 C. 周围型 　　 D. 中央型 　　 E. 巨块型

考题9 患者进行肺癌切除术后，需要进行化疗。输注化疗药前与患者沟通，最重要的注意事项是（ ）

A. 血液检验指标正常 　　 　　 B. 评估血管 　　 　　 C. 保护血管

D. 健康教育 　　 　　 E. 告知患者，并要求签署化疗同意书

考题10 患者在输注化疗药过程中，突然感觉静脉穿刺处疼痛，紧急处理措施是（ ）

A. 安慰患者 　　 　　 B. 通知医生 　　 　　 C. 拔掉液体

D. 立即停止输液，做进一步处理 　　 　　 E. 检查有无回血，如有回血继续输注

考题11 患者治疗过程中，白细胞低于多少时应停止化疗或减量（ ）

A. $2.5 \times 10^9/L$ 　　 B. $5.5 \times 10^9/L$ 　　 C. $4.5 \times 10^9/L$ 　　 D. $3.5 \times 10^9/L$ 　　 E. $6.5 \times 10^9/L$

考题答案

序号	1	2	3	4	5	6	7	8	9	10	11				
答案	B	D	C	D	E	A	D	D	E	D	D				

第十四章　血液、造血器官及免疫疾病病人的护理

本章内容不太重要，历年考试每年约考查2题，重点考查小儿贫血的分度，缺铁性贫血的辅助检查和护理措施，再生障碍性贫血的药物护理，原发免疫性血小板减少症的临床表现（颅内出血的判断）和首选药物等。

考点预测

第一节　缺铁性贫血病人的护理

一、小儿贫血的分度（表14-1-1）

表14-1-1　小儿贫血的分度

	轻度	中度	重度	极重度
血红蛋白（g/L）	120~90	90~60	60~30	<30
红细胞数（×10^{12}/L）	4~3	3~2	2~1	<1

二、营养性缺铁性贫血

（一）病因及发病机制

铁摄入不足是导致婴儿缺铁的主要原因。（亲：小儿缺铁性贫血的主要原因与成人不同。小儿为铁摄入不足，成人为慢性失血）。

（二）临床表现

1. 一般贫血表现　**皮肤黏膜苍白，以口唇、甲床最明显**。易疲乏，年长儿可诉无力、头晕等。

2. 非造血系统表现　①消化系统：食欲缺乏、呕吐、腹泻等；②神经系统：注意力不易集中、记忆力减退、学习成绩下降等；③心血管系统：严重贫血时心率增快，心脏扩大，甚至发生心力衰竭。

（三）辅助检查

1. 血常规　**血红蛋白降低比红细胞数减少明显**。

2. 骨髓象　增生活跃，以中、晚幼红细胞增生为主。

考题1　患者女，28岁。乏力、心悸、头晕两个月就诊。患者面色苍白，皮肤干燥。医嘱血常规检查。护士在解释该检查目的时的正确说话时（　）

　A. 检查是否有感染　　　　　　　B. 检查是否有出凝血功能障碍　　　　　C. 检查是否有贫血及其程度

　D. 检查肝脏功能是否有损害　　　E. 检查肾脏功能是否有损害

（四）治疗原则

祛除病因和**铁剂治疗**，必要时输血。常用**硫酸亚铁**、富马酸亚铁等。*疗程至Hb正常后4~6个月左右停药*。

（五）护理措施

1. 纠正不良饮食习惯，合理搭配饮食　告知家长含铁丰富且易吸收的食物；婴儿提倡母乳喂养，按时添加含铁丰富的辅食或补充铁强化食品；指导家长对早产儿和低体重儿自2个月左右给予铁剂。

2. 按医嘱应用铁剂时需注意　①在餐后服用；②可与维生素C、果汁等同服；③避免与牛奶、茶、蛋类、抗酸药物同服；④用吸管或服药后漱口以防牙齿被染黑；⑤口服铁剂可致胃肠道反应，宜从小剂量开始；⑥药物应妥善存放，以免误服过量中毒。

> 锦囊妙记：考生只需记住能与铁剂同服的有稀盐酸、维生素C和果汁，禁忌服用的不需记忆。

考题2　患者女，16岁。诊断为缺铁性贫血入院。护士为其进行饮食指导时，最恰当的食物组合是（　）

　A. 鱼、咖啡　　　B. 瘦肉、牛奶　　　C. 羊肝、橙汁　　　D. 鸡蛋、可乐　　　E. 豆腐、绿茶

3. 适当安排休息和活动　轻度贫血一般不需卧床休息，但应避免剧烈运动，活动间歇应充分休息，保证足够睡眠。严重贫血应根据其活动耐力下降情况制定活动。

考题答案

序号	1	2											
答案	C	C											

第二节　营养性巨幼细胞贫血病人的护理

一、病因

由于缺乏维生素B12和（或）叶酸所引起的一种大细胞性贫血。多见于2岁以下婴幼儿。

二、临床表现

以6个月~2岁多见，起病缓慢。患儿多虚胖，毛发稀疏细黄，**面色苍黄或蜡黄**，口唇、指甲等处苍白，常伴肝、脾大。患儿烦躁、易怒。维生素B$_{12}$缺乏者表情呆滞、目光发直、少哭不笑、反应迟钝，嗜睡，智力及动作发育落后，常有倒退现象。严重者可出现震颤，甚至抽搐、感觉异常。

三、治疗原则

祛除病因、**补充维生素B$_{12}$和（或）叶酸**是治疗的关键。

四、护理措施

1. 根据患儿的活动耐受情况安排其休息与活动，一般不需卧床休息。严重者适当限制。烦躁、震颤、抽搐者遵医嘱用镇静剂，防止外伤。

2. 指导喂养，加强营养　改善哺乳母亲营养，及时添加富含维生素B$_{12}$和叶酸的辅食。

3. 监测生长发育　评估患儿的体格、智力、运动发育情况，对发育落后者加强训练和教育。

第三节　再生障碍性贫血病人的护理

一、病因

1. 药物及化学物质　最常见的是氯霉素。

2. 物理因素　X线、γ射线等可干扰DNA的复制，使骨髓微环境受损害。

二、临床表现

1. 急性再障　起病急、进展迅速，**早期表现为出血与感染**，随病程的延长出现进行性贫血。伴明显的乏力、头晕及心悸等。出血部位广泛，除皮肤黏膜外，还常有深部出血。皮肤感染、肺部感染多见。重型再障病人约1/3~1/2在数月至1年内死亡，死亡原因为脑出血和严重感染。

2. 慢性再障　此型较多见，起病及进展较缓慢。**贫血往往是首发和主要表现**。出血较轻，以皮肤黏膜为主。感染以呼吸道多见。

三、辅助检查

1. 血象　呈正细胞贫血，**全血细胞减少**。网织红细胞绝对值低于正常。白细胞计数多减少，以中性粒细胞减少为主。血小板减少，出血时间延长。

> 锦囊提醒：在血象特点方面：缺铁性贫血主要表现为血红蛋白和红细胞的降低，再生障碍性贫血为全血细胞减少；原发免疫性血小板减少症为血小板降低；白血病主要表现为白细胞升高。

2. 骨髓象。

四、治疗原则

1. 支持和对症治疗

（1）预防和控制感染：作好个人卫生和环境的清洁消毒，减少感染的机会。

考题1　患者女，36岁，以重型再生障碍性贫血入院。查体：四肢皮肤瘀斑；口腔较多处溃疡，最大约1.0×1.5cm，触痛。牙龈渗血，咽部轻度充血，针对目前状况，预防口腔感染的护理措施是

A. 暂时不要外出活动
B. 每日刷牙3次以上
C. 根据病情选择消毒液漱口，每日3次
D. 嘱患者戴上口罩
E. 住单人病房

（2）止血：皮肤、鼻黏膜出血可用糖皮质激素。出血严重可输浓缩血小板或新鲜冷冻血浆。

（3）输血：主要的支持疗法。特别是成分输血，如浓缩红细胞等。

2.雄激素 为治疗慢性再障首选药物，作用机制可能是刺激肾脏产生红细胞生成素，对骨髓有直接刺激红细胞生成作用。

3.免疫抑制剂 是目前治疗重型再障的首选药物。

五、护理措施

1.贫血的护理

（1）病情观察：详细询问病人贫血症状、持续时间，观察口唇、甲床苍白程度、心率。

（2）评估病人目前活动耐力。

（3）制定活动计划：一般重度以上贫血（血红蛋白<60g/L）要以卧床休息为主；中轻度贫血应休息与活动交替进行，活动中如出现心慌、气短应立刻停止活动。

（4）药物护理：遵医嘱给予病人丙酸睾酮。副作用及护理：①该药为油剂，需深层注射；由于吸收慢，注射部位易发生肿块，要经常检查注射部位，发现硬块要及时理疗；②男性化，如毛须增多、声音变粗、痤疮、女性闭经等；③肝功能受损，用药过程中应定期检查肝功能。

考题2　患者女，32岁。因再生障碍性贫血接受丙酸睾丸酮注射治疗1个月余。护士每次在为患者进行肌内注射前应首先检查

　　A.注射部位是否存在硬块　　　　B.面部有无座疮　　　　C.有无毛发增多

　　D.有无皮肤黏膜出血　　　　　　E.口唇、甲床的苍白程度

（5）输血：慢性严重贫血可输注浓缩红细胞。

2.脑出血的护理

（1）嘱病人多卧床休息，观察病人有无脑出血先兆，如头痛、呕吐、精神烦躁不安等。

（2）若发生颅内出血，处理如下：①迅速通知医生；②病人平卧位，头偏一侧，保持呼吸道通畅；③开放静脉，按医嘱给予脱水剂、止血药或输浓缩血小板液；④观察病人意识状态、瞳孔大小、血压、脉搏及呼吸频率、节律。

考题答案

序号	1	2										
答案	C	A										

第四节　原发免疫性血小板减少症病人的护理

一、病因

原发免疫性血小板减少症（简称ITP）是一种自身免疫性出血综合征，是血小板免疫性破坏，外周血中血小板减少的出血性疾病。临床主要表现为皮肤、黏膜、内脏出血。急性型多见于儿童，慢性型多见于成人，以40岁以下女性常见。

二、临床表现

1.急性型 半数以上见于儿童，起病前1~2周常有上呼吸道或病毒感染史，起病急骤，可出现畏寒、发热、全身皮肤、黏膜出血，可有大片瘀斑，甚至血肿。鼻、齿龈、口腔黏膜及眼结膜出血常见。颅内出血可危及生命。急性型病程多在4~6周恢复。

考题1　患者女，26岁。反复发生皮肤黏膜瘀点、瘀斑入院，诊断为原发免疫性血小板减少症。住院期间护士发现患者出现脉搏增快、视力模糊、瞳孔大小不等。患者最可能出现了（　　）

　　A.心力衰竭　　　　B.眼部疾病　　　　C.颅内出血　　　　D.消化道出血　　　　E.呼吸道出血

2.慢性型 以青年女性多见。起病缓慢隐匿，一般无前驱症状。出血症状较轻，表现为反复发作皮肤及黏膜瘀点、瘀斑，可伴轻度脾大，女性病人常以月经过多为主要表现。每次发作常持续数周或数月，可迁延多年。

三、辅助检查

1.血象 血小板计数减少程度不一，急性型常低于$20 \times 10^9/L$，失血多可出现贫血，白细胞计数多正常，嗜酸性粒细胞可增多。

2.骨髓象 骨髓巨核细胞数量增多或正常，形成血小板的巨核细胞减少。

四、治疗原则

1.一般疗法 血小板明显减少，出血严重者应卧床休息，防止创伤。

2.肾上腺糖皮质激素 为首选药物，该类药物可以抑制血小板与抗体结合。口服泼尼松每次10~20mg，每日3次，病情急重可静脉点滴氢化可的松或地塞米松。（亲：系统性红斑狼疮、肾病综合征以及原发免疫性血小板减少症均为免疫性疾病，这三种疾病的治疗均首选糖皮质激素）。

3. **脾切除适应证** ①糖皮质激素治疗6个月以上无效者；②糖皮质激素治疗有效，但维持量必须大于30mg/d。脾切除作用机制是<u>减少血小板破坏及抗体的产生</u>。

<u>考题2</u> 患者，女性，32岁。1年多来反复发生双下肢瘀斑，月经量增多。血红蛋白100g/L，红细胞3.0×10^{12}/L，血小板40×10^9/L。入院后诊断为慢性原发免疫性血小板减少症。治疗时应首选（　）

A. 脾切除 B. 糖皮质激素 C. 免疫抑制剂 D. 输血 E. 输血小板

四、护理措施

1. **病情观察** 注意出血部位、范围、出血量及出血是否停止，有无内脏出血。
2. **休息与活动** 血小板计数在（30~40）×10^9/L以上者，出血不重，可适当活动。血小板在（30~40）×10^9/L以下者，要少活动，卧床休息。
3. **饮食** 富含高蛋白、高维生素、少渣饮食。
4. **症状护理** 皮肤出血者不可搔抓皮肤，鼻腔出血不止，要用油纱条填塞。便血、呕血、阴道出血需卧床休息，对症处理。
5. **预防脑出血** 血小板计数<20×10^9/L应警惕脑出血，便秘、剧烈咳嗽会诱发脑出血，故便秘时要用泻药或开塞露，剧咳者可用镇咳药。

<u>考题3</u> 患儿男，10个月。今晨家长发现其眼眶周围密集针尖大小的出血点，经实验室检查诊断为特发性（急性型）血小板减少性紫癜。为及早识别的颅内出血的发生，应重点监测患儿的（　）

A. 骨髓象巨核细胞比例 B. 血小板计数 C. 红细胞计数 D. 白细胞计数 E. 血红蛋白含量

6. 患儿护理要点
（1）密切观察病情变化：若患儿烦躁、嗜睡、头痛、呕吐，甚至惊厥、昏迷等提示可能有颅内出血。
（2）避免损伤：提供安全的环境。

五、健康教育

1. 慢性病人适当限制活动 血小板<50×10^9/L，勿做较强体力活动，可适当散步，预防各种外伤。
2. 避免使用损伤血小板的药物，如阿司匹林、双嘧达莫、吲哚美辛、保泰松等。
3. 指导患儿预防损伤：不玩尖利的玩具和使用锐利工具，不做剧烈的、有对抗性的运动，常剪指甲，选用软毛牙刷等。
4. 指导进行自我保护，服药期间不与感染病人接触，去公共场所时戴口罩，避免感冒。

考题答案

序号	1	2	3										
答案	C	B	B										

第五节　弥散性血管内凝血病人的护理

弥散性血管内凝血（DIC）是由致病因素激活凝血及纤溶系统，导致全身血管微血栓形成，凝血因子大量消耗并继发纤溶亢进，引起全身出血及微循环衰竭的临床综合征。

一、病因

感染性疾病最多见，常见的有败血症、斑疹伤寒、流行性出血热等；恶性肿瘤次之。

二、临床表现

DIC按发展过程分为高凝血期、消耗性低凝血期、继发性纤溶亢进期。

1. **出血倾向** 为自发性、多发性出血。可遍及全身，多见于皮肤、黏膜、伤口及穿刺部位出血；其次为内脏出血，重者可发生颅内出血。
2. **休克或微循环衰竭** 为一过性或持续性血压下降，早期即出现肾、肺、脑等器官功能不全，表现为肢体湿冷、少尿、呼吸困难、发绀及神志改变等。
3. **微血管栓塞** ①浅层栓塞：表现为皮肤发绀，进而发生坏死、脱落，多见于眼睑、四肢、胸背及会阴部；②深部器官栓塞：多见于肾、肺、脑等脏器，可表现为急性肾衰竭、呼吸衰竭、意识障碍、颅内高压综合征等。
4. **微血管病性溶血** 表现为进行性贫血，贫血程度与出血量不成比例，偶见皮肤、巩膜黄染。

三、治疗原则

1. **治疗基础病，消除诱因** 如抗感染，治疗肿瘤、产科及外伤。
2. **抗凝治疗** 原则上使用肝素抗凝。
3. 补充所减少的血浆凝血因子及血小板、低分子右旋糖酐及抗纤溶药等。

四、护理措施

1.保持呼吸道通畅，持续吸氧，以改善组织缺氧状况及避免脑出血发生。

2.病情观察　定时监测病人生命体征，注意意识状态的变化，记录24小时尿量，观察皮肤颜色、温度、末梢感觉，有无各器官栓塞的症状和体征，如肺栓塞表现为突然胸痛、呼吸困难、咯血；脑栓塞引起头痛、抽搐、昏迷等；肾栓塞会出现腰痛、血尿、少尿或无尿，甚至发生急性肾衰竭；胃肠黏膜栓塞有消化道出血；皮肤栓塞出现干性坏死，手指、足趾、鼻、颈、耳部发绀。

3.用药护理　遵医嘱给予预防低血压的药物，维持静脉输液畅通，以防止血压降低后进一步减少末梢循环血量。**遵医嘱准确给予肝素抗凝治疗**，护士应熟知肝素的药理作用、适应证和禁忌证，使用时注意观察出血减轻或加重情况，**定期测凝血时间以指导用药**，在肝素抗凝过程中，补充新鲜凝血因子，并注意观察输血反应。

第十五章 内分泌、营养及代谢疾病病人的护理

考情分析

本章内容较为重要，历年考试每年约考查10道题，重点考查甲亢的临床表现、突眼的护理、饮食护理、心理护理、术后并发症的判断，糖尿病的诊断标准、并发症的判断(糖尿病肾病)、口服降糖药、低血糖的诊断标准，痛风首选的药物、护理措施、痛风患者禁忌的食物，营养不良的临床表现、营养不良分度，维生素D的主要来源、佝偻病的分期、佝偻病的护理措施和健康教育，维生素D缺乏性手足搐搦症的用药护理和健康教育等。

考点预测

第一节 单纯性甲状腺肿病人的护理

单纯性甲状腺肿是因缺碘、先天性甲状腺激素合成障碍或致甲状腺肿物质等多种原因引起的非炎症性、非肿瘤性甲状腺肿大，**不伴甲状腺功能减退或亢进表现。碘缺乏是地方性甲状腺肿的最常见原因**。

一、临床表现

甲状腺常呈轻度或中度弥漫性肿大，表面平滑，质地较软，无压痛。可闻及血管杂音，若进一步增大，可出现颈部增粗和颈前肿块，扪及甲状腺有多个(或单个)结节并引起压迫症状。

二、辅助检查

1. 甲状腺功能检查 血清T_4正常或偏低，T_3、TSH正常或偏高。
2. 甲状腺摄^{131}I率及T_3抑制试验 摄^{131}I率增高但无高峰前移，可被T_3所抑制。当甲状腺结节有自主功能时，可不被T_3抑制。
3. 甲状腺扫描 可见**弥漫性甲状腺肿，常呈均匀分布**。
好礼相送：单纯性甲状腺肿、甲亢、甲减T_3、T_4、TSH的比较，见表15-1-1。

表15-1-1 单纯性甲状腺肿、甲亢、甲减的T_3、T_4、TSH的比较

疾病	T_3	T_4	TSH
单纯性甲状腺肿	正常	正常	正常
甲亢	增高	增高	降低
甲减	降低	降低	增高

三、护理措施

1. 一般护理 指导病人利用服饰进行外表修饰，完善自我形象。**指导病人多食海带、紫菜等海产品及含碘丰富的食物**。
2. 病情观察 观察病人甲状腺肿大的程度、质地，有无结节和压痛。
3. 用药护理 指导病人遵医嘱准确服药，不可随意增多和减少；观察甲状腺药物治疗的效果和不良反应。如病人出现心动过速、呼吸急促、食欲亢进、怕热多汗、腹泻等甲状腺功能亢进症表现，应及时向医生汇报。结节性甲状腺肿病人避免大剂量使用碘治疗，以免诱发甲亢。

四、健康教育

1. 在地方性甲状腺肿流行地区，指导病人补充碘盐，指出这是预防缺碘性地方性甲状腺肿最有效的措施。
2. 指导碘缺乏病人和妊娠期妇女多进食含碘丰富的食物，如海带、紫菜等海产类食品，并避免摄入大量阻碍甲状腺激素合成的食物和药物，食物有卷心菜、花生、菠菜、萝卜等，药物有硫氰酸盐、保泰松、碳酸锂等。
3. 嘱病人按医嘱准确服药和坚持长期服药，以免停药后复发。

第二节 甲状腺功能亢进症病人的护理

一、病因

本病女性多见，各年龄组均可发病，以20~40岁为多。
1. **自身免疫** 病人体内T、B淋巴细胞功能缺陷，可合成多种针对自身甲状腺抗原的抗体。**是本病的主要原因**。

锦囊妙记：甲亢、肾病综合征、系统性红斑狼疮、原发免疫性血小板减少症、急性感染性多发性神经根神经炎等均为免疫性疾病。

2.遗传因素 该病有家族发病倾向。

3.诱发因素 **感染、创伤、精神刺激、劳累等**。

二、临床表现

（一）T_3、T_4过多综合征

1.**高代谢综合征** 由于T_3、T_4分泌过多，病人产热与散热明显增多，以致出现**怕热、多汗，皮肤温暖湿润，低热**，体重下降。

2.精神神经系统 **神经过敏**，好言多动、**易激动**、注意力不集中、记忆力减退，失眠。腱反射亢进，伸舌和双手向前平伸时有细震颤。

考题1 甲状腺功能亢进症患者最常见的情绪改变是（　）

A.神经过敏 　　　 B.抑郁 　　　 C.激动易怒 　　　 D.悲伤 　　　 E.注意力不集中

3.心血管系统 心悸、胸闷、气短；心率增快、心肌收缩力增强，**脉压增大**。（亲：脉压增大主要见于主动脉瓣关闭不全和甲亢）。

4.运动系统 部分病人有肌无力、肌萎缩，行动困难，临床上呈慢性甲亢性肌病。**周期性瘫痪**，多见于青年男性，可伴有重症肌无力。

5.消化系统 病人食欲亢进、消瘦、严重者呈现恶病质；大便频繁、甚至慢性腹泻。

（二）甲状腺肿大

呈弥漫性对称性肿大，随吞咽上下移动；质地中等，无压痛；有震颤及杂音，**为本病重要体征**。

（三）甲状腺危象

1.诱因 **应激、感染、^{131}I治疗反应、手术准备不充分**等。

2.临床表现 ①$T \geqslant 39℃$；②心率$\geqslant 140$次/分；③恶心、畏食、呕吐、腹泻、大汗、休克；④神情焦虑、烦躁、嗜睡或谵妄、昏迷；⑤可合并心衰、肺水肿等。

三、辅助检查

1.基础代谢率（BMR） 正常BMR为±10%。测定应在禁食12小时、睡眠8小时以上、静卧空腹状态下进行。常用BMR简易计算公式：**BMR%=脉压+脉率-111**。

2.甲状腺摄^{131}I率 正常2小时为5%~25%，24小时为20%~45%。

3.血清总T_3、总T_4（T_3、T_4） 为甲状腺功能基本筛选试验，**甲亢时增高**。

4.T_3抑制试验 甲亢时不受抑制，而单纯性甲状腺肿者受抑制，故此试验可**作为甲亢与单纯性甲状腺肿的鉴别**。

5.促甲状腺激素释放激素（TRH）兴奋试验 甲亢时T_3、T_4增高，反馈抑制TSH，故TSH不受TRH兴奋；**TRH给药后TSH增高可排除甲亢**。本试验安全，**可用于老人及心脏病病人**。

四、治疗原则

（一）一般治疗

保证休息及营养，避免情绪波动，可适当使用镇静催眠剂。

（二）抗甲状腺药物

分为硫脲类（甲硫氧嘧啶、丙硫氧嘧啶）及咪唑类（甲巯咪唑、卡比马唑）。作用机制为抑制甲状腺过氧化物酶，**阻断甲状腺激素合成**。丙硫氧嘧啶可抑制T_4转变为T_3。

（三）甲状腺危象的治疗

1.将病人安置在安静低温的环境中，密切观察神志变化，定时测量生命体征并记录；昏迷者注意口腔及皮肤护理。

2.对症及处理并发症

（1）高热可作药物或物理降温，必要时使用异丙嗪进行人工冬眠。**禁用阿司匹林**。

（2）补充足量液体。

（3）持续低流量给氧。

（4）积极治疗感染、肺水肿等并发症。

3.抑制甲状腺激素合成及T_4转变为T_3 首选**丙硫氧嘧啶**。

4.抑制已合成的甲状腺激素释放入血 可选用碘化钠或卢戈碘液。

（四）外科治疗

甲亢外科治疗的基本方法是甲状腺大部切除术。

1. 手术适应证 ①中度以上的原发性甲亢；②继发性甲亢；③高功能腺瘤；④抗甲状腺药物或 ^{131}I 治疗后复发者或坚持长期用药困难者；⑤腺体较大，伴有压迫症状或胸骨后甲状腺肿等类型的甲亢；⑥妊娠早、中期（<5个月）的甲亢病人具有上述指征者。

2. **手术禁忌证** 青少年病人、症状较轻者、老年病人或有严重器质性疾病不能耐受手术者。（亲：甲状腺分泌甲状腺素，甲状腺素可促进青少年的生长发育，如切除甲状腺，会影响青少年的成长发育哦）。

五、护理措施

（一）一般护理

1. 避免各种刺激 保持病室安静，室温保持在20℃左右，避免强光和噪音刺激。

2. 饮食护理 给予**高热量、高蛋白、高脂肪、高维生素饮食，限制含纤维素高的食物**，注意补充水分。

> 锦囊妙记：甲亢是一种高代谢性疾病，因此需给予高热量、高蛋白、高脂肪、高维生素饮食；但甲亢病人大便频繁甚至慢性腹泻，因此需限制纤维素高的食物。

（二）症状护理

病人易出汗，应勤洗澡更衣，保持清洁舒适。腹泻较重者，注意保护肛周皮肤。**有突眼者，应加强眼部护理，如经常点眼药，外出时戴茶色眼镜，**以避免强光与灰尘的刺激，**睡前涂眼药膏、戴眼罩，并抬高头部，低盐饮食，**以减轻眼球后软组织水肿。

考题2 甲亢突眼的眼部护理内容**不包括**（　）

A. 佩戴有色眼镜　　　　　　　　B. 睡前涂抗生素眼膏　　　　　　C. 睡觉或休息时，抬高头部

D. 多食碘盐　　　　　　　　　　E. 加盖眼罩防止角膜损伤

（三）药物护理

遵医嘱用药，并注意观察药物的疗效及其不良反应，抗甲状腺药物的常见不良反应有：①粒细胞减少，严重者可致粒细胞缺乏症。②皮疹。③中毒性肝病。

> 锦囊妙记：化疗药物和抗甲状腺药物均可引起骨髓抑制导致粒细胞减少，因此应定期复查血常规检测粒细胞。

◎ 3~6题共用题干

患者女，20岁，因近1个月脾气急躁，怕热，多汗，多食，失眠去医院就诊，查体：甲状腺Ⅰ度肿大，两手颤抖，眼球有轻度突出，心率90次/分。实验室检查：$T_3$6.5mmol/L，$T_4$263mmol/L，均高于正常水平。

考题3 该患者最可能的诊断是

A. 甲状腺癌　　　　　　　　　　B. 地方性甲状腺肿　　　　　　　C. 甲状腺功能亢进症

D. 甲状腺功能亢进性心脏病　　　E. 生理性甲状腺肿

考题4 该患者的最佳治疗方法是

A. 丙基硫氧嘧啶治疗　　　　　　B. 甲巯咪唑治疗　　　　　　　　C. 普萘洛尔治疗

D. 放射性治疗　　　　　　　　　E. 手术治疗

考题5 应用此治疗期间，应观察的不良反应是

A. 甲状腺功能低下　　　　　　　B. 声音嘶哑　　　　　　　　　　C. 骨质疏松

D. 粒细胞减少　　　　　　　　　E. 红细胞减少

考题6 患者出现上述不良反应时，正确的护理措施是

A. 预防感染　　　　　　　　　　B. 给予清咽片　　　　　　　　　C. 给予含钙丰富的饮食

D. 补充甲状腺素　　　　　　　　E. 给予含铁丰富的饮食

（四）手术前后护理

1. 术前护理

（1）心理护理：积极予以心理疏导，对病人热情，与病人亲切交谈，提供安静舒适的环境，避免各种不良刺激。过度紧张或失眠者，按医嘱给予镇静剂。

考题7 患者女，28岁。双侧甲状腺肿大2年，突眼，食欲亢进。对该患者的心理疏导的措施**不包括**（　）

A. 理解患者，态度温和与其沟通　　　　　　　　B. 对患者关心的问题予以耐心解释

C. 适当的外表修饰可增加自信　　　　　　　　　D. 指导患者多做运动

E. 鼓励患者家属给予患者关爱和理解

考题8 甲状腺功能亢进症患者的心理护理，**错误**的是（　）

A. 限制患者参与团体活动　　　　　　　　　　　B. 向患者家属解释病情

C. 与患者交谈鼓励病人表达内心的感受　　　　　D. 指导患者家属勿提供兴奋、刺激的消息

E. 理解同情患者，保持情绪稳定

（2）药物准备：为提高病人对手术的耐受力，预防术后并发症，通常先用硫氧嘧啶。待甲亢症状基本控制后，停用能使甲状腺肿大和动脉充血的抗甲状腺药物，改服碘剂。**碘剂能抑制甲状腺素的释放，还能减少甲状腺血流量，使腺体充血减少，变小变硬**，有利于手术进行。常用的碘剂是复方碘溶液，用法：每日3次口服，第1日每次3滴，第2日每次4滴，依此类推，至每日3次，每次16滴为止，维持至手术日。服用碘剂的时间一般不要超过3周。**当病人情绪稳定，睡眠良好，体重增加，基础代谢率低于+20%，脉率稳定在90次/分以下，腺体缩小变硬，就表明准备就绪，应及时手术。**

碘剂抑制甲状腺素释放的作用是暂时的，因此凡不准备手术的病人，一律不要服用碘剂。

对常规应碘剂或合用抗甲状腺药物效果不佳，即未达到手术前要求指标的病人，可改用盐酸普萘洛尔（心得安），每6小时服20~60mg，一般4~7天即可达到手术前准备的要求。

考题9 某甲亢患者，拟行甲状腺全切除术，术前给予碘剂口服。在进行术前健康教育时，对服用碘剂的正确解释是（　　）

A. 减少甲状腺血流　　　　　B. 抑制甲状腺素分泌　　　　　C. 抑制甲状腺素合成

D. 增加甲状腺球蛋白分解　　E. 防止缺碘

2. 手术后护理

（1）一般护理

1）卧位：血压平稳后取半卧位，利于伤口引流。

2）伤口引流的护理：为引流伤口渗血、渗液，常放置有乳胶片引流或胶管引流。应始终保持引流通畅，严密观察敷料渗出情况及引流量。术后伤口引流量一般不超过100ml。引流手术后24~48小时拔除。

3）严密观察病情，及时发现手术后并发症：定时测体温，每15~30分钟测脉搏、呼吸、血压1次，直至平稳。

4）饮食：术后6小时如无恶心、呕吐，可进温凉流质饮食，少量慢咽。手术后第2天可进半流质饮食。

5）保持呼吸道通畅：指导和协助病人咳嗽、咳痰，以免痰液阻塞气管。床边常规备气管切开包、氧气瓶、吸痰设备以及急救药品。

6）药物：继续服用复方碘溶液，每日3次，以每次16滴开始，逐日每次减少1滴，至每次3滴为止。若手术前用普萘洛尔做准备者，手术后继续服用4~7天。

（2）主要并发症的预防与护理

1）**术后呼吸困难和窒息：是最危急的并发症**，多发生于术后48小时内。临床表现为**进行性呼吸困难、烦躁、发绀，甚至窒息**。（亲：发现上述情况时，须立即进行床旁抢救，及时剪开缝线，敞开切口，迅速除去血肿，结扎出血的血管）。

2）**喉返神经损伤：单侧喉返神经损伤**，大多引起声音嘶哑，虽可经健侧声带向患侧过度内收而代偿，但不能恢复其原有音色。**双侧喉返神经损伤**可因两侧声带麻痹致**失声**、呼吸困难，甚至窒息。（亲：甲亢术后声音嘶哑的病人应进行发音练习。方法是：说话尽量响一点，经常发"衣"音，使两侧声带向中央收缩，大部分病人在半年左右恢复正常）。

考题10 患者女，22岁。因甲亢住院行手术治疗。术后第1天患者出现声音嘶哑，表现焦虑。为了减轻不适感，正确的健康教育是告知患者（　　）

A. 轻微嘶哑是暂时的　　B. 减少饮水量　　C. 热敷局部　　D. 平卧位　　E. 及早练习发音

3）**喉上神经损伤：外支受损**可使环甲肌瘫痪，引起**声带松弛和声调降低**。若内支受损会使喉部黏膜感觉丧失，在**进食、特别是饮水时，易发生误咽或呛咳**。一般经理疗后可自行恢复正常。

4）**手足抽搐：**多数病人症状轻且短暂，常在术后1~2日出现面部、唇或手足部的针刺、麻木或强直感；少数严重者可出现面肌和手足伴有疼痛的持续性痉挛，每天发作多次，每次持续10~20分钟或更长，甚至发生喉、膈肌痉挛和窒息。抽搐发作时，**立即静脉缓慢注射10%葡萄糖酸钙或氯化钙10~20ml解除痉挛**。

5）**甲状腺危象：**是甲亢的严重并发症，多发生于术后12~36小时。**预防的关键是充分的术前准备**。一旦出现症状，应及时吸氧、物理降温、静脉输入葡萄糖溶液，并立即报告医生。遵医嘱滴注碘剂、氢化可的松、普萘洛尔等药物。

好礼相送	甲亢术后并发症

单侧喉返损，病人声音嘶；双侧喉返损，病人声音失；

喉上外支损，病人声调降；喉上内支损，饮水易呛咳。

考题答案

序号	1	2	3	4	5	6	7	8	9	10			
答案	C	D	C	B	D	A	D	A	A	E			

第三节　甲状腺功能减退症病人的护理

一、临床表现

1. 一般表现　**畏寒、少汗、乏力**、少言、**体温偏低**、动作缓慢、食欲减退而体重无明显减轻。典型**黏液性水肿**病人呈现表情淡漠，眼睑水肿，面色苍白，唇厚舌大，皮肤干燥、增厚、粗糙、脱屑，毛发脱落，眉毛稀疏。（亲：甲减病人因甲状腺素分泌较少，导致基础代谢率低下，因此，病人可出现畏寒、体温偏低等表现）。

2. 各系统表现 ①精神神经表现：记忆力减退、智力低下、反应迟钝、嗜睡、精神抑郁、有神经质表现。②心血管系统表现：窦性心动过缓、心浊音界扩大、心音减弱。③消化系统表现：有畏食、腹胀、便秘等，严重者可出现麻痹性肠梗阻。由于胃酸缺乏或维生素B_{12}吸收不良，可导致缺铁性贫血或恶性贫血。④呼吸系统表现：呈缺氧状态。⑤内分泌系统表现：有性欲减退，女性常月经过多、经期延长和不育；男性出现阳痿。⑥肌肉与关节表现：肌肉软弱乏力，寒冷时可有暂时性肌强直、痉挛、疼痛等。

3. **黏液性水肿昏迷** 见于病情严重者。诱发因素有寒冷、感染、手术、严重躯体疾病、中断 TH 替代治疗等。表现为嗜睡、低体温（体温<35℃），呼吸减慢，心动过缓，血压下降，四肢肌肉松弛，反射减弱或消失，甚至昏迷、休克。

二、辅助检查

1. 一般检查 ①轻、中度贫血；②血糖正常或偏低；③血胆固醇、甘油三酯常增高。
2. 甲状腺功能检查 ①血清**TSH升高**；②血TT_4（或FT_4）降低早于TT_3（或FT_3）；③血TT_3（或FT_3）下降仅见于后期或病重者；④甲状腺摄^{131}I率降低。

三、治疗原则

甲减的治疗主要是对症处理和**甲状腺素替代治疗**。

四、护理措施

1. 一般护理 ①给予**高蛋白、高维生素、低钠、低脂肪饮食**，鼓励病人摄取足够水分以防止脱水。②调节室温在22℃~23℃之间，加强保暖。③加强皮肤护理，每日观察皮肤弹性与水肿情况，观察皮肤有无发红、发绀、起水疱或破损等。洗澡时避免使用肥皂。

2. **黏液性水肿昏迷的护理** ①**迅速建立静脉通道，按医嘱补充甲状腺素**，静脉注射左甲状腺素40~120μg；静脉滴注氢化可的松200~300mg，同时每日静脉滴注5%~10%葡萄糖盐水500~1000ml。②注意保暖，保持呼吸道通畅，及时吸氧。③监测生命体征、尿量及水、电解质、酸碱平衡、动脉血气分析的变化，记录液体出入量。④按医嘱控制感染，配合休克、昏迷的抢救。

第四节　糖尿病病人的护理

糖尿病是由不同原因引起胰岛素分泌绝对或相对不足以及靶细胞对胰岛素敏感性降低，致使体内糖、蛋白质和脂肪代谢异常，以慢性高血糖为突出表现的内分泌代谢疾病。

1. 胰岛素依赖型 即1型糖尿病。1型糖尿病的发病与遗传、**自身免疫**和环境因素有关，**主要见于年轻人，易发生酮症酸中毒，需用胰岛素治疗**。
2. 非胰岛素依赖型，即2型糖尿病。**主要与遗传有关**，有家族性发病倾向，**多见于40岁以上成人**。

> 锦囊妙记：1型糖尿病的主要病因为自身免疫，多见于青少年，易发生酮症酸中毒，需用胰岛素进行治疗；2型糖尿病的主要病因为遗传因素，多见于成人，主要的治疗方法为饮食控制。

一、1型糖尿病

（一）临床表现

典型症状为多尿、多饮、多食和体重下降，即三多一少。

约有40%患儿首次就诊即表现为糖尿病酮症酸中毒，常由于急性感染、过食、诊断延误或突然中断胰岛素治疗而诱发，且年龄越小者发生率越高。

（二）辅助检查

1. 尿液检查 **尿酮体阳性提示有酮症酸中毒；尿蛋白阳性提示有肾脏的继发损害**。

考题1 患者男，58岁，糖尿病史30余年，目前使用胰岛素治疗，但血糖未规律监测。近3个月出现眼睑及下肢浮肿来诊。尿常规检查：尿糖（++），WBC0~4/HP，尿蛋白（+++）。应优先考虑的是（　　）
A. 胰岛素性水肿　　　B. 肾动脉硬化　　　C. 肾盂肾炎
D. 急性肾炎　　　E. 糖尿病肾病

2. 血糖 **空腹血糖≥7.0mmol/L**（120mg/d1）。有典型糖尿病症状并且餐后任意时刻血糖≥11.1mmol/L（200mg/d1）。

3. 糖耐量试验 通常采用口服葡萄糖法：试验当日自0时起禁食，在清晨按1.75g/kg口服葡萄糖，最大量不超过75g，每克加水2.5ml，于3~5分钟服完，**在口服前（0分钟）和服后60、120和180分钟，分别采血测定血糖和胰岛素浓度。正常人0分钟血糖<6.2mmol/L，口服葡萄糖后60分钟血糖<10.0mmol/L，120分钟时血糖<7.8mmol/L，糖尿病患儿的120分钟血糖>11mmol/L**，且血清胰岛素峰值低下。

考题2 患者男，48岁，诊断为糖尿病，患者拟在家中自行监测血糖，护士应告知其餐后2小时血糖的正常值是（　　）
A. <4.8mmol/L　　　B. <5.8 mmol/L　　　C. <6.8mmol/L
D. <7.8 mmol/L　　　E. <8.8mmol/L

4. 血气分析 酮症酸中毒时，pH<7.30、HCO_3^-<15mmol/L时即证实有代谢性酸中毒存在。

（三）治疗原则

1. 糖尿病酮症酸中毒的治疗　<u>酮症酸中毒是儿童糖尿病急症死亡的主要原因</u>。

（1）液体疗法：纠正脱水、酸中毒和电解质紊乱。酮症酸中毒时脱水量约为100ml/kg，可按此计算输液量，再加继续丢失量后为24小时总液量。<u>补液开始先给生理盐水20ml/kg快速静脉滴入</u>，以扩充血容量，改善微循环，以后根据血钠决定给予1/2张或1/3张不含糖的液体。要求在8小时输入总液量的一半，余量在此后的16小时输入，同时见尿补钾。只有pH<7.2时，才用碱性液纠正酸中毒。

（2）胰岛素的应用：采用<u>小剂量胰岛素持续静脉输入</u>。（亲：酮症酸中毒的治疗方法为快速补液+小剂量胰岛素滴入）。

2. 长期治疗措施

（1）饮食管理：进行计划饮食而不是限制饮食。

（2）胰岛素治疗：<u>胰岛素是治疗1型糖尿病的关键</u>。新诊断的患儿，开始治疗一般用短效胰岛素，用量为0.5~1U/kg。分四次于<u>早、中、晚餐前30分钟、睡前皮下注射</u>。

（3）运动治疗：通过运动增加葡萄糖的利用，有利于血糖的控制。

（四）护理措施

1. 饮食控制　每日所需热卡为1000+［年龄（岁）×（80~100）］，全日热量分配为<u>早餐1/5，中餐和晚餐分别为2/5</u>。饮食中能源的分配为：<u>蛋白质20%，糖类50%，脂肪30%</u>。每日进食应定时、定量，勿吃额外食品。

2. 胰岛素的使用

（1）胰岛素的注射：每次注射尽量用<u>1ml注射器</u>，以保证剂量准确。<u>按照先短效、后中长效胰岛素顺序抽取药物</u>，混匀后注射。

（2）监测：根据血糖、尿糖监测结果，每2~3天调整胰岛素剂量1次，直至尿糖不超过"++"。

（3）注意事项

1）防止胰岛素过量或不足：<u>胰岛素过量就是在午夜至凌晨时发生低血糖</u>，随即反调节激素分泌增加，使血糖陡升，以致凌晨血糖、尿糖异常增高，只需减少胰岛素用量即可消除。当胰岛素用量不足时可发生"清晨现象"，患儿不发生低血糖，却在清晨5~9时呈现血糖和尿糖增高，<u>可加大晚间胰岛素注射剂量或将注射时间稍往后移</u>。

2）根据病情发展调整胰岛素剂量。

3. 运动锻炼　糖尿病患儿应每天做适当运动，但<u>注意运动时间以进餐1小时后，2~3小时以内为宜，不在空腹时运动</u>，运动后有低血糖症状时可加餐。

4. 糖尿病酮症酸中毒的护理

（1）密切观察病情变化，<u>监测血气、电解质以及血糖、尿糖和尿酮体的变化</u>。

（2）纠正水、电解质、酸碱平衡的紊乱，保证出入量的平衡。

（3）协助胰岛素治疗，严密监测血糖波动。

二、2型糖尿病

（一）临床表现

主要表现为代谢紊乱综合征。当胰岛素缺乏时，葡萄糖通过细胞膜的速率降低，致使体内有过多的糖却又无法贮存利用，导致<u>血糖升高</u>；血中葡萄糖增多超过肾糖阈，多余的糖以尿的形式排出，出现<u>糖尿</u>；肾排出糖的同时伴随大量水分排出，产生<u>多尿</u>。多尿失水，病人常<u>烦渴多饮</u>。葡萄糖供能不足，身体内贮存的脂肪、蛋白质转变成能量以供身体利用，使脂肪、蛋白质不断消耗，<u>体重下降</u>。

（二）并发症

1. 慢性并发症

（1）感染：以皮肤、泌尿系统多见。

（2）血管病变：<u>心、脑、肾严重并发症是糖尿病病人的主要死亡原因</u>。大、中、小血管及微血管均可受累，引起高血压、冠心病、脑血管意外、视网膜病变、肾衰竭等。

（3）神经病变：以周围神经病变最为常见。表现为四肢麻木、刺痛感、蚁走感、袜套样感。

（4）眼部病变：视网膜血管硬化、脆弱、出血、纤维增生，最终导致视网膜脱离，视网膜病变是致盲的主要原因之一。

考题3　患者女，70岁，糖尿病病史20余年。诉视物不清，胸闷憋气，双腿及足底刺痛，夜间难以入睡多年，近来足趾渐变黑。护士在接诊后立即进行评估，发现该患者的并发症<u>不包括</u>（　　）

　A. 视网膜病变　　　　　B. 冠心病　　　　　　C. 神经病变

　D. 肢端坏疽　　　　　　E. 足部感染

2. 急性并发症　<u>糖尿病酮症酸中毒最常见</u>。2型糖尿病在某些诱因情况下也可发生。

（1）诱因：①胰岛素、口服降糖药剂量不足或治疗中断；②感染；③生理压力（手术、妊娠、分娩）；④饮食不当。

（2）临床表现：早期酮症阶段仅有多尿、多饮、疲乏等，继之出现食欲减退、恶心、呕吐、头痛、嗜睡、<u>呼吸深大</u>（Kussmaul呼吸），<u>呼气中出现烂苹果味</u>（丙酮所致）；后期脱水明显、尿少、皮肤干燥、血压下降、休克、昏迷，以至死亡。

（三）辅助检查

1. **血糖**　空腹血糖≥7.0mmol/L（126mg/dl）和（或）餐后2小时血糖≥11.1mmol/L（200mg/dl）可确诊本病。

2. **口服葡萄糖耐量试验（OGTT）**　对诊断有疑问者可进行，于服糖或静脉注射葡萄糖溶液后0.5、1、2、3小时取血测血糖。

3. **糖化血红蛋白（GHb）测定**　可反映取血前8~12周的血糖水平。

（四）治疗原则

> **锦囊妙记**：糖尿病的治疗可概括为"五驾马车"：饮食治疗、运动疗法、药物治疗、血糖监测、健康教育和心理治疗。其中饮食治疗是最基本的治疗措施。

1. **饮食治疗**

（1）饮食治疗：应以控制总热量为原则，实行**低糖、低脂、适当蛋白质、高纤维素、高维生素饮食**。饮食治疗应特别强调定时、定量。

（2）食物营养成分分配：**糖类占总热量的55%~60%**，以主食为主，**脂肪约占总热量的30%，蛋白质不超过总热量的15%**。

（3）三餐热量分配：可根据饮食习惯，**选择1/5、2/5、2/5或1/3、1/3、1/3**等均可。

2. **运动治疗**　原则强调因人而异、循序渐进、相对定时、定量、适可而止。运动量的简单计算方法：**脉率=170—年龄**。

3. **药物治疗**

（1）**磺脲类**：**直接刺激胰岛β细胞释放胰岛素**，适用于轻、中度糖尿病，尤其是胰岛素水平较低或分泌延迟者。

（2）**双胍类**：**对胰岛无刺激作用，主要通过增加外周组织对葡萄糖的摄取和利用**，抑制葡萄糖异生及肝糖原分解而起降低血糖作用。最适合超重的2型糖尿病。

考题4　通过增加外周组织对葡萄糖摄取、抑制糖异生，从而降低血糖的药物是

A. 格列波脲　　　B. 格列苯脲　　　　C. 二甲双胍　　　　D. 噻唑烷二酮类　　　E. α-葡萄糖苷酶抑制剂

（3）**葡萄糖苷酶抑制剂**：抑制小肠α-葡萄糖苷酶活性，**减慢葡萄糖吸收**，降低餐后血糖。

4. **酮症酸中毒的处理**

（1）**胰岛素治疗**：**小剂量持续静脉滴注速效胰岛素**，4~6U/h，每2小时依据血糖调整胰岛素剂量。

（2）**补液**：本病常有较严重的失水，需给予大量补充。

（3）**补钾**。

（4）**纠正酸中毒**：补充5%碳酸氢钠。

（5）**治疗并发症**：积极抗感染、纠正脱水、休克、心衰等。

（五）护理措施

1. **应用胰岛素的护理**

（1）胰岛素的保存，**胰岛素不宜冰冻，使用期间宜放在室温20℃以下**。

（2）采用**1ml注射器**抽药，避免震荡。

（3）两种胰岛素合用时，**应先抽吸普通胰岛素，后抽鱼精蛋白锌胰岛素**。

（4）**胰岛素采用皮下注射**时，宜选择皮肤疏松部位，如**上臂三角肌、臀大肌、大腿前侧、腹部**等。**腹部吸收胰岛素最快，其次分别为上臂、大腿和臀部**。尽量每天同一时间在同一部位注射，并进行腹部、上臂、大腿外侧和臀部的"大轮换"，如餐时注射在腹部，晚上注射在上臂等。

（5）**低血糖反应**：表现为**疲乏、强烈饥饿感、出冷汗、脉速**、恶心、呕吐，重者可致昏迷，甚至死亡。一旦发现低血糖反应，反应轻者，可用白糖以温水冲服，较严重者必须**静脉注射50%葡萄糖40ml**。（亲：血糖值低于3.9mmol/L即为低血糖哦）。

> **锦囊妙记**：下列几种疾病病人可出现低血糖：糖尿病、营养不良、小儿腹泻、妊娠合并糖尿病。低血糖的主要表现为：出冷汗、肢冷、脉弱、血压下降等休克表现。出现上述表现可喂糖水或立即静脉注射25%的葡萄糖溶液。

考题5　患者男，62岁。诊断2型糖尿病5年，坚持口服降糖药治疗，血糖控制效果较好。患者拟计划春游，出发前测得空腹血糖低于哪个值应注意低血糖发生（　　）

A. 3.9mmol/L　　　B. 4.9mmol/L　　　C. 5.9mmol/L　　　D. 6.9mmol/L　　　E. 7.9mmol/L

考题6　患者男，48岁。因患胰腺癌入院拟行手术治疗，现空腹血糖7.8mmol/L。术前给予注射胰岛素，其作用是

A. 促进蛋白质合成　　　B. 利于吻合口愈合　　　C. 抑制胰腺分泌

D. 抑制胰酶活性　　　　E. 控制血糖

2. **口服降糖药的护理**

（1）**磺脲类药物应在饭前半小时口服**，主要不良反应为胃肠道反应、肝脏损害。

（2）**双胍类药物进餐时或进餐后服**，苯乙双胍胃肠反应较大，可引起酮尿、高乳酸血症。

（3）**阿卡波糖应与第一口饭同时嚼服**，不良反应有腹胀、腹痛、腹泻或便秘。溃疡病、胃肠炎症忌用。

考题7　治疗糖尿病药物拜糖平正确的服药时间是

A. 空腹服用　　　B. 饭前1小时服用　　　C. 饭后1小时服用　　　D. 餐时服用　　　E. 睡前服用

序号	1	2	3	4	5	6	7							
答案	E	D	E	C	A	E	D							

第五节　痛风病人的护理

一、临床表现

（一）无症状期

仅有波动性或持续性高尿酸血症。

（二）急性关节炎期

多在午夜或清晨突然起病，多呈剧痛，数小时内出现受累关节的红、肿、热、痛和功能障碍，**单侧跖趾及第1跖趾关节最常见**，其余依次为踝、膝、腕、指、肘。

（三）痛风石及慢性关节炎期

痛风石是痛风的特征性临床表现，**常见于耳轮、跖趾、指间和掌指关节**，常有多关节受累，且多见于关节远端，表现为关节肿胀、僵硬、畸形及周围组织的纤维化和变性，严重时患处皮肤发亮、菲薄，破溃则有豆渣样的白色物质排出。

二、治疗原则

（一）一般治疗

1.控制饮食总热量，适当运动，防止超重、肥胖。
2.限制饮酒和**限制高嘌呤食物**如心、肝、肾等动物内脏的**摄入**。
3.**多饮水，每天2000ml以上**，增加尿酸的排泄。
4.慎用抑制尿酸排泄的药物如噻嗪类利尿药等。

（二）急性痛风性关节炎期的治疗

1.**秋水仙碱**　是治疗急性痛风性关节炎的特效药物。
2.非甾体抗炎药　常用药物：①吲哚美辛，初始剂量75~100mg，随后每次50mg，6~8小时1次。②双氯芬酸，每次口服50mg，每天2~3次。③布洛芬，每次0.3~0.6g，每天2次。④罗非昔布25mg/d。症状缓解应减量，5~7天后停用。
3.糖皮质激素　在不能使用秋水仙碱和非甾体抗炎药时或治疗无效时可考虑使用。

考题1　患者男，65岁。右侧跖骨、踝关节红肿疼痛，诊断为痛风性关节炎。首选的治疗药物是（　　）
A.美洛昔康　　　　B.布洛芬　　　　C.秋水仙碱　　　　D.糖皮质激素　　　　E.吲哚美辛

三、护理措施

（一）休息与体位

急性关节炎期，病人表现关节红、肿、热、痛和功能障碍，发热，**应绝对卧床休息，抬高患肢，避免受累关节负重。**也可在病床上安放支架支托盖被，减少患部受压。**待关节痛缓解72h后，**逐渐恢复活动。

（二）局部护理

手、腕或肘关节受累时，为减轻疼痛，可用夹板固定制动，也可在受累关节给予湿敷，发病24小时内可使用冰敷或25%硫酸镁湿敷，减少局部炎性渗出，消除关节的肿胀和疼痛。24小时后可使用热敷，促进局部组织渗出物的吸收。

（三）饮食护理

1.饮食宜清淡、易消化，忌辛辣和刺激性食物。每天热量应限制在5020~6276kJ/d（1200~1500kcal/d）。蛋白质控制在1g/（kg·d），碳水化合物占总热量的50%~60%。
2.**避免进食高嘌呤食物，**如动物内脏、鱼虾类、蛤、蟹、肉类、菠菜、蘑菇、黄豆、扁豆、豌豆、浓茶、酒等。
3.指导病人进食碱性食物，如牛奶、鸡蛋、马铃薯、各类蔬菜、柑橘类水果，使尿液的pH在7.0或以上，减少尿酸盐结晶的沉积。
4.多饮水　每天应饮水2000ml以上，**最好饮用矿泉水，**碱化尿液，促进尿酸排泄。

考题2　患者女，60岁。痛风病史5年。因担心疾病的预后，思想负担重，情绪低落。此时，护士给予最恰当的护理措施是向患者说明（　　）
A.疼痛会影响进食　　　　　　　　　　　　B.疼痛会影响睡眠
C.痛风是一种终身性疾病　　　　　　　　　D.疾病反复发作会导致关节畸形
E.积极坚持规范的治疗可维持正常的生活

考题答案

序号	1	2										
答案	C	E										

第六节 蛋白质—能量营养不良病人的护理

一、病因

喂养不当是婴儿原发性营养不良的主要原因。

二、临床表现

营养不良的早期表现为**体重不增**，随着营养不良加重，患儿体重逐渐下降。皮下脂肪逐渐减少以至消失，**皮下脂肪消耗的顺序依次是腹部、躯干、臀部、四肢，最后是面部。**

> 锦囊妙记：对成人来讲，营养不良的主要表现为体重下降；而小儿处在生长发育的过程中，体重在不断增加，小儿营养不良表现出来的体重不增即相当于成人的体重下降。

临床上根据各种症状的程度，将营养不良分为三度（表15-6-2）。

表15-6-2 婴幼儿不同程度营养不良的分度

营养不良程度	Ⅰ度（轻）	Ⅱ度（中）	Ⅲ度（重）
体重低于正常均值	15%~25%	25%~40%	40%以上
腹部皮下脂肪厚度	0.8~0.4cm	<0.4cm	消失
身高（长）	尚正常	低于正常	明显低于正常
消瘦	不明显	明显	皮包骨样
皮肤	尚正常	干燥、苍白	明显苍白，可出现瘀点
肌张力	正常	明显降低、肌肉松弛	肌张力低下、肌肉萎缩
精神状态	正常	烦躁不安	萎靡，反应低下

考题1 营养不良时患儿皮下脂肪最先消失的部位是（　　）
A. 四肢　　　　　B. 腹部　　　　　C. 面部　　　　　D. 躯干　　　　　E. 臀部

考题2 2岁小儿，体检结果示体重10kg，身高81cm，腹壁皮下脂肪厚度0.6cm，皮肤稍苍白，对该小儿的营养评价应为（　　）

A. 营养良好　　　B. 营养过剩　　　C. 轻度营养不良　　　D. 中度营养不良　　　E. 重度营养不良

三、护理措施

（一）饮食管理

原则为循序渐进，逐渐补充。

1. 对于轻度营养不良患儿，在基本维持原膳食的基础上，较早添加含蛋白质和热量较高的食物。开始每日可供给热量250~330kJ/kg（60~80kcal/kg），以后逐渐递增。

2. 对于中、重度营养不良患儿，热能和营养物质的供给，**应由低到高，逐渐增加。供给热量从每日165~230kJ/kg（45~55kcal/kg）**开始，逐步少量增加。

> 锦囊妙记：轻度营养不良患儿消化功能正常，因此，可直接供给较高能量的食物。而中、重度营养不良患儿消化功能较差，尽管其需要更多的能量，但只能循序渐进、从低热量开始。

（二）观察病情

密切观察患儿病情变化。**观察有无低血糖**、维生素A缺乏、酸中毒等临床表现。治疗和护理开始后每日记录进食情况及对食物的耐受情况，定期测量体重、身高及皮下脂肪的厚度，以判断治疗效果。

好礼相送　　　　　　　　小儿营养不良口诀（武哥总结，严禁转载，违者必究）

　　营养不良，喂养不当；早期表现，体重不增；脂肪消瘦，先腹后面；营养分度，一定记清；

　　轻度十五，中度二五，重度四十；生长因子，最为敏感；早期诊断，可靠指标；

　　补充营养，最为关键；轻度患儿，直供所需；重度患儿，循序渐进；清晨观察，血糖反应。

考题答案

序号	1	2									
答案	B	C									

第七节　维生素D缺乏性佝偻病病人的护理

维生素D缺乏性佝偻病是由于<u>体内维生素D缺乏</u>，导致钙、磷代谢紊乱，造成以骨骼病变为特征的全身慢性营养性疾病。<u>主要见于2岁以下的婴幼儿</u>。

一、病因

（一）日光照射不足

体内维生素D的主要来源为<u>皮肤内7-脱氢胆固醇</u>经紫外线照射生成。在北方，因寒冷季节长、日照时间短，小儿户外活动少，可使内源性维生素D生成不足。

（二）维生素D摄入不足

天然食物含维生素D少，不能满足婴幼儿需要。

（三）生长过速

早产儿或双胎体内储存维生素D不足，出生后生长速度快，所需维生素D多。

考题1 人类维生素D的最主要来源是（　　）

A. 日光照射皮肤产生　　　　　　B. 食入动物肝脏提供　　　　　　C. 食入蔬菜提供

D. 食入水果类提供　　　　　　　E. 食入蛋类提供

二、临床表现

（一）初期

主要表现为<u>非特异性神经精神症状</u>，如<u>易激惹、烦躁、睡眠不安、夜间啼哭</u>。常伴有与室温和季节无关的多汗，尤其头部多汗而刺激头皮，致婴儿常<u>摇头擦枕，出现枕秃</u>。

（二）激期

1.**骨骼改变**

1）头部：3~6个月患儿可见<u>颅骨软化</u>；7~8个月患儿可有<u>方颅或鞍形颅</u>。

2）胸部：胸廓畸形多见于1岁左右小儿。胸部骨骼出现<u>肋骨串珠</u>。

3）四肢：形成<u>"O"形腿或"X"形腿</u>。

2.运动功能发育迟缓　头颈软弱无力，坐、立、行等运动功能落后，腹肌张力下降，腹部膨隆如蛙腹。

（三）恢复期

患儿临床症状和体征减轻或接近消失，精神活泼，肌张力恢复。

（四）后遗症期

<u>多见于2岁以后小儿</u>，临床症状消失，<u>仅遗留不同程度的骨骼畸形</u>。

锦囊妙记：在考试过程中，通常要求考生判断患儿处于佝偻病的哪一期。初期主要表现为神经和精神症状（激惹、枕秃）；极期主要为骨骼改变（方颅、鸡胸）；恢复期主要表现为症状减轻或消失，后遗症期主要为无症状，仅留下骨骼畸形。

考题2 维生素D缺乏性佝偻病的特征性病变部位是（　　）

A. 肌肉　　　　　B. 血液　　　　　C. 骨骼　　　　　D. 大脑　　　　　E. 皮肤

考题3 佝偻病初期患儿的临床表现是（　　）

A. 颅骨软化　　　　B. 下肢畸形　　　　C. 有赫氏沟　　　　D. 出现枕秃　　　　E. 形成鸡胸

三、治疗原则

治疗应以口服维生素D为主，剂量为每日50~100μg（2000~4000IU）或1，25-（OH）$_2$D$_3$ 0.5~2.0μg，视临床和X线检查情况，4周后改预防量，每日400IU；注射法：对于有并发症的佝偻病以及无法口服者，一次肌内注射维生素D 20万~30万IU，2~3个月后口服预防量。

除采用维生素D治疗外，应注意加强营养，及时添加辅食，坚持每日户外活动。

四、护理措施

（一）户外活动

指导家长每日带患儿进行一定时间的户外活动，直接接受阳光照射。生后2~3周后即可带婴儿户外活动，**冬季也要保证每日1~2小时户外活动时间**。夏季避免太阳直射，可在阴凉处活动。冬季室内活动时开窗，让紫外线透过。

（二）补充维生素D

1. **提倡母乳喂养，按时添加辅食**，给予富含维生素D、钙、磷和蛋白质的食物。

2. 遵医嘱给予维生素D制剂。

（三）预防骨骼畸形和骨折

衣着柔软、宽松，床铺松软，**避免早坐、站、行**；避免久坐、久站，以防发生骨骼畸形。

（四）加强体格锻炼

如遗留胸廓畸形，可作俯卧位抬头展胸运动；下肢畸形可行肌肉按摩，**"O"形腿按摩外侧肌，"X"形腿按摩内侧肌**，以增加肌张力，矫正畸形。

考题4 患儿男，3个月，因多汗、烦躁易惊、睡眠不安半月余，诊断为佝偻病初期。护士指导患儿正确的日光照射方法是（　）

A. 每天在室内关窗晒太阳1小时　　　　　　　B. 每天在室内关窗晒太阳2小时
C. 每天要保证30分钟户外活动　　　　　　　D. 每天要保证1~2小时户外活动
E. 每天保证8小时户外活动

五、健康教育

鼓励多进行户外活动和晒太阳，选择富含维生素D、钙、磷和蛋白质的食物；宣传母乳喂养，尽早开始户外活动；**新生儿出生2周后每日给予维生素D 400~800IU**；对于处于生长发育高峰的婴幼儿更应加强户外活动，给予预防量维生素D和钙剂，并及时添加辅食。

考题5 足月新生儿，生后2周。为预防维生素D缺乏性佝偻病的发生，应建议每日口服维生素D的剂量是（　）
A. 200IU　　　　　B. 400IU　　　　　C. 1000IU　　　　　D. 1500IU　　　　　E. 2000IU

考题答案

序号	1	2	3	4	5								
答案	A	C	D	D	B								

第八节　维生素D缺乏性手足搐搦症病人的护理

一、病因

血清钙离子降低是引起惊厥、喉痉挛、手足抽搐的直接原因。当血钙低于1.75~1.88mmol/L或血清钙离子浓度在1mmol/L时，即可出现上述症状。

二、临床表现

典型的临床表现为**惊厥、手足抽搐、喉痉挛发作**。在不发作时，可通过刺激神经肌肉引出面神经征、陶瑟征、腓反射。

三、辅助检查

血钙低于1.75~1.88mmol/L（7.0~7.5mg/dl），血磷正常或偏高。

四、治疗原则

（一）急救处理

立即吸氧，保持呼吸道通畅；**控制惊厥与喉痉挛**，可用10%水合氯醛保留灌肠，或地西泮，每次0.1~0.3mg/kg，肌内或静脉注射。**喉痉挛者需立即将舌头拉出口外**，进行人工呼吸或加压给氧。（亲：维生素D缺乏性手足搐搦症发作时首要的治疗措施是镇静，其次给予钙剂和维生素D治疗）。

（二）钙剂治疗

常用<u>10%葡萄糖酸钙5~10ml稀释1~3倍后缓慢静脉推注（10分钟以上）</u>。

（三）维生素D治疗

症状控制后按维生素D缺乏性佝偻病补充维生素D。

五、护理问题

1.<u>有窒息的危险</u> 与惊厥、喉痉挛发作有关。

（亲：凡是可出现抽搐的疾病，如破伤风、子痫、癫痫、维生素D缺乏性手足搐搦症、高热惊厥等疾病首要的护理问题均是有窒息的危险）。

2.营养失调 低于机体需要量，与维生素D缺乏有关。

六、护理措施

（一）控制惊厥、喉痉挛

遵医嘱立即使用镇静剂、钙剂。静脉注射钙剂时需缓慢静脉推注（10分钟以上），以免因血钙骤升，发生呕吐甚至心脏停搏。

（二）防止窒息

密切观察惊厥、喉痉挛的发作情况，作好气管插管或气管切开的准备。一旦发现症状应及时吸氧，**喉痉挛者需立即将舌头拉出口外，同时将患儿头偏向一侧**，清除口鼻分泌物，保持呼吸道通畅，避免吸入窒息；**对已出牙的小儿，应在上、下门齿间放置牙垫**，避免舌被咬伤。

| 考题1 | 9月龄患儿，单纯牛乳喂养，未添加辅食，因抽搐2次入院，血清Ca^{2+}0.8mmol/L。诊断维生素D缺乏性手足搐搦症，对该患儿护理措施<u>不正确</u>的是（　　）

A.惊厥时及时清除口鼻分泌物　　　　B.遵医嘱应用镇静剂和钙剂　　　　C.补充钙剂时应快速静脉推注

D.惊厥发作时保护患儿安全　　　　E.保持安静，减少刺激

七、健康教育

指导家长**合理喂养**，合理安排儿童日常生活，坚持每天有一定时间的户外活动，遵医嘱补充维生素D，适量补充钙。**教会家长惊厥、喉痉挛发作时的处理方法**，如使患儿平卧，松开衣领，颈部伸直，头后仰，以保持呼吸道通畅。（亲：针对维生素D缺乏性搐搦症患儿家长的健康教育，最重要的是教会家长喉痉挛发作时的处理措施）。

| 考题2 | 患儿，男，8个月，4天前突然出现两眼上翻，面肌和四肢抽动。入院后诊断为维生素D缺乏性手足抽搐症。出院时，护士对患儿家长应重点指导（　　）

A.预防上呼吸道感染　　　　B.母乳喂养　　　　C.添加富含维生素D的食物

D.多抱患儿到户外晒太阳　　　　E.预防接种

考题答案

序号	1	2													
答案	C	C													

第十六章　神经系统疾病病人的护理

　　本章内容较为重要，历年考试每年约考查15题，重点考查脑疝的判断、降颅内压的药物及作用机制、脑疝的首要处理，头皮血肿的处理，头皮撕脱的保存方法，硬膜外血肿的临床表现，格拉斯哥昏迷量表的计分方法，脑出血的临床表现、饮食护理，脑栓塞的判断，帕金森病的首要表现和运动护理，癫痫的首选检查方法和健康教育，化脓性脑膜炎的临床表现和治疗原则，病毒性脑膜炎的护理，高热惊厥的首选药物等。

考点预测

第一节　颅内压增高与脑疝病人的护理

　　颅内压正常值为70~200mmH$_2$O（0.7~2.0kPa），儿童为50~100mmH$_2$O（0.5~1.0 kPa）。当颅腔内容物的体积增加或颅腔容积缩小超过颅腔可代偿的容量，使颅内压持续高于200mmH$_2$O（2.0kPa），并出现头痛、呕吐和视盘水肿三大症状时，即称为颅内压增高。

一、病因

　　1. 颅内容物体积增加　脑水肿是最常见的原因。
　　2. 颅内占位性病变　如颅内血肿、肿瘤、脓肿等。
　　3. 颅腔容量缩小　如凹陷性骨折。

二、临床表现

（一）颅内压增高

　　1. 颅内压增高"三主征"头痛、呕吐和视盘水肿是颅内压增高的典型表现。头痛是颅内压增高最常见的症状，晨起或夜间较重，咳嗽、低头、用力时加重。
　　2. 生命体征改变　早期代偿性出现血压升高，脉压增大，脉搏慢而有力，呼吸深而慢（二慢一高），称为Cushing反应。

（二）脑疝

　　1. 小脑幕切迹疝　是小脑幕上方的颞叶海马回、沟回通过小脑幕切迹向幕下移位。典型的临床表现是在颅内压增高的基础上，出现进行性意识障碍，患侧瞳孔最初有短暂的缩小，以后逐渐散大，直接或间接对光反射消失。
　　2. 枕骨大孔疝　是由小脑幕下的小脑扁桃体经枕骨大孔向椎管内移位引起。病人常有剧烈头痛，以枕后部疼痛为甚，反复呕吐，颈项强直或强迫体位，生命体征改变出现较早，意识障碍出现较晚。当延髓呼吸中枢受压时，病人早期即可突发呼吸骤停而死亡。

　　考题1　患者男，46岁，因"急性脑出血"入院，护士在巡视时发现，患者出现一侧瞳孔散大，呼吸不规则，此时患者有可能会出现的并发症是（　）
　　A. 动眼神经损害　　　B. 消化道出血　　　C. 癫痫发作　　　D. 脑疝　　　E. 呼吸衰竭
　　考题2　患者男性，60岁，患高血压10余年。2小时前与人争吵后出现剧烈头痛、呕吐。入院后患者出现昏迷，瞳孔先缩小后散大，对光反射消失，应考虑为（　）
　　A. 脑疝形成　　　B. 高血压危象　　　C. 呼吸衰竭　　　D. 脑梗死　　　E. 蛛网膜下隙出血

三、辅助检查

　　腰椎穿刺可以直接测量颅内压力，同时取脑脊液做化验。但颅内压增高明显时，腰椎穿刺有导致枕骨大孔疝的危险，应避免进行。

四、治疗原则

　　病因治疗是最根本的治疗方法。

五、护理措施

（一）一般护理

　　1. 病人床头抬高30°的斜坡位有利于颅内静脉回流，减轻脑水肿。昏迷病人取侧卧位，便于呼吸道分泌物排出。保持呼吸道通畅，持续或间断吸氧。

2.加强生活护理，适当保护病人，避免意外损伤。**昏迷躁动不安者切忌强制约束，以免病人挣扎导致颅内压增高。**

3.维持正常体温并防治感染。遵医嘱应用抗生素预防并控制感染。对高热病人应及时给予有效的降温措施。

（二）病情观察

颅内压增高病人出现患侧**瞳孔先小后大，对光反射迟钝或消失，提示发生小脑幕切迹疝**；小脑幕切迹疝压迫患侧大脑脚，出现对侧肢体瘫痪，肌张力增高，腱反射亢进，病理反射阳性。

（三）防止颅内压骤然升高

1.保持呼吸道通畅　昏迷病人或排痰困难者，应配合医生及早行气管切开术。

2.避免胸、腹腔内压力增高　要预防和及时治疗上呼吸道感染和肺部感染。已发生便秘者切勿用力屏气排便，可用缓泻剂或低压小量灌肠通便，**避免高压大量灌肠。**

（四）用药的护理

1.应用脱水剂　**20%甘露醇250ml，在10~20分钟内快速静脉滴注，每日2~4次。**

2.应用肾上腺皮质激素　主要通过**改善血脑屏障通透性，预防和治疗脑水肿**，并能减少脑脊液生成，使颅内压下降。

考题3　患者男，28岁。颅脑外伤后脑水肿，给予20%甘露醇250ml静脉输液，最佳的输液速度是（　）

A.20滴/分　　　　B.40滴/分　　　　C.60滴/分　　　　D.80滴/分　　　　E.100滴/分

考题4　患者男，25岁。因脑挫裂伤入院。医嘱给予应用肾上腺皮质激素治疗。其目的是（　）

A.减轻脑出血　　B.减轻脑水肿　　　C.预防应激性溃疡　　D.预防继发感染　　E.预防肌痉挛

（五）脑疝的急救与护理

脑疝发生后应保持呼吸道通畅，并予低流量吸氧，**立即使用20%甘露醇**200~400ml加地塞米松10mg静脉快速滴入，30分钟内滴完。呋塞米40mg静脉注射，以暂时降低颅内压。

考题5　患者男，40岁。因外伤入院。住院后患者出现脑疝先兆，立即输入20%甘露醇治疗，其目的是（　）

A.降低血压　　　B.升高血压　　　C.降低颅内压　　　D.升高颅内压　　　E.增加血容量

（六）脑室外引流的护理

（1）妥善固定：将引流管及引流瓶（袋）妥善固定在床头，**使引流管高于侧脑室平面10~15cm，以维持正常的颅内压。**

（2）控制引流速度和量：**引流量每日不超过500ml为宜**，避免颅内压骤降造成的危害。

（3）保持引流通畅：避免引流管受压和折叠，**若引流管有阻塞，可挤压引流管，挤压时将近脑端管阻断，防止引流液入颅，将血块等阻塞物挤出，切不可用盐水冲洗。**

（4）严格无菌操作，预防逆行感染：**每次更换引流袋时先夹住引流管**，防止空气进入和脑脊液逆流颅内。

（5）拔管指征：引流时间一般为1~2周，开颅术后脑室引流不超过3~4天；**拔管前应行头颅CT检查，并夹住引流管1~2天**，夹管期间应注意病人有无头痛，呕吐等颅内压升高的症状。观察无颅内压增高症状可以拔管，**拔管时先夹闭引流管，以免管内液体逆流入颅内引起感染。**

（七）冬眠低温疗法的护理

先按医嘱静脉滴注冬眠药物，通过调节滴速来控制冬眠深度，**待病人进入冬眠状态，方可开始物理降温。**降温速度以每小时下降1℃为宜，**体温降至肛温31℃~34℃**。在冬眠降温期间翻身或移动体位时缓慢轻稳，以防发生体位性低血压。冬眠低温疗法时间一般为3~5日，**停止治疗时先停物理降温，再逐渐停用冬眠药物**。（亲：冬眠疗法时，遵循"先用后停"的原则，即先用药物降温，后用物理降温；复温时先停物理降温，后停药物降温）。

考题答案

序号	1	2	3	4	5					
答案	D	A	E	B	C					

第二节　头皮损伤病人的护理

一、头皮裂伤

多为锐器或钝器打击所致。出血较多，不易自行停止，严重时可发生失血性休克。现场急救**可加压包扎止血，在伤后24小时内清创缝合。**

二、头皮血肿

多为钝器打击所致。皮下血肿比较局限，无波动，有时因周围组织肿胀较中心硬，易误诊为凹陷性骨折。**帽状腱膜下血肿**位于帽状腱膜下疏松结缔组织层内，血肿易扩展，甚至可充满整个帽状腱膜下层，**触诊有波动感。**骨膜下血肿多由相应颅骨骨折或产伤所致，范围局限于某一颅骨，以骨缝为界，血肿张力较高，可有波动感。**头皮血肿应加压包扎，早期冷敷，24小时后热敷；**血肿较大时可在无菌操作下，行血肿穿刺抽出积血，再加压包扎。

考题1 头皮血肿患者，在抽吸出积血后应给予（　　）

A. 热敷　　　　B. 红外照射　　　　C. 用力揉搓　　　　D. 切开引流　　　　E. 加压包扎

三、头皮撕脱伤

是最严重的头皮损伤，多因长发被卷入转动的机器所致，常因剧烈疼痛和大量出血而发生休克。

头皮撕脱伤的现场急救：应用无菌敷料覆盖创面后，加压包扎止血，同时使用抗生素和止痛药物。完全撕脱的头皮不作任何处理，用无菌敷料包裹，<u>隔水放置于有冰块的容器内</u>随病人一起迅速送至医院。<u>不完全撕脱者争取在伤后6~8小时内清创后缝回原处。</u>

考题2 关于对头皮撕脱伤患者急救的叙述，**不正确**的是（　　）

A. 撕脱部位加压包扎止血　　　　B. 将撕脱的头皮浸泡在75%乙醇消毒　　　　C. 保护创面，避免污染

D. 严密观察休克征象　　　　E. 迅速送往医院进行救治

考题答案

序号	1	2										
答案	E	B										

第三节　脑损伤病人的护理

一、脑震荡

脑震荡是指头部受到撞击后，立即发生一过性神经功能障碍和近事遗忘，**无肉眼可见的神经病理改变**，但在显微镜下可见神经组织结构紊乱。

（一）临床表现

病人在伤后立即出现短暂的意识丧失，一般持续时间不超过30分钟，同时伴有面色苍白、出冷汗、血压下降、脉缓、呼吸浅慢，各生理反射迟钝或消失。意识恢复后对受伤时，甚至受伤前一段时间内的情况不能回忆，而对往事记忆清楚，此称为**逆行性遗忘**。

（二）治疗原则

<u>脑震荡无须特殊治疗</u>，<u>应卧床休息1~2周</u>，给予镇静剂等对症处理，病人多在2周内恢复正常，预后良好。

二、脑挫裂伤

脑挫伤指暴力作用于头部后，脑组织遭受破坏较轻，软脑膜尚完整；脑裂伤指软脑膜、血管及脑组织同时破裂，伴有外伤性蛛网膜下隙出血。两者常同时存在，故合称为脑挫裂伤。

（一）临床表现

1. **意识障碍**　是脑挫裂伤**最突出的症状**，伤后立即出现昏迷。
2. 局灶症状与体征　脑皮质功能区受损时，伤后立即出现与脑挫裂伤部位相应的神经功能障碍。
3. 头痛、呕吐　是脑挫裂伤最常见的症状，与颅内压增高或外伤性蛛网膜下隙出血有关。合并蛛网膜下隙出血时可有脑膜刺激征阳性，脑脊液检查有红细胞。
4. 颅内压增高与脑疝　因继发脑水肿和颅内出血引起颅内压增高。
5. CT或MRI检查　可显示脑挫裂伤的部位、范围。

（二）治疗原则

保持呼吸道通畅，防治脑水肿，加强营养支持和对症处理等非手术治疗。当病情恶化出现脑疝征象时，需手术开颅行减压术或局部病灶清除术。

三、颅内血肿

（一）临床表现

当颅内血肿形成后压迫脑组织，出现颅内压增高和脑疝的表现。

1. **硬脑膜外血肿**　常因颞侧颅骨骨折致脑膜中动脉破裂所引起，大多属于急性型。病人的意识障碍有三种类型：①典型的意识障碍是伤后昏迷有"**中间清醒期**"，即**伤后一度昏迷**，随后即完全清醒或有意识好转，在一段时间后颅内血肿形成，因颅内压增高导致病人**再度出现昏迷**；②原发性脑损伤严重，伤后昏迷持续并进行性加重；③原发性脑损伤轻，伤后无原发性昏迷，至血肿形成后出现继发性昏迷。（亲：中间清醒期是指昏迷—清醒—再昏迷）。

考题1 外伤后急性硬脑膜外血肿患者典型的意识障碍形式是（　　）

A. 清醒与朦胧状态交替出现　　　　B. 持续性昏迷加重　　　　C. 早期清醒，随后逐渐昏迷

D. 清醒，随后昏迷，再次清醒　　　　E. 昏迷，随后清醒，再次昏迷

2.硬脑膜下血肿

（1）急性硬脑膜下血肿：主要为脑实质血管破裂所致。因多数与脑挫裂伤和脑水肿同时存在，故表现为伤后持续昏迷或昏迷进行性加重，少有"中间清醒期"，较早出现颅内压增高和脑疝症状。

（2）慢性硬脑膜下血肿：较少见，好发于老年人，病程较长。主要表现为慢性颅内压增高症状，有时可有智力下降、记忆力减退、精神失常等智力和精神症状。

3.脑内血肿　多因脑挫裂伤导致脑实质内血管破裂引起，常与硬脑膜下血肿同时存在，临床表现与脑挫裂伤和急性硬脑膜下血肿的症状很相似。表现以进行性加重的意识障碍为主。

（二）治疗原则

颅内血肿一经确诊原则上手术治疗，手术清除血肿，并彻底止血。

四、脑损伤病人的护理

1.现场急救　首先争分夺秒地抢救心搏骤停、窒息、开放性气胸、大出血等危及病人生命的伤情，颅脑损伤救护时应做到保持呼吸道通畅，注意保暖，禁用吗啡止痛。开放性损伤有脑组织从伤口膨出时，在外露的脑组织周围用消毒纱布卷保护，再用纱布架空包扎，避免脑组织受压，并及早使用抗生素和TAT。

2.一般护理

（1）体位：意识清醒者采取斜坡卧位，有利于颅内静脉回流。

（2）营养支持：昏迷病人须禁食，早期应采用胃肠外营养。每天静脉输液量在1500~2000ml，其中含钠电解质500ml，输液速度不可过快。伤后3天仍不能进食者，可经鼻胃管补充营养。

好礼相送　　　　　　　　　　　　　**控制入量的疾病**

1.颅内压增高　每天静脉输液量在1500~2000ml。

2.肝硬化伴腹水的病人　进水量限制在1000ml/d左右。

3.慢性肾衰竭　每日液体入量为前1天出液量加不显性失水500ml。

4.肺癌术后　24小时补液量控制在2000ml内。

（3）躁动的护理：切勿轻率给予镇静剂，以免影响观察病情。对躁动病人不可强加约束，避免使颅内压进一步增高。

3.严密观察病情

（1）意识状态：意识障碍的程度目前通用的格拉斯哥昏迷计分法（GCS），分别对病人的睁眼、言语、运动三方面的反应进行评分，再累计得分，用量化方法来表示意识障碍的程度，最高为15分，总分低于8分表示昏迷状态，分数越低表明意识障碍越严重。

表16-4-1　格拉斯哥昏迷量表评分法

睁眼反应	语言反应	运动反应
自动睁眼4	回答正确5	按吩咐动作6
呼唤睁眼3	回答错误4	刺痛能定位5
痛时睁眼2	吐词不清3	刺痛时回缩4
不能睁眼1	有音无语2	刺痛时屈曲3
	不能发音1	刺痛时过伸2
		无动作1

考题2　患者女，34岁。车祸后送来医院。查体：出现刺痛后睁眼，回答问题正确，能遵命令做出动作，其格拉斯哥昏迷评分是（　）
A. 9　　　　　　　B. 10　　　　　　　C. 11　　　　　　　D. 12　　　　　　　E. 13

（2）生命体征：先测呼吸，再测脉搏，最后测血压。伤后生命体征出现"两慢一高"，同时有进行性意识障碍。

（3）瞳孔：伤后立即出现一侧瞳孔散大，是原发性动眼神经损伤所致；伤后瞳孔正常，以后一侧瞳孔先缩小继之进行性散大，并且对光反射减弱或消失，是小脑幕切迹疝的眼征；如双侧瞳孔时大时小，变化不定，对光反射消失，伴眼球运动障碍，常是脑干损伤的表现。

好礼相送　　　　　　　　　　　　　**异常瞳孔**

1.双侧瞳孔缩小　常见于有机磷农药、吗啡等药物中毒。

2.双侧瞳孔扩大　常见于颅内压增高、颅脑损伤等。

3.瞳孔先缩小继之进行性散大　小脑幕切迹疝。

4.双侧瞳孔时大时小，变化不定　脑干损伤。

（4）锥体束征：原发性脑损伤引起的偏瘫等局灶症状，在受伤当时已出现，且不再继续加重；伤后一段时间出现或继续加重的肢体偏瘫，同时伴有意识障碍和瞳孔变化，多是小脑幕切迹疝压迫中脑的大脑脚，损害其中的锥体束纤维所致。

5. 减轻脑水肿，降低颅内压 按时使用高渗脱水剂、利尿剂、肾上腺皮质激素等药物。

6. 预防并发症 如压力性损伤、关节僵硬、肌肉挛缩、呼吸道和泌尿系统感染。

7. 手术前后的护理 手术前2小时内剃净头发，洗净头皮，涂擦75%乙醇并用无菌巾包扎。手术后搬动病人前后应观察呼吸、脉搏和血压的变化。小脑幕上开颅手术后，取健侧或仰卧位，避免切口受压；小脑幕下开颅手术后，应取侧卧或侧俯卧位。手术中常放置创腔引流管，护理时严格注意无菌操作。

考题答案

序号	1	2												
答案	E	E												

第四节 脑血管疾病病人的护理

一、病因

（一）出血性脑血管疾病的病因

1. 脑出血 为脑实质内出血，以内囊出血最常见。以高血压动脉硬化所致的脑出血最为常见。

2. 蛛网膜下隙出血 指脑表面血管破裂，血液进入蛛网膜下隙。本病最常见的病因为先天性脑动脉瘤，其次为脑部血管畸形等。

（二）缺血性脑血管疾病的病因

1. 短暂性脑缺血发作 主要病因是动脉硬化，颈内动脉颅外段粥样硬化部位纤维素与血小板黏附，脱落后成为微栓子，进入颅内动脉，引起颅内小血管被堵塞缺血而发病。

2. 动脉粥样硬化性血栓性脑梗死 动脉硬化、风湿症、红斑狼疮性动脉炎是较常见的病因。

3. 脑栓塞 颅外其他部位病变如风心病、心肌梗死、骨折等均可形成栓子，随血流进入颅内动脉，当栓子直径与某血管直径相同时，则栓子堵塞此血管，使此动脉闭塞，产生脑缺血、脑软化，而引起偏瘫和意识障碍。

> 锦囊妙记：风湿性瓣膜病由于栓子脱落进入颅内可引起脑栓塞，法洛四联症患儿由于缺氧导致血液黏稠可引起脑栓塞。

二、临床表现

（一）出血性脑血管疾病的临床表现

脑出血多在白天发病，以内囊出血最多见。表现为剧烈头痛、头晕、呕吐（颅内压增高），迅速出现意识障碍。患者颜面潮红、意识障碍、脉慢而有力，血压可高达200mmHg以上，出血常损害内囊而出现对侧偏瘫、偏身感觉障碍、对侧同向偏盲（称为"三偏症"）。脑桥出血轻者仅有头痛、呕吐，重者表现为出血灶侧周围性面瘫，对侧肢体中枢性瘫痪，称交叉瘫。当出血波及两侧时可出现四肢瘫，瞳孔呈针尖样。小脑出血表现为眩晕、呕吐、枕部头痛、眼球震颤，共济失调。蛛网膜下隙出血起病急骤，常在活动中突然发病，表现为剧烈头痛，喷射性呕吐，脑膜刺激征阳性，一般无肢体瘫痪。

（二）缺血性脑血管疾病的临床表现

动脉粥样硬化性血栓性脑梗死多发生于有动脉硬化、糖尿病、高脂血症的中老年人，一般无意识障碍，常在睡眠或安静休息时由于血压过低、血流减慢，血黏度增加等因素促使血栓形成而发病。起病先有头痛、眩晕、肢体麻木、无力及一过性失语或短暂脑缺血发作等前驱症状。常于睡眠中或安静休息时发病，早晨起床时才发现半身肢体瘫痪。短暂脑缺血发作多为突然起病，持续时间短，可出现偏身感觉障碍、偏瘫或单瘫、单眼失明、眩晕眼震、恶心、呕吐等症状。在24小时内恢复正常。脑栓塞多发生在静止期或活动后，起病急骤，多无前驱症状为特点。

脑栓塞起病速度快，症状表现常在数秒或数分钟内达高峰。临床症状取决于栓塞血管及阻塞的位置。

> 锦囊提醒：这一部分经常出病例分析题，考生要学会区分脑出血和血栓性脑梗死。脑出血病人通常患有高血压，在白天情绪激动、过度活动后发病，主要表现为剧烈头痛、恶心、呕吐；动脉粥样硬化性血栓性脑梗死病人通常患有动脉硬化、高脂血症，在睡眠或安静休息后发病，主要表现为肢体瘫痪。

考题1 患者男，68岁。高血压病史10年。2小时前看电视时突然跌倒在地，神志不清，急诊入院。查体：浅昏迷，BP150/100mmHg，P64次/分。头颅CT：左侧基底节区高密度影。患者最可能发生了（ ）

A. 肿瘤　　　　B. 血压脑病　　　　C. 脓肿　　　　D. 脑出血　　　　E. 脑梗死

三、辅助检查

在脑血管疾病诊断方面，**CT**能够作出早期诊断。**脑出血在CT图像上呈高密度影**，**脑缺血**造成脑组织水肿和坏死，在CT图像上**呈低密度影**。

> **好礼相送**　　　　　　　　　　　**脑血管疾病辅助检查**
>
> 　　脑血管病最常见，出血、梗死难分辨，CT就能说了算，高低密度容易看（CT为首选检查，高密度为脑出血，低密度为脑缺血）。

四、治疗原则

1. **出血性脑血管疾病**　**以降低颅内压和控制血压为主要措施。** 降颅内压的首选药为**20％甘露醇快速滴入**。由于头痛剧烈可根据医嘱给予脱水剂，镇静止痛剂，**但禁用吗啡与哌替啶**。（亲：一般治疗不可少，脱水治疗最重要哦）。

考题2　患者，男，53岁，饮酒时发生言语不清、呕吐，随即昏迷，右侧肢体瘫痪，血压230/120mmHg，诊断为脑出血，为防止出血加重，应首先采取的措施是（　）

A. 控制血压　　　　B. 保护性约束　　　　C. 降低颅内压　　　　D. 止血处理　　　　E. 肢体制动

2. **缺血性脑血管病**　以抗凝治疗为主。**脑血栓发病6小时内做溶栓治疗。**

五、护理措施

1. **维持或稳定病人生命功能、防止颅内再出血及脑疝发生**　改善脑部缺血区的血液供应。

2. **密切观察生命体征、意识及瞳孔的变化**　观察脑出血病人是否有颅内压增高现象。如发现颅内压增高，应遵医嘱静脉快速滴入甘露醇等脱水剂以降低颅内压，避免脑疝的形成。

3. **脑出血病人**　绝对卧床休息，**发病24~48小时内避免搬动病人**，**病人侧卧位，头部稍抬高。** 蛛网膜下隙出血病人应绝对卧床4周，限制探视，一切护理操作均应轻柔，并头置冰袋，可防止继续脑出血。脑血栓病人采取平卧位，以便使较多血液供给脑部，**头部禁止使用冰袋及冷敷**，**以免脑血管收缩、血流减慢而使脑血流量减少。**

4. **预防压力性损伤**　每2小时翻身一次，禁止按摩受压部位，不能翻身的病人可使用气垫床预防压力性损伤。

5. **预防感染**　长期卧床的病人要注意预防呼吸道、泌尿系感染。为病人翻身时，注意拍背，协助病人把痰咳出。做好口腔护理。有尿管的病人做好导尿管护理，小便失禁时，及时更换，保持床单位的干燥、清洁。

6. **补充营养**　急性脑出血病人在发病24小时内禁食，24小时后如病情平稳可行鼻饲流质饮食。液体每日控制在**1500ml左右**，注意静脉滴注速度、避免肺水肿。**进食时病人取坐位或健侧卧位（健侧在下），进食应缓慢，食物应送至口腔健侧近舌根处，以利吞咽。**

7. **促进病人肢体功能恢复**　急性期应绝对卧床休息，每2小时翻身1次，以避免局部皮肤受压。**瘫痪肢体保持功能位置**，进行关节按摩及被动运动以免肢体废用，病情稳定后，特别是脑血栓病人的瘫痪肢体应进行康复期功能训练。

考题3　患者男，67岁。突发脑梗死住院治疗10天，病情稳定后，出院返回社区。患者伴有脑梗死后的语言障碍，右侧肢体无力，走路步态不稳。社区护士在进行家庭访视时应特别指出，近期应首要注意的问题是（　）

A. 压力性损伤的预防　　　　　　B. 抑郁情绪的观察　　　　　　C. 跌倒的预防
D. 肢体功能的康复锻炼　　　　　E. 非语言性皮肤沟通技巧的使用

8. **言语训练**　对于失语的病人，早期与病人加强语言沟通，讲病人最关心的问题，指导病人反复发音，然后反复练习、听读、强化刺激，直到病人理解为止。再与病人进行语言交流，由简到繁、反复练习、持之以恒，并及时鼓励其进步，增强病人康复的信心。

六、健康教育

1. **知识宣教**　指导病人自我调节情绪，保持心情愉快。
2. **生活指导**　改变生活习惯，控制体重，饮食宜低盐、低胆固醇、低糖，戒烟酒。
3. **积极治疗原发病**　如高血压、糖尿病等。
4. **坚持服药**　长期服用微量阿司匹林，饭后服用，防止血栓形成。
5. **功能锻炼**　先在床上练习坐起，能下床后进行步行练习，进一步练习手部精细动作，逐步达到生活自理。

考题4　患者女，60岁。吸烟史13年，每日1包。以脑出血入院，经治疗后病情稳定，拟出院。**错误**的出院指导是（　）

A. 避免情绪激动　　　　　　　　B. 低盐、低胆固醇饮食　　　　　　　　C. 戒烟
D. 绝对卧床休息　　　　　　　　E. 保证充足睡眠

考题答案

序号	1	2	3	4										
答案	D	A	D	D										

第五节　三叉神经痛病人的护理

一、临床表现

三叉神经痛病人主要表现为在三叉神经分布区内反复发作的阵发性剧烈疼痛。

二、治疗原则

首选药物止痛，无效时考虑神经阻滞或手术治疗。卡马西平是首选药，可抑制三叉神经的病理性神经反射。

三、健康教育

1. 宣教三叉神经痛疾病知识，使病人了解该病有突发突止、反复发作，病情逐渐加重的特点；

2. 讲解诱因　不适当地洗脸、刷牙、剃须、咀嚼、吞咽、说话等可诱导发作，向病人和家属介绍减轻疼痛的方法，如洗脸、刷牙、剃须、咀嚼时动作要轻柔，吃软食、小口咽，生活有规律、保证充分身心休息等。

3. 说明乐观对待疾病存在的现实和避免诱因的必要性。指导病人服用卡马西平期间不要独自外出，不能开车或高处作业。

4. 遵医嘱用药，不可随意停、换药物。

第六节　急性炎症性脱髓鞘性多发性神经病病人的护理

一、病因

本病是由免疫介导的迟发型超敏反应，感染是启动免疫反应的首要因素。

二、临床表现

1. 瘫痪　首发症状为四肢对称性无力，从双下肢开始，并逐渐加重和向上发展至四肢，一般是下肢重于上肢，近端重于远端，表现为双侧对称的下运动神经元性瘫痪。严重病例累及肋间肌和膈肌、发生呼吸麻痹。表现为呼吸困难、发绀、咳嗽无力、痰液淤积（呼吸音减弱或消失，肺部啰音等），急性呼吸衰竭是本病死亡的主要原因。

2. 感觉障碍　起病时肢体远端感觉异常，如麻木、蚁走感、针刺感和烧灼感，伴有肌肉酸痛，或轻微的手套、袜套样感觉减退。

3. 脑神经损害　成人以双侧面神经麻痹多见；儿童以舌咽和迷走神经麻痹为多见，出现吞咽困难、构音障碍、呛咳和不能咳痰。

4. 自主神经损害　以心脏损害最常见也最严重，有心律失常、心肌缺血、血压不稳等。

三、辅助检查

脑脊液改变在发病3周后最明显，表现为细胞数正常而蛋白质明显增高，即蛋白-细胞分离现象，这是最重要的特征性检查结果。

四、治疗原则

1. 保持呼吸道通畅，维持呼吸功能　是提高治愈率、降低死亡率的关键。如有缺氧症状（轻度发绀、烦躁、痰液阻塞、呼吸困难），肺活量降低至每千克体重20~25ml以下、血氧饱和度降低、动脉血氧分压低于70mmHg时，应及早使用呼吸机。

2. 血浆置换　可迅速降低抗周围神经髓鞘抗体滴度及清除炎症化学介质、补体等，从而减少和避免神经髓鞘损害，促进脱落髓鞘的修复和再生，每次置换血浆量为每千克体重40~50ml，5~8次为1疗程。

3. 滴注大剂量丙种球蛋白　按每日每千克体重0.4g，静脉滴注，连用4~5日。

4. 康复治疗　可采用针刺、理疗、主动及被动功能锻炼等，以利于瘫痪肌的功能恢复。

五、护理措施

1. 一般护理　保持病室通风良好，环境温度适宜。协助病人选择最佳的呼吸姿势和体位，及时排出呼吸道分泌物，保持呼吸道通畅，必要时给予吸氧。减少探视，病房医护人员接触病人时戴口罩，治疗与护理时严格执行无菌操作，防止感染。

2. 心理护理　向病人及家属解释疾病过程及预后，帮助病人尽快适应环境，提供正向效果的信息及自我心理调节的方法，让病人增加舒适感等。

3. 瘫痪护理　①肢体瘫痪：定时翻身、按摩、被动和主动运动，保持瘫痪肢体功能位等，对于手下垂和足下垂的病人，可采用"T"型板固定，病情稳定后，及时进行肢体的被动和主动运动，加强功能锻炼，促进瘫痪肢体功能的恢复。②咽肌瘫痪：做好进食护理，选择适合病人吞咽且营养丰富的食物，保证进食安全，保持营养状况良好，发现误吸时立即急救；若病人不能经口进食，应遵医嘱鼻饲，注意进行吞咽功能训练，促进吞咽功能恢复。

4. 病情观察　观察病人呼吸频率、节律和深度，呼吸音及肺部啰音，痰的性状及排痰情况，心率、心律、脉搏、血压，躯体活动能力及皮肤受压情况，吞咽功能，意识状态等。

第七节　帕金森病病人的护理

帕金森病又称震颤麻痹，是一种黑质和黑质-纹状体通路变性的慢性疾病。临床以静止性震颤、肌强直、运动减少和体位不稳为主要特征。

一、临床表现

帕金森病好发于50~60岁的男性。起病多缓慢，且呈进行性发展，**动作不灵活和震颤为疾病早期的首发症状**，随疾病进展出现特征性表现。

1. **静止性震颤**　始于一侧上肢远端，逐渐扩展到同侧下肢及对侧上下肢。上肢震颤重于下肢，手指呈现有规律的拇指对掌和余指屈曲的震颤，形成"搓丸样动作"。疾病后期，震颤可累及下颌、口唇、舌和头部。

考题1　帕金森病的典型症状是（　　）

A. 肌强直　　　　　B. 运动减少　　　　　C. 日常活动受限　　　　　D. 静止性震颤　　　　　E. 言语障碍

2. **肌强直**　多从一侧上肢或下肢近端开始，逐渐蔓延至远端、对侧和全身肌肉，表现为被动运动关节时的"铅管样强直"，如合并有震颤，可表现为"齿轮样强直"。

3. **运动减少**　①"写字过小症"：书写时字越写越小，上肢不能做精细动作。②"慌张或前冲步态"：行走时起步困难，且步距小，往前冲。③"面具脸"：面肌运动减少的表现。④日常活动受限：如坐下后不能起立，卧床时不能自行翻身；进食困难，手持勺取食物时手发抖，不能将食物准确送入口中；不能独立取水、沐浴、刷牙、修剪指甲；不能取物、穿衣或脱衣，不能解系鞋带和纽扣，不能穿脱鞋袜，不能满意地修饰如剃须；不能独立如厕。⑤严重病人：可因口、舌、腭及咽部肌肉运动障碍而出现流涎，进食时食物在口中咀嚼无力，咽食时发噎或反呛，甚至发生吞咽困难。

二、护理措施

1. 生活护理　①主动了解病人的需要，指导和鼓励病人自我护理，做力所能及的事情，必要时协助病人洗漱、进食、沐浴、大小便等。②对出汗多的病人，指导其穿柔软、宽松的棉质衣物，经常清洁皮肤，勤换被褥衣物，勤洗澡，若洗澡有困难则应指导其家人协助完成，如调节适宜的水温，洗澡用具放在病人容易拿到的地方，提供安全保护措施。③对如厕有困难者，应去除厕所通道上的障碍物，提供必须的辅助便器，如高度适中的坐厕或便桶，便桶支撑侧要有长的扶手或周围有扶手，手纸放在病人伸手可及处，指导、训练、鼓励病人尽量使用便器。④穿着、修饰能力差的病人，提供穿衣时适当的隐蔽条件，鼓励病人独立更衣、修饰，更衣时将病人安置在轮椅或椅子上，以便病人有依靠，鼓励病人穿宽松的衣服，建议病人穿不用系带的鞋。

2. 心理护理　①建立信任的护患关系，细心观察病人的心理反应，鼓励病人表达并注意倾听他们的感情和对自己的想法和看法。②促进病人与社会交往，为病人创造良好的亲情和人际关系氛围，重获角色责任的愿望和能力，安排家人和朋友多来探视。

3. 运动护理　在实施运动护理时：①首先要告诉病人或家属运动锻炼的目的，并与病人商定切实可行的运动锻炼计划。②鼓励病人尽量参与各种形式的活动，如散步、打太极拳、做床边体操等，注意保持身体和各关节的活动强度与最大活动范围，做到每星期至少3次，每次至少30分钟。③对有功能障碍如起坐困难的病人，应指导其在做完每日的一般运动后，协助其反复练习起坐动作，**对起步较困难或步行时突然僵住不能动的病人，指导其思想要尽量放松，尽量跨大步，向前走时脚尽量抬高，双臂尽量摆动，眼睛注视前方不要注视地面等**，如由家属协助病人行走，应指导其不要强行拉着病人走；在运动锻炼过程中要活动与休息交替进行，**对不能行走的病人，应每日协助做全关节运动及伸展运动，按摩四肢肌肉**，并注意动作轻柔，以免造成病人疼痛。要为功能锻炼的环境配备沙发或坐椅，配置床护栏、手杖、走道扶手等必要的辅助设施，呼叫器置于病人床边。

考题2　患者男，71岁。患帕金森病。患者在进行康复训练时，护士要求其关节活动达到最大范围，其主要的目的是（　　）

A. 防止关节强直　　　　B. 防止肌肉萎缩　　　　C. 促进血液循环

D. 提高平衡能力　　　　E. 减轻不自主震颤

考题3　患者女，72岁。患帕金森病5年。随诊中患者表示现在多以碎步、前冲动作行走，并对此感到害怕。患者进行行走训练时，护士应提醒患者避免

A. 思想尽量放松　　　　B. 尽量跨大步　　　　C. 脚尽量抬高

D. 双臂尽量摆动　　　　E. 将注意力集中于地面

4. 饮食护理　指导病人合理饮食和正确进食，有助于改善营养状况。①进食前向病人介绍饮食治疗的原则和目的；仔细了解病人的吞咽反应是否灵敏，有无控制口腔活动的能力，是否存在咳嗽和呕吐反射，能否吞咽唾液；准备好有效的吸引装置。②安置病人在正确的体位，**餐前餐后让病人取坐姿坐在椅子上或床沿上保持10~15分钟**。③从小量食物开始，让病人逐渐掌握进食的每一步骤，进食时不要催促，并注意保持合适的食物温度，以防进食时烫伤，餐具最好使用不易打碎的不锈钢餐具，不能持筷进食者改用汤匙。④尽可能提供病人便于食用的食物，对咀嚼能力减退的病人提供易咀嚼、易消化的细软、无刺激的食物或半流质饮食，如选用稀粥、面片、蒸蛋等精细制作的小块食物或黏稠不易反流的食物，少量分次吞咽。对进流质、饮水反呛病人，经口进食易引起误吸、窒息及吸入性肺炎，应及时给予鼻饲，必要时按医嘱给予静脉营养维持。⑤饮食以高热量、高维生素、低脂、适量优质蛋白饮食为主，并及时补充水分，蛋白不宜盲目给予过多，以免降低左旋多巴类药物的疗效。⑥在实施指导合理饮食和正确进食过程中，注意观察病人营养状况改善和体重变化的情况。

5. 病情观察　应重点观察肌强直、肌震颤及其发展情况，吞咽困难及其程度，每日的进食量及体重变化情况，有无肺炎、压力性损伤等并发症出现，发现异常及时报告。

6. 用药护理　加强用药护理可防止药物副作用发生。①左旋多巴及混合制剂：主要有恶心、呕吐、厌食、不自主运动、直

立性低血压，幻觉、妄想等精神症状，**应嘱病人在进食时服药，以减轻消化道症状。嘱病人不应同时服维生素B₆**。②抗胆碱能药：主要有口干、眼花、少汗或无汗、面红、恶心、便秘、失眠和不安，严重者有谵妄、不自主运动等副作用。③多巴胺受体激动剂：主要有恶心、呕吐、低血压和昏厥、红斑性肢痛、便秘、幻觉等副作用。在用药时宜从小剂量开始，逐渐缓慢增加剂量直至有效维持；服药期间嘱病人尽量避免使用维生素B₆、利血平、利眠宁、氯丙嗪等药物，以免降低疗效或导致直立性低血压。

考题答案

序号	1	2	3								
答案	D	A	E								

第八节　癫痫病人的护理

一、临床表现

1. 部分性发作　为最常见的类型。①单纯部分性发作：多为症状性癫痫。发作时程较短，一般不超过1分钟，无意识障碍。常以发作性一侧肢体、局部肌肉感觉障碍或节律性抽动为特征。②复杂部分性发作：又称精神运动性发作。主要特征是**意识障碍，常出现精神症状及自动症**。③部分继发全身性发作：先出现上述部分性发作，随之出现全身性发作。

2. 全面性发作　特征是发作时伴有意识障碍或以意识障碍为首发症状。①失神发作：通常称小发作，多见于儿童，**病人突然意识短暂中断，停止当时的活动，呼之不应，两眼瞪视不动，一般不会跌倒，手中持物可坠落，持续3~15秒钟后立即清醒**，继续原先的活动，但对发作无记忆。②肌阵挛发作：表现为突然、快速、短暂的肌肉或肌群收缩，一般无意识障碍。③阵挛性发作：仅见于婴幼儿，表现为全身重复性阵挛性抽搐，恢复较强直-阵挛发作快。④强直性发作：常在睡眠中发作，表现为全身强直性肌痉挛，常伴有瞳孔扩大、面色潮红等自主神经紊乱的表现。⑤**全面性强直-阵挛发作：又称大发作**，是最常见的发作类型之一，**以意识丧失和全身抽搐为特征**。⑥无张力发作：表现为部分或全身肌肉的张力突然降低，造成张口、垂头、肢体下垂和跌倒，持续时间短，一般为1~3秒钟，发作后立即清醒并站起。

3. **癫痫持续状态**　是指一次癫痫**发作持续30分钟以上**，或连续多次发作、发作间期意识或神经功能未恢复至正常水平。

二、辅助检查

脑电图检查：发作时有特异性的脑电图改变，**对本病诊断有重要价值。**

好礼相送　　　　　　　　　**颅脑疾病首选的检查方法**

颅骨骨折：X线；癫痫：脑电图；蛛网膜下隙出血：脑血管造影；其余颅脑疾病均首选CT。

考题1　患者女，在商场突然倒地，随后出现四肢痉挛性抽搐，牙关紧闭，疑为癫痫发作急诊，以下哪种检查对帮助诊断最有意义（　　）

A. 头部CT　　　　　　B. 脑血管造影　　　　　　C. 脑电图
D. 脑磁共振　　　　　　E. 脑多普勒彩色超声

三、治疗原则

1. 合理用药　长期用药者在**完全控制发作后应再持续服药3~5年**，然后再考虑停药。**最好单一药物治疗**，如两种以上类型发作同时存在，最多只能用两种药。

2. **癫痫持续状态**　在给氧、防护的同时应迅速制止发作，**首先给地西泮10~20mg静脉注射**，在监测血药浓度的同时静脉滴入苯妥英钠以控制发作。

四、护理措施

1. 发作的护理　①发现发作先兆时，迅速将病人就地平放，**避免摔伤**；解松领扣和裤带，摘下眼镜、义齿，将手边的柔软物垫在病人头下，移去病人身边的危险物品，以免碰撞。②将病人的头部放平，偏向一侧，使唾液和呼吸道分泌物由口角流出，床边备吸引器，并**及时吸除痰液，以保持呼吸道通畅**。③用牙垫或厚纱布垫在上下磨牙间，以防咬伤舌头及颊部，但不可强行硬塞；抽搐发作时，**切不可用力按压肢体，以免造成骨折**、肌肉撕裂及关节脱位；禁用口表测量体温。④严密观察生命体征及神志、瞳孔变化，注意发作过程有无心率加快、血压升高、呼吸减慢或暂停、瞳孔散大等；记录发作持续时间与频率；发作停止后意识恢复的时间，在意识恢复过程中有无自动症；病人有无头痛、疲乏及肌肉酸痛等表现。

考题2　患者女，34岁。因癫痫发作突然跌倒。护士赶到时患者仰卧，意识不清，牙关紧闭，上肢抽搐。首要的急救措施是（　　）

A. 人工呼吸　　　B. 保持呼吸道通畅　　　C. 胸外心脏按压　　　D. 氧气吸入　　　E. 应用简易呼吸机

2. 用药护理　①用药注意事项：药物治疗的原则为**从单一小剂量开始**，尽量避免联合用药；坚持长期服药，疗程一般在4~5年；停药遵循缓慢和逐渐减量的原则，一般需6个月以上的时间。**切忌癫痫发作控制后自行停药，或间断不规则服药**。②药物不良反应的观察和处理：多数抗癫痫药物有胃肠道反应，宜分次餐后口服。

3. 癫痫持续状态的护理　①迅速建立静脉通路，立即按医嘱缓慢静脉注射地西泮，速度不超过每分钟2mg。②严密观察生命体征、意识、瞳孔等变化，监测血清电解质和酸碱平衡情况。③保持病室环境安静、光线较暗，避免外界各种刺激。床旁加床档，关节、骨突处用棉垫保护，以免病人受伤。④连续抽搐者应控制入液量，按医嘱快速静脉滴入脱水剂，并给氧气吸入，以防缺氧所致脑水肿。⑤保持呼吸道通畅和口腔清洁，24小时以上不能经口进食的病人，应给予鼻饲流质，少量多次。

五、健康教育

1. 向病人及其家属介绍有关本病的基本知识及发作时家庭紧急护理方法　如出现先兆时立即就地平躺、头下垫软物、不强行按压肢体，以防受伤；头偏向一侧、松解领扣和裤带，以保持呼吸道通畅。（亲：癫痫抽搐发作首要的处理措施是松解衣领及裤带，放低头部，保持呼吸道通畅哦）。

2. 禁止从事带有危险的活动，如攀高、游泳、驾驶、带电作业等。

考题3　患儿，男，8岁。因癫痫入院治疗好转后出院，患儿家长的哪项陈述提示对疾病认知不足，需要进一步进行健康指导（　）

A."孩子在家休息的时候我会安排家人时刻照顾。"　　　　B."孩子可以参加集体活动，像春游等等。"

C."我会注意监护孩子，不要受外伤。"　　　　　　　　　D."我要让孩子适当锻炼，多跑步、游泳。"

E."我要和学校联系，说明孩子的病情。"

考题答案

序号	1	2	3									
答案	C	B	D									

第九节　化脓性脑膜炎病人的护理

化脓性脑膜炎是由化脓性细菌感染引起脑脊膜化脓性炎症，常合并化脓性脑炎或脑脓肿。

一、病因

机体抵抗力低时，病菌侵入人体形成菌血症，细菌经血液循环进入颅内引起脑膜炎，最常见的致病菌是流感嗜血杆菌、肺炎球菌和脑膜炎双球菌。

二、临床表现

1. 多呈暴发性或急性起病。
2. 感染表现　发热、畏寒及上呼吸道感染症状。
3. 颅压增高表现为剧烈头痛、呕吐等。
4. 脑膜刺激表现　颈项强直、克氏征，布氏征阳性等。
5. 脑实质损害表现　意识障碍、精神症状，抽搐及偏瘫。
6. 脑膜炎双球菌脑膜炎　菌血症时可出现皮疹，始为红色斑丘疹，后转为皮肤瘀斑。

考题1　流行性脑脊髓膜炎患者典型的皮肤黏膜体征是（　）

A. 瘀点、瘀斑　　　　B. 色素沉着　　　　C. 白斑　　　　D. 发绀　　　　E. 黄疸

三、辅助检查

1. 血常规　白细胞总数及中性粒细胞均升高。
2. 脑脊液检查　压力增高，外观浑浊或呈脓性；白细胞总数增高，多型核占多数，免疫球蛋白IgG和IgM增高，细菌涂片或细菌培养阳性。
3. 脑电图检查　表现为弥漫性慢波。

四、治疗原则

1. 抗菌治疗　肺炎球菌感染选用青霉素或头孢曲松等；流感嗜血杆菌感染应选氨苄西林或头孢三代；脑膜炎双球菌感染应选青霉素，氨苄西林或头孢三代；肠道革兰阴性杆菌感染，如大肠埃希菌、肺炎杆菌、铜绿假单胞菌感染选氨苄西林或头孢三代。应用抗生素2~3天后，复查脑脊液。

2. 皮质激素应用　地塞米松每日10~20mg静脉滴注，连续3~5天。

3. 对症治疗　脱水降压，高热予物理降温，保持呼吸道通畅，惊厥者给予镇静。

考题2　患儿男，3岁，因化脓性脑膜炎入院。脑脊液细菌培养显示为脑膜炎双球菌感染，进行抗感染治疗首选的抗菌药是（　）

A. 青霉素　　　　B. 阿奇霉素　　　　C. 庆大霉素　　　　D. 氯霉素　　　　E. 链霉素

五、护理措施

1. 绝对卧床休息，床头抬高15°~30°，提供安静舒适的环境。
2. 头偏向一侧，去枕平卧，遵医嘱使用快速脱水剂。
3. 协助生活护理，做好皮肤护理。
4. 密切观察神志意识，生命体征、瞳孔等变化。
5. 高热护理，物理降温或遵医嘱使用退热药，用药过程中注意补液。

考题答案

序号	1	2										
答案	A	A										

第十节　小儿化脓性脑膜炎的护理

化脓性脑膜炎尤以婴幼儿感染常见。其临床表现以发热、呕吐、头痛、烦躁、嗜睡、惊厥、脑膜刺激征及脑脊液改变为主要特征。

一、病因

新生儿及出生小于2个月的患儿以革兰阴性杆菌为主，出生2个月至儿童期时，以流感嗜血杆菌、脑膜炎双球菌和肺炎球菌为主。其传播途径主要是上呼吸道感染或皮肤等处的化脓性感染，致病菌由感染灶入血，致病菌经血液循环波及脑膜，引起脑膜和脑组织的炎性改变。

二、临床表现

1. 化脓性脑膜炎　在小儿任何年龄均可发病。90％以上的病例在生后1个月~5岁之间发生。一年四季均有发生。冬春季节感染脑膜炎患儿，其病原菌以肺炎链球菌多见，春秋季常见的有脑膜炎奈瑟菌、B型流感嗜血杆菌。化脓性脑膜炎可分为两种：

（1）暴发型　患儿起病急，发热、头痛、呕吐、烦躁、抽搐等，脑膜刺激征阳性。皮肤迅速出现出血点或瘀斑、意识障碍、血压下降和弥散性血管内凝血、进行性休克的症状。常见病原菌为脑膜炎奈瑟菌。

（2）亚急型　发病前数日可有上呼吸道或胃肠道感染的症状，年长儿可诉头痛、肌肉酸痛，婴幼儿则表现为发热、呕吐、烦躁、易激惹、精神萎靡、目光凝视、惊厥、昏迷。常见病原菌为流感嗜血杆菌或肺炎双球菌。

2. 新生儿化脓性脑膜炎　缺乏典型的症状和体征。起病时表现可与新生儿败血症相似，有发热或体温波动、面色青灰、拒乳、凝视、哭声调高而尖、心率慢、发绀、惊厥。神经系统表现为嗜睡、前囟紧张膨隆，但脑膜刺激征不明显。病原菌以大肠埃希菌、葡萄球菌多见，所以新生儿患败血症时应警惕化脓性脑膜炎的发生。查体可见，颅内压增高，头痛、呕吐，婴幼儿可有前囟饱满、颅缝增宽、双侧瞳孔反射不对称，甚至出现脑疝，脑膜刺激征阳性，20％~30％可出现部分或全身惊厥。

考题1　某化脓性脑膜炎患儿出现烦躁不安，频繁呕吐，四肢肌张力明显增高，双侧瞳孔大小不等、对光反射迟钝，应高度警惕患儿出现（　）

A. 惊厥　　　　B. 脱水　　　　C. 脑疝　　　　D. 呼吸衰竭　　　　E. 代谢性酸中毒

3. 并发症　硬脑膜下积液、脑积水、脑室管膜炎。

三、辅助检查

1. 脑脊液　①压力升高，外观浑浊或呈脓性，白细胞数明显增多达1000×10⁶/L以上，以中性粒细胞为主；蛋白升高，糖和氯化物下降。②涂片革兰染色找菌（阳性率70％~90％）。③脑脊液细菌培养加药物敏感试验。④脑脊液检测细菌抗原。（亲：化脓性脑膜炎、病毒性脑膜炎、结核性脑膜炎患儿脑脊液特点的比较，见下表）。

表16-11-1　不同类型脑膜炎脑脊液特点比较

类型	压力	蛋白	细胞计数	糖和氯化物含量
化脓性脑膜炎	升高	增高	中性粒细胞为主	下降
病毒性脑膜炎	升高	轻度增高	淋巴细胞为主	正常
结核性脑膜炎	升高	增高	淋巴细胞为主	下降

2. 血常规　①白细胞总数明显增高，可高达（20~40）×10⁹/L。②分类以中性粒细胞增加为主，占80％以上。③严重感染时，白细胞可不增高。

考题2　患儿女，3个月。主因发热2天，抽搐1天住院，入院时体温39.3℃，出现抽搐并伴有喷射性呕吐，体检：前囟饱满、双侧瞳孔反射不对称。脑膜刺激征阳性。实验室检查：白细胞2000×10⁶/L。中性粒细胞为主，该患儿可能是（　）

A. 高热惊厥　　　　B. 电解质紊乱　　　　C. 低钙惊厥　　　　D. 癫痫发作　　　　E. 化脓性脑膜炎

四、护理措施

1. 一般护理及饮食管理

（1）保持病室的温度在18℃~22℃，湿度50%~60%。

（2）鼓励患儿多饮水，体温高于38.5℃时，应在30分钟内使体温降至正常水平。降温的方法可采用物理降温或药物降温，密切监测体温，并记录。降温后30分钟测体温一次。协助或给予口腔护理，每日2~3次。给予高蛋白、高热量、高维生素饮食，不能进食者，给予鼻饲。

2. 观察病情 对症处理观察皮肤弹性、黏膜湿润的程度。15~30分钟巡视病房1次，定期监测体温（T）、脉搏（P）、呼吸（R）、血压（BP）并记录。严密观察患儿生命体征、神志、瞳孔的变化，如有异常（脉搏减慢、呼吸节律不规则、瞳孔不等大等圆、对光反射减弱或消失）遵医嘱给予镇静、脱水药，惊厥发作时将患儿侧卧位或头偏向一侧。

3. 防止并发症 评估皮肤情况及可能受损的程度。保持皮肤（尤其注意臀部）清洁、干燥，大小便不能控制者应及时更换被污染的用品并冲洗肛周。及时更换潮湿的衣服，先穿患侧，再穿健侧，脱衣服时，应先脱健侧，再脱患侧。保持肢体在功能位上，防止足下垂的发生。每1~2小时翻身1次，翻身时避免拖、拉、拽等动作，防止擦伤。减少探视的人员及探视次数，绝对卧床休息，治疗及护理工作应相对集中，减少不必要的干扰。

考题答案

序号	1	2												
答案	C	E												

第十一节 病毒性脑膜炎病人的护理

病毒性脑膜炎是由多种不同病毒引起的中枢神经系统感染性疾病，主要侵袭脑膜而出现脑膜刺激征，脑脊液中淋巴细胞增多。病程多在2周以内，一般不超过3周，有自限性，预后较好，多无并发症。

一、病因

本病大多数为**肠道病毒感染**，其次为腮腺炎病毒及淋巴细胞脉络丛脑膜炎病毒。

考题1 小儿病毒性脑膜炎、脑炎的病原体为（ ）

A. 肠道病毒　　　　B. 虫媒病毒　　　　C. 腮腺炎病毒　　　　D. 疱疹病毒　　　　E. 脊髓灰质炎病毒

二、临床表现

1. 病毒性脑膜炎 由柯萨奇病毒或埃可病毒所致的病毒性脑膜炎，临床表现相似。急性起病，或先有上呼吸道感染或前驱传染性疾病。主要表现为发热、恶心、呕吐、无力、嗜睡。年长儿会诉头痛，婴儿则烦躁不安，易激惹。一般很少有严重意识障碍和惊厥，可有颈项强直等脑膜刺激征，但无局限性神经系统体征。病程大多在1~2周。

2. 病毒性脑炎 起病急，但其临床表现因主要病理改变在脑实质的部位、范围和严重程度而有不同。病毒性脑炎病程大多2~3周。

（1）大多数患儿在弥漫性大脑病变基础上主要表现为发热、反复惊厥发作、不同程度意识障碍和颅内压增高症状。惊厥大多呈全部性，但也可有局灶性发作，严重者呈惊厥持续状态。患儿可有嗜睡、昏睡、昏迷、深度昏迷，甚至去皮质状态等不同程度意识改变。若出现呼吸节律不规则或瞳孔不等大，要考虑颅内高压并发脑疝可能性。

（2）有的患儿病变主要累及额叶皮质运动区，临床则以反复惊厥发作为主要表现，伴或不伴发热。多数为全部性或局灶性强直-阵挛或阵挛性发作，少数表现为肌阵挛或强直性发作。

（3）若脑部病变主要累及额叶底部、颞叶边缘系统，患者则主要表现为精神情绪异常，如躁狂、幻觉、失语以及定向力、计算力与记忆力障碍等。

三、辅助检查

1. 周围白细胞计数正常或轻度升高。

2. 脑脊液检查 外观无色透明，**压力正常或稍高，白细胞轻至中度升高**，一般在（25~250）×10^6/L。发病后48h内中性多核白细胞为主，但迅速转为单核细胞占优势。**蛋白轻度增加，糖正常，氯化物偶可降低**。

3. 病毒学检查 部分患儿脑脊液病毒培养及特异性抗体测试阳性。恢复期血清特异性抗体滴度高于急性期4倍以上有诊断价值。

四、治疗原则

1. 药物治疗 阿昔洛韦（无环鸟苷），每次5~10mg/kg，每8小时1次。需连用10~14天，静脉滴注给药。

病毒性脑膜炎由柯萨奇或埃可病毒所致者，一般采用激素地塞米松（氟美松）静脉滴注以控制炎性反应，成人剂量为15mg/d，儿童酌减。早期适量应用甘露醇及呋塞米（速尿）脱水剂可减轻脑水肿症状。

2. 对症治疗 本病缺乏特异性治疗。但由于病程呈自限性，急性期正确的支持与对症治疗，是保证病情顺利恢复、降低病死率和致残率的关键。

五、护理措施

1.保持呼吸道通畅　对卧床不起者，应注意及时吸痰、排痰、翻身，防止坠积性肺炎和褥疮的发生。重症必要时行气管切开术；对高热者应作物理降温；保持水、电解质及酸碱平衡。

2.高热护理　①体温上升阶段：寒颤时注意保暖；②发热持续阶段：物理降温或遵医嘱给予退热药，应用退热药时注意补充水分；③退热阶段：及时更换汗湿衣服，防止受凉。

3.饮食指导　进食清淡、易消化的饮食，如瘦肉稀饭、面条、青菜汤等。

4.病情观察　观察体温、脉搏、呼吸和血压，观察神志状态、瞳孔大小、呼吸节律，防止脑疝的发生。

5.肢体锻炼

（1）让患儿瘫痪的肢体处于功能位置。

（2）对于清醒患儿，要更多关心、体贴患儿，增强自我照顾能力和信心。

（3）经常与患儿交流，促进其语言功能的恢复。

（4）及早对患儿肢体肌肉、关节进行按摩及做伸缩运动。

（5）**恢复期患儿，鼓励并协助患儿进行肢体主动功能锻炼。**

（6）活动时要循序渐进、注意安全、防止碰伤。

考题2　患儿男，3岁。因发热、惊厥、嗜睡入院，入院后诊断为病毒性脑膜炎。查体：T 37.6℃，肢体瘫痪。针对该患儿的护理措施，最重要的是（　）

A.给予高热量、高蛋白、高维生素饮食
B.给予物理降温
C.患侧肢体保持功能位，减少活动
D.密切观察神志、瞳孔的变化
E.及早对患儿肢体进行按摩及做伸缩活动

6.昏迷的护理　取平卧位，头偏向一侧，以便让分泌物排出；可抬高床头30°，利于静脉回流，降低颅内压；每2小时翻身1次，拍背促痰排出，减少坠积性肺炎的发生；密切观察瞳孔及呼吸，防止因移动体位致脑疝形成和呼吸骤停。保持呼吸道通畅、给氧，如有痰液堵塞，立即气管插管吸痰，必要时行气管切开或使用人工呼吸机。尽早给予鼻饲，保证热量供应；做好口腔护理；保持镇静，因任何躁动不安均能加重脑缺氧，可使用镇静剂。

考题答案

序号	1	2									
答案	A	E									

第十二节　小儿惊厥的护理

一、病因

高热是惊厥最常见的病因。

二、临床表现

典型表现为突然发生意识丧失，眼球上翻，凝视或斜视，局部或全身肌群出现强直性或阵挛性抽动，持续数秒至数分钟。**若发作持续超过30分钟**或2次发作间歇期意识不能恢复，**称惊厥持续状态**。

热性惊厥多由上呼吸道感染引起，典型特点：①主要发生在6个月至3岁小儿，男孩多于女孩；②大多发生于急骤高热开始后12小时之内；③发作时间短，在10分钟之内，发作后短暂嗜睡；④在一次发热性疾病过程中很少连续发作多次，可在以后的发热性疾病中再次发作；⑤没有神经系统异常体征，热退后1周做脑电图正常。

三、治疗原则

祛除病因是控制惊厥的根本。有条件者可应用止惊药物（**首选地西泮**，其次是苯妥英钠、苯巴比妥及水合氯醛等）。

好礼相送　　　　　　　　　首选地西泮镇静的疾病

1.小儿高热惊厥　首选地西泮。

2.癫痫持续状态　首先给予地西泮10~20mg静脉注射。

3.维生素D缺乏性手足搐搦症　控制惊厥与喉痉挛，地西泮，每次0.1~0.3mg/kg，肌内或静脉注射。

考题1　患儿男，2岁，发热1天，体温39℃，伴有轻咳来诊。既往有癫痫病史，门诊就诊过程中突然发生惊厥，即刻给予输氧、镇静，此刻首选药物是（　）

A.苯巴比妥钠肌内注射
B.地西泮静脉注射
C.水合氯醛灌肠
D.肾上腺皮质激素静脉注射
E.氯丙嗪肌内注射

四、护理措施

1. 防止窒息　①发作时应就地抢救，<u>不要搬运，立即松解患儿衣服领口</u>，让患儿去枕平卧位，<u>头偏向一侧</u>；②<u>将舌轻轻向外牵拉，防止舌后坠阻塞呼吸道</u>，及时清除呼吸道分泌物及口腔呕吐物，<u>保持呼吸道通畅</u>；③按医嘱应用止惊药物，观察患儿用药后的反应。

2. 健康教育　向家长解释病情、治疗、护理及预后，鼓励患儿锻炼身体，提高机体免疫力，按季节增减衣服，<u>预防各种上呼吸道感染</u>。出现感染时，应严密观察体温的变化，<u>防止出现过高体温</u>。

◎2~4题共用题干

患者男，14个月，因"发热、流涕2天"就诊。查体：T39.7℃，P135次/分：神志清，咽部充血，心肺检查无异常。查体时患儿突然双眼上翻，四肢强直性、阵挛性抽搐。

考题2　引起患儿病情变化的原因，最可能是

A. 癫痫　　　　　　B. 病毒性脑炎　　　　C. 高热惊厥　　　　D. 低血糖症　　　　E. 化脓性脑膜炎

考题3　按医嘱静脉注射地西泮2mg（1ml含10mg地西泮），应抽取药液量是

A. 0.2ml　　　　　B. 0.4ml　　　　　C. 1ml　　　　　D. 0.8ml　　　　E. 0.6ml

考题4　为防止患儿外伤，<u>错误</u>的做法是

A. 床边设置防护栏　　　　　　B. 用约束带捆绑四肢　　　　　C. 压舌板裹纱布置于上下磨牙间

D. 将纱布放在患儿的手心　　　E. 移开床上一切硬物

考题答案

序号	1	2	3	4									
答案	B	C	A	B									

第十七章　生命发展保健

本章内容较为重要，历年考试每年约考查13题，重点考查了宫内节育器的放置时间、并发症，阴茎套避孕的适用范围，药物避孕的禁忌证和不良反应，小儿年龄的划分，生长发育的规律，反映营养状况的指标（身高、体重）、前囟闭合的时间，辅食添加的顺序、婴儿期的早期教育，青春期的主要教育，预防接种的程序、消毒溶液，预防接种后发热反应的处理，预防接种后过敏反应的处理等。

考点预测

第一节　避孕方法及护理

一、工具避孕

利用器具阻止精子和卵子结合或通过改变宫腔内环境达到避孕目的的方法。

（一）宫内节育器

1.宫内节育器放置术

（1）适应证：凡育龄妇女自愿要求放置且无禁忌证者。

（2）放置时间：①月经干净后3~7天无性交；②产后42天子宫恢复正常大小，恶露已尽，会阴伤口已愈合；剖宫产术后半年；③人工流产术后，宫腔深度<10cm可立即放置；④哺乳期排除早孕者。（亲：产妇在哺乳期也有妊娠的可能，因此哺乳期应排除早孕者才可放置宫内节育器）。

考题1 放置宫内节育器的时间是在月经干净后（　　）

A. 11天　　　　　B. 10天　　　　　C. 9天　　　　　D. 8天　　　　　E. 7天

（3）术前护理

1）放置前常规测体温，2次超过37.5℃以上者暂不放置。

2）嘱患者术前排空膀胱。

3）为受术者做阴道准备。

（4）健康教育

1）术后休息3天，1周内避免重体力劳动；禁性生活及盆浴2周；3个月内月经或大便时注意有无节育器脱落；

2）复查：术后3个月、6个月、1年各复查1次，以后每年复查1次；

3）术后若出现腹痛、发热、出血大于月经量应随时就诊。

2.宫内节育器取出术

（1）取器时间：①月经干净后3~7天为宜；②出血多者随时取出；③带器妊娠者于人工流产时取出；④绝经半年至1年内。

（2）护理要点：术后休息1天，禁止性生活和盆浴2周。

（3）宫内节育器的并发症及护理

1）感染：发生感染，采取抗生素治疗并取出节育器。

2）节育器嵌顿：确诊后立即取出。如取出困难时，应在X线或B型超声监视下或借助宫腔镜取出。

3）节育器异位：发生移位后，应经腹腔镜或阴道将IUD取出。

（4）宫内节育器脱落及带器妊娠

1）脱落：发生时间为放置IUD 1年内，尤其3个月内，常在经期脱落。

2）带器妊娠：行人工流产终止妊娠。

考题2 不属于放置宫内节育器的并发症是（　　）

A. 感染　　　　B. 节育器嵌顿　　　　C. 子宫穿孔　　　　D. 节育器异位　　　　E. 子宫癌变

（二）阴茎套

使精液不能入阴道而达到避孕目的，且有防止性疾病传播的作用。（亲：阴道炎、葡萄胎患者首选的避孕工具是阴茎套哦）。

二、药物避孕

1.原理　①抑制排卵；②干扰受精和受精卵着床。

2.适应证　育龄健康妇女。

3.禁忌证　①严重心血管疾病者；②急、慢性肝炎和肾炎；③血液病、血栓性疾病；④内分泌疾病如糖尿病需用胰岛素控制者、甲状腺功能亢进者；⑤恶性肿瘤、癌前期病变、子宫或乳房肿块病人；⑥哺乳期妇女；⑦月经稀少或年龄>45岁者；

⑧用药后有偏头疼或持续头疼者；⑨年龄>35岁的吸烟妇女。

考题3 口服避孕药的禁忌证**不包括**

A. 患严重心血管疾病病人　　　　B. 糖尿病病人　　　　C. 甲状腺功能亢进者

D. 精神生活不能自理者　　　　E. 产后8个月妇女

考题4 护士在为社区人群进行健康宣教，在下列人群中，可以指导其应用口服避孕药进行避孕的是（　　）

A. 患有严重心血管疾病者　　　　B. 乳房有肿块者　　　　C. 甲状腺功能亢进者

D. 患有慢性肝炎者　　　　E. 子宫畸形者

4. 药物不良反应

（1）类早孕反应：服药1~3个周期症状自行消失。

（2）月经改变：月经规则、经期缩短、血量减少、痛经症状减轻或消失。可发生闭经、突破性出血。

（3）体重增加。

（4）色素沉着：少数妇女的颜面部皮肤出现淡褐色色素沉着。

考题5 患者女，27岁。半年前足月顺产一男婴。停止哺乳后，因月经量过多，口服短效避孕药。关于此类药物的副作用，正确宣教内容是（　　）

A. 长期用药体重会减轻　　　　　　　　B. 若类早孕反应轻则不需处理

C. 漏服药引起阴道流血时需立即停药　　　　D. 一般服药后月经周期不规则，经量减少

E. 紧急避孕药属于短效避孕药，副作用很大

三、其他避孕方法

1. 紧急避孕　是指在无保护性生活或避孕失败后的3天内，妇女为防止非意愿妊娠而采取的避孕方法。方法有宫内节育器和避孕药物。

2. 安全期避孕法　又称自然避孕法。排卵前后4~5天内为易孕期，其他时间不易受孕，被视为安全期。安全期避孕法并不十分可靠，失败率高达20%。

考题答案

序号	1	2	3	4	5							
答案	E	E	E	E	B							

第二节　终止妊娠方法及护理

一、早期妊娠终止方法及护理

（一）人工流产术

1. 术前准备

（1）人工流产负压吸引术：适用孕6~10周以内。

（2）人工流产钳刮术：适用于妊娠10~14周者。

2. 护理措施

（1）术后在观察室休息1~2小时，注意观察腹痛及阴道流血情况。

（2）嘱受者保持外阴清洁，1个月内禁止盆浴、性生活。

（3）吸宫术后休息2周；钳刮术后休息2~4周。

（二）药物流产

适用于妊娠7周内者。目前米非司酮与前列腺素配伍为最佳方案。

二、中期妊娠终止方法及护理

妊娠13周至不足28周之间用人工方法终止妊娠为中期妊娠终止。在妊娠13~14周期间常用钳刮术，中期妊娠引产术常用于15~24周妊娠者，需住院引产。

> **好礼相送**　　　　　　　**不同妊娠周数的流产方法**
>
> 　　早期妊娠7周以内：药物流产（米非司酮+米索前列醇）；
>
> 　　早期妊娠10周以内：负压吸引；
>
> 　　早期妊娠10~14周：钳刮术；
>
> 　　中期妊娠13~28周：依沙吖啶引产、水囊引产。

第三节　生长发育

一、小儿年龄划分

（一）胎儿期

从受精卵形成到胎儿出生称为胎儿期，约40周。

（二）新生儿期

自胎儿娩出、脐带结扎到生后满28天称为新生儿期。胎龄满28周至出生后7天，称围生期。此期易发生窒息、感染等疾病，死亡率较高。

（三）婴儿期

自出生到满1周岁之前称为婴儿期。此期为小儿出生后生长发育最迅速的时期。

（四）幼儿期

自1周岁后到满3周岁前称为幼儿期。此期应加强防护，防止意外事件的发生。

考题1 幼儿期是指（　　）

A. 从出生~1岁　　　　　B. 从出生~2岁　　　　　C. 1~3岁　　　　　D. 3~5岁　　　　　E. 4~6岁

（五）学龄前期

自3岁后到6~7岁入小学前称为学龄前期。

（六）学龄期

自入小学前（6~7岁）到青春期前为学龄期。

（七）青春期

从第二性征出现到生殖功能基本发育成熟、身高停止增长的时期称青春期。女孩从11~12岁到17~18岁，男孩从13~14岁到18~20岁为青春期。此期小儿的生长发育再次加速。

> 锦囊提醒：儿科护理学中的"青春期"与妇产科护理学中"青春期"含义有所不同。妇产科中的"青春期"是指从月经初潮开始至生殖器官发育成熟的时期。

二、生长发育的规律及影响因素

（一）生长发育的连续性和阶段性

生后6个月内生长最快，尤其是头3个月，出现生后第一个生长高峰，至青春期生长发育速度又加快，出现第二个生长高峰。

（二）各系统器官发育的不平衡性

神经系统发育先快后慢；生殖系统发育先慢后快；淋巴系统则先快而后回缩。

（三）生长发育的顺序性

小儿一般生长发育遵循由上到下、由近至远、由粗到细、由低级到高级、由简单到复杂的顺序。

（四）生长发育的个体差异性

考题2 对儿童生长发育规律的描述，错误的是（　　）

A. 生长发育是一个连续的过程　　　　B. 生长发育遵循一定的顺序　　　　C. 有一定的个体差异性
D. 各系统器官发育的速度一致　　　　E. 生长发育是由低级到高级

三、体格生长常用指标及测量方法

（一）体重

是小儿体格生长的代表，是营养情况的重要指标。

新生儿出生体重平均为3.25kg。出生后第1个月增加1~1.7kg，3~4个月时体重是出生时的2倍，1周岁时增至出生时的3倍（10kg）；2岁时增至出生时体重的4倍（12~13kg）。推算公式如下：

出生：体重（kg）=3.25

3~12月龄：体重（kg）=［年龄（月）+9］/2

1~6岁：体重（kg）=年龄（岁）×2+8

7~12岁：体重（kg）=［年龄（岁）×7-5］/2

考题3 最能反映婴儿营养状况的体格发育指标是（　　）

A. 胸围　　　　　B. 牙齿　　　　　C. 身长　　　　　D. 体重　　　　　E. 头围

（二）身长（高）

指从头顶至足底的全身长度。是反映骨骼发育的重要指标。年龄越小增长越快，婴儿期和青春期是两个增长高峰。**新生儿出生时身长平均为50cm；1周岁时达到75cm；2周岁时达到87cm**。2~6岁可按下列公式推算：身高（cm）＝年龄（岁）×7+75（cm）；7~10岁身长（cm）＝年龄（岁）×6+80（cm）。（亲：体重是反映营养状况，身高是反映骨骼的发育）。

考题4 判断小儿体格发育的主要指标是（ ）

A.体重、身高　　　　B.牙齿、囟门　　　　C.运动发育水平　　　　D.语言发育水平　　　　E.智力发育水平

（三）头围

出生时平均为33~34cm，**1岁时46cm**，2岁时48cm，5岁时50cm，15岁时54~58cm（接近成人）。

（四）胸围

出生时平均为32cm，比头围小1~2cm。**1岁时胸围与头围大致相等约46cm**，1岁以后胸围超过头围，至青春期前其差数（cm）约等于小儿岁数减1。

（五）牙齿

生后4~10个月乳牙开始萌出，**12个月未萌出者为乳牙萌出延迟**。约于2岁半乳牙出齐。**2岁内乳牙数目为月龄减4~6**。

（六）囟门

婴儿出生时前囟约为1.5~2.0cm，**1~1.5岁时应闭合**。前囟过小或早闭见于小头畸形；**前囟迟闭、过大见于佝偻病、先天性甲状腺功能减低症等；前囟饱满常提示颅内压增高**，见于脑积水、脑瘤、脑出血等疾病，而**前囟凹陷则见于极度消瘦或脱水者**。

> 锦囊妙记：小儿出生多个"1"（1岁未萌出乳牙者为乳牙萌出延迟；1~1岁半时前囟应闭合；10~12个月应断奶；1岁时头围与胸围相等，为46cm）。

考题5 小儿男，10月龄。常规生长发育监测报前囟未闭合，家长担心发育不正常。护士告知家长正常小儿前囟闭合的年龄是（ ）

A.10~11个月　　　　B.12~18个月　　　　C.20~22个月　　　　D.22~24个月　　　　E.24~30个月

考题答案

序号	1	2	3	4	5								
答案	C	D	D	A	B								

第四节 小儿保健

一、新生儿期保健

1.合理喂养　婴儿出生后，2小时可**按需喂养**，鼓励和支持母乳喂养。食后**右侧卧位**，床头略抬高，避免溢奶引起窒息。

2.保暖　新生儿室内温度保持在**22℃~24℃**，湿度55%~65%。

3.预防疾病和意外　按时接种卡介苗和乙肝疫苗。出生两周后应口服维生素D，预防佝偻病的发生。

4.坚持家庭访视　出院回家后1~2天内初访，生后5~7天周访，半月访视，满月访视。

二、婴儿期保健

1.合理喂养　正常小儿需要在基础代谢、食物特殊动力作用、活动、生长、排泄5个方面获得能量的供给，特别是**生长发育的需要**，每日需要能量**110kcal/kg**（460kJ/kg），其中蛋白质约10%~15%，脂肪35%~50%，碳水化合物50%~60%；同时，需要微量元素和水[150ml/（kg·d）]。**4个月以上婴儿要讲解辅食添加的原则**，如：**每次添加一种，由少到多，由稀到稠，由细到粗，由流食到半流食到软食**。食物引入方法见表17-4-1。根据具体情况指导断奶。**断奶应采用渐进的方式，月龄10~12个月**，以春、秋季节较为适宜。

表17-4-1　食物引入方法

月龄	食物形状	引入的食物	餐数		进食技能
			主餐	辅餐	
6个月	泥状食物	含铁配方米粉、配方奶、蛋黄、菜泥、水果泥	6次奶（断夜间奶）	逐渐加至1次	用勺喂
7~9个月	末状食物	粥、烂面、烤馒头片、饼干、鱼、全蛋、肝泥、肉末	4次奶	1餐饭 1次水果	学用杯

月龄	食物形状	引入的食物	餐数		进食技能
			主餐	辅餐	
10~12个月	碎食物	稠粥、软饭、面条、馒头、碎肉、碎菜、豆制品、带馅食品等	3次奶	2餐饭 1次水果	抓食 用断奶瓶 自用勺

> **锦囊妙记**：小儿辅食的添加遵循由稀到稠的原则，可简单地记为"6泥7末10稠粥"。

考题1 某胎龄35周早产儿，生后32天。冬天出生，母乳喂养。体重已由出生时2.0kg增加到3.0kg。现在可以添加的辅食和添加的目的是（　　）

A. 米汤，以补充热量　　　　　B. 菜汤，以补充矿物质　　　　　C. 软面条，以保护消化道

D. 蛋黄，以补充铁　　　　　E. 鱼肝油，以补充维生素D

2. 早期教育

（1）**大小便训练**：婴儿3个月后可以把尿，会坐后可以练习大小便坐盆，每次约3~5分钟。小便训练可从6个月开始。

（2）**动作的发展**："**二抬四翻六会坐，七滚八爬年会走**"。

（3）**语言的培养**：5、6个月开始培养婴儿对简单语言作出动作反应，如用眼睛找询问的物品，用动作回答简单的要求，以发展理解语言的能力。8~9个月开始注意培养有意识地**模仿发音，如"爸爸""妈妈"等。**

考题2 婴儿期可以开始的早教训练是（　　）

A. 刷牙训练　　　B. 坐姿训练　　　C. 穿衣训练　　　D. 大小便训练　　　E. 学习习惯训练

考题3 小儿，男，现体重9kg。会走，能叫"爸爸、妈妈"，尚不能自主控制大小便。该小儿的年龄可能是（　　）

A. 3个月　　　B. 6个月　　　C. 12个月　　　D. 18个月　　　E. 24个月

三、幼儿期保健

幼儿感染性和传染性疾病发病率及意外伤害发生率仍较高。

1. 合理安排膳食　在2~2.5岁以前，乳牙未出齐，咀嚼和胃肠消化能力较弱，食物应细、软、烂，以增进幼儿食欲。蛋白质每日40g，其中，**优质蛋白应占总蛋白1/3~1/2。**其蛋白质∶脂肪∶碳水化合物产能之比为（10%~15%）∶（25%~30%）∶（50%~60%）。培养良好的进食习惯，鼓励自用餐具，保持愉快、宽松的就餐环境，养成不吃零食、不挑食、不偏食等良好习惯。鼓励和提倡幼儿独立进食，进餐时间规律。

2. 日常护理

（1）衣着：幼儿衣着应颜色鲜艳，便于识别、宽松、保暖、轻便易于活动，穿脱简便，便于自理。

（2）幼儿的睡眠时间：随年龄的增长而减少。一般每晚可睡10~12小时，白天小睡1~2次。幼儿睡前常需有人陪伴，或带一个喜欢的玩具上床，以使他们有安全感。

（3）口腔保健：幼儿不能自理时，家长可用软布轻轻清洁幼儿牙齿表面，逐渐改用软毛牙刷。3岁后，幼儿应能在父母的指导下自己刷牙，早、晚各一次，并做到饭后漱口。

3. 早期教育

（1）大、小便训练：18~24个月时幼儿开始能够自主控制肛门和尿道括约肌。训练过程中，家长应注意采用赞赏和鼓励的方式，训练失败时不要表示失望或责备幼儿。

（2）动作的发展：1~2岁幼儿要选择发展走、跳、投掷、攀登等发展肌肉活动的玩具，如球类、拖拉车、积木、滑梯等。2岁后的幼儿开始模仿成人的活动，玩水、沙土、橡皮泥，在纸上随意涂画，喜欢奔跑、蹦跳等激烈、刺激性的运动，故2~3岁幼儿要选择能发展动作、注意、想象、思维等能力的玩具，如形象玩具（积木、娃娃等）、能拆能装的玩具、三轮车、攀登架等。

（3）语言的发展：幼儿有强烈的好奇心、求知欲和表现欲，喜欢问问题、唱简单的歌谣、翻看故事书或看动画片等。成人应满足其欲望，经常与其交谈，鼓励其多说话，通过游戏、讲故事、唱歌等促进幼儿语言发育，并借助于动画片等电视节目扩大其词汇量，纠正其发音。

（4）卫生习惯：培养幼儿养成饭前便后洗手，不喝生水，不吃未洗净的瓜果，不食掉在地上的食物，不随地吐痰和大小便，不乱扔瓜果纸屑等习惯。

4. 预防疾病和意外　每3~6个月为幼儿做健康检查一次，预防龋齿，筛查听、视力异常，进行生长发育系统监测。

5. 防治常见的心理行为问题　幼儿常见的心理行为问题包括违拗、发脾气和破坏性行为等。

四、学龄前期保健

学龄前期儿童智力发展快，活动范围扩大，自理能力和机体抵抗力增强，**是性格形成的关键时期。**

1. 合理营养　学龄前儿童饮食接近成人，随着年龄增长，体表面积逐渐减少，产能的营养素降低，需提供优质蛋白和必需氨基酸，保证身体正常发育。

2. 日常护理

（1）学龄前儿童已有部分自理能力，如进食、洗脸、刷牙、穿衣、如厕等，但其动作缓慢、不协调，常需他人帮助。此时仍应鼓励儿童自理，不能包办。

（2）睡眠：因学龄前期儿童想象力极其丰富，可导致儿童怕黑、做噩梦等，儿童不敢一个人在卧室睡觉，常需要成人的陪伴。

3. 早期教育

（1）品德教育：培养儿童关心集体、遵守纪律、团结协作、热爱劳动等好品质。安排儿童学习手工制作、唱歌和跳舞、参观博物馆等活动。

（2）智力发展：学龄前儿童绘画、搭积木、剪贴和做模型的复杂性和技巧性明显增加。成人应有意识地引导儿童进行较复杂的智力游戏，增强其思维能力和动手能力。

4. 预防疾病和意外　每年健康检查和体格测量1~2次，筛查与矫治近视、龋齿、缺铁性贫血、寄生虫病等常见病，继续监测生长发育，预防接种可在此期进行加强。对学龄前儿童开展安全教育，采取相应的安全措施，以预防外伤、溺水、中毒、交通事故等意外发生。

5. 防治常见的心理行为问题　学龄前期常见的心理行为问题包括吮拇指和咬指甲、遗尿、手淫、攻击性或破坏性行为等。

五、学龄期保健

1. 合理营养　学龄期膳食要求营养充分而均衡，以满足儿童体格生长、心理和智力发展、紧张学习和体力活动等需求。

2. 体格锻炼　每天进行户外活动和体格锻炼，内容要适当，要循序渐进，不能操之过急。

3. 预防疾病　保证充分的睡眠和休息，定期进行健康检查，继续按时进行预防接种。此期学校和家庭还应注意培养儿童正确的坐、立、行走等姿势。具体措施如下：

（1）培养良好的睡眠习惯，养成按时睡眠、起床的习惯。

（2）培养儿童每天早、晚刷牙，饭后漱口的习惯，预防龋齿。

（3）学龄期儿童应特别注意保护视力，教育儿童写字、读书时书本和**眼睛应保持1尺左右的距离**，保持正确姿势。课间要到户外活动，进行远眺以缓解视力疲劳。

4. 防止意外事故　对儿童进行法制教育，学习交通规则和意外事故的防范知识，减少伤残的发生。

5. 培养良好习惯　培养不吸烟、不饮酒、不随地吐痰等良好习惯。注意培养良好的学习习惯和性情，加强素质教育。

6. 防治常见的心理行为问题　学龄儿童不适应上学是此期常见问题，表现为焦虑、恐惧或拒绝上学。

考题4　小儿的自我概念开始形成的时期是（　　）

A. 婴儿期　　　　　　B. 幼儿期　　　　　　C. 学龄前期　　　　　　D. 学龄期　　　　　　E. 青春期

考题答案

序号	1	2	3	4							
答案	E	D	C	C							

第五节　青春期保健

此期保健重点是保证充足的营养；加强青春期生理和心理卫生教育，形成健康的生活方式；培养良好的品德。

青春期最常见的心理行为问题为：**多种原因引起的出走、自杀及对自我形象不满出现的心理问题**，家庭及社会应给予重视，并采取积极的措施解决此类问题。

考题1　青春期心理与行为最突出的特点是

A. 身心发展的矛盾性　B. 形成新的同伴关系　C. 思维方式成熟　　　D. 情绪状态稳定　　　E. 有强烈的自主意识

一、供给充足营养

生长发育的第二个高峰期，体格生长迅速，男孩平均每年增长9~10cm，女孩增长8~9cm。脑力劳动和体力运动消耗大，必须增加热能、蛋白质、维生素及矿物质等营养素的摄入。

二、健康教育

1. 培养青少年良好的卫生习惯　**重点加强少女的经期卫生指导**，如保持生活规律，避免受凉、剧烈运动及重体力劳动，注意会阴部卫生，避免坐浴等。

考题2　月经初潮后女性的一级预防保健重点是（　　）

A. 避孕指导　　　　　B. 经期卫生指导　　　C. 婚前检查指导　　　D. 孕前检查指导　　　E. 月经病治疗指导

2. 保证充足睡眠　青少年需要充足的睡眠和休息以满足此期迅速生长的需求，应养成早睡早起的睡眠习惯。

3. 养成健康的生活方式　加强正面教育，利用多种方法大力宣传吸烟、酗酒、吸毒及滥用药物的危害作用帮助其养成健康的生活方式。

4. 进行正确性教育 家长、学校和保健人员可通过交谈、宣传手册、上卫生课等方式对青少年进行性教育。提倡正常的男女学生之间的交往，劝导学生不早恋，并自觉抵制黄色书刊、录像等的不良影响。

考题3 对青春期孩子实施心理行为指导的重点是( )

A. 对学校生活适应性的培养　　　　B. 加强品德教育　　　　C. 预防疾病和意外教育

D. 性心理教育　　　　E. 社会适应性的培养

三、法制和品德教育

青少年需要接受系统的法制教育，学习助人为乐、勇于上进的道德风尚，自觉抵制腐化堕落思想的影响。

四、预防疾病和意外

青春期应重点防治结核病、风湿病、沙眼、屈光不正、龋齿、肥胖、神经性厌食、月经不调和脊柱侧弯等，可通过定期检查早期发现、早期治疗。意外创伤和事故是青少年，尤其是男性青少年常见的问题，应继续进行安全教育。

五、防治常见的心理行为问题

此期最常见的心理行为问题为多种原因引起的出走、自杀及对自我形象不满而出现的心理问题。家庭及社会应给予重视，并采取积极的措施解决此类问题。

考题答案

序号	1	2	3							
答案	E	B	D							

第六节　免疫规划

一、免疫规划

1. 儿童免疫规划程序（表17-6-1）

表17-6-1　国家免疫规划疫苗儿童免疫程序表（2021年版）

| 可预防疾病 | 疫苗种类 | 接种途径 | 剂量 | 接种年龄 | | | | | | | | | | | | | | |
				出生时	1月	2月	3月	4月	5月	6月	8月	9月	18月	2岁	3岁	4岁	5岁	6岁
乙型病毒性肝炎	乙肝疫苗	肌内注射	10或20μg	1	2					3								
结核病[1]	卡介苗	皮内注射	0.1ml	1														
脊髓灰质炎	脊灰灭活疫苗	肌内注射	0.5ml			1	2											
	脊灰减毒活疫苗	口服	1粒或2滴					3								4		
百日咳、白喉、破伤风	百白破疫苗	肌内注射	0.5ml				1	2	3				4					
	白破疫苗	肌内注射	0.5ml															5
麻疹、风疹、流行性腮腺炎	麻腮风疫苗	皮下注射	0.5ml								1		2					
流行性乙型脑炎[2]	乙脑减毒活疫苗	皮下注射	0.5ml								1		2					
	乙脑灭活疫苗	肌内注射	0.5ml								1、2			3		4		

续表

可预防疾病	疫苗种类	接种途径	剂量	接种年龄															
				出生时	1月	2月	3月	4月	5月	6月	8月	9月	18月	2岁	3岁	4岁	5岁	6岁
流行性脑脊髓膜炎	A群流脑多糖疫苗	皮下注射	0.5ml							1		2						
	A群C群流脑多糖疫苗	皮下注射	0.5ml												3			4
甲型病毒性肝炎[3]	甲肝减毒活疫苗	皮下注射	0.5或1.0ml										1					
	甲肝灭活疫苗	肌内注射	0.5ml										1	2				

注：1. 主要指结核性脑膜炎、粟粒型肺结核等。

2. 选择乙脑减毒活疫苗接种时，采用两剂次接种程序。选择乙脑灭活疫苗接种时，采用四剂次接种程序；乙脑灭活疫苗第1、2剂间隔7~10天。

3. 选择甲肝减毒活疫苗接种时，采用一剂次接种程序。选择甲肝灭活疫苗接种时，采用两剂次接种程序。

> 锦囊妙记：儿童的免疫接种可利用顺口溜进行记忆："出生乙肝卡介苗，二月脊灰炎正好，三四五月百白破，八月麻疹岁乙脑"。

考题1 脊髓灰质炎疫苗属于

A. 灭活疫苗　　　　B. 减毒活疫苗　　　　C. 类毒素疫苗　　　　D. 组分疫苗　　　　E. 基因工程疫苗

考题2 卡介苗接种的时间是在出生后（　　）

A. 2~3天　　　　B. 7~10天　　　　C. 1个月　　　　D. 3个月　　　　E. 6个月

考题3 新生儿时期应预防接种的疫苗是（　　）

A. 乙肝疫苗、乙脑疫苗　　　　B. 麻疹疫苗、卡介苗　　　　C. 卡介苗、乙肝疫苗

D. 百白破疫苗、脊髓灰质炎疫苗　　　　E. 脊髓灰质炎疫苗、乙脑疫苗

2. 免疫接种的消毒液：75%乙醇。

3. 接种前需要询问过敏史、遗传病史、出生住院情况、最近的身体状况、有何不适、有无就诊记录、使用过的药物，以便判断可不可以接种。接种完毕，应在接种场所观察15~30分钟，无反应再离开医院。

考题4 接种活疫苗时，可用作皮肤消毒的是（　　）

A. 75%乙醇　　　　B. 90%乙醇　　　　C. 0.5%碘伏　　　　D. 2%碘酊　　　　E. 生理盐水

考题5 8个月男婴，在社区准备接种麻疹疫苗。护士为其消毒时，应采用的消毒剂是（　　）

A. 2%碘酊　　　　B. 0.5%碘伏　　　　C. 0.9%生理盐水　　　　D. 75%乙醇　　　　E. 90%乙醇

◎ 考题6~9题共用题干

小儿女，3个月。母亲带其去儿童保健门诊接种百白破混合制剂。

考题6 接种前，护士询问的内容**不包括**（　　）

A. 家族史　　　　B. 疾病史　　　　C. 过敏史　　　　D. 目前健康状况　　　　E. 接种史

考题7 接种结束后，**错误**的健康指导是（　　）

A. 可以立即回家　　　　B. 多饮水　　　　C. 多休息　　　　D. 饮食不需忌口　　　　E. 观察接种后反应

考题8 接种结束后，小儿出现烦躁不安、面色苍白、四肢湿冷、脉搏细速等症状。该患者最可能发生（　　）

A. 低血钙　　　　B. 过敏性休克　　　　C. 全身反应　　　　D. 全身感染　　　　E. 低血糖

考题9 患儿母亲非常焦虑，不停哭泣。针对患儿母亲的心理护理，**错误**的是（　　）

A. 告诉其患儿目前的状况　　　　B. 告诉其当前采取的措施及原因

C. 告诉其不可陪伴患儿，以免交叉感染　　　　D. 告知其以往类似情况的处理效果

E. 帮助其选择缓解焦虑情绪的方法

2. 预防接种的反应及处理

（1）局部反应：接种后数小时至24小时左右，注射部位会出现红、肿、热、痛，有时还伴有局部淋巴结肿大或淋巴管炎。红晕直径在2.5cm以下为弱反应，2.6~5cm为中等反应，5cm以上为强反应。

（2）全身反应：一般于接种后24小时内出现不同程度的体温升高，多为中、低度发热，持续1~2天。体温37.5℃左右为弱反应，37.5℃~38.5℃为中等反应，38.6℃以上为强反应。但接种活疫苗需经过一定潜伏期（5~7天）才有体温上升。个别儿童接

种麻疹疫苗后5~7天出现散在皮疹。（亲：小儿预防接种后出现轻度发热为正常反应，主要处理是多喂水、密切观察，如出现高热应及时就诊）。

考题10 26岁女士，接种乙肝疫苗后出现低热、食欲不振。该患者出现上述症状最可能的原因是（　）

A. 中毒反应　　　　B. 正常反应　　　　C. 过敏反应　　　　D. 特异性反应　　　　E. 排斥反应

3. 异常反应及处理

（1）过敏性休克：于注射免疫制剂后<u>数秒钟或数分钟内发生</u>。表现为<u>烦躁不安、面色苍白、口周青紫、四肢湿冷、呼吸困难、脉细速、恶心、呕吐、惊厥、大小便失禁以至昏迷</u>。此时应<u>使患儿平卧</u>，头稍低，注意保暖，给予氧气吸入，并<u>立即肌内注射1：1000肾上腺素0.5~1ml</u>。

（2）晕针：在接种时或几分钟内，出现<u>头晕、心慌、面色苍白、出冷汗、手足冰凉、心跳加快</u>等症状，重者心跳、呼吸减慢，血压下降，知觉丧失。此时应立即<u>使患儿平卧</u>，头稍低，保持安静，<u>饮少量热开水或糖水</u>，一般可恢复正常。数分钟后不恢复正常者，皮下注射1：1000肾上腺素，每次0.5~1ml。

考题答案

序号	1	2	3	4	5	6	7	8	9	10				
答案	B	A	C	A	D	A	A	B	C	B				

第七节　老年保健

一、老年人的特点

（一）心理特点

1. 记忆　老年人记忆的保持能力逐渐下降，但<u>远期记忆的保持相对比近期记忆的保持好</u>，他们一般对很久以前的人、经历及发生的事情，保持较好的记忆；而对近期或刚刚发生的事情，记忆不清；老年人的再认能力比回忆能力好；老年人的逻辑记忆比机械记忆好。

2. 智力　智力可以分为液态智力和晶态智力。**液态智力**是指获得新观念、洞察复杂关系的能力，如知觉整合能力、近期记忆力、思维敏捷度及反应力和反应速度等。**晶态智力**是指通过学习和掌握社会文化经验而获得的智力，如词汇、理解力和常识等。<u>液态智力一般随年龄的增长而明显减退；而晶态智力不一定随年龄的增长而减退，甚至还有可能提高</u>，直至70~80岁后，才出现缓慢减退。

3. 人格

（1）整合良好型：特点为能以高度的生活满意感面对新生活，并具备良好的认知能力和自我评价能力。

1）重组型：<u>退休后继续积极、广泛参加各种社会活动</u>。

2）集中型：退休后，在一定范围内<u>选择性参与一些比较适合的社会活动</u>。

3）离退型：退休后，人格整合良好，生活满意，但<u>活动水平低</u>，满足于逍遥自在。

（2）防御型：特点为完全否认衰老，雄心不减当年，刻意追求目标。

1）坚持型：退休后，<u>仍继续努力工作，并保持高水平的活动</u>。

2）收缩型：退休后，<u>热衷于饮食保养和体育锻炼</u>，以努力保持自己躯体的外观。

（3）被动依赖型：

1）寻求援助型：需通过外界的帮助以适应老年期的生活，可以成功地从他人处得到心理支持，维持自身生活的满足感。

2）冷漠型：<u>对生活无目标，对任何事物均不关心</u>，几乎不与他人联系、不参加任何社会活动。

（4）整合不良型：特点为存在明显的心理障碍，需要在家庭的照顾下和社会组织的帮助下才能生活。

（二）患病特点

1. <u>临床症状及体征不典型</u>。

2. 多种疾病共存。

3. <u>病程长、病情重</u>。

4. <u>易发生意识障碍</u>　在患病时常以意识障碍为首发症状，或引发意识障碍。

5. 易发生水、电解质紊乱。

二、老年人的日常保健

（一）饮食与营养保健

1. 营养需求

（1）蛋白质：质优量足。老年人每日蛋白质的摄入以<u>每千克体重1.0~1.2g为宜</u>；应尽量选择供给生物利用率较高的蛋白质，其摄入量应占蛋白质总量的50%以上。

（2）热量：老年人应根据自身特点，将每日热量摄入控制在6.72~8.4MJ即可；其中<u>60%~70%由膳食中的碳水化合物提供，20%~25%由膳食中的脂肪提供，10%~15%由膳食中的蛋白质提供</u>。

2.饮食保健原则

（1）营养比例适当：在保证摄入足够蛋白质的基础上，应限制热量的摄入，选择低脂肪、低糖、低盐、高维生素及富含钙、铁饮食。

（2）科学安排饮食：每日进餐定时定量，早、中、晚三餐食量的比例最好约为：30％、40％、30％，切勿暴饮暴食或过饥过饱。

（二）活动与运动的原则

1.因人而异，选择适宜　一般而言，运动时间以每日1~2次、每次30分钟为宜，每日运动的总时间不超过2小时；运动的强度应以老年人心率维持在110~120次/分为宜，运动后最宜心率的计算方法为：一般老年人可采用运动后适宜心率（次/分）＝170－年龄；身体健壮的老年人可采用运动后最高心率（次/分）＝180－年龄。

2.循序渐进，持之以恒　活动或运动的强度应由小到大、逐渐增加，并长期坚持。

（三）日常安全的防护

1.跌倒的防护

（1）自身防护措施

1）老年人在变换体位时，动作不宜过快，以免发生体位性低血压；在行走时，速度也不宜过快，迈步前一定要先站稳。

2）老年人洗浴时，时间不宜过长（一般不超过20分钟），温度不宜过高（一般水温以35℃~40℃为宜），提倡坐式淋浴。

3）老年人外出时，尽量避开拥挤时段。

2.用药安全

老年人用药原则

1）少用药，勿滥用药。

2）注意联合用药。

3）密切关注用药反应。

考题1 符合老年人用药原则的用药方式是

A.足量给药，尽量减少用药种类

B.联合用药，进行血药浓度监测

C.首次剂量加倍，进行血药浓度监测

D.合理选药，足量给药

E.从小剂量开始用药，尽量减少用药种类

（2）常用药物的注意事项

1）降压药物：老年人在服用降压药时，应注意降压要适度，一般以收缩压下降10~30mmHg、舒张压下降10~20mmHg为宜；同时应监测24小时动态血压，以确定最佳的用药剂量和服药时间；一般而言，降压药最佳的服用时间为每日7：00点、15：00点和19：00点；睡前不宜服用降压药，以免诱发脑卒中。

2）胰岛素：老年糖尿病病人在服用胰岛素时，应注意监测自身血糖、尿糖的变化，及时调整胰岛素的用量，以免发生低血糖。

考题2 关于衰老表现的叙述，正确的是

A.老年人的体重随年龄的增加而增加

B.老年人的血压随年龄的增加而降低

C.老年人的心率随年龄的增加而增加

D.老年人的生活自理能力随年龄的增加而降低

E.老年人眼睛近视程度随增龄而增加

考题答案

序号	1	2											
答案	E	D											

第十八章 中医基础知识

考情分析

本章内容不太重要，历年考试每年均考查2题，重点考查了中医中的四诊、五行，五官、五脏、情志，中医中的急重症（超纲）、拔火罐的适应证（超纲）等。

考点预测

一、中医学的基本概念

中医学的两个基本特点：一是对人的整体观念，二是对疾病的辨证论治。

（一）整体观念

中医认为人体是一个有机的整体，构成人体的各个组成部分之间在结构上是不可分割的，在功能上是相互协调，相互作用的。

（二）辨证论治

辨证论治是中医诊断和治疗疾病的基本原则。辨证是确定治疗方法的前提和依据，论治是辨证的目的，通过辨证论治的效果，可以检验辨证论治是否正确。

1. 辨证　就是将四诊（望、闻、问、切）所收集的资料、症状和体征，通过分析、综合，辨清疾病的原因、性质、部位和邪正之间的关系，概括、判断为某种证。

2. 论治　论治又称施治，是根据辨证的结果，确定相应的治疗方法。

> 锦囊妙记：辨证可理解为明确疾病的病因，论治是根据病因确定治疗方法。因此辨证论治是中医诊断和治疗疾病的基本原则。

二、中医基础理论

中医基础理论的主要内容分为：阴阳五行、藏象、气血津液、经络、病因与发病、病机、防治原则7个部分。

（一）阴阳五行学说

1. 阴阳的概念　阴阳代表着事物相互对立又相互联系的两个方面。

2. 阴阳学说内容包括　阴阳相互对立、阴阳相互依存、阴阳相互消长、阴阳相互转变。

3. 五行的概念　五行指金、木、水、火、土五种物质及其运动变化。

4. 五行的生克乘侮　五行学说是以五行之间的相生和相克联系来探索和阐释事物之间相互联系、相互协调平衡的整体性和统一性。同时，还以五行之间的相乘和相侮，来探索和阐释事物之间的协调平衡被破坏后的相互影响。

5. 相生　是指这一事物对另一事物具有促进、助长和滋生的作用。

6. 相克　是指这一事物对另一事物的生长和功能具有抑制和制约的作用。

7. 相乘　是指五行中的某一行对其所胜一行的过度克制。

8. 相侮　是指五行中的某一行对其所不胜一行的反向克制。又称"反侮"。

（二）藏象

1. 何为五脏　心、肝、脾、肺、肾称为五脏。

2. 何为六腑　胆、胃、大肠、小肠、膀胱、三焦称为六腑。

3. 五脏的主要生理功能

（1）心的生理功能：一主血脉，二主神志。开窍于舌，其华在面。心与小肠相表里。

（2）肝的主要生理功能：主疏泄；主藏血；主筋；开窍于目，其华在爪。肝与胆相表里。

（3）脾的主要生理功能：主运化；主统血；主肌肉和四肢；开窍于口，其华在唇。脾与胃相表里。

（4）肺的主要生理功能：主气，司呼吸；主宣发肃降；通调水道；主皮毛，开窍于鼻。肺与大肠相表里。

（5）肾的主要生理功能：主藏精；主人体的发育与生殖；主水液；主纳气；主骨，生髓；通于脑，下系二阴，其华在发，开窍于耳。肾与膀胱相表里。

4. 六腑的主要生理功能

（1）胆的生理功能：有贮藏和排泄胆汁，促进饮食消化的作用，并主决断，与人的精神情志活动有关。

（2）胃的生理功能：主受纳与腐熟水谷。

（3）小肠的生理功能：主分别清浊，其接受胃中传来的水谷之后，进一步消化吸收，清者经脾传至全身，浊者移向二阴排除体外。

（4）大肠的生理功能：接受小肠下传的糟粕，吸收其中多余的水分，使之成大便排出体外。

（5）膀胱的生理功能：贮尿和排尿。

（6）三焦的生理功能：有总司人体的气化作用，为水液代谢的通路。

5.五脏六腑的关系　**五脏六腑的关系是表里关系**。

（三）气、血、津液

1.何为精　狭义之"精"，即指通常所说的生殖之精；**广义之"精"，泛指一切精微物质**，包括气、血、津液和从食物中摄取的营养物质，故称作"精气"。

2.何为气　气是构成人体和维持人体生命活动的最基本物质。包括：元气、宗气、营气、卫气。

3.气的主要功能　**推动作用、温煦作用、防御作用、固摄作用、气化作用**。

4.何为血　是构成人体和维持人体生命活动的物质之一，具有很高的营养和滋润作用。

5.血的主要功能　气属阳，血属阴。气能生血、行血、摄血，气为血之帅；血是气的载体，并给气充分的营养，即血为气之母。

6.何为津液　是机体一切正常水液的总称，包括各脏腑组织器官的内在体液及其正常的分泌物，如胃液、肠液和涕、泪等。**清而稀薄的称之为津，浊而稠厚的称之为液**。

（四）经络

经络是运行全身气血，联络脏腑肢节，沟通上下内外的通路。是经脉和络脉的总称。其中经脉是主干，络脉是分支。

（五）病因与发病

1.病因　主要有六淫、疠气、七情、饮食、劳倦伤、外伤和虫兽等。

2.何为六气、六淫　**风、寒、暑、湿、燥、火**是四季气候中的六种表现，正常情况下称为"六气"。六气是人类生存的条件。如果发生太过或不及，而当人体正气不足时就有可能成为致病因素，**这种能使人致病的反常气候叫做六淫**。

3."六淫"致病的共同特点

（1）六淫致病多与季节气候、居住环境有关。

（2）六淫邪气既可单独侵袭人体而致病，又可两种以上同时侵犯人体而致病。

（3）六淫发病过程中不仅可以互相影响，而且可以在一定条件下互相转化，如寒邪入里可化热。

（4）六淫为病，其受邪途径多侵犯肌表，或从口鼻而入，或两者同时受邪，故又有"外感六淫"之称。

4.风邪的性质及致病特点　①风为阳邪，其性开泄，易袭阳位。②风性善行而数变。③风为百病之长。

5.寒邪的性质及致病特点　①寒为阴邪，易伤阳气。②寒性凝滞，"凝滞"即凝结阻滞不通之意。③寒性收引，"收引"即收缩牵引之意。

6.暑邪的性质及致病特点　①暑为阳邪，其性炎热。②暑性升散，耗气伤津。③暑多挟湿。

7.湿邪的性质及致病特点　①湿性重浊。②湿为阴邪，易阻遏气机，损伤阳气。③湿性黏滞。"黏"即黏腻，"滞"即停滞。④湿性趋下，易袭阴位。

8.燥邪的性质及致病特点　①燥性干涩，易袭津液。②燥易伤肺。肺为娇脏，喜润而恶燥。

9.火邪的性质及致病特点　①火热为阳邪，其性炎上。②火易耗伤津液。③火易生风动血。④火易致肿疡。

10.疫疠的概念　**疠气是一类具有强烈传染性的病邪**。在中医文献中记载有"瘟疫"、"疫毒"、"异气"、"毒气"等名称。

11.疫疠致病特点　**发病急骤，病情较重，症状相似，传染性强，易于流行**等特点。

12.七情　七情即喜、怒、忧、思、悲、恐、惊，七种情志变化，是机体的精神状态。七情是人体对客观事物的不同反映，在正常情况下一般不会致病，只有突然、强烈或长期持久的情志刺激，超过了人体本身的正常活动范围，使人体气机紊乱，脏腑阴阳气血失调，才会导致疾病的发生。

13.痰饮　痰和饮都是水液代谢障碍所形成的产物，**一般较稠浊的称为痰，清稀的称为饮**。

（六）中医的四诊

四诊包括望、闻、问、切四种诊断方法，简称"四诊"，它是调查了解疾病的基本方法，是辨证论治的依据。

1.望诊的基本内容　望诊的基本内容包括：全身望诊（望神、色、形体、姿态）；局部望诊（望头面、五官、躯体、四肢、二阴、皮肤）；舌诊（望舌体、舌苔）；望排泄物（望痰涎、呕吐物、大便、小便等）；望小儿指纹。

2.闻诊

（1）闻诊包括听声音和嗅气味两种内容。

（2）闻声音：主要是用耳听取病人的语言、呼吸、咳嗽、呕吐、腹鸣等声音。

（3）嗅气味：主要是用鼻嗅呼吸、口腔分泌物和排泄物的气味。

3.切诊　是医者用手触摸病人身体的某些部位，了解疾病。切诊包括切脉和切其他部位，以切脉为主。切脉（或脉诊）是医者用手按寸口（寸口是指桡动脉的腕后搏动部位）而得动脉应指的形象，来辨别病证的部位、性质以及正邪盛衰的一种诊断方法。切脉分为三部：寸、关、尺。

三、中医辨证方法

包括八纲辨证、脏腑辨证、六经辨证、卫气营血辨证、三焦辨证。

（一）八纲辨证

1. 何为八纲　**八纲就是表、里、寒、热、虚、实、阴、阳八个辨证的纲领。**
2. 何为表证　表证是六淫、疫疠、虫毒等邪气经皮毛、口鼻侵入机体，正气（卫气）抗邪所表现轻浅证候的概括。
常见证候表现：恶寒或恶风发热，头身疼痛，脉浮，苔薄白为主要表现，或可见鼻塞、流清涕、喷嚏、咽喉痒痛等症。
3. 何为里证　泛指病变部位在内，由脏腑、气血、骨髓等受病所反映的证候。
常见证候表现：不同的里证，表现为不同的证候，但其基本特点为：**无新起恶寒发热，以脏腑症状为主要表现**，一般病情较重、病程较长。里证的具体证候辨别，必须结合脏腑辨证、六经辨证、卫气营血辨证等方法，才能进一步明确。
4. 何为半表半里证　指外感病邪由表入里的过程中，邪正相争，少阳枢机不利，病位处于表里进退变化之中所表现的证候。
常见证候表现：往来寒热、胸胁苦满为特征性表现。
5. 表证与里证的鉴别要点　辨别表证和里证，**主要是审察寒热症状、内脏证候是否突出、舌象、脉象等变化。**外感病中，发热恶寒同时并见的属表证，发热不恶寒或但寒不热的属里证；寒热往来的属半表半里证。表证以头身疼痛、鼻塞或喷嚏为主症；里证以内脏证候，如咳嗽、心悸、腹痛等表现为主症；半表半里证则有胸胁苦满等特有表现。表证及半表半里证舌苔变化不明显；里证舌苔多有变化。表证多见浮脉；里证多见沉脉。
6. 寒证概念　感受寒邪，或阳虚阴盛，导致机体功能活动衰退所表现的具有冷、凉特点的证候。
7. 热证概念　感受热邪，或脏腑阳气亢盛，或阴虚阳亢，导致机体功能活动亢进所表现的具有温、热的证候。
8. 寒热证鉴别要点　热证面色赤，寒证面色白；热证恶热喜冷，寒证恶寒喜热；热证口渴喜冷饮，寒证口淡不渴；热证手足烦热，寒证手足厥冷；热证小便短赤、大便燥结，寒证小便清长、大便溏薄；热证舌红苔黄，寒证舌淡苔白；热证脉滑数，寒证脉沉迟。
9. 虚证概念　指人体阴阳、气血、津液、精髓等正气亏虚，而邪气不著，表现为不足、松弛、衰退特征的各种证候。
10. 实证概念　指人体感受外邪，或疾病过程中阴阳气血失调，体内病理产物蓄积，以邪气盛、正气不虚为基本病理，表现为有余、亢盛、停聚特征的各种证候。
11. 虚实证鉴别要点　虚证病程长，实证病程短；虚证者体质多虚弱，实证者体质多壮实；虚证者精神萎靡，实证者精神兴奋；虚证者声低息微，实证者声高气粗；虚证者疼痛喜按，实证者疼痛拒按；虚证者胸腹按之不痛、胀满时减，实证者胸腹按之疼痛、胀满不减；虚证者五心烦热、午后微热，实证者蒸蒸壮热；虚证者畏寒、得衣近火则减，实证者恶寒、添衣加被不减；虚证舌质嫩、苔少或无苔，实证舌质老、苔厚腻；虚证脉象无力，实证脉象有力。

（二）脏腑辨证

脏腑辨证是在认识脏腑生理功能、病变特点的基础上，将四诊所收集的症状、体征及有关病情资料，进行综合分析，从而判断疾病所在的脏腑部位，病因、病性等，是为临床治疗提供依据的辨证归类方法。

（三）卫气营血辨证

将外感温热病发展过程中所反映的不同病理阶段，分为卫分证、气分证、营分证、血分证四类，用以说明病位的深浅、病情的轻重和传变的规律，并指导临床治疗。

考点：中医治病八法
1. 汗法　运用发汗的方药，使病人出汗而逐邪外出的一种治法。
2. 吐法　**引导病邪或有害物质，使从口涌吐的方法。**
3. 下法　用通泻大便的方法，排除蓄积。
4. 和法　用和解的方法。
5. 温法　祛除寒邪和补益元阳的方法。
6. 清法　治疗热证，有清热保津，除烦解渴作用。
7. 消法　消散、消导、破削，具有渐消缓散，破坚消积作用。
8. 补法　补益人体阴阳气血之不足或脏腑虚损，以增强机体功能。

考点：中药
1. 中药的性能　中药性能又称药性，**药性理论是中药理论的核心，主要包括四气、五味、归经、升降浮沉、毒性等。**
2. 中药的四气五味　**四气即中药的寒、热、温、凉四种药性**，反映药物在影响人体阴阳盛衰，寒热变化方面的作用倾向。中药四气中，温热与寒凉属于两类不同的性质，温热属阳，寒凉属阴，故四性从本质而言，实际上是寒热二性。
五味是指酸、苦、甘、辛、咸五种味道。酸，有收敛、固涩等作用；苦，有泻火、燥湿、通泄、下降等作用；甘，有滋补、和中或缓急的作用；辛，有发散、行气等作用；咸，有软坚、散结等作用。
3. 服药方法　中药的服药方法分为：口服给药、含漱给药、滴鼻给药、滴眼给药、滴耳给药、皮肤给药、肛门给药、阴道给药、注射给药。
4. 口服给药　**是临床使用中药的主要给药途径。**口服给药的效果，与剂型、服药的时间、服药的多少及服药的冷热等服药方法有关。
（1）服药时间：①清晨空腹时，因胃及十二指肠内均无食物，所服药物可避免与食物混合，能迅速吸收入肠，充分发挥药效。峻下逐水药晨起空腹时服药，可利于药物迅速入肠发挥作用，而且可以避免晚间频频起床影响睡眠。②驱虫药、攻下药及其他治疗胃肠道疾病的药物宜饭前服用，因饭前服用，有利于药物的消化吸收，故多数药物都宜饭前服用。③对胃肠道有刺激性的药物、消食药宜饭后服用，以减轻药物对胃肠的刺激。无论饭前服或饭后服用的药物，服药与进食都应间隔1小时左右。④安神药，宜在睡前30分钟至1小时服用。⑤缓下剂，宜在睡前服用，以便于次日清晨排便。⑥涩精止遗药，宜在晚间服用。⑦截疟药，宜在疟疾发作前2小时服药。⑧急性病则不规定时间服用。

（2）服药量

1）一般疾病服药，每日一剂，每剂分2~3次服用。

2）病情危重者，可每隔4小时左右服药一次，昼夜不停，使药力持续。

3）发汗药、泻下药，如药力较强，服药应适可而止。一般以得汗、得下为度，以免汗、下太过，损伤正气。

4）呕吐病人服药宜小量频服，以免引起呕吐。

（3）服药温度

1）一般汤药多宜温服。寒证用热药，宜于热服；辛温发汗解表药用于外感风寒表实证，不仅药宜热服，服药后还需要加盖衣被。

2）热病用寒药，如热在胃肠，病人欲冷饮者，药可凉服；如热在其他脏腑，病人不欲冷饮者，寒药仍以温服为宜。

5.汤剂的煎法

（1）煎药用具：砂锅是最常用的煎药容器。砂锅性质稳定、传热性能缓和、不易与中药所含成分发生化学变化。**不锈钢锅、搪瓷锅、玻璃烧杯也可采用，忌用铁锅**。

（2）煎药前浸泡：煎药前用冷水浸泡30分钟至1小时为宜。目的使水渗进药物内部。

（3）煎药时加水要适量：**第一煎加水至超过药面3~5cm为宜，第二煎加水至超过药面2~3cm为宜**。

（4）煎药用火：通常遵循"先武后文"的原则。一般在未沸腾前用武火，沸后用文火，以免水分迅速蒸发，影响药物有效成分的浸出。

（5）煎药时间（表18-1）

表18-1　中药煎煮时间表

	第一煎于沸后煮	第二煎于沸后煮
一般药	30分钟	25分钟
解表药	20分钟	15分钟
滋补药	60分钟	50分钟

（6）特殊煎法：包括先煎、后下、包煎、烊化、另煎、兑服、冲服等。

考题1 在中医五行归类中，人体五官是（　）

A.筋、脉、肉、皮毛、骨　　　　B.筋、脉、肉、气血、髓　　　　C.目、舌、鼻、唇、耳

D.目、舌、鼻、唇、喉　　　　E.目、舌、鼻、口、耳

考题2 经常不能获得正常睡眠的病症，中医称之为（　）

A.眩晕　　　　B.不寐　　　　C.痿证　　　　D.神昏　　　　E.头痛

考题3 不属于中医急重症的是（　）

A.高热　　　　B.神昏　　　　C.痉证　　　　D.痿证　　　　E.血证

考题4 拔火罐的适应证是（　）

A.急性腰扭伤　　　　B.外感风寒，风寒湿痹　　　　C.平素体质虚弱

D.各种疮疡疖肿　　　　E.高热、抽搐、昏迷

考题5 中医五脏指的是（　）

A.脾、胆、胃、肺、女子胞　　　　B.肝、胆、胃、大肠、小肠　　　　C.心、肝、脾、肺、膀胱

D.心、肝、脾、肺、肾　　　　E.心、肝、脾、胆、胃

考题6 中医情志指的是（　）

A.怒、喜、思、悲、恐　　　　B.酸、苦、甘、辛、咸　　　　C.木、火、土、金、水

D.风、暑、湿、燥、寒　　　　E.青、赤、黄、白、黑

考题7 中医在自然界中的"五色"是指（　）

A.青、赤、紫、橙、黑　　　　B.青、赤、黄、白、黑　　　　C.赤、橙、黄、绿、紫

D.蓝、绿、紫、橙、黑　　　　E.红、黄、蓝、白、黑

考题8 中医饮食中的"五味"指的是（　）

A.酸、苦、甘、辛、咸　　　　B.酸、苦、甘、甜、涩　　　　C.甜、辣、苦、涩、咸

D.甜、辣、苦、涩、辛　　　　E.甜、辣、苦、酸、辛

考题答案

序号	1	2	3	4	5	6	7	8							
答案	E	B	D	B	D	A	B	A							

考题答案

第十九章　法规与护理管理

考情分析

本章内容较为重要，历年考试每年约考查10题，重点考查了护士执业注册应具备的基本条件、护士的执业注册申请与管理、传染病分类、传染病的疫情报告和控制、医疗事故的分级、医疗事故的预防和处置、医疗事故的责任、侵权法、献血法、人体器官移植条例、护理组织结构的分级、护理工作模式，发生差错事故以后如何报告等。

考点预测

第一节　与护士执业注册相关的法律法规

护士条例

《护士条例》于2008年5月12日实施。《护士条例》的颁布旨在通过建立护士资格考试制度和护士执业许可制度，加强护士管理，提高护士队伍素质和护理工作质量，保护病人和护士的合法权益。

（一）护士执业注册

《护士条例》要求护士须取得护士执业证书、进行执业注册后，才能从事护理工作。医疗卫生机构**不得聘用未取得护士执业证书、未有效进行注册的护理人员从事护理工作**。（亲：如没通过护士执业资格考试并通过注册，从事护理工作是违法的哦，即违反了护士条例）。

考题1 某护生在一所二级甲等医院完成毕业实习后，但未通过护士执业资格考试。护理部考虑其平时无护理差错，且普外科护士严重短缺，因此聘用其任普外科护士，护理部的做法违反的是（　　）

A. 护士条例　　　　　　　　　　B. 侵权责任法　　　　　　　　　　C. 民法通则

D. 医疗机构管理办法　　　　　　E. 医疗事故处理条例

1.注册管理机构　国务院卫生主管部门负责全国护士执业注册监督管理工作。省、自治区、直辖市人民政府卫生主管部门是护士执业注册的主管部门，负责本行政区域的护士执业注册管理工作。

2.护士执业注册的基本条件　**申请护士执业注册应具备4个条件：**

（1）**具有完全民事行为能力**。

（2）在中等职业学校、高等学校完成国务院教育主管部门和国务院卫生主管部门规定的**普通全日制3年以上的护理、助产专业课程学习**（排除函授、电大、自考、成教等形式的专业教育），包括在**教学、综合医院完成8个月以上护理临床实习**，并取得相应学历证书。

（3）**通过国务院卫生主管部门组织的护士执业资格考试**。

（4）**符合国务院卫生主管部门规定的健康标准**。

考题2 申请护士执业注册，应具备"具有完全民事行为能力"条件，申请者年龄至少应在（　　）

A. 16周岁以上　　B. 17周岁以上　　C. 18周岁以上　　D. 19周岁以上　　E. 20周岁以上

考题3 申请注册的护理毕业生，必须完成临床实习的最少时限是**不少于**（　　）

A. 6个月　　　　B. 7个月　　　　C. 8个月　　　　D. 9个月　　　　E. 10个月

考题4 申请护士执业注册时，不影响申请者申报的情况是（　　）

A. 精神病史　　B. 色盲　　　　C. 色弱　　　　D. 近视　　　　E. 双耳听力障碍

考题5 在申请护士执业资格注册应当具备的条件中**错误**的是（　　）

A. 具有完全民事行为能力

B. 符合国务院卫生主管部门规定的健康标准

C. 在中等职业学校、高等学校完成原教育部和原卫生部规定的全日制学习，并取得相应学历证书

D. 通过国务院卫生主管部门组织的护士执业资格考试

E. 获得经省级以上卫生行政部门确认免考资格的普通中等卫生（护士）学校护理专业毕业文凭者，可以免于护士执业资格考试

考题6 护士执业过程中要求定期进行健康体检，目的是享有

A. 人身安全不受侵犯的权利　　　　B. 履行职责相关的权利　　　　C. 安全执业的权利

D. 获得报酬的权利　　　　　　　　E. 培训的权利

◎7~8题共用题干

护理专业应届毕业生早已完成了国务院教育主管部门和卫生主管部门规定的全日制4年护理专业课程学习，本人拟申请护士执业注册。

考题7 **不属于申请护士执业注册的条件是**

A. 年龄18周岁以上　　　　　B. 护理专业学历证书　　　　　C. 健康证明

D. 护士执业资格考试成绩合格证明　　　E. 户籍证明

考题8 **从事护理活动唯一合法的凭证是**

A. 在校成绩单　　　　　　　B. 实习证明　　　　　　　　　C. 护理专业学历证书

D. 护士执业资格考试成绩合格证明　　　E. 护士执业资格证书

3. 护士执业注册的申请与管理　《护士执业注册管理办法》明确指出，县级以上地方卫生健康主管部门是护士执业注册的主管部门及发证机关，负责行政区域内护士执业注册管理工作及各级医疗卫生单位护士执业注册的具体工作，**确定了卫生健康主管部门在护士执业注册管理中的地位和作用**。《护士执业注册管理办法》规定了护士执业注册的工作程序。

（1）首次护士执业注册：自通过护士执业资格考试之日起3年内提出执业注册申请，提交护士执业注册申请表、申请人身份证明、申请人学历证书及专业学习中的临床实习证明及医疗卫生机构拟聘用的相关材料，接受审核。**护士执业注册有效期为5年。**

（2）变更护士执业注册：在执业注册有效期内**执业地点发生变化的，应办理变更注册**（在接收地卫健委办理变更）。承担经注册执业机构批准的**卫生支援、进修、学术交流、政府交办事项**等任务和参加卫生健康主管部门批准的义诊，在签订帮扶或者**托管协议的医疗卫生机构内执业**，以及从事执业机构派出的**上门护理服务**等，不需要办理变更手续。护士变更执业注册需提交护士执业注册申请审核表和申请人的《护士执业证书》，受理及注册机关应在7个工作日内进行审查，**护士变更注册后其执业许可期限也为5年。**

（3）延续护士执业注册：护士执业注册证书有效期将于某一时间到期（即行政许可时间），如继续从事护理工作，需要向卫生健康主管部门提出延续申请。申请应于**有效期届满前30日向卫生健康主管部门提出申请。**

（4）重新护士执业注册：对注册有效期届满未延续注册的、受吊销《护士执业证书》处罚且自**吊销之日起满2年的护理人员，需要重新进行执业注册。**

（5）注销护士执业注册：护士执业证书自注销决定生效之日起失去效力，护士不能继续执业，继续执业属于违法。**注销护士执业注册的特定情形包括：未申请延续护士执业注册、**延续执业注册的申请未被批准而造成**护士执业注册有效期届满未延续的；**护士死亡或者因身体健康等原因丧失民事行为能力；护士执业注册被依法撤销、撤回，或者依法被吊销。

（二）护士的权利与义务

见本书第二十章"护理伦理"中相关内容。

（三）医疗卫生机构的职责

《护士条例》规定了医疗卫生机构的职责，具体内容如下：

1. 按照国务院卫生主管部门规定的标准配备护理人员，护士的数量不得低于规定的配备标准。

2. 保障护士合法权益

（1）为护士提供卫生防护用品，并采取有效的卫生防护措施和医疗保健措施。

（2）执行国家有关工资、福利待遇等规定，按照国家有关规定为在本机构从事护理工作的护士足额缴纳社会保险费用。

（3）对在艰苦边远地区工作，或者从事直接接触有毒有害物质、有感染传染病危险工作的护士，医疗卫生机构应按照国家有关规定给予津贴。

（4）制定、实施本机构护士在职培训计划，并保证护士接受培训；根据专科护理岗位的需要，开展对护士的专科护理培训。

3. 加强护士管理

（1）按照国务院卫生主管部门的规定，设置专门机构或者配备专（兼）职人员负责护理管理工作；**不得允许未取得护士执业证书的人员、未依照条例规定办理执业地点变更手续的护士以及护士执业注册有效期届满未延续执业注册的护士在本机构从事诊疗技术规范规定的护理活动**；在教学、综合医院进行护理临床实习的人员应当在护士指导下开展有关工作。

（2）建立护士岗位责任制并进行监督检查。护士因不履行职责或者违反职业道德受到投诉，其所在医疗卫生机构应进行调查；经查证属实的，医疗卫生机构应当对护士作出处理，并将调查处理情况告知投诉人。

（四）护士执业中的相关法律责任

1. 医疗卫生机构违反《护士条例》规定，护士配备数量低于国务院卫生主管部门规定的配备标准的；或允许未取得护士执业证书的人员或者未依照本条例规定办理执业地点变更手续、延续执业注册有效期的护士在本机构从事诊疗技术规范规定的护理活动的，由县级以上地方人民政府卫生主管部门责令限期改正，给予警告；逾期不改正的，将会受到核减其诊疗科目，或者暂停其6个月以上1年以下执业活动的处理。

2. 医疗卫生机构有未执行国家有关工资、福利待遇等规定的；对本机构从事护理工作的护士，未按照国家有关规定足额缴纳社会保险费用的；未为护士提供卫生防护用品，或者未采取有效的卫生防护措施、医疗保健措施的；对在艰苦边远地区工作，或者从事直接接触有毒有害物质、有感染传染病危险工作的护士，未按照国家有关规定给予津贴的，将会按照有关法律、行政法规的规定进行处罚。

3. 护士执业过程中，违反法定义务，应承担相应的法律责任。《护士条例》规定，护士在执业活动中有下列情形之一的，由县级以上地方人民政府卫生主管部门依据职责分工责令改正，给予警告；情节严重的，暂停其6个月以上1年以下执业活动，直至由原发证部门吊销其护士执业证书：

（1）发现病人病情危急未立即通知医师的。

（2）发现医嘱违反法律、法规、规章或者诊疗技术规范的规定，**未依照本条例第十七条的规定提出或者报告**的。

（3）泄露病人隐私的。

（4）发生自然灾害、公共卫生事件等严重威胁公众生命健康的突发事件，不服从安排参加医疗救护的。

考题9　护士办理执业注册变更后其执业许可期限是（　　）

A. 1年　　　　　B. 3年　　　　　C. 5年　　　　　D. 10年　　　　　E. 15年

考题10　下列人员中，允许在医疗机构从事诊疗技术规范规定的护理活动的是（　　）

A. 护理学本科毕业未取得护士执业证书的护士　　　　　B. 护士执业注册有效期满未延续注册的护士

C. 工作调动，执业证书未变更执业地点的护士　　　　　D. 工作十年，因故吊销执业证书的护士

E. 取得执业证书1年，后出国留学2年再次返回原医院的护士

考题答案

序号	1	2	3	4	5	6	7	8	9	10		
答案	A	C	C	D	E	C	E	E	C	E		

第二节　与临床护理工作相关的法律法规

一、传染病防治法

制定《中华人民共和国传染病防治法》（以下简称《传染病防治法》）的目的是预防、控制和消除传染病的发生与流行，保障人体健康和公共卫生。

目前，传染病防治法列入的**法定传染病共41种**。①甲类传染病共2种，包括鼠疫、霍乱。②乙类传染病共28种，包括传染性非典型肺炎、艾滋病、病毒性肝炎、脊髓灰质炎、人感染高致病性禽流感、甲型H1N1流感、麻疹、流行性出血热、狂犬病、流行性乙型脑炎、登革热、炭疽、细菌性和阿米巴性痢疾、肺结核、伤寒和副伤寒、流行性脑脊髓膜炎、百日咳、白喉、新生儿破伤风、猩红热、布鲁氏菌病、淋病、钩端螺旋体病、血吸虫病、疟疾、新型冠状病毒感染、猴痘等。③丙类传染病共11种，包括流行性感冒、流行性腮腺炎、风疹、急性出血性结膜炎、麻风病、流行性和地方性斑疹伤寒、黑热病、包虫病、丝虫病、手足口病、除霍乱、细菌性和阿米巴性痢疾、伤寒和副伤寒以外的感染性腹泻病等。

考题1　属于甲类传染病的是（　　）

A. 疟疾　　　　　B. 炭疽　　　　　C. 艾滋病　　　　　D. 黑热病　　　　　E. 鼠疫

考题2　属于乙类传染病，但按照甲类传染病管理的疾病是（　　）

A. 伤寒　　　　　B. 破伤风　　　　　C. 鼠疫　　　　　D. 霍乱　　　　　E. 传染性非典型肺炎

1. 立法目的和方针　主要目的是预防、控制和消除传染病的发生与流行，保障人体健康和公共卫生。其中包含3层含义，即强调疾病发生前的预防措施、已发生后采取的控制措施，最终达到消除传染病。

2. 各级政府在传染病防治工作中的职责　各级人民政府领导传染病防治工作。**县级以上人民政府制定传染病防治规划并组织实施**，建立健全传染病防治的疾病预防控制、医疗救治和监督管理体系。加强传染病医疗救治服务网络的建设，指定具备传染病救治条件和能力的医疗机构承担传染病救治任务，或者根据传染病救治需要设置传染病医院。

3. 卫生健康主管部门和有关部门的职责　国家卫生健康委主管全国传染病防治及其监督管理工作。**县级以上地方人民政府卫生健康主管部门负责本行政区域内的传染病防治及其监督管理工作。**

4. 医疗机构的职责　医疗机构必须严格执行国务院卫生行政部门规定的管理制度、操作规范，防止传染病的医源性感染和医院感染。应当确定专门的部门或者人员，承担传染病疫情报告、本单位的传染病预防、控制以及责任区域内的传染病预防工作；承担医疗活动中与医院感染有关的危险因素监测、安全防护、消毒、隔离和医疗废物处置工作。医疗机构的基本标准、建筑设计和服务流程，应当符合预防传染病医院感染的要求。应当按照规定对使用的医疗器械进行消毒；对按照规定一次性使用的医疗器具进行合理处置。医疗机构应当按照传染病诊断标准和治疗要求，采取措施，提高传染病医疗救治能力。

医疗机构应当对传染病病人或者疑似传染病病人提供医疗救护、现场救援和接诊治疗，书写病历记录以及其他有关资料，并妥善保管。应当实行传染病预检、分诊制度；**对传染病病人、疑似传染病病人，应当引导至相对隔离的分诊点进行初诊。**

5. 传染病疫情报告、通报和公布　任何单位和个人发现传染病病人或疑似传染病病人时都有义务向附近的医疗或卫生防疫机构报告。医疗保健人员、卫生防疫人员及个体开业医生为责任报告人，责任报告人发现**甲类传染病和按照甲类管理的乙类传染病病人**、病原携带者或疑似传染病病人时，应在2小时内报告发病地的卫生防疫机构；责任报告人发现**乙类、丙类传染病病人**、病原携带者或疑似传染病病人时，应于24小时内报告发病地的卫生防疫机构。

6. 传染病控制　指在传染病发生或暴发流行时，政府及有关部门为了防止传染病扩散和蔓延而采取的控制措施，包括控制传染源、切断传播途径等。

医疗机构发现甲类传染病时，对甲类传染病病例的场所或者该场所内的特定区域的人员，可以由县级以上地方人民政府实施隔离措施。拒绝隔离治疗或者隔离期未满擅自脱离隔离治疗的，可以由公安机关协助医疗机构采取强制隔离治疗措施。在隔离期间，实施隔离措施的人民政府应当对被隔离人员提供生活保障；被隔离人员有工作单位的，所在单位不得停止支付其隔离期间的工作报酬。

医疗机构发现乙类或者丙类传染病病人，应当根据病情采取必要的治疗和控制传播措施。医疗机构对本单位内被传染病病原体污染的场所、物品以及医疗废物，必须依照法律、法规的规定实施消毒和无害化处置。

患甲类传染病、炭疽死亡的，应当将尸体立即进行卫生处理，就近火化。为了查找传染病因，医疗机构在必要时可以按照国务院卫生健康主管部门的规定，对传染病病人尸体或者疑似传染病病人尸体进行解剖查验，并应当告知死者家属。

7.监督管理　县级以上人民政府卫生行政部门对传染病防治工作履行监督检查职责。县级以上人民政府卫生行政部门在履行监督检查职责时，有权进入被检查单位和传染病疫情发生现场调查取证，查阅或者复制有关资料和采集样本。被检查单位应予以配合，不得拒绝、阻挠。

8.保障措施　国务院卫生行政部门会同国务院有关部门，根据传染病流行趋势，确定全国传染病预防、控制、救治、监测、预测、预警、监督检查等项目。中央财政对困难地区实施重大传染病防治项目给予补助。省、自治区、直辖市人民政府根据本行政区域内传染病流行趋势，在国务院卫生行政部门确定的项目范围内，确定传染病预防、控制、监督等项目，并保障项目的实施经费。县级以上地方人民政府按照本级政府职责负责本行政区域内传染病预防、控制、监督工作的日常经费。

◎ 考题3~5题共用题干

患者男，42岁，因剧烈腹泻来诊。根据临床症状和查体结果，高度怀疑为霍乱。正在等待实验室检查结果以确认诊断。

考题3 此时，对该患者处置方法是（　　）

A. 在指定场所单独隔离　　　　　　　　　B. 在留下联系电话后要求其回家等通知

C. 在医院门诊等待结果　　　　　　　　　D. 收住入本院消化科病房

E. 要求患者尽快自行前往市疾控中心确诊

考题4 该患者经检查确诊为霍乱，予以隔离治疗，护士应告知家属，患者的隔离期限是（　　）

A. 以临床症状消失为准　　　B. 根据医学检查结果确定　　　C. 由当地人民政府决定

D. 由隔离场所的负责人确定　　E. 由公安机关决定

考题5 该患者治疗无效不幸身亡，应将其尸体立即进行卫生处理，正确的是（　　）

A. 由患者家属自行处理　　　B. 送回患者家乡火化　　　　　C. 按规定深埋

D. 石灰池掩埋　　　　　　　E. 就近火化

◎ 6~10题共用题干

患者男，31岁。主诉"近日高热、咳嗽伴有头痛、全身酸痛、不适、乏力等"就诊，经检查确诊为传染性非典型性肺炎收住院治疗。

考题6 应将患者安置于

A. 隔离病房　　　B. 手术室　　　C. 普通病房　　　D. ICU抢救　　　E. 抢救室

考题7 应对患者采取

A. 接触性隔离　　　B. 保护性隔离　　　C. 呼吸道隔离　　　D. 消化道隔离　　　E. 严密隔离

考题8 在隔离过程中，**错误**的护理措施是

A. 住双人房间　　　　　B. 护士进入病室穿隔离衣　　　　　C. 排泄物需严格消毒处理

D. 病室空气消毒每天一次　　E. 拒绝家属探视

考题9 患者病情进一步加重，对其行气管切开术，污染敷料应

A. 紫外线照射　　　B. 高压灭菌　　　C. 焚烧　　　D. 煮沸　　　E. 浸泡

考题10 患者病情进一步恶化后死亡，护士应为其进行

A. 一般消毒处理　　　B. 保护性处理　　　C. 院外消毒处理　　　D. 终末消毒处理　　　E. 太平间美容处理

二、医疗事故处理条例

《医疗事故处理条例》于2002年9月1日起施行。

（一）医疗事故的构成要素

本条例所称**医疗事故**，是指**医疗机构及其医务人员在医疗活动中，违反医疗卫生管理法律、行政法规、部门规章和诊疗护理规范、常规，过失造成病人人身损害的事故**。"医疗事故"的构成至少包括以下几方面内容：

1.**主体是医疗机构及其医务人员**　"医疗机构"是指取得《医疗机构执业许可证》的机构。"医务人员"是指依法取得执业资格的医疗卫生专业技术人员，如医师和护士等。

2.**行为的违法性**　从医疗实践看，最常用、最直接的是部门关于医疗机构、医疗行为管理的规章、诊疗护理规范、常规。它们是指导具体的操作的，凡是违反了，必定要出事情。在判断是否为医疗事故时，这是最好的判断标准。

3.**过失造成病人人身损害**　包括两层含义：**一是"过失"造成的，即是医务人员的过失行为**，而不是有伤害病人的主观故意；**二是对病人要有"人身损害"后果**。这是判断是否为医疗事故至关重要的一点。过失行为和后果之间存在因果关系。虽然存在过失行为，但是并没有给病人造成损害后果，这种情况不应该被视为医疗事故；虽然存在损害后果，但是医疗机构和医务人员并没有过失行为，也不能判定为医疗事故。

（二）医疗事故的分级

《医疗事故处理条例》第四条规定，根据对病人人身造成的损害程度，将医疗事故分为四级：

一级医疗事故：造成病人死亡、重度残疾；

二级医疗事故：造成病人**中度残疾**、器官组织损伤导致严重功能障碍；

三级医疗事故：造成病人**轻度残疾**、器官组织损伤导致一般功能障碍；

四级医疗事故：<u>造成病人明显人身损害的其他后果。</u>

◎ 考题11~12题共用题干

患者女，78岁。由于脑血栓导致左侧肢体偏瘫入院，病情稳定，医嘱二级护理。次日凌晨1时，患者坠床，造成颅内出血，虽经全力抢救，终因伤势过重死亡。

考题11 造成该事件的最主要原因是（　　）

A. 病房环境过于昏暗　　　　　　　B. 护士没有升起床档　　　　　　　C. 护士没有进行健康教育

D. 没有安排家属陪护　　　　　　　E. 没有安排专人24小时照护

考题12 根据对患者造成的伤害程度，该事故属于（　　）

A. 医嘱差错　　　　　B. 一级医疗事故　　　　　C. 二级医疗事故　　　　　D. 三级医疗事故　　　　　E. 护理差错

（三）医疗事故的预防和处置

医疗机构有责任做好医疗事故的预防和处置。医疗机构及其医务人员在医疗活动中，必须严格遵守医疗卫生管理法律、行政法规、部门规章和诊疗护理规范、常规，恪守医疗服务职业道德。强调了病历在诊疗中的重要性与病历书写的时效性。根据《病历书写基本规范》要求，病历书写应当客观、真实、准确、及时、完整。同时病历在某些情况下也可以在一定时间内补记，要保持病历完整性，**病人有权复印或者复制其门诊病历、住院志、体温单、医嘱单、化验单（检验报告）、医学影像检查资料、特殊检查同意书、手术同意书、手术及麻醉记录单、病理资料、护理记录**以及国务院卫生行政部门规定的其他病历资料。严禁涂改、伪造、隐匿、销毁或者抢夺病历资料。条例明确规定了病人的知情权，要求在医疗活动中，医疗机构及其医务人员应当将病人的病情、医疗措施、医疗风险等如实告知病人，及时解答其咨询；但是，应当避免对病人产生不利后果。

医务人员在医疗活动中**发生或者发现医疗事故、可能引起医疗事故的医疗过失行为或者发生医疗事故争议的，应当立即逐级上报**，立即进行调查、核实，将有关情况如实向本医疗机构的负责人、所在地卫生行政部门报告，并向病人通报、解释。发生或者发现医疗过失行为，医疗机构及其医务人员应立即采取有效措施，避免或者减轻对病人身体健康的损害，防止损害扩大。

◎ 考题13~14题共用题干

患者女，55岁，因急性有机磷农药中毒到急诊科进行抢救，经过洗胃等抢救，现患者病情稳定。

考题13 护士在抢救结束后要及时据实补记抢救记录和护理病历，时间为（　　）

A. 2小时内　　　　　B. 3小时内　　　　　C. 6小时内　　　　　D. 8小时内　　　　　E. 9小时内

考题14 患者需要复印病历，不能复印的病历资料是（　　）

A. 体温单　　　　　B. 化验单　　　　　C. 门诊病历　　　　　D. 会诊记录　　　　　E. 医学影像资料

（四）医疗事故的技术鉴定

条例规定了医疗事故技术鉴定的法定机构是各级医学会。根据《医疗事故技术鉴定暂行办法》及其他相关规定，委托途径共有以下三种：医患双方共同委托；行政委托；司法委托。鉴定结论主要是分析：医疗事故等级；医疗过失行为在医疗事故损害后果中的责任程度；对医疗事故患者的医疗护理医学建议。其中医疗事故中医疗过失行为责任程度分为：

1. **完全责任**　指医疗事故损害后果<u>完全由医疗过失行为造成。</u>

2. 主要责任　指医疗事故损害后果主要由医疗过失行为造成，其他因素起次要作用。

3. 次要责任　指医疗事故损害后果主要由其他因素造成，医疗过失行为起次要作用。

4. 轻微责任　指医疗事故损害后果绝大部分由其他因素造成，医疗过失行为起轻微作用。

第三十三条规定了**不属于医疗事故的几种情形：**

1. <u>在紧急情况下为抢救垂危患者生命而采取紧急医学措施造成不良后果的。</u>

2. <u>在医疗活动中由于患者病情异常或者患者体质特殊而发生医疗意外的。</u>

3. <u>在现有医学科学技术条件下，发生无法预料或者不能防范的不良后果的。</u>

4. <u>无过错输血感染造成不良后果的。</u>

5. <u>因患方原因延误诊疗导致不良后果的。</u>

6. <u>因不可抗力造成不良后果的。</u>

考题15 某值班护士在23：00行药物治疗时，由于患者已入睡，护士未叫醒患者，错将患者甲的药物输给患者乙，导致患者乙出现皮肤过敏反应，此事件中，该护士应承担（　　）

A. 无责任　　　　　B. 轻微责任　　　　　C. 次要责任　　　　　D. 一半责任　　　　　E. 主要责任

（五）罚则

条例在罚则中规定了对造成医疗事故的医疗机构与医务人员的处罚。包括：**医务人员由于严重不负责任，造成就诊人死亡或者严重损害就诊人身体健康的，处三年以下有期徒刑或者拘役。**该条文的罪名为（重大）医疗事故罪。

三、中华人民共和国民法典

2021年1月1日《中华人民共和国民法典》实施，第七编第六章对明确医疗损害责任，化解医患矛盾纠纷有着重要意义。

第一千二百一十八条规定：**病人在诊疗活动中受到损害，医疗机构或者其医务人员有过错的，由医疗机构承担赔偿责任**

考题16 患者在诊疗过程中受到损害，医疗机构及其医务人员有过错的，承担赔偿责任的是（　　）

A. 医务人员　　　　　　　　　　　B. 医疗机构　　　　　　　　　　　C. 医疗机构负责人

D. 医务人员和医疗机构　　　　　　E. 医务人员及其家属

第一千二百一十九规定：医务人员在诊疗活动中应当向病人说明病情和医疗措施。需要**实施手术、特殊检查、特殊治疗的**，医务人员应当及时向病人说明医疗风险、替代医疗方案等情况，**并取得其明确同意**；不能或者不宜向病人说明的，应当向病人的近亲属说明，并取得其明确同意。医务人员未尽到前款义务，造成病人损害的，医疗机构应当承担赔偿责任。

第一千二百二十条规定：**因抢救生命垂危的病人等紧急情况，不能取得病人或者其近亲属意见的，经医疗机构负责人或者授权的负责人批准，可以立即实施相应的医疗措施。**

考题17 患者女，23岁，车祸致大量失血，入院时已昏迷，为抢救患者生命，需立即手术治疗，但短期内无法联系到患者家属，此时，合理的处理措施是（　　）

A. 继续尝试联系家属　　　　　　　B. 联系患者单位　　　　　　　C. 转诊其他医疗机构

D. 请示上级卫生主管部门　　　　　E. 由医院负责人决策

考题18 "120"接诊了一名车祸致昏迷的患者，脑部CT提示颅内大量出血，需立刻行开颅手术，患者无亲属陪伴，也无证实其身份和联系人的信息。依据《侵权责任法》的规定，术前正确的做法是（　　）

A. 通知手术室准备手术　　　　　　B. 报告派出所寻找家属　　　　C. 报告科室负责人获批

D. 报告医院负责人获批　　　　　　E. 报告卫生行政部门负责人获批

第一千二百二十一条规定：医务人员在诊疗活动中未尽到与当时的医疗水平相应的诊疗义务，造成病人损害的，医疗机构应当承担赔偿责任。

第一千二百二十二条规定：病人在诊疗活动中受到损害，有下列情形之一的，推定医疗机构有过错：违反法律、行政法规、规章以及其他有关诊疗规范的规定；隐匿或者拒绝提供与纠纷有关的病历资料；遗失、伪造、篡改或者销毁病历资料。

第一千二百二十三条规定：**因药品、消毒产品、医疗器械的缺陷，或者输入不合格的血液造成病人损害的，病人可以向药品上市许可持有人、生产者、血液提供机构请求赔偿，也可以向医疗机构请求赔偿。**病人向医疗机构请求赔偿的，医疗机构赔偿后，有权向负有责任的药品上市许可持有人、生产者、血液提供机构追偿。

第一千二百二十四条规定：病人在诊疗活动中受到损害，有下列情形之一的，医疗机构不承担赔偿责任：病人或者其近亲属不配合医疗机构进行符合诊疗规范的诊疗；医务人员在抢救生命垂危的病人等紧急情况下已经尽到合理诊疗义务；限于当时的医疗水平难以诊疗。前款第一项情形中，医疗机构或者其医务人员也有过错的，应当承担相应的赔偿责任。

第一千二百二十五条规定：医疗机构及其医务人员应当按照规定填写并妥善保管住院志、医嘱单、检验报告、手术及麻醉记录、病理资料、护理记录等病历资料。病人要求查阅、复制前款规定的病历资料的，医疗机构应当及时提供。

第一千二百二十六条规定：医疗机构及其医务人员应当对病人的隐私和个人信息保密。**泄露病人隐私和个人信息，或者未经病人同意公开其病历资料的，应当承担侵权责任。**

第一千二百二十七条规定：医疗机构及其医务人员不得违反诊疗规范实施不必要的检查。

第一千二百二十八条规定：医疗机构及其医务人员的合法权益受法律保护。干扰医疗秩序，妨碍医务人员工作、生活，侵害医务人员合法权益的，应当依法承担法律责任。

四、献血法

《中华人民共和国献血法》自1998年10月1日实施。

我国实行无偿献血制度，提倡十八周岁至五十五周岁的健康公民自愿献血。血站是采集、提供临床用血的机构，是不以营利为目的的公益性组织。血站应当为献血者提供各种安全、卫生、便利的条件。血站采集血液必须严格遵守有关操作规程和制度，采血必须由具有采血资格的医务人员进行，一次性采血器材用后必须销毁，确保献血者的身体健康。血站对采集的血液必须进行检测；未经检测或者检测不合格的血液，不得向医疗机构提供。

为保障公民临床急救用血的需要，**国家提倡并指导择期手术的患者自身储血**，动员家庭、亲友、所在单位及社会**互助献血**。为保证应急用血，医疗机构可以临时采集血液，应当依照本法规定，确保采血用血安全。

知识拓展

献血那些事儿

1.献血者的年龄和体重要求：**18~55岁的健康公民，男性体重≥50kg，女性体重≥45kg。**

2.献血者生命体征：**T 36~37℃，P 60~100次/min，BP 90~140/60~90mmHg。**

3.献血量和间隔时间：我国规定**一次献血量200ml，最多不超过400ml，两次献血的间隔时间不少于6个月。**

4.禁忌献血的对象：①**感冒、急性胃肠炎病愈未满1周**；②艾滋病病人及艾滋病病毒感染者；③肝炎病人，**乙型肝炎表面抗原阳性**，丙肝抗体阳性；④过敏性疾病：经常性发作荨麻疹、**支气管哮喘**等；⑤慢性疾病病人：心血管病、呼吸系统疾病、消化系统疾病、泌尿系统疾病、血液病、内分泌疾病或代谢障碍性疾病等；⑥**女性月经前后3天，妊娠期、流产后未满6个月、分娩期及哺乳期未满一年。**

5.献血前的注意事项：**献血前一晚睡眠充足，献血前一天晚餐及当天早餐不要喝酒，不要吃肥肉、油条，牛奶，肉类等蛋白质或脂肪含量高的食物。不要空腹献血**，吃清淡营养均衡的饮食即可，如稀饭、**馒头、面包**。献血时不要过量喝水。

6.献血后的注意事项：压迫针眼处的消毒棉球5~10分钟，直到不出血为止；注意穿刺点针眼处的清洁卫生，24小时内不要让水浸润，防止感染。**献血后4小时内多饮水有助于血容量恢复**，24小时不能饮酒。献血后当晚保持充足睡眠，2~3天内尽量不要做剧烈运动。

考题19 《中华人民共和国献血法》规定，我国实行（　　）

A. 有偿献血制度　　　　　　　　　B. 无偿献血制度　　　　　　　C. 自愿献血制度

D. 义务献血制度　　　　　　　　　E. 互助献血制度

考题20 一车祸患者急需新鲜O型血液，在下列配型合格的献血者中最合适的是（　　）

A. 男性，16岁，在校大学生

B. 男性，36岁，教师，因高血压长期服药控制，血压维持在110~130/70~80mmHg

C. 男性，26岁，现役军人，在三个月前献血400ml

D. 女性，55岁，机关公务员

E. 女性，40岁，医生，因甲状腺切除终身服用药物替代治疗，现甲状腺功能正常

考题21《献血法》规定，负责组织献血工作的机构是（　　）

A. 地方各级人民政府　　　　B. 县级以上人民政府　　　　C. 地方各级卫生行政部门

D. 地方各级采供血机构　　　　E. 行业协会

◎22~23题共用题干

某医院将组织全院党团员义务献血活动，急诊科年轻护士甲、乙、丙均积极报名参加。

考题22 献血错误的准备是

A. 不能服药　　　B. 不能饮酒　　　C. 保证充足睡眠　　　D. 进食高脂食物　　　E. 适当休息

考题23 顺利完成自愿献血后的正确做法是

A. 绝对卧床休息1周　　　　　　　　　　　B. 采血侧肢体可以抬举重物

C. 献血完毕按住止血棉球1分钟以免皮下血肿　　　D. 保护穿刺部位，至少8小时内勿被水浸湿

E. 可以正常工作，避免通宵娱乐和剧烈运动

五、其他

（一）艾滋病防治条例

2006年1月29日，国务院颁布《艾滋病防治条例》。该条例于2006年3月1日起实施。就艾滋病防治，本条例突出以下重点：

第一，社会因素在艾滋病的传播中起着重要的作用，这意味着对艾滋病的防治，需要全社会的参与。

第二，加强宣传教育。预防为主，宣传教育为主是我国艾滋病控制的工作方针。

第三，严格防控医源性感染，条例规定医疗机构和出入境检验检疫机构应当按照卫生部的规定，遵守标准防护原则，严格执行操作规程和消毒管理制度，防止发生艾滋病医院感染和医源性感染。

第四，条例明确规定了艾滋病病毒感染者、艾滋病病人及其家属的权利和义务。不得歧视艾滋病病毒感染者和艾滋病病人，要保障艾滋病病毒感染者和艾滋病病人的权利。

第五，财政保障艾滋病防治费用，免费提供多项医疗救助。

（二）人体器官移植条例

中华人民共和国国务院2007年3月21日第171次常务会议通过《人体器官移植条例》，自2007年5月1日起正式实施。本条例强调以下重点：

第一：捐献人体器官，要严格遵循自愿的原则。为此，条例作了五方面的规定：一是公民有权捐献或者不捐献其人体器官；任何组织或者个人不得强迫、欺骗或者利诱他人捐献人体器官。二是捐献人体器官的公民应当具有完全民事行为能力，并应当以书面形式表示。三是公民已经表示捐献其人体器官意愿的，有权随时予以撤销。四是公民生前表示不同意捐献其人体器官的，任何组织或者个人不得捐献、摘取该公民的人体器官；公民生前未表示不同意捐献其人体器官的，该公民死亡后，其配偶、成年子女、父母可以以书面形式共同表示同意捐献该公民人体器官的意愿。五是任何组织或者个人不得摘取未满18周岁公民的活体器官用于移植。任何组织和个人都不能强迫、欺骗或者利诱他人捐献人体器官，也不得通过捐献人体器官牟取任何经济利益，这是开展人体器官捐献工作必须遵守的两项基本原则。

第二：明确规定活体器官接受人必须与活体器官捐献人之间有特定的法律关系，即配偶关系、直系血亲或者三代以内旁系血亲关系，或者有证据证明与活体器官捐献人存在因帮扶等形成了亲情关系。

第三：条例明确规定任何组织或者个人不得以任何形式买卖人体器官，不得从事与买卖人体器官有关的活动。

第四：条例规定为了确保医疗机构提供的人体器官移植医疗服务安全、有效，条例对人体器官移植医疗服务规定了准入制度；同时，从医疗机构主动申报和卫生主管部门监督两个方面，规定了不再具备条件的医疗机构的退出制度。

考题24 关于人体器官移植的叙述，正确的是（　　）

A. 捐献器官是公民的义务

B. 人体器官移植包括心、肺、肾、骨髓等移植

C. 活体器官的捐献与接收需经过伦理委员会审查

D. 公民生前表示不同意捐献器官的，该公民死亡后，其配偶可以以书面形式表示同意捐献

E. 任何组织和个人不得摘取未满20周岁公民的活体器官用于移植

考题答案

序号	1	2	3	4	5	6	7	8	9	10	11	12	13	14	15	16	17	18	19	20	21	22	23	24
答案	E	E	E	A	B	E	A	E	A	C	D	B	B	C	D	E	B	E	D	B	D	D	E	C

第三节　医院护理管理的组织原则

1.<u>等级和统一指挥的原则</u>　将组织的职权、职责按照上下级关系划分，<u>上级指挥下级，下级听从上级指挥</u>组成垂直等级结构，实现统一指挥。如护理组织上划分为护理部主任—科护士长—护士长—护士的管理等级结构。

为了避免多头指挥和无人负责现象，在管理中需要统一领导、统一指挥。强调无论什么岗位，组织的每一个层级只有一个人负责，<u>下级只接受一位上级管理人员的命令和指挥，对一位管理人员负责</u>，避免两个以上领导同时对一个下级和一项工作行使权力，造成下级无所适从。<u>下级只向直接上级请示</u>，只有在确认直接指挥错误时可越级上报。<u>上级不要越级指挥</u>，以维护下级组织领导的权威。

2.<u>专业化分工与协作的原则</u>　分工是根据组织的任务、目标，按照专业进行分工，<u>使每一个部门和个人明确各自任务、完成手段、方式和目标</u>。组织内的活动应按专业化分工，以及按组织需要而定，不能过细，也不能过粗，给每个成员分配相应有限的任务，使其工作更加熟练。<u>但要更好地实现组织目标，还要进行有效合作</u>。协作是以明确各部门之间的关系为前提，协作是各项工作顺利进行的保证，协调则是促进组织成员有效协作的手段。

3.<u>管理层次的原则</u>　要做到组织有效运转，<u>组织层次越少越好，命令路线越短越好</u>。从上级到下级建立明确的职责、职权和联系的正式渠道，组织层次越多，指令和命令逐层下达或上传，会增加沟通困难。<u>组织层次的多少与管理幅度相关，相同人数的组织，管理幅度大则组织层次少，反之则组织层次多</u>。

4.<u>有效管理幅度的原则</u>　<u>管理幅度是指不同层次的管理人员能直接领导的隶属人员人数</u>，管理幅度应合理有限。管理幅度是随工作性质、类型、特点、护士素质、技术水平、经验、管理者能力而定。层次越高，管理的下属人数应相应减少。护理管理中，护理部主任、科护士长、护士长的管理幅度要适当和明确，<u>管理幅度过宽，管理的人数过多，任务范围过大，使护理人员接受的指导和控制受到影响</u>，管理者会感到工作压力大；<u>如管理幅度过窄，管理中又不能充分发挥作用，造成人力浪费</u>。

5.<u>职责与权限一致的原则</u>　权利是完成任务的必要工具，职位和权利是对等的。为了实现职、责、权、利的对应，要做到<u>职务实在，责任明确，权利恰当，利益合理</u>。遵循这一原则，要有正确的授权，<u>组织中的一些部门或者人员所负责的任务，应赋予相应职权</u>。授予的权利不应大于或小于其职责，下级也不能超越自身的权利范围。上级掌管总的权限，其他权限分配给下级，既统一领导，又分级负责。如果有权无责会助长瞎指挥和官僚主义，有责无权或权限太小，会阻碍或束缚管理者的积极性、主动性和创造性。

6.<u>集权分权结合原则</u>　<u>集权是把权力相对集中在高层领导者手中</u>，使其最大限度发挥组织权威。集权能够强化领导作用，有利于协调各项活动。<u>分权是把权力分配给每一个管理层和管理者</u>，使他们就自己管理范围内的事情做出决策。分权能够调动管理者的积极性，使他们灵活有效地组织活动。分权使不同层次的管理者对于日常例行性业务按照常规措施和标准执行，领导只需监督和指导，下属定期向上级汇报工作，只有在偏离正常运作的特殊情况时，才向上级报告，由上级亲自处理。

7.<u>任务和目标一致的原则</u>　强调各部门的目标与组织的总目标保持一致，各部门或者科室的分目标必须服从组织的总目标。只有目标一致，才能同心协力完成工作。例如<u>护理部的目标必须根据医院总体目标制定，并始终保持一致</u>。病房、门诊、手术室等护理管理目标必须服从护理部的总体目标。

8.<u>稳定适应的原则</u>　稳定是指组织内部结构要有相对稳定性，这是组织工作得以正常运转的保证，但组织的稳定是相对的，建立起来的组织不是一成不变，随着组织内外环境的变化作出适应性调整。组织既稳定又灵活，能在多变的环境中生存和发展。

9.<u>精干高效原则</u>　组织必须形成精简高效的组织结构形式，以社会效益和经济效益作为自身生存和发展的基础。

10.<u>执行与监督分设原则</u>　执行机构与监督机构分开设立，赋予监督机构相对独立性，才可能发挥作用。在组织运行过程中，必然会出现各种问题，如何保证这些问题得到及时发现和解决，就需要监督机构的有效监督。

第四节　临床护理工作组织结构

一、护理组织结构

我国医院护理组织结构主要有几种形式。其一，在院长领导下，设<u>护理部主任—科护士长—护士长，实施3级管理</u>；其二，在主管医疗护理副院长领导下，设护理部主任—科护士长—护士长；其三，<u>床位不满300张的医院，不设护理部主任，只设立总护士长—护士长的二级管理</u>；其四，在主管院长的领导下，设立护理部主任—科护士长—护士长，但科护士长纳入护理部合署办公，实行扁平化的二级管理模式。此种模式在2010年由原卫生部组织开展的优质护理服务示范工程中明确提出及倡导。

<u>护理部对全院护理人员进行统一管理</u>，实行目标管理，制定各种护理技术操作规程、护理常规、确立各项护理质量标准，建立完备的工作制度和规范；合理地配备和使用护理人力资源；对不同层次的护理人员进行培训、考核和奖惩，保证各项护理工作的落实和完成，并不断提高护理质量。提高临床教学和护理科研的水平；加强护理学科建设等。科护士长在护理部主任领导下，全面负责所管辖科室的业务及管理工作，并且参与护理部对全院护理工作的指导和促进工作。<u>护士长是医院病房和基层单位的管理者</u>，负责对护理单元的人、财、物、时间、信息进行有效管理，保证护理质量的稳定性。在护理单元设有护士长、护士、护理员。

<u>考题1</u>　某医院的护理管理架构是护理部主任—科护士长—病区护士长，请问该医院护理管理的层次是（　　）

A.1级　　　　　B.2级　　　　　C.3级　　　　　D.4级　　　　　E.5级

二、护理工作模式

1.<u>个案护理</u>　是指一个病人所需要的全部护理由一名当班护士全面负责，护理人员直接管理某个病人，即由专人负责实施个体化护理。常用于危重症病人、大手术后需要特殊护理的病人。在这种工作模式下，<u>护理人员责任明确，责任心较强</u>。护士掌握病人的病情变化，全面掌握和满足病人的需求。缺点是需要护理人员有一定的工作能力，护理人员轮班所需要的**人力较大，成本高**。

考题2 肝脏移植术后患者，每个班次由一名护士负责该患者的全部护理，这种护理工作方式属于（　　）

A. 个案护理 　　　　B. 责任制护理 　　　　C. 功能制护理 　　　　D. 整体护理 　　　　E. 综合护理

2. **功能制护理** 是以工作中心为主的护理方式，根据工作的特点和内容划分为几个部分。按岗位分工，可分为处理医嘱的主班护士、治疗护士、药疗护士、生活护理护士等。其优点是，**护士分工明确，工作效率高，所需要护理人员较少，易于组织管理**，护士长能够依照护理人员的工作能力和特点分派工作。缺点是护理人员对病人的病情和护理缺乏整体性概念，容易忽略病人的整体护理和需求。

3. **小组护理** 是将护理人员和病人分成若干小组，**一个或一组护士负责一组病人的护理方式**。小组成员由不同级别的护理人员组成，小组组长负责制定护理计划和措施，指导小组成员共同参与和完成护理任务。小组护理的优点是，**小组任务明确**，成员需要彼此合作，互相配合，维持良好工作氛围；小组中**发挥不同层次护理人员的作用**，调动积极性，护理人员能够获得较为满意的效果。其缺点是护理工作是责任到组，而不是责任到人，**护士的责任感受到影响**。

4. **责任制护理** 是由责任护士和相应辅助护士对病人进行有计划、有目的的整体护理，要求病人从入院到出院，由责任护士和其辅助护士负责。

责任制护理的优点是，**护士能够全面了解病人的情况，为病人提供连续、整体的个体化护理，护理人员责任感增强**，病人安全感增强。护患之间关系比较熟悉密切，增加了交流，护士独立性强。但要求责任护士有更高的业务水平。**护理人力需求也会大一些**。

考题3 以"病人为中心"的优质护理服务工作模式是（　　）

A. 分组制护理 　　　　B. 分级制护理 　　　　C. 分层制护理 　　　　D. 功能制护理 　　　　E. 责任制整体护理

> 锦囊妙记：上述几种工作方式考生可简单地理解为：个案护理为一名护士全面照顾一名病人；功能制护理为相当于工厂里面的流水线作业；小组护理为一组护士照顾一组病人；责任制护理为管床护士负主要责任，其他护士协助实施。

考题答案

序号	1	2	3											
答案	C	A	E											

第五节 医院常用的护理质量标准

一、护理质量标准体系结构

护理质量标准体系结构包括要素质量、环节质量和终末质量。

要素质量是指提供护理工作的基础条件质量，是构成护理服务的基本要素。内容包括：人员配备如编制人数、职称、学历构成等；可开展业务项目及合格程度的技术质量、仪器设备质量、药品质量、器材配备、环境质量、排班、值班传呼等时限质量、规章制度等基础管理质量。

环节质量是指各种要素通过组织管理形成的工作能力、服务项目、工作程序和工序质量。**主要指护理工作活动过程质量**。包括管理工作及护理业务技术活动过程。如执行医嘱、观察病情、病人管理、护理文件书写、技术操作、心理护理、健康教育等。

终末质量是指病人所得到的护理效果的质量。如皮肤压力性损伤发生率、差错发生率、一级护理合格率、住院满意度、出院满意度等病人对护理服务的满意度调查结果等。

二、护理质量标准

护理质量标准包括护理技术操作质量标准、护理管理质量标准、护理文书书写质量标准及临床护理质量标准等4大类。

1. 护理技术操作的质量标准 包括基础护理技术操作和专科护理技术操作。

技术操作质量总标准：实施以病人为中心的整体护理，严格执行三查七对，操作正确及时、安全、节力、省时、省物。严格执行无菌原则及操作程序，操作熟练。

2. 护理管理的质量标准

（1）护理部管理质量标准：有健全的领导体制，完成各项护理质量指标；管理目标明确；做到有年计划、季计划、月计划，及时总结，有达标措施。护理管理制度健全，有全院统一的管理制度。有健全的会议制度；能落实护理检查和质量控制；有计划、有目标地培养护理人员；开展护理教学和科研工作，建立、健全护理技术档案；有各项工作登记、信息管理制度。有科护士长、护士长考核办法；有各级人员及护士岗位职责、考核标准并定期考核。各科疾病护理常规备，并定期组织修改、完善。全院护理单元有质量监控制度，有查房查岗制度，有护理工作情况登记制度。

（2）病房护理工作质量标准：包括病室管理、基础护理与重症护理、无菌操作与消毒隔离、岗位责任制、护士素质等。

1）病房管理：病房内清洁、整齐、安静、舒适。病室规范，工作有序；**贵重药、毒麻药有专人管理，药柜加锁**，账物符合；

病室陪伴率符合医院标准；预防医院感染和护理合并症的发生；有健康教育制度。

2）基础护理与重症护理：病情观察全面及时，掌握病人基本情况，如诊断、病情、治疗、检查结果及护理等；病人六洁（口腔、头发、皮肤、指/趾甲、会阴、床单位）四无（无压力性损伤、无坠床、无烫伤、无交叉感染）；落实基础护理和专科护理，有效预防并发症。各种引流管、瓶清洁通畅；晨晚间护理符合规范；危重病人有护理计划、专科护理到位，无合并症；急救物品齐全、抢救技术熟练，医嘱执行准确及时。做好监测抢救护理及护理记录。

3）无菌操作与消毒隔离：各项无菌技术操作符合无菌要求；消毒物品方法正确；浸泡器械的消毒液浓度、更换时间及液量达到标准；扫床及病人小桌擦布"一人一套"、"一人一巾"，用后浸泡消毒；餐具及便器用后消毒或使用一次性用具；治疗室、处置室、换药室严格执行消毒隔离制度，定期消毒并做空气细菌培养，做好记录；传染病病人按病种进行隔离；应使用一次性注射器、输液器；所有无菌物品均注明灭菌日期，单独放置，确保无过期物品；掌握各种消毒液使用的浓度、范围及配制方法；**医疗垃圾使用黄塑料袋集中处理**。建立预防院内感染的质检机构，制度及措施，有检测消毒、灭菌效果的手段。

4）岗位责任制健全：明确护理部主任、科护士长、护士长、护士、护理员等工作职责。

5）护士素质：服装清洁整齐、举止大方；态度和蔼，语言文明，待人礼貌，热情主动做好各项护理工作，贯彻保护性医疗制度；关心热爱集体，团结协作，努力学习业务；遵守规章制度，坚守岗位；热心为病人做好健康宣教工作。

（3）门诊护理工作质量标准：包括门诊管理及服务台工作。

门诊管理：工作人员坚守岗位，衣帽整齐、举止大方；诊室清洁整齐，维持良好就诊秩序；采用不同形式进行健康宣教；各项工作制度健全并严格执行。

服务台工作：做好分诊工作，做到传染病病人不漏诊；服务态度好；做好开诊前准备工作；组织维持病人候诊、就诊，配合医生诊疗工作；做到无菌操作和消毒隔离。

（4）手术室质量标准：包括无菌操作和消毒隔离、手术室管理、手术室各岗位工作质量标准。无菌操作和消毒隔离：严格执行无菌操作规程，**无菌手术感染率小于0.5%**，Ⅲ类切口感染有追踪登记制度；有严格的消毒隔离制度；**每月定期进行细菌培养及对手术室空气、医护人员的手、物品进行监测**；无过期无菌物品；对感染手术严格执行消毒隔离制度。

手术室清洁、卫生、安静，有定期清扫制度；工作人员衣、帽、鞋按要求穿戴；对参观人员、实习人员有管理要求；高压灭菌达到无菌要求，有灭菌效果监测；各种登记制度健全。

手术室各岗位工作制度：巡回护士根据手术要求做好准备工作，保证物品及时供应和性能良好，能主动准确配合手术及抢救工作，无差错。做好术前访视，术中护理，注意与病人交流与宣教，保证病人舒适及安全；洗手护士能熟练配合手术，严格执行无菌操作，和巡回护士共同认真查对病人、手术部位、用药、输血、器械敷料及手术标本，保证术后伤口内无遗留物等，做好记录。

（5）供应室质量标准：包括无菌操作和消毒隔离，物品供应。

1）无菌操作和消毒隔离：所供应的灭菌物品均注明灭菌日期，无过期物品；定期抽样做细菌培养，监测灭菌效果，高压灭菌达到无菌要求，每锅均有指示剂监测灭菌效果；无菌物品存放室、清洗与包装间、高压灭菌消毒室定期做空气培养；无菌、有菌物品分开放置。

2）物品供应：各种物品能下收下送，收发无差错；物品灭菌达要求，无热源；物品种类齐全适用，质量合格；急救物品供应齐全、备足数量；物资保管好，定期清点维修，防止浪费和丢失。做好一次性物品发放及回收管理工作。

3.护理文件书写的质量标准　护理文件包括体温单、医嘱执行单、护理记录单、手术护理记录单等。

护理记录书写客观、真实、可靠、准确、及时、完整，使用碳素或蓝黑色水笔书写，病情描述确切、简要、动态反映病情变化，重点突出，运用医学术语。字迹清晰、端正、无错别字，**不得用刮、粘、涂等方法掩盖或去除原字迹**。体温单绘制清晰、不间断、无漏项。执行医嘱时间准确，双人签名。医院有护理文件书写规范，病历统一归档。

4.临床护理的质量标准

（1）特级、一级护理：①**特护病人**：设专人24小时护理，备齐各种急救药品、仪器及物品。制订并执行护理计划，严密观察病情。正确及时做好各项治疗、护理，并做好特护记录。做好各项基础护理，病人无并发症。②**一级护理病人**：按病情需要准备急救用品，制订并执行护理计划，**每小时巡视**，密切观察病情变化，并做好记录。做好晨晚间护理，保护皮肤清洁无压力性损伤。

（2）急救物品：配备完好的急救物品及药品，完整无缺处于备用状态。及时检查维修、及时领取补充、定专人保管、定时检查核对、定点放置、定量供应、定期消毒。**合格率100%**。

（3）基础护理：包括晨晚间护理、口腔护理、皮肤护理、出入院护理，标准为：病人清洁、整齐、舒适、安全、无并发症。

（4）消毒灭菌：有负责消毒隔离的健全的组织机构，有预防院内感染的规定和措施，有监测消毒灭菌的技术手段；严格区分无菌区及有菌区，无菌物品须放置在无菌专用柜内储存，有明显标签，注明时间；熟练掌握各种消毒方法及消毒液的浓度及用法；手术室、供应室、产房、婴儿室、治疗室、换药室等定期做空气培养。应用紫外线空气消毒应有登记检查制度。**各种无菌物品灭菌合格率100%**。

第六节　医院护理质量缺陷及管理

一、相关概念

护理质量缺陷是指在护理活动中，出现技术、服务、管理等方面的失误。一切不符合质量标准的现象都属于质量缺陷。

医疗事故是指医疗机构及其医务人员在医疗活动中，违反医疗卫生管理法律、行政法规、部门规章和诊疗护理规范、常规，过失造成病人人身损害的事故。根据对病人的人身损害程度，医疗事故分成4级。一级医疗事故为造成病人死亡、重度残疾的；二级医疗事故是造成病人中度残疾、器官组织损伤，导致严重功能障碍的；三级医疗事故是造成病人轻度残疾、器官组织损伤，导致一般功能障碍的；四级医疗事故是造成病人明显人身损害或其他后果的。

医疗事故中医疗过失行为责任程度的判定是按照导致病人人身损害后果的诸多因素中，<u>医疗过失行为所占的比重依次为完全责任、主要责任、同等责任、次要责任和轻微责任</u>。

护理差错是指护理活动中，由于责任心不强、工作疏忽、不严格执行规章制度、违反医疗卫生管理法律、行政法规、部门规章和诊疗护理规范、常规，过失造成病人直接或间接的影响，但未造成严重后果，未构成医疗事故的。护理差错一般分为严重护理差错和一般护理差错。严重护理差错是指在护理工作中，由于技术或者责任原因发生错误，虽然给病人造成了身心痛苦或影响了治疗工作，但未造成严重后果和构成事故者。一般护理差错是指在护理工作中由于责任或技术原因发生的错误，造成了病人轻度身心痛苦或无不良后果。

二、护理质量缺陷的预防和处理

护理质量缺陷的控制关键在预防。预防为主的思想是整个质量管理的核心。运用风险管理的措施有效降低护理缺陷的发生。

认真履行差错事故上报制度。<u>发生护理事故后，当事人应立即报告科室护士长及科室领导，科室护士长应立即向护理部报告</u>，护理部应随即报告给医务处或者相关医院负责人。

<u>发生护理差错后，当事人应立即报告护士长及科室相关领导，护士长应在24小时内填写报表上报护理部</u>。护理单元应在一定时间内组织护理人员认真讨论发生差错的原因，分析并提出处理和改进措施。护理部应根据科室上报材料，深入临床进行核实调查，作出原因分析，帮助临床找出改进的方法和措施，改进工作。

考题1 肝胆外科病区护士夜查房时发现某床患者不在病房，也没有请假。该护士首先应该告知的是（　　）

A.护理部主任　　　　　　　　　B.外科总护士长　　　　　　　　　C.普外科病区护士长

D.肝胆外科病区护士长　　　　　E.肝胆外科主任

考题2 年初一的早晨，结束夜班工作的护士发现接班的护士没有来，且无法联系，此时，夜班护士正确的处理方法是报告（　　）

A.护士长　　　　　B.护理部主任　　　　　C.值班医生　　　　　D.科主任　　　　　E.住院总值班

三、护理质量缺陷的控制

在护理安全管理中，要本着预防第一的原则，作好环节安全的管理，重视事前控制，作好流程改造和系统改进。抓住隐患苗头，重点分析，改进工作。对容易出现差错的人、环境、环节、时间、部门要作持续的改进。

严格执行和落实差错事故上报处理制度，不隐报、瞒报，要认真对待发生的问题，积极改进。正确评价护理差错的发生情况，不宜简单地以差错多少评价一个护理单元的工作优劣，要作多原因的分析，要从个人原因和责任找问题，也要从护理组织管理指导和领导等多方面寻求原因，吸取经验教训。

建立健全护理不良事件上报制度和流程，提倡真实反映临床中存在和发现的各种不良事件和隐患。积极发现可能存在的各种隐患，提出可行的改良措施，起到预防为主的有效作用。

坚持全面质量管理的思想，运用品质圈活动，对工作环境、影响质量的因素，运用PDCA循环的护理管理的基本方法，对护理质量和安全持续改进。

P代表计划，即检查质量状况，找出存在问题，查出产生质量问题的原因，针对主要原因定出具体实施计划。

D代表实施，即贯彻和实施预定的计划和措施。

考题3 PDCA循环中的"D"代表（　　）

A.管理　　　　　B.计划　　　　　C.实施　　　　　D.检查　　　　　E.处理

C代表检查，即检查预定目标执行情况。

A代表处理，即总结经验教训，存在问题转入下一个管理循环中。

考题答案

序号	1	2	3												
答案	D	A	C												

第二十章　护理伦理

本章内容较为重要，历年考试每年约考查6题，重点考查了自主原则的正确理解，抢救病人时医嘱补记的时间，如何正确地执行医嘱，如何保护病人的隐私（知情权和隐私保密权），病人的权利和义务等。

第一节　护士执业中的伦理具体原则

护理伦理基本原则是在护理活动中调整护理人员与病人、护理人员与其他医务人员、护理人员与社会相互关系的最基本出发点和指导原则。护理伦理基本原则主要包括**自主原则、不伤害原则、公正原则、行善原则**。

一、自主原则

自主原则是指自我选择、自主行动或依照个人意愿作自我管理和决策。自主原则的含义是指尊重病人自己作决定的原则，是指医护人员在为病人提供医疗照护活动之前，事先向病人说明医护活动的目的、益处以及可能的结果，然后征求病人的意见，由病人自己决定。**自主原则适用于能够作出理性决定的人，对自主能力减弱、没有自主能力的病人如婴儿、严重智障者、昏迷病人并不适用。**

自主原则要求护理人员尊重病人的自主权，承认病人有权根据自己的考虑就其自己的事情作出合乎理性的决定。护理人员有责任向病人提供选择的信息，并帮助病人进行诊疗护理活动方案的选择。自主原则承认护理人员在专业护理活动中有护理自主权。**对于缺乏或丧失自主能力的病人，护理人员应当尊重家属、监护人的选择权利**。但是，如果这种选择违背丧失自主能力病人的意愿或利益，护理人员不能听之任之，而应向病人单位或社会有关机构寻求帮助，以维护病人的利益。如果病人处于**生命的危急时刻，出于病人的利益和护理人员的责任，护理人员可以本着护理专业知识，行使护理自主权。如果病人的选择对自身、他人的健康和生命构成威胁或对社会产生危害，如传染病人拒绝隔离，护理人员有责任协助医生对病人的自主权加以限制**。

> 锦囊提醒：考生应全面理解自主原则的含义。通常情况下，病人可自主选择、自我决策，但是，当病人病情危重，须进行紧急抢救时，护士可自己决定；同时当病人的选择会危害自身和他人的健康时，护士要对病人的自主权进行限制，如急性心肌梗死的病人要绝对卧床休息，以免加重心肌损害，当病人拒绝卧床，希望下床活动时，护士可强迫病人卧床。

考题1 一位住院患者在输液时担心某新护士的操作水平，提出让护士长来为其输液，此时，该新护士应当首先（　　）
A. 找护士长来输液 B. 装作没听见患者的话，继续操作
C. 表示理解患者的担心，告诉患者自己会尽力 D. 让患者等着先为其他患者输液
E. 找家属，让其劝说患者同意为其输液

考题2 患者，男性，56岁。因心前区剧烈疼痛入院，入院后急查心电图提示心肌梗死。经过1小时治疗后患者感觉疼痛缓解，但拒绝住院，坚持回家。此时医生应（　　）
A. 尊重患者自主权，同意他回家
B. 尊重患者自主权，但应耐心劝说，无效时同意出院
C. 尊重患者自主权，但应耐心劝说，无效时行使干涉权
D. 行使医生自主权，强行把患者留在医院
E. 尊重患者家属的监护权，由患者家属决定

二、不伤害原则

不伤害原则是指不给病人带来本来可以避免的肉体和精神上的痛苦、损伤、疾病甚至死亡。

三、公正原则

医疗上的公正是指每一个社会成员都应具有平等享受卫生资源合理或公平分配的权利，而且对卫生资源的使用和分配，也具有参与决定的权利。

四、行善原则

行善原则是指医护人员对病人直接或间接履行仁慈、善良和有利的德行。

考题答案

序号	1	2													
答案	A	C													

第二节 护士的权利与义务

一、护士在医疗实践过程中依法应当享有的权利

1.享有获得物质报酬的权利　护士执业，有按照国家有关规定获取工资报酬、享受福利待遇、参加社会保险的权利。任何单位或者个人不得克扣护士工资，降低或者取消护士福利等待遇。

2.享有安全执业的权利　护士执业，有获得与其所从事的护理工作相适应的卫生防护、医疗保健服务的权利。

3.享有学习、培训的权利。

4.享有获得履行职责相关的权利　护士有获得疾病诊疗、护理相关信息的权利和其他与履行护理职责相关的权利，可以对医疗卫生机构和卫生主管部门的工作提出意见和建议。

5.享有获得表彰、奖励的权利。

6.享有人格尊严和人身安全不受侵犯的权利　扰乱医疗秩序，阻碍护士依法开展执业活动，侮辱、威胁、殴打护士，或有其他侵犯护士合法权益行为的，由公安机关依照治安管理处罚法的规定给予处罚；构成犯罪的，依法追究刑事责任。

二、护士的义务

1.依法进行临床护理的义务　护士执业应当遵守法律、法规、规章和诊疗技术规范的规定。这是护士执业的根本准则，即合法性原则。

护士依法执业的另一重要体现，就是正确书写包括护理记录在内等病历材料。医疗机构应当按照国务院卫生行政部门规定的要求，书写并妥善保管病历资料。因抢救危病人未能及时书写病历的，应当在抢救结束后6小时内据实补记，并加以注明。

2.紧急救治病人的义务　护士在执业活动中，发现病人病情危急，应当立即通知医师；在紧急情况下为抢救垂危病人生命，应当先行实施必要的紧急救护。

3.正确查对、执行医嘱的义务　护士发现医嘱违反法律、法规、规章或者诊疗技术规范规定的，应当及时向开具医嘱的医师提出；必要时，应当向该医师所在科室的负责人或者医疗卫生机构负责医疗服务管理的人员报告。

考题1 医生为某患者开具医嘱青霉素肌内注射。护士在核对医嘱时，注意到该患者无青霉素用药史记录，医生也未开具青霉素皮试医嘱，此时，护士应首先（　　）

A.拒绝转抄医嘱　　　　　　　B.向护士长报告　　　　　　　C.执行医嘱

D.为患者行青霉素皮试　　　　E.向医师提出加开皮试医嘱

4.保护病人隐私的义务　护士应当尊重、关心、爱护病人，保护病人的隐私。（亲：护士知道病人的隐私，不能跟治疗护理不相关的人讲，只能跟病人的主治医生讲）。

考题2 在儿科的实习护士下班后在电梯中与外科护士说"告诉你，xxx大明星的女儿今天入住我们病房，你想不想知道是啥原因？"外科护士的正确回答是

A."我们去病房说吧，这里是公共场所，不适合讨论病情。"

B."你简单跟我说说病情好了，我不能去看她。"

C."请不要跟我说这些，你不能透露这些消息。"

D."如果是外科疾病就告诉我，我也许能帮助你。"

E."告诉我床号，明天我自己去看她。"

5.积极参加公共卫生应急事件救护的义务。发生自然灾害、公共卫生事件等严重威胁公众生命健康的突发事件，护士应当服从卫生主管部门或者所在医疗机构的安排，参加医疗救护。（亲：发生突发公共卫生事件，上级让你上前线，你们得冲哦，否则就没尽到义务）。

三、护士违反上述义务的表现及应当承担的法律责任

1.违反法定义务的表现

（1）发现病人病情危急未立即通知医师的；

（2）发现医嘱违反法律、法规、规章或者诊疗技术规范的规定，未依照规定提出或者报告的；

（3）泄露病人隐私的；

（4）发生自然灾害、公共卫生事件等严重威胁公众生命健康的突发事件，不服从安排参加医疗救护的。

2.违反法定义务应当承担的法律责任　护士条例规定，护士在执业活动中有上述情形之一的，由县级以上地方人民政府卫生主管部门依据职责分工责令改正，给予警告；情节严重的，暂停其6个月以上1年以下执业活动，直至由原发证部门吊销其护士执业证书：

考题答案

序号	1	2												
答案	E	C												

第三节　病人的权利与义务

一、病人的权利

1. 病人有个人隐私和个人尊严被保护的权利　病人有权要求有关其病情资料、治疗内容和记录应如同个人隐私，须保守秘密。病人有权要求对其医疗计划，包括病例讨论、会诊、检查和治疗都应审慎处理，不允许未经同意而泄漏，不允许任意将病人姓名、身体状况、私人事务公开，更不能与其他不相关人员讨论别人的病情和治疗，否则就是侵害公民名誉权，将受到法律的制裁。

考题1　患者女性，28岁，因婚后2年未孕住院治疗。护士小张站在护士站和其他护士议论患者的病情，还将信息告诉同病房的其他病人。该护士的行为侵犯了患者的（　）

A.平等医疗权利　　　B.知情同意权利　　　C.自主权利

D.隐私保密权利　　　E.监督权利

2. 病人有获得全部实情的知情权　病人有权获知有关自己的诊断、治疗和预后的最新信息。在医疗活动中，医疗机构及其医务人员应当将病人的病情、医疗措施、医疗风险等如实告知病人，及时解答其咨询；但是，应当避免对病人产生不利后果。

> 锦囊妙记：一般情况下，护士应告诉病人病情、诊断结果、治疗护理方案、预后等，但是当病人知情后（如恶性肿瘤）可能会影响其配合和治疗效果，护士可向病人隐瞒病情，将相关信息告诉病人家属。

3. 病人有平等享受医疗的权利　当人们的生命受到疾病的折磨时，他们就有解除痛苦、得到医疗照顾的权利，有继续生存的权利。任何医护人员和医疗机构都不得拒绝病人的求医要求。

考题2　患者女，37岁。因剧烈腹痛，独自到急诊科就诊，经检查确诊为宫外孕大出血。因其无监护人签字且没带够手术费用，值班医生未及时进行手术，而是让其在急诊科输液留观，当患者家属接到消息赶到医院付款时，错过了最佳手术时机。本案例侵犯了病人的（　）

A.自主权　　　　　B.知情同意权　　　　C.参与治疗权

D.基本医疗权　　　E.保密权和隐私权

4. 病人有参与决定有关个人健康的权利　病人有权在接受治疗前，如手术、重大的医疗风险、医疗处置有重大改变等情形时，得到正确的信息，只有当病人完全了解可选择的治疗方法并同意后，治疗计划才能执行。

病人有权在法律允许的范围内拒绝接受治疗。医务人员要向病人说明拒绝治疗对生命健康可能产生的危害。

5. 病人有权获得住院时及出院后完整的医疗　医院对病人的合理的服务需求要有回应。医院应依病情的紧急程度，对病人提供评价、医疗服务及转院。

6. 病人有服务的选择权、监督权　病人有比较和选择医疗机构、检查项目、治疗方案的权利。病人同时还有权利对医疗机构的医疗、护理、管理、后勤、管理医德医风等方面进行监督。

7. 病人有免除一定社会责任和义务的权利　病人可以暂时或长期免除服兵役、献血等社会责任和义务。

8. 有获得赔偿的权利　由于医疗机构及其医务人员的行为不当，造成病人人身损害的，病人有通过正当程序获得赔偿的权利。

9. 请求回避权。

二、病人的义务

1. 积极配合医疗护理的义务　病人患病后，有责任和义务接受医疗护理，和医务人员合作，共同治疗疾病、恢复健康。

2. 自觉遵守医院规章制度　医院的各项规章制度是为了保障医院正常的就诊秩序，这是为了维护广大病人利益的需要。

3. 自觉维护医院秩序　病人应自觉维护医疗秩序，包括安静、清洁，保证正常的医疗活动以及不损坏医院财产。

4. 保持和恢复健康　病人有责任选择合理的生活方式，养成良好的生活习惯，保持和促进健康。

◎ 考题3~4题共用题干

产妇剖宫产后要求出院，医生同意其出院但尚未开具出院医嘱。该产妇家属表示先带产妇和孩子回家，明天来医院结账。而护士考虑到住院费用没有结清，有漏账的风险，故没有同意家属的要求。但家属不听护士的劝阻并准备离开。这时，护士借口为孩子沐浴把孩子抱走了。产妇知情后大哭。

考题3　该护士的行为违反了（　）

A.自主原则　　　B.不伤害原则　　　C.公正原则　　　D.行善原则　　　E.公平原则

考题4　该家属的行为没有履行（　）

A.积极配合医疗护理的义务　　　　　　　　　B.自觉遵守医院规章制度的义务

C.自觉维护医院秩序的义务　　　　　　　　　D.保持和恢复健康的义务

E.公民的义务

考题答案

序号	1	2	3	4											
答案	D	D	B	B											

第二十一章 人际沟通

考情分析

　　本章内容较为重要，历年考试每年约考查8题，重点考查了影响人际沟通的因素，护患关系模式，影响护患关系的主要因素，影响护际关系的因素，护患语言沟通的原则，倾听的技巧，开放式提问，移情的理解与运用，目光交流技巧、微笑的艺术，护士坐姿的要求等。

考点预测

第一节 概　述

一、人际沟通的类型

　　1.**语言沟通**　语言沟通是**语言文字为媒介**的一种准确、有效、广泛的沟通形式。包括口头语言沟通和书面语言沟通。
　　2.**非语言沟通**　非语言沟通是通过非语言媒介，如**表情**、**眼神**、**姿势**、**动作**等类语言实现的沟通。

> 锦囊妙记：考生应学会区分语言沟通与非语言沟通。除语言和文字属于语言沟通外，其余均属于非语言沟通。

二、人际沟通的影响因素

（一）环境因素

　　1.噪声　嘈杂的环境将影响沟通的顺利进行。
　　2.距离　沟通者之间的距离不仅会影响沟通者的参与程度，还会影响沟通过程中的气氛。
　　3.隐秘性　当沟通内容涉及个人隐私时，若有其他无关人员在场，如同事、朋友、亲友等，将会影响沟通的深度和效果。

（二）个人因素

　　1.生理因素
　　（1）永久性生理缺陷：感官功能不健全，如听力、视力障碍；智力不健全，如弱智、痴呆等。
　　（2）暂时性生理不适：包括**疼痛**、饥饿、疲劳等暂时性生理不适因素。
　　2.心理因素
　　（1）**情绪**：一般而言，轻松、愉快的情绪可增强沟通者沟通的兴趣和能力；焦虑、烦躁的情绪将干扰沟通者传递、接受信息的能力。沟通者在特定的情绪状态时，常会导致对信息的误解：当沟通者处于**愤怒**、**激动状态时，对某些信息会出现过度的反应**；**当沟通者处于悲痛、伤感时，对某些信息会出现淡漠、迟钝的反应，从而影响沟通的效果**。
　　（2）个性：一般情况下，热情、直爽、健谈、开朗、大方、善解人意的人容易与他人沟通；而冷漠、拘谨、内向、固执、孤僻、以自我为中心的人很难与他人沟通。
　　（3）认知能力：认知是指一个人对待发生于周围环境中的事件所持有的观点。由于每个人的经历、教育程度、生活环境等存在差异，从而导致每个人认识的深度、广度、类型不尽相同。一般而言，知识面广、认识水平高、生活经历丰富的人比较容易与他人沟通。
　　3.文化因素　文化包括知识、信仰、习俗和价值观等，它规定和调节人的行为。不同的文化背景很容易使沟通双方产生误解，造成沟通障碍。
　　4.语言因素　沟通者的语音、语法、语义、语构、措辞及语言的表达方式均会影响沟通的效果。

> 锦囊提醒：关于人际沟通的影响因素，考生不需要记忆。考生只需根据题干提供的信息判断即可。如题干提示有其他人员在场，影响因素为隐秘性；题干提示病人疼痛剧烈，影响因素为生理因素（疼痛）。

　　考题1　患者，男性，50岁，小学文化，胃癌术后第一天。护士在早上查房时准备对患者进行健康教育。患者感到伤口阵阵疼痛，心情烦躁，对健康教育内容毫无兴趣，护士最终不得不终止。影响此次护患沟通失败的因素是（　　）
　　A.患者伤口疼痛　　B.患者文化程度低　　C.有其他人员在场
　　D.教育内容不合适　　E.患者年龄较大
　　◎考题2~3题共用题干
　　患者女，32岁，在得知自己被确诊为乳腺癌早期时，禁不住躺倒在床上失声痛哭，这时护士问："你现在觉得怎么样？"此患者一直低头不语，不愿意和护士沟通。之后的几天内，患者情绪很低落，常为一些小事伤心哭泣。

考题2 当护士试图和患者沟通时，目前，影响护患沟通的核心问题是患者的

A. 个性　　　　　　B. 情绪　　　　　　C. 能力　　　　　　D. 态度　　　　　　E. 生活背景

考题3 当患者因沮丧而哭泣时，护士不恰当的沟通行为是

A. 制止她哭泣，告诉她要坚强面对　　　　　　B. 坐在她身边，轻轻递给她纸巾

C. 轻轻地握住她的手，默默陪伴她　　　　　　D. 在她停止哭泣时，鼓励她说出悲伤的原因

E. 当她表示想独自一人安静一会时，为她提供一个适当的环境

考题答案

序号	1	2	3									
答案	A	B	A									

第二节　护理工作中的人际关系

一、人际关系的特点

1. 社会性　人是社会的产物，社会性是人的本质属性，是**人际关系的基本特点**。

2. 复杂性　人际关系的复杂性体现于两个方面：一方面，人际关系是多方面因素联系起来的，且这些因素均处于不断变化的过程中；另一方面，人际关系还具有高度个性化和以心理活动为基础的特点。

3. 多重性　所谓多重性是指人际关系具有多因素和多角色的特点。

4. 多变性　人际关系随着年龄、环境、条件的变化，不断发展变化。

5. 目的性　在人际关系的建立和发展过程中，均具有不同程度的目的性。

二、影响人际关系的因素

（一）仪表

仪表可影响人们彼此间的吸引，从而影响人际关系的建立和发展。特别是在初次见面时，仪表因素在人际关系中占有重要地位。

（二）空间距离与交往频率

人与人之间的空间距离和交往频率均可影响人际关系疏密程度。一般而言，人与人在空间距离上越近，交往的频率越高，双方更容易了解、熟悉，人际关系也更加密切。

（三）相似性与互补性

一般而言，在教育水平、经济收入、籍贯、职业、社会地位、宗教信仰、人生观、价值观等方面具有相似性的人们容易相互吸引；而在性格等方面，当交往双方的特点需要互补关系时，也会产生强烈的吸引力。

（四）个性品质

优良个性品质，如正直、真诚、善良、热情、宽容、幽默、乐于助人等，更具有持久的人际吸引力。

三、人际关系的基本理论

（一）人际认知理论

1. 人际认知　人际认知包括对他人的仪态表情、心理状态、思想性格、人际关系等方面的认知。

2. 认知效应　人际认知方面具有一定规律性的相互作用称为人际认知效应。

（1）**首因效应**：亦称第一印象，是指人在与他人首次接触时，根据对方的仪表、打扮、风度、言语、举止等所作出的综合性判断。在第一印象中，外表是影响第一印象的主要因素。

（2）**近因效应**：在人际交往过程中，人们往往比较重视新的信息，而相对忽略陈旧的信息。

（3）**社会固定印象**：亦称刻板印象，是指某个社会文化环境对某一社会群体所形成的固定而概括的看法。如社会的固定印象为：商人精明、知识分子文质彬彬、女性温柔等。

（4）**晕轮效应**：亦称月晕效应或光环效应，是指在人际交往过程中对一个人某种人格特征形成印象后，以此来推断此人其他方面的特征，从而高估或低估对方。

（5）**先礼效应**：是指在人际交往过程中向对方提出批评意见或某种要求时，先用礼貌的语言行为起始，以便对方容易接受，从而达到自己的目的。

（6）**免疫效应**：是指当一个人已经接受并相信某种观点时，便会对相反的观点产生一定的抵抗力，即具有一定的"免疫力"。

3. 人际认知效应的应用策略

（1）避免以貌取人。

（2）注重人的一贯表现。

（3）注重了解人的个性差异。

（4）注意在动态和发展中全面观察、认识人。

（二）人际吸引的规律

1. 人际吸引　人际吸引是指人与人之间在感情方面相互接纳、喜欢和亲和的现象，即一个人对其他人所持有的积极态度。

2. 人际吸引的规律

（1）相近吸引：是指人们彼此由于时间及空间上的接近而产生的吸引。

（2）相似吸引：人们彼此之间某些相似或一致性的特征是导致相互吸引的重要原因。

（3）相补吸引：当交往的双方需要以及对对方的期望成为互补关系时，可以产生强烈的吸引力。

（4）相悦吸引：情感上的相互接纳、肯定、赞同及接触上的频繁与接近，相悦是彼此建立良好人际关系的前提。

（5）仪表吸引：仪表在一定程度上反映个体的内心世界。仪表在人际吸引过程中具有重要的作用。

（6）敬仰性吸引：是指单方面对某人的某种特征的敬慕而产生的人际关系，如球迷对球星的爱慕。

3. 人际吸引规律的应用策略

（1）培养自身良好的个性品质。

（2）锻炼自身多方面的才能，克服交往的心理障碍。

（3）注重自身形象，给人以美感。

（4）缩短与对方的距离，增加交往的频率。

四、护理人际关系

（一）护士与病人的关系

1. 护患关系的性质与特点

（1）护患关系是帮助系统与被帮助系统的关系：在医疗护理服务过程中，护士与病人通过提供帮助和寻求帮助形成特殊的人际关系。

（2）护患关系是一种专业性的互动关系：护患关系不是护患之间简单的相遇关系，而是护患之间相互影响、相互作用的专业性互动关系。

（3）护患关系是一种治疗性的工作关系：治疗性关系是护患关系职业行为的表现，是一种有目标、需要认真促成和谨慎执行的关系，并具有一定强制性。

（4）护士是护患关系后果的主要责任者：作为护理服务的提供者，护士在护患关系中处于主导地位，其言行在很大程度上决定着护患关系的发展趋势。因此，一般情况下，护士是促进护患关系向积极方向发展的推动者，也是护患关系发生障碍的主要责任承担者。

（5）护患关系的实质是满足病人的需要：护士通过提供护理服务满足病人需要是护患关系区别于一般人际关系的重要内容。

2. 护患关系的基本模式

（1）主动-被动型：此模式的特点是"护士为病人做治疗"，模式关系的原型为母亲与婴儿的关系。在此模式中，护士常以"保护者"的形象出现，处于专业知识的优势地位和治疗护理的主动地位，而病人则处于服从护士处置和安排的被动地位。在临床护理工作中，此模式主要适用于不能表达主观意愿、不能与护士进行沟通交流的病人，如神志不清、休克、痴呆以及某些精神病病人。

（2）指导-合作型：此模式的特点是"护士告诉病人应该做什么和怎么做"，模式关系的原型为母亲与儿童的关系。在此模式中，护士常以"指导者"的形象出现，根据病人病情决定护理方案和措施，对病人进行健康教育和指导；病人处于"满足护士需要"的被动配合地位，根据自己对护士的信任程度有选择地接受护士的指导并与其合作。

在临床护理工作中，此模式主要适用于急性病病人和外科手术后恢复期的病人。

（3）共同参与型：此模式的特点是"护士积极协助病人进行自我护理"，模式关系的原型为成人与成人的关系。在此模式中，护士常以"同盟者"的形象出现，为病人提供合理的建议和方案，病人主动配合治疗护理，积极参与护理活动，双方共同分担风险，共享护理成果。

在临床护理工作中，此模式主要适用于具有一定文化知识的慢性疾病病人。

锦囊妙记：主动—被动模式相当于生活中的父母与婴儿，婴儿没有自主能力，完全由父母做主，所以主动—被动模式主要适用于昏迷、婴幼儿、全麻等病人；指导—合作型模式相当于生活中的父母与儿童，主要由父母做主，但父母也会考虑儿童的想法，所以指导—合作型模式主要适用于病情较重，但神志清醒的病人；共同参与型模式相当于成人与成人，双方共同决定，所以此模式主要适用于慢性病病人和受过良好教育的病人。

考题1　患者男，30岁，半小时前因汽车撞伤头部入院，入院时已昏迷，对于此患者应采取的护患关系模式是（　　）

A. 主动—主动型　　　　　　　B. 被动—被动型　　　　　　　C. 主动—被动型

D. 指导—合作型　　　　　　　E. 共同参与型

3. 护患关系的发展过程

（1）**初始期**：亦称熟悉期，是护士与病人的初识阶段，也是**护患之间开始建立信任关系的时期**。此期的工作重点是建立信任关系，确认病人的需要。

考题2 患者女，62岁。因肠梗阻入院治疗。责任护士来到其床边询问病史，此时他们的关系处于护患关系的（　　）

A. 准备期　　　　B. 初始期　　　　C. 工作期　　　　D. 结束期　　　　E. 延续期

（2）**工作期**：**是护士为病人实施治疗护理的阶段**，也是护士完成各项护理任务、病人接受治疗和护理的主要时期。

（3）**结束期**：经过治疗和护理，病人病情好转或基本康复，已达到预期目标，可以出院休养，护患关系即转入结束期。此期工作重点是与病人共同评价护理目标的完成情况，并根据尚存的问题或可能出现的问题制定相应的对策。

4.影响护患关系的主要因素

（1）**信任危机**：信任感是建立良好护患关系的前提和基础，而良好的服务态度、认真负责的工作精神、扎实的专业知识和娴熟的操作技术是赢得患者信任的重要保证。

（2）**角色模糊**：是指个体（护士或病人）由于对自己充当的角色不明确或缺乏真正的理解而呈现的状态。在护患关系中，如果护患双方中任何一方对自己所承担的角色功能不明确，如护士不能积极主动地为患者提供帮助，或患者不积极参与康复护理，不服从护士的管理等，均可能导致护患沟通障碍、护患关系紧张。

（3）**责任不明**：护患双方往往由于对自己的角色功能认识不清，不了解自己所应负的责任和应尽的义务，从而导致护患关系冲突。护患责任不明主要表现在两个方面：一是对于患者的健康问题，应由谁来承担责任；二是对于改善患者的健康状况，谁来承担责任。

（4）**权益影响**：寻求安全、优质的健康服务是患者的正当权益。由于大多数患者缺乏专业知识和疾病因素，导致部分或全部丧失自我护理的能力，被迫依赖医护人员的帮助来维护自己的权益。而护士则处于护患关系的主动地位，在处理护患双方权益争议时，容易倾向于自身利益和医院的利益，忽视患者的利益。

（5）**理解差异**：由于护患双方在年龄、职业、教育程度、生活环境等方面的不同，在交流沟通过程中容易产生差异，从而影响护患关系。

考题3 患者男，72岁。来自偏远山区。因次日要行胃部切除术，护士告诉患者："您明天要手术，从现在开始，不要喝水，不要吃饭。"患者答应。第2天术前护士询问患者时，患者回答说"我按你说的没有喝水，也没吃饭，就喝了两袋牛奶。"影响护患沟通的因素为（　　）

A. 经济收入　　　　B. 疾病程度　　　　C. 个人经历　　　　D. 理解差异　　　　E. 情绪状态

5.护士在促进护患关系中的作用

（1）**明确护士的角色功能**：护士应全面认识、准确定位自身的角色功能，认真履行角色责任和工作职责，使自己的言行符合患者对护士角色的期待。

（2）**帮助患者认识角色特征**：护士应根据患者的病情、年龄、文化程度、职业、个性等特点，了解患者对"新角色"的认识，努力帮助患者尽快适应患者角色。

（3）**主动维护患者的合法权益**：护士应主动维护患者的合法权益。

（4）**减轻或消除护患之间的理解分歧**：护士在与患者沟通时，应注意沟通内容的准确性、针对性和通俗性；根据患者的特点，选择适宜的沟通方式和语言。

（二）护士与患者家属的关系

1.影响护士与患者家属关系的主要因素

（1）**角色期望冲突**：患者家属往往因亲人的病情而承受不同程度的心理压力，因而对医护人员期望值过高。希望医护人员能妙手回春、药到病除，要求护士有求必应、随叫随到、操作无懈可击等。然而，护理工作的繁重、护理人员的紧缺等临床护理现状难以完全满足患者家属的需要，加之个别护士的不良态度及工作方式，往往引发护士与患者家属关系的冲突。

（2）**角色责任模糊**：在护理患者的过程中，家属和护士应密切配合，共同为患者提供心理支持，生活照顾。然而部分家属将全部责任，包括一切生活照顾推给护士，自己只扮演旁观者和监督者的角色；个别护士也将本应自己完成的工作交给家属，从而严重影响护理质量，甚至出现护理差错、事故，最终引发护士与患者家属之间的矛盾。

（3）**经济压力过重**：当患者家属花费了高额的医疗费用却未见明显的治疗效果时，往往产生不满情绪，从而引发护士与患者家属间的冲突。

2.护士在促进护士与患者家属关系中的作用

（1）**尊重患者家属**：护士对所有患者家属应给予尊重，并给予必要的帮助和指导。

（2）**指导患者家属参与患者治疗、护理的过程。**

（3）**给予患者家属心理支持**：护士应体谅、理解、同情患者家属的处境，帮助家属正确认识疾病，提供心理支持，减轻家属的心理负担。

（三）护士与医生的关系

1.影响医护关系的主要因素

（1）**角色心理差位**：由于长期以来受传统的主导-从属型医护关系模式的影响，部分护士对医生产生依赖、服从的心理，在医生面前感到自卑、低人一等。此外，也有部分高学历的年轻护士或年资高、经验丰富的老护士与年轻医生不能密切配合，均可影响医护关系的建立与发展。

（2）**角色压力过重**：一些医院由于医护人员比例严重失调、岗位设置不合理、医护待遇悬殊等因素，导致护士心理失衡、角色压力过重，心理和情感变得脆弱、紧张和易怒，从而导致医护关系紧张。

（3）**角色理解欠缺**：医护双方对彼此专业、工作模式、特点和要求缺乏必要的了解，导致工作中相互埋怨、指责，从而也影响医护关系的和谐。

（4）**角色权利争议**：医护根据分工，各自在自己职责范围内承担责任，同时也享有相应的自主权。但在某些情况下，医护常常会觉得自己的自主权受到对方侵犯，从而引发矛盾冲突。

2. 护士在促进医护关系中的作用

（1）**主动介绍专业**：护士应主动向医生介绍护理专业的特点和进展，以得到医生的理解和支持。

（2）**相互学习理解**：**医护双方应相互尊重，相互学习**、理解，营造相互支持的氛围。

（3）**加强双方沟通**：护士应积极、主动与医生沟通，虚心听取医生的不同意见，同时善意提出合理化建议。

考题4 建立良好医护关系的原则是双方应相互

A. 依存　　　　　B. 独立　　　　　C. 监督　　　　　D. 尊重　　　　　E. 补充

（四）护际关系

1. 影响护理管理者与护士之间关系的主要因素

（1）护理管理者对护士的要求

1）希望护士有较强的工作能力，能按要求完成各项护理工作。

2）希望护士能够服从管理，支持科室工作。

3）希望护士能够处理好家庭与工作的关系，全身心地投入工作。

4）希望护士有较好的身体素质，能够胜任繁忙的护理工作。

（2）护士对护理管理者的期望

1）希望护理管理者具有较强的业务能力和组织管理能力，能够在各方面给予自己帮助和指导。

2）希望护理管理者能严格要求自己，以身作则。

3）希望护理管理者能够公平公正地对待每一位护士，关心每一位护士。

由于护理管理者和护士出发点、需求不同，双方的期望和关注点不同。在工作中，往往因管理者过分关注工作的完成情况而忽略对护士个人的关心，或因护士过分强调个人困难而忽略科室工作等问题而产生矛盾。

2. 护际之间的关系

（1）影响新、老护士之间关系的主要因素：新、老护士之间往往由于年龄、身体状况、学历、工作经历等方面的差异，相互之间缺乏理解、尊重，从而相互埋怨、指责，导致关系紧张。

（2）影响不同学历护士之间关系的主要因素：不同学历的护士主要由于学历、待遇不同，产生心理上的不平衡，导致交往障碍。

考题5 护士甲与护士乙同在一个病房工作，两人性格各异。乙觉得甲做事风风火火、不够稳重，甲觉得乙做事慢条斯理，拖拖拉拉，所以两人经常产生一些矛盾。造成护际关系紧张的主要因素是（　）

A. 职位因素　　　B. 年龄因素　　　C. 学历因素　　　D. 收入因素　　　E. 心理因素

（3）影响护士与实习护生之间关系的主要因素：一般情况下，护士与实习护生容易建立良好的人际关系。但是，当个别带教护士对实习护生态度冷淡、不耐心、不指导，就会使实习护生对带教护士产生厌烦心理；同时，如果实习护生不虚心学习、不懂装懂、性情懒散，也会使带教护士产生反感，从而引发矛盾。

3. 建立良好护际关系的策略

（1）营造民主和谐的人际氛围：建立民主意识、加强信息沟通是维持和促进护际关系和谐的基础。作为护理管理者，既是护理工作的管理者，更是护际关系的协调者。在工作中，应多用情、少用权，要以身作则，严于律己，知人善用，以理服人。作为护士，一方面要尊重领导，服从管理，要理解护理管理者的难处；另一方面，护士间要互相帮助、互相学习、取长补短、和睦相处；作为实习护生，应尊重带教护士，主动学习，勤奋工作。

（2）创造团结协作的工作环境：护士之间既要分工负责，又要团结协作；出现困难，应互相帮助；发现问题，应互相提醒、补救；形成团结协作、和谐向上的工作氛围。

考题答案

序号	1	2	3	4	5									
答案	C	B	D	D	E									

第三节　护理工作中的语言沟通

一、护患语言沟通的原则

1. **尊重性**　尊重是确保沟通顺利进行的首要原则。

2. **科学性**　护士在与患者沟通过程中，应确保沟通内容的科学性。作为专业人士，护士首先应保证沟通中所引用的例证、治疗均有可靠的依据；其次应实事求是，**不得任意夸张、歪曲事实**。（亲：护士向患者介绍病情时，应客观、实事求是地进行介绍，不夸大、不缩小、不隐瞒患者的病情）。

考题1 患者女，38岁，缩窄性心包炎1年，拟择日行心包切除术。夜班护士发现患者失眠，心率120次/分，双手颤抖，沟通中患者表示深恐手术发生意外，但又因病情重不敢不行手术。护士采取的措施**不妥**的是（ ）

A. 向患者介绍手术成功的病例   B. 告诉患者手术没有任何风险

C. 向患者说明手术目的   D. 教会患者使用放松技术

E. 鼓励家属在探视时给予心理支持

考题2 足月产新生儿，因患**吸入性肺炎**送儿科抢救室抢救，护士抢救完后回病房，家属询问其相关情况，护士应该（ ）

A. 隐瞒病情   B. 夸大病情   C. 暂不回答   D. 客观介绍   E. 简要回答

考题3 患者男，19岁。尿道损伤后出现排尿困难。护士遵医嘱为其留置导尿。患者表情紧张："会不会很疼呀？"下列回答较妥当的是（ ）

A."放心，一点儿也不疼"   B."当然会疼，谁让你受伤了呢！"

C."不太清楚"   D."为了治病，疼也得忍着！"

E."会有一些疼痛，我会尽量帮你减轻痛苦"

3. **目标性** 护患之间的语言沟通是一种有意识、有目标的沟通活动。护士无论是向病人询问一件事、说明一个事实，还是提出一个要求，均应做到目标明确、有的放矢。（亲：护患之间的沟通是以患者的健康问题为中心目标的）。

4. **规范性** 无论是与病人进行口头语言沟通还是书面语言沟通，护士应做到发音纯正、吐字清楚，用词朴实、准确，语法规范、精练。

5. **真诚性** 在语言沟通过程中，护士应以**真心诚意的态度，从爱心出发，加强与病人的情感交流**，努力做到态度谦和、语言文雅、语音温柔，使病人感到亲切。

6. 艺术性 艺术性的语言沟通不仅可以拉近医护人员与病人和家属的距离，还可以化解医患、护患之间的矛盾。

二、交谈的基本类型

1. 个别交谈与小组交谈 根据参与交谈人员的数量，可将交谈分为个别交谈和小组交谈。

（1）个别交谈：是指在特定环境中两个人之间进行的以口头语言为载体的信息交流。

（2）小组交谈：是指三人或三人以上的交谈。为了保证效果，小组交谈最好有人组织；**参与人员数量最好控制在3~7人，最多不超过20人**。

2. 面对面交谈与非面对面交谈

（1）面对面交谈：交谈双方同处一个空间，均在彼此视觉范围内，可以借助表情、手势等肢体语言帮助表达观点和意见。护患交谈多采用此种形式。

（2）非面对面交谈：人们通过电话、互联网等非面对面方式进行交谈。在非面对面交谈时，交谈双方可不受空间和地域的限制，也可以避免面对面交谈时可能发生的尴尬场面，使交谈双方心情更加放松、话题更加自由。

3. 一般性交谈与治疗性交谈

（1）一般性交谈：一般用于解决一些个人或家庭的问题。交谈的内容比较广泛，一般不涉及健康与疾病问题。

（2）治疗性交谈：一般用于**解决健康问题或减轻病痛、促进康复等问题**。**护患之间交谈多为治疗性交谈**。

考题4 在治疗性沟通的交谈阶段，护士提出问题时应注意的是

A. 最好一次把所有的问题都提出来

B. 问题要适合患者的职业、年龄和文化程度

C. 为准确表达，应多使用专业术语

D. 为了简洁，尽可能使用医学名词的简称或英文缩写

E. 只能使用闭合式提问

三、护患交谈的技巧

1. **倾听** 倾听是指全神贯注地接受和感受交谈对象发出的全部信息（包括语言信息和非语言信息），并作出全面的理解。在护患交谈过程中，护士应特别注意以下几点：

（1）**目的明确**：在与病人交谈时，护士应善于寻找病人传递信息的价值和含义。

（2）**控制干扰**：护士应作好充分准备，尽量降低外界的干扰。

（3）**目光接触**：护士**与病人保持良好的目光接触**，用30%~60%的时间注视病人的面部，并面带微笑。

（4）**姿势投入**：护士应面向病人，保持合适的距离和姿势。身体稍微向病人方向倾斜。

（5）**及时反馈**：护士可通过微微点头、轻声应答"嗯"、"哦"、"是"等，以表示自己正在倾听。

（6）**判断慎重**：在倾听时，**护士不要急于作出判断**，应让病人充分诉说，以全面完整地了解情况。

（7）**耐心倾听**：病人诉说时，**护士不要随意插话或打断病人的话题**，一定要待病人诉说完后再阐述自己的观点。

（8）**综合信息**：护士应综合信息的全部内容寻找病人谈话的主题，病人主要的非语言行为，以了解其真实想法。

考题5 在倾听病人的话语时，**错误**的做法是（ ）

A. 全神贯注   B. 集中精力   C. 不必保持目光的接触

D. 用心听讲   E. 双方保持合适的距离

2. 核实　核实是指在交谈过程中，为了验证自己对内容的理解是否准确所采用的沟通策略，是一种反馈机制。护士可通过重述、澄清两种方式进行核实。

（1）重述：重述包括病人重述和护士重述两种情况，即：一方面，护士将病人的话重复一遍，待病人确认后再继续交谈；另一方面，护士可以请求病人将说过的话重述一遍，待护士确认自己没有听错后再继续交谈。

（2）澄清：护士根据自己的理解，**将病人一些模棱两可、含糊不清或不完整的陈述描述清楚，与病人进行核实**，从而确保信息的准确性。

考题6　患者："我每天都要喝一点酒。"护士"请问你每天具体喝多少？"护士使用的沟通技巧是（　　）

A. 叙述　　　　　B. 重复　　　　　C. 澄清　　　　　D. 反映　　　　　E. 反馈

3. 提问　**提问是收集信息和核对信息的重要方式**，也是确保交谈围绕主题持续进行的基本方法。

（1）开放式提问：即所问问题的回答没有范围限制，病人可根据自己的感受、观点自由回答，**护士可从中了解病人的真实想法和感受**。其优点是护士可获得更多、更真实的资料；其缺点是需要的时间较长。

（2）封闭式提问：是将问题限制在特定的范围内，病人回答问题的选择性很小，可以通过简单的"是"、"不是"、"有"、"无"等即可回答。其优点是护士可以在短时间内获得需要的信息；其缺点是病人没有机会解释自己的想法。

考题7　下列护患沟通中，属于开放式提问的是（　　）

A. "您今天早上吃过药了吗？"
B. "您为什么不愿意选择手术治疗呢？"
C. "您的学历是本科吧？"
D. "你现在有疼痛的感觉吗？"
E. "你每天运动的时间有1小时吗？"

考题8　属于开放式提问的是（　　）

A. "您今天感觉怎么样？"
B. "服药后，您还觉得头痛吗？"
C. "昨天的检查结果是阴性，您知道吗？"
D. "您今天吃药了吗？"
E. "您是第一次住院吗？"

4. 阐释　即阐述并解释。阐释的基本原则包括：

（1）尽可能全面地了解病人的基本情况；
（2）将需要解释的内容以通俗易懂的语言向病人阐述；
（3）使用委婉的语气向病人阐释自己的观点和看法，使病人可以选择接受、部分接受或拒绝。

5. 移情　即感情进入的过程。**移情是从他人的角度感受、理解他人的感情，是分享他人的感情，而不是表达自我感情，也不是同情、怜悯他人**。

考题9　护士从患者的角度，通过倾听和提问，与患者交谈，理解患者的感受，护士采用的交谈策略是（　　）

A. 沉默　　　　　B. 核对　　　　　C. 阐述　　　　　D. 移情　　　　　E. 反应

考题10　患儿男，10岁，以大叶性肺炎收入院，入院当晚，护士正在巡视病房，此时患儿对护士说："你们都是坏人，把我的爸爸妈妈赶走了，平时都是他们陪我睡觉的。"护士正确的回答是（　　）

A. "根据医院的规定，在住院期间，你的父母都不能在这里陪你。"
B. "如果你要乖乖的睡觉，我就找人给你买好吃的。"
C. "你再闹的话，我就给你扎针了。"
D. "你想爸爸妈妈了吧？我陪你说说话吧。"
E. "爸爸妈妈一会就来，你先睡吧。"

考题11　患者男，73岁。慢性肾功能不全尿毒症患者，需行维持性血液透析治疗。常抱怨家属照顾欠周到。今天早上对护士说"你们治来治去，怎么也治不好，我不治了！"下列护士的答复中，最恰当的是（　　）

A. "您的心情我理解，我们也在努力，需要您的配合。"
B. "要是不治疗，您的病情比现在严重多了！"
C. "尿毒症是终末期疾病，治愈是不可能的。"
D. "您觉得治疗效果不理想，可以找到别的治疗途径。"
E. "您这样扰乱了病房的秩序，影响了我们的工作。"

6. 沉默　沉默是一种交谈技巧。
（1）**表达自己对病人的同情和支持**；
（2）**给病人提供思考和回忆的时间、诉说和宣泄的机会**；
（3）缓解病人过激的情绪和行为；
（4）给自己提供思考、冷静和观察的时间。
（5）鼓励：在与病人的交谈过程中，护士适时对病人进行鼓励，可增强病人战胜疾病的信心。

考题答案

序号	1	2	3	4	5	6	7	8	9	10	11			
答案	B	D	E	B	C	C	B	A	D	D	A			

第四节 护理工作中的非语言沟通

一、非语言沟通的基本知识

非语言沟通是**借助非语词符号，如人的仪表、服饰、动作、表情**等，以非自然语言为载体所进行的信息传递。非语言沟通的主要特点包括真实性、广泛性、持续性、情景性。

1.真实性 非语言沟通往往比语言沟通更能够表露、传递信息的真实含义。

2.广泛性 非语言沟通的运用是极为广泛的，即使在语言差异很大的环境中，人们也可以通过非语言信息了解对方的想法和感觉，从而实现有效的沟通。

3.持续性 非语言沟通是一个持续的过程。在一个互动的环境中，自始至终都有非语言载体在自觉或不自觉地传递信息。

4.情景性 在不同的情境中，相同的非语言符号表示不同的含义。

二、护士非语言沟通的主要形式

1.目光 目光可以表达和传递感情，也可以显示自身的心理活动，还能影响他人的行为。

（1）目光的作用。

（2）护士目光交流技巧

1）注视角度：**护士注视病人时，最好是平视，以显示护士对病人的尊重和护患之间的平等关系。**在与患儿交谈时，护士可采取蹲式、半蹲式或坐位；与卧床病人交谈时，可采取坐位或身体尽量前倾，以降低身高等。

2）注视部位：护患沟通时，护士注视病人的部位宜采用社交凝视区域，即**以双眼为上线、唇心为下顶角所形成的倒三角区内。**

3）注视时间：护患沟通过程中，**护士与病人目光接触的时间应不少于全部谈话时间的30%，也不超过谈话全部时间的60%；**如果是异性病人，每次目光对视时间应不超过10秒钟。

考题1 患儿女，3岁。因急性淋巴细胞白血病入院，在与患儿沟通时，护士始终采用半蹲姿势与其交谈，此种做法主要是应用了沟通技巧的（ ）

A.倾听 　　　　B.触摸 　　　　C.沉默 　　　　D.目光沟通 　　　　E.语言沟通

2.微笑 微笑是一种最常用、最自然、最容易为对方接受的面部表情。

（1）微笑在护理工作中的作用

1）传情达意：护士的微笑能使病人感觉心情舒畅，使其感受到来自护士的关心和尊重，能帮助病人重新树立战胜疾病的信心。

2）改善关系：护士发自内心的微笑可以化解护患之间的矛盾，改善护患关系。

3）优化形象：微笑可以美化护士的形象，陶冶护士的内心世界。

4）促进沟通：护士的微笑可以缩短护患之间的心理距离，缓解病人的紧张、疑虑和不安心理，使病人感受到尊重、理解、温馨和友爱。

（2）护士微笑的艺术

1）**真诚**：护士发自内心的、真诚的微笑能够使护患沟通在一个轻松的氛围展开，能够真正感动病人。

2）**自然**：发自内心的微笑应该是心情、语言、神情与笑容的和谐统一。

3）**适度**：护士对病人微笑时应适度。笑得过分，有讥笑之嫌；笑得过短，给人以虚伪感。

4）**适宜：护士的微笑一定要与工作场合、环境、病人的心情相适宜。**

考题2 下列护士的面部表情和情境，**不正确的是**（ ）

A.迎接新病人时面带微笑 　　　　　　　　　　B.面对疼痛的病人保持微笑

C.为病人做操作时面色镇定 　　　　　　　　　D.与紧张、焦虑的病人交谈时保持微笑

E.与病人交流时经常注视病人

3.触摸 触摸是非语言沟通的一种特殊形式，包括抚摸、握手、拥抱等。

（1）触摸在护理工作中的应用

1）健康评估：如护士触摸腹痛病人的腹部，了解是否有压痛、反跳痛、肌紧张等。

2）给予心理支持：触摸是一种无声的安慰和重要的心理支持方式，**可以传递关心、理解、体贴、安慰等。产妇分娩时，护士抚摸产妇的腹部或握住产妇的手，产妇会感到安慰，甚至感觉疼痛的减轻。**

3）辅助疗法：触摸可以激发人体免疫系统，使人的精神兴奋，减轻因焦虑、紧张而加重的疼痛，有时还能缓解心动过速、心律不齐等症状，具有一定的保健和辅助治疗作用。

（2）注意事项

1）根据病人性别、年龄、病情等特点，采取病人易于接受的触摸方式。

2）根据沟通双方关系的程度，选择恰当的触摸方式。

考题3 患者男，28岁。主诉腹痛、腹泻2天，以急性胃肠炎收入院。护士遵医嘱为其进行静脉输液，操作过程中护士使用的主要非语言沟通形式是（ ）

A.触摸 　　　　B.眼神 　　　　C.仪表 　　　　D.手势 　　　　E.表情

考题答案

序号	1	2	3									
答案	D	B	A									

第五节 护理工作中的礼仪要求

一、礼仪的基本概念

（一）礼仪的概念

礼仪是在人际交往过程中得到共同认可的行为规范和准则，是对礼貌、礼节、仪表、仪式等具体形式的统称。

1. 礼貌 是指人们在交往过程中为表示尊重和友好，通过语言和动作表现出敬意的行为规范，如尊称、主动打招呼、道谢等。

2. 礼节 是人们在社会交往中表现尊重、祝贺、哀悼等惯用形式，是礼貌在语言、行为、仪态等方面的具体表现形式。

3. 仪表 是人的外在表现，包括容貌、服饰、仪态等。

4. 仪式 是在较为庄重的场合为表示敬意或隆重，举行具有专门程序的规范化活动，如各种会议、项目的开幕式或闭幕式、颁奖仪式等。

（二）礼仪的原则

1. 遵守原则 在交际活动中，每一位参与者都必须自觉、自愿地遵守礼仪规则。

2. 自律原则 礼仪规范由"对待他人的做法"和"对待自己的要求"两部分组成，其中最重要的就是对自我的要求，即运用中需要重视自我要求、自我约束、自我控制、自我检点、自我反省，对待个人的要求是礼仪的基础和出发点。

3. 敬人原则 要求人们在交际活动中，对交往对象要互谦互让、互尊互敬、友好相待、和睦共处。

4. 宽容原则 即在交往活动中，不仅要严于律己，更要宽以待人，多理解、体谅、容忍他人，而不要求全责备、过分苛求、咄咄逼人。

5. 平等原则 平等是礼仪的核心，对人应以诚相待，一视同仁，给予同等礼遇。

6. 从俗原则 礼仪交往要求人们尊重对方、入乡随俗，而不要妄自尊大、自以为是，或简单地否定其他民族和国家的习俗。

7. 真诚原则 真诚原则要求人们在运用礼仪时，务必以诚待人、表里如一、言行一致，不得口是心非、阳奉阴违。

8. 适度原则 在与人交往时，首先要感情适度，既要彬彬有礼，又不能低三下四；其次是要谈吐适度，既要坦率真诚，又不能言过其实；第三是要举止适度，既要优雅得体，又不能夸张造作。

二、护理礼仪的基本概念

（一）护理礼仪的含义

护理礼仪是护理工作者在进行医疗护理和健康服务过程中形成的被大家公认和自觉遵守的行为规范和准则。

（二）护理礼仪的特征

1. 规范性 护理礼仪是护士必须遵守的行为规范，是在相关法律、规章制度、守则的基础上，对护士待人接物、律己敬人、行为举止等方面规定的模式或标准。

2. 强制性 护理礼仪中的各项内容是基于法律、规章、守则和原则基础上的，对护士具有一定的约束力和强制性。

3. 综合性 护理礼仪作为一种专业文化，是护理服务科学性与艺术性的统一，是人文与科技的结合，是伦理学与美学的结合。

4. 适应性 护士对不同的服务对象或不同的文化礼仪具有适应能力。

5. 可行性 护理礼仪要运用于护理实践中，应注重礼仪的有效性和可行性，要得到护理对象的认可和接受。

三、护士的仪表礼仪要求

（一）护士仪容礼仪要求

1. 面部仪容礼仪 护士在工作期间应保持面部仪容自然、清新、高雅、和谐。在保持面部清洁的基础上，可化淡妆。

2. 头饰礼仪 护士工作期间的发式要求是：头发前不过眉，侧不过耳，后不过领。对于女性护士，如果是长发，应盘起或戴网罩；如果是短发，也不应超过耳下3cm，否则也应盘起或使用网罩。对于男性护士，不应留长发；一般情况下，不应剃光头。

（二）护士服饰礼仪要求

1. 护士着装原则

（1）端庄大方：护士在着装上应做到端庄实用，简约朴素，线条流畅，呈现护士的青春活力美。

（2）干净整齐：**干净整齐是护士工作装的基本要求**。

（3）搭配协调：穿着护士服时，要求大小、长短、型号适宜，腰带平整、松紧适度。

2.护士服着装具体要求

（1）护士服：护士服是职业礼服，要求式样简洁、美观，穿着合体，松紧适度，操作灵活；面料挺拔、透气，易清洗、消毒；颜色清淡素雅。护士应保持护士服清洁、平整，衣扣整齐，腰带调整适度。

（2）护士鞋：为了便于工作，护士鞋要求软底、坡跟或平跟，防滑；颜色以白色或奶白色为宜；护士应注意保持鞋面清洁。

（3）袜子：**袜子以肉色、白色等浅色、单色为宜**。

（4）饰物：**护士工作期间不宜佩戴过多饰物**，如戒指、手链、手镯及各种耳饰。

（三）护士基本行为礼仪

1.站姿 抬头，颈直，下颌微收、嘴唇自然闭合；双眼平视前方，面带微笑；两肩外展，双臂自然下垂；挺胸，收腹；双腿直立，两膝和脚跟并拢，脚尖分开。

2.坐姿 抬头，上身挺直，下颌微收，目视前方；挺胸立腰，双肩平正放松；上身与大腿、大腿与小腿均呈90°；**双膝自然并拢，双脚并拢，平落于地或一前一后；坐在椅子的前部1/2或1/3处即可**；双手交叉相握于腹前。

3.走姿 上身正直、抬头，下颌微收，双眼目视前方，面带微笑；挺胸收腹，立腰；足尖向前，双臂自然摆动；步态轻盈、稳健，步幅适中、匀速前进。

考题1 关于护士在工作中坐姿的叙述，**错误**的是（　　）

A.坐在椅子的前部1/2~1/3处　　　　B.上半身挺直，抬头　　　　　　C.两膝并拢，两脚并拢

D.双手交叉相握于胸前　　　　　　　E.目视前方，下颌微收

考题2 关于护士在工作中站姿的叙述，**错误**的是（　　）

A.抬头、颈直　　　　　　　　　　　B.下颌微收，嘴唇张开　　　　　C.双眼平视前方，面带微笑

D.两肩外展，双臂自然下垂　　　　　E.挺胸、收腹

考题答案

序号	1	2														
答案	D	B														